Thieme

Forum Logopädie

Dysarthrie bei Erwachsenen und Kindern

Wolfram Ziegler
Anja Staiger
Theresa Schölderle
Mathias Vogel

Reihe herausgegeben von
Norina Lauer
Juliane Leinweber

2., vollständig überarbeitete und erweiterte Auflage

30 Abbildungen

Georg Thieme Verlag
Stuttgart • New York

Bibliografische Information der Deutschen Nationalbibliothek
Die Deutsche Nationalbibliothek verzeichnet diese Publikation in der Deutschen Nationalbibliografie; detaillierte bibliografische Daten sind im Internet über http://dnb.d-nb.de abrufbar.

Dieses und andere Bücher bequem im Thieme Webshop www.thieme.de/shop kaufen.

Ihre Meinung ist uns wichtig! Bitte schreiben Sie uns unter:
www.thieme.de/service/feedback.html

Georg Thieme Verlag KG
Oswald-Hesse-Straße 50, 70469 Stuttgart, Germany
www.thieme.com

Printed in Germany

1. Auflage 2010

Covergestaltung: © Thieme
Bildnachweis Cover: Dorit David, Hannover
Externe Redaktion: Saskia Dittgen, Kloster Lehnin
Zeichnungen: Tischewski & Tischewski, Marburg;
WeYou GmbH, Stuttgart
Satz: Druckhaus Götz GmbH, Ludwigsburg
Druck: Westermann Druck Zwickau GmbH, Zwickau

DOI 10.1055/b000 000 738

ISBN 978-3-13-244687-8 1 2 3 4 5 6

Auch erhältlich als E-Book:
eISBN (PDF) 978-3-13-244702-8
eISBN (epub) 978-3-13-244703-5

Wichtiger Hinweis: Wie jede Wissenschaft ist die Medizin ständigen Entwicklungen unterworfen. Forschung und klinische Erfahrung erweitern unsere Erkenntnisse, insbesondere was Behandlung und medikamentöse Therapie anbelangt. Soweit in diesem Werk eine Dosierung oder eine Applikation erwähnt wird, dürfen die Lesenden zwar darauf vertrauen, dass Autor*innen, Herausgeber*innen und Verlag große Sorgfalt darauf verwandt haben, dass diese Angabe dem Wissensstand bei Fertigstellung des Werkes entspricht.
Für Angaben über Dosierungsanweisungen und Applikationsformen kann vom Verlag jedoch keine Gewähr übernommen werden. Jede*r Benutzende ist angehalten, durch sorgfältige Prüfung der Beipackzettel der verwendeten Präparate und gegebenenfalls nach Konsultation eines/r Spezialist*in festzustellen, ob die dort gegebene Empfehlung für Dosierungen oder die Beachtung von Kontraindikationen gegenüber der Angabe in diesem Buch abweicht. Eine solche Prüfung ist besonders wichtig bei selten verwendeten Präparaten oder solchen, die neu auf den Markt gebracht worden sind. **Jede Dosierung oder Applikation erfolgt auf eigene Gefahr des Benutzenden.** Autor*innen und Verlag appellieren an alle Benutzenden, ihnen etwa auffallende Ungenauigkeiten dem Verlag mitzuteilen.
Marken, geschäftliche Bezeichnungen oder Handelsnamen werden nicht in jedem Fall besonders kenntlich gemacht. Aus dem Fehlen eines solchen Hinweises kann nicht geschlossen werden, dass es sich um einen freien Handelsnamen handelt.

Wo datenschutzrechtlich erforderlich, wurden die Namen und weitere Daten von Personen redaktionell verändert (Tarnnamen). Dies ist grundsätzlich der Fall bei Patient*innen, ihren Angehörigen und Freund*innen, z. T. auch bei weiteren Personen, die z. B. in die Behandlung von Patient*innen eingebunden sind.
Die abgebildeten Personen haben in keiner Weise etwas mit der Krankheit zu tun.
Thieme Publikationen streben nach einer fachlich korrekten und unmissverständlichen Sprache. Dabei lehnt Thieme jeden Sprachgebrauch ab, der Menschen beleidigt oder diskriminiert, beispielsweise aufgrund einer Herkunft, Behinderung oder eines Geschlechts. Thieme wendet sich zudem gleichermaßen an Menschen jeder Geschlechtsidentität. Die Thieme Rechtschreibkonvention nennt Autor*innen mittlerweile konkrete Beispiele, wie sie alle Lesenden gleichberechtigt ansprechen können. Die Ansprache aller Menschen ist ausdrücklich auch dort intendiert, wo im Text (etwa aus Gründen der Leseleichtigkeit, des Text-Umfangs oder des situativen Stil-Empfindens) z. B. nur ein generisches Maskulinum verwendet wird.

Unsere Umwelt ist uns wichtig!
Papier aus nachhaltigen und kontrollierten Quellen. **Druck** in Deutschland mit kurzen Lieferwegen. **Druckereien** mit hohen Ansprüchen an Ökologie

Forum Logopädie

Herausgegeben von Norina Lauer und Juliane Leinweber

In dieser Reihe sind folgende Titel bereits erschienen:

Achhammer B, Büttner J, Sallat S, Spreer M: Pragmatische Störungen im Kindes- und Erwachsenenalter
Bauer A, Auer P: Aphasie im Alltag.
Bigenzahn W: Orofaziale Dysfunktionen im Kindesalter, 2. Aufl.
Biniek R: Akute Aphasie. Aachener Aphasie-Bedside-Test, 2. Aufl.
Bongartz R: Kommunikationstherapie mit Aphasikern und Angehörigen.Grundlagen – Methoden – Materialien.
Brockmann M, Bohlender JE: Praktische Stimmdiagnostik. Theoretischer und praktischer Leitfaden.
Bühling S: Logopädische Gruppentherapie bei Kindern und Jugendlichen.
Cholewa J: Spezifische Sprachentwicklungsstörungen. Modellgeleitete Sprachdiagnostik.
Corsten S, Grewe T: Logopädie in der Geriatrie.
Costard S: Störungen der Schriftsprache, 2. Aufl.
Grande M, Hußmann K: Einführung in die Aphasiologie, 3. Aufl.
Huber W, Poeck K, Springer L: Klinik und Rehabilitation der Aphasie – Eine Einführung für Patienten, Angehörige und Therapeuten.
Jaecks P: Restaphasie.
Jahn T: Phonologische Störungen bei Kindern. Diagnostik und Therapie, 2. Aufl.
Knels C: Sprache und Ernährung bei Demenz
Kotten A: Lexikalische Störungen bei Aphasie.
Lauer N: Auditive Verarbeitungsstörungen im Kindesalter, 5. Aufl.
Lauer N, Birner-Janusch B: Sprechapraxie im Kindes- und Erwachsenenalter, 3. Aufl.
Masoud V: Gruppentherapie bei neurologischen Sprachstörungen.
Möller D, Spreen-Rauscher M: Frühe Sprachintervention mit Eltern – Schritte in den Dialog.
Nebel A, Deuschl G: Dysarthrie und Dysphagie bei Morbus Parkinson, 2. Aufl.
Niebuhr-Siebert: Lese- und Schreiberwerb.
Nobis-Bosch R, Rubi-Fessen I, Biniek R, Springer L: Diagnostik und Therapie der akuten Aphasie.
Nonn K: Unterstützte Kommunikation in der Logopädie.
Rittich E, Tormin S, Bock B: Prävention von Stimmstörungen.
Sandrieser P, Schneider P: Stottern im Kindesalter, 5. Aufl.
Scharff Rethfeldt W: Kindliche Mehrsprachigkeit. 2. Aufl. Grundlagen und Praxis der sprachtherapeutischen Intervention.
Schlenck C, Schlenck KJ, Springer L: Die Behandlung des schweren Agrammatismus.
Schnitzler CD: Phonologische Bewusstheit und Schriftspracherwerb.
Schrey-Dern D: Sprachentwicklungsstörungen. Logopädische Diagnostik und Therapieplanung.
Sick U: Poltern, 2. Aufl.
Spital H: Stimmstörungen im Kindesalter.
Stadie N, Hanne S, Lorenz A: Lexikalische und semantische Störungen bei Aphasie.
Wachtlin B, Bohnert A: Kindliche Hörstörungen in der Logopädie.
Weigl I, Reddemann-Tschaikner M: HOT – Ein handlungsorientierter Therapieansatz für Kinder mit Sprachentwicklungsstörungen, 2. Aufl.
Wendlandt W: Sprachstörungen im Kindesalter. Materialien zur Früherkennung und Beratung, 8. Aufl.
Wendlandt W: Stottern im Erwachsenenalter.
Ziegler W, Staiger A, Schölderle T, Vogel M: Dysarthrie bei Erwachsenen und Kindern.

Vorwort der Reihenherausgeberinnen

Mit der neuen Auflage des Buches zur Dysarthrie liegt, 15 Jahre nach der ersten Auflage, eine umfassende Überarbeitung und sehr umfangreiche Ergänzung zu diesem relevanten Thema vor. Dysarthrien sind die häufigste Form neurogener Kommunikationsstörungen und stellen ein zentrales Behandlungsfeld in der Logopädie und Sprachtherapie dar. Die Störung betrifft nicht nur Erwachsene, sondern auch Kinder, was eine differenzierte Betrachtung und spezifische therapeutische Ansätze erforderlich macht. In der Neuauflage werden daher erstmals auch kindliche Dysarthrien umfassend berücksichtigt.

Dysarthrie ist weit mehr als eine Beeinträchtigung der Artikulation – sie hat tiefgreifende Auswirkungen auf die Kommunikationsfähigkeit und damit auf die soziale Teilhabe der Betroffenen. Eine fundierte Diagnostik und gezielte therapeutische Intervention sind daher notwendig, um die Lebensqualität von Menschen mit Dysarthrie nachhaltig zu verbessern. Die Bedeutung dieser Störung für die logopädische Praxis zeigt sich auch in der Vielfalt der diagnostischen und therapeutischen Ansätze, die in diesem Buch detailliert beschrieben werden.

Nach der gewohnt fundierten Darstellung der theoretischen Grundlagen zu Sensomotorik und Neuroanatomie werden die Ursachen und die Klassifikation der Dysarthrien differenziert erläutert. Auch der Diagnostikteil wurde intensiv überarbeitet. So werden in dieser Auflage die Bogenhausener Dysarthrieskalen (BoDyS) vorgestellt sowie die KommPaS-Webapp zur digitalen Diagnostik von Sprechstörungen. Zudem wird der Diagnostik kindlicher Dysarthrien ein eigenes Kapitel gewidmet, um den spezifischen Anforderungen dieser Altersgruppe gerecht zu werden.

Der Therapieteil zeichnet sich erneut durch seine umfassende und praxisorientierte Darstellung aus. Neben den Grundlagen der Behandlung sprechmotorischer Störungen werden spezifische Therapiekonzepte ebenso vorgestellt wie zahlreiche Übungen für die unterschiedlichen sprechrelevanten Funktionsbereiche. Die Kombination aus medizinischen, sensomotorischen und kommunikationsorientierten Verfahren bietet sowohl für die Behandlung von Erwachsenen als auch für die Therapie kindlicher Dysarthrien wertvolle Anregungen und praxisnahe Lösungsansätze.

Neben den Autoren Wolfram Ziegler und Mathias Vogel sind mit Theresa Schölderle und Anja Staiger zwei weitere Autorinnen hinzugekommen, die ihre Expertise im Bereich neurogener Sprechstörungen im Kindes- und Erwachsenenalter in das Werk eingebracht haben. Damit ist ein Buch entstanden, das für Lernende, Lehrende und Praktiker*innen, aber auch für Expert*innen im Bereich neurogener Sprach- und Sprechstörungen eine unverzichtbare Quelle darstellt.

Wir freuen uns, dass die zweite Auflage dieses Buches die Reihe Forum Logopädie bereichert, und wünschen ihm eine breite Leserschaft!

Regensburg und Göttingen, Februar 2025
Norina Lauer
Juliane Leinweber

Vorwort zur 2. Auflage

Dysarthrien sind neurologisch bedingte motorische Störungen des Sprechens. Unter den neurogenen Kommunikationsstörungen sind sie die weitaus häufigsten, mit schätzungsweise 1 % Betroffenen in Deutschland. Dazu zählen Menschen aller Altersgruppen - Kinder mit früh erworbener oder genetisch bedingter Hirnschädigung, junge Erwachsene mit unfallbedingten Hirnverletzungen oder entzündlichen Erkrankungen des Gehirns und viele ältere Menschen mit unterschiedlichen Erkrankungen des zentralen und peripheren Nervensystems. Gemessen an der Bedeutung, die dysarthrische Störungen für die soziale und berufliche Teilhabe haben können, ist die fachliche Auseinandersetzung mit den Grundlagen, der Diagnostik und der Behandlung dieser Störungsbilder in Deutschland und auch international wenig ausgeprägt. Es besteht insbesondere ein Mangel an theoretisch und empirisch fundierten diagnostischen und therapeutischen Standards, was im klinischen Alltag nicht selten zu Verunsicherung in der Diagnosestellung und zu Unsicherheiten im therapeutischen Handeln führt. Mit unserem Buch, jetzt in der zweiten Auflage, wollen wir für eine intensivere Auseinandersetzung mit diesem wichtigen Thema werben, aktuelles Grundlagenwissen vermitteln und Hilfestellungen für die zielgeleitete Untersuchung und eine wissensbasierte Behandlung von Personen mit Dysarthrien anbieten.

Warum eine Neuauflage? Seit der 2010 erschienen Erstauflage gab es in vielen Bereichen Neuerungen und Weiterentwicklungen, die eine Aktualisierung der Inhalte dringend erforderlich gemacht haben. Dies sind einige der neuen Schwerpunkte:

- Die jüngeren Fortschritte auf dem Gebiet der kindlichen Dysarthrien - ein Thema, das in unserer ersten Auflage noch sträflich vernachlässigt wurde - sind jetzt zu einem wichtigen Bestandteil des Buches geworden, mit ausführlichen Abschnitten über die Grundlagen, die Diagnostik und die Behandlung dieser Störungen. Damit haben die kindlichen Dysarthrien erstmals in ein deutschsprachiges Lehrbuch Einzug gehalten.
- Die diagnostischen Kriterien und die Terminologie in der Klassifikation der neurologischen Erkrankungen, die den Dysarthrien zugrunde liegen, sind einer ständigen Weiterentwicklung unterworfen. Wir orientieren uns in der Neuauflage an den jüngsten Aktualisierungen der jeweiligen Leitlinien der *Deutschen Gesellschaft für Neurologie* (DGN).
- Mit dem wachsenden Interesse an den Folgen neurodegenerativer demenzieller Erkrankungen sind in den vergangenen Jahren neben den Aphasien zunehmend auch die Dysarthrien, die bei diesen Syndromen auftreten, in den Fokus der Aufmerksamkeit geraten. Sie werden deshalb auch hier unter diesem Gesichtspunkt neu thematisiert.
- Die Bedeutung diagnostischer Verfahren, die spezifisch auf die Erfassung kommunikativer Einschränkungen und die soziale Teilhabe gerichtet sind, hat sich in den vergangenen Jahren weiter verstärkt. In der Neuauflage haben diese Methoden, besonders die im deutschen Sprachraum verfügbaren, mehr Gewicht bekommen.
- Schließlich ist die Evidenzbasierung therapeutischer Maßnahmen auch für die Dysarthriebehandlung - wie für alle Bereiche der neurologischen Rehabilitation - zu einem Schlüsselthema geworden. Wir werfen aus dieser Perspektive einen kritischen Blick auf konventionelle und neue Therapiemethoden und bieten Hilfestellungen zur Herleitung wissensbasierter und physiologisch begründeter Vorgehensweisen.

Unsere Sicht auf die Störungsbilder der Dysarthrien gründet auf langjähriger Forschungstätigkeit und umfangreicher therapeutische Erfahrung. Sie speist sich aus Kooperationen mit erfahrenen Therapeut*innen und Neurolog*innen aus vielen Kliniken und Rehabilitationseinrichtungen in Deutschland und aus dem Austausch mit Kolleg*innen auf nationalen und internationalen Fachtagungen. Besondere Erwähnung verdient hier Hermann Ackermann, mit dem wir in unserer Arbeit über die vielen Jahre hinweg eng und freundschaftlich verbunden waren und der selbst einen wesentlichen Beitrag zur Sichtbarkeit der Neurophonetik in Deutschland und international geleistet hat. In der didaktischen Aufbereitung des umfangreichen Stoffs konnten wir auf Erfahrungen aus vielen Jahren intensiver Interaktion und Diskussion mit Studierenden und Therapeut*innen in Lehre und Fortbildung aufbauen.

Viele unserer eigenen Forschungsergebnisse, die in dieses Buch eingeflossen sind, sind in studentischen Abschlussarbeiten oder in Doktorarbeiten in der *Entwicklungsgruppe Klinische Neuropsychologie* (EKN) entstanden. Bei den vielen Studierenden und Promovendinnen, die an unseren Dysarthrieprojekten beteiligt waren, möchten wir uns ausdrücklich bedanken. Besonderen Dank schulden wir an dieser Stelle Elisabet Haas, die als Studentin, Doktorandin und EKN-Mitarbeiterin unsere Arbeiten zu den kindlichen Dysarthrien und zur Entwicklung von BoDyS-KiD entscheidend mit vorangetrieben hat.

Grundlage für diese fruchtbare Verknüpfung mit universitärer Lehre war unsere jahrzehntelange enge Verbindung mit dem *Institut für Phonetik und Sprachverarbeitung* der Ludwig-Maximilians-Universität München, ehemals initiiert durch Hans Tillmann und viele Jahre wissenschaftlich und kollegial begleitet durch Phil Hoole. Mit der tatkräftigen und wohlwollenden Unterstützung durch den heutigen Institutsdirektor, Jonathan Harrington, sind wir 2015 auch Teil dieses Instituts geworden.

Unsere Arbeit war immer getragen durch das kollegiale und freundschaftliche Umfeld in der EKN und der *Klinik für Neuropsychologie des Städtischen Klinikums Bogenhausen* und die vertrauensvolle Unterstützung der Direktoren unserer Klinik, Yves von Cramon und Georg Goldenberg. Für die langjährige Förderung unserer Forschungsarbeit danken wir vor allem der Deutschen Forschungsgemeinschaft (DFG), dem Bundesministerium für Bildung und Forschung (BMBF), der Studienstiftung des Deutschen Volkes, der Bayerischen Sparkassenstiftung und der ReHa-Hilfe e. V.

München, März 2025

Wolfram Ziegler
Anja Staiger
Theresa Schölderle
Mathias Vogel

Inhaltsverzeichnis

Autor*innen

Prof. Dr. Wolfram **Ziegler**
https://orcid.org/0000-0002-5760-1232

Dr. Anja **Staiger**
https://orcid.org/0000-0001-8716-016X

Dr. Theresa **Schölderle**
https://orcid.org/0000-0001-9325-1543

Dr. Mathias **Vogel**

Reihenherausgeberinnen

Prof. Dr. Norina **Lauer**
https://orcid.org/0000-0001-8218-0786

Prof. Dr. Juliane **Leinweber**
https://orcid.org/0000-0002-5655-7882

1 Einleitung

1 Einleitung

Zusammenfassung

In diesem Kapitel wird der Dysarthriebegriff erläutert und gegenüber anderen Kommunikationsstörungen abgegrenzt. Das durch Dysarthrien bedingte Gesundheitsproblem wird beschrieben. Am Ende geben wir eine Vorschau auf den Inhalt des Buches.

1.1 Definition

Definition

Dysarthrien sind neurologisch bedingte Störungen von motorischen Prozessen, die die Ausführung von Sprechbewegungen betreffen.

Mit dieser Definition werden alle wichtigen Bestimmungsmerkmale der Dysarthrien genannt:

- Es handelt sich um **neurogene** Störungen, also um Störungen, die nach einer Schädigung des zentralen oder peripheren Nervensystems oder des neuromuskulären Übergangs auftreten. Zu den Dysarthrien zählen demnach nicht Sprechstörungen nach einer Verletzung der Bewegungsorgane selbst, also z. B. der Zunge, des Gaumens, des Kiefers oder des Kehlkopfs, etwa als Folge einer operativen Tumorentfernung, einer Fraktur oder einer angeborenen Missbildung. Bei solchen Sprechstörungen spricht man vielmehr von Dysglossien.
- Die Diagnose einer Dysarthrie wird üblicherweise vergeben, wenn ein hirnschädigendes Ereignis vorliegt oder eine neurologische Erkrankung als wahrscheinliche Störungsursache diagnostiziert werden kann. Dies schließt beispielsweise auch kindliche Dysarthrien infolge einer bereits vor, während oder kurz nach der Geburt eingetretenen Hirnschädigung oder einer genetisch bedingten Hirnreifungsstörung ein. Störungen oder Verzögerungen, die während der kindlichen Sprachentwicklung meist ohne erkennbaren Auslöser auftreten, wie beispielsweise kindliche Aussprachestörungen oder das originäre neurogene nichtsyndromale Stottern (mit typischem Beginn im Kindesalter), zählen dagegen nicht zu den Dysarthrien, obwohl sie ebenfalls eine neuronale Grundlage haben [483].
- Es handelt sich um **sprechmotorische** Störungen, also nicht um Störungen sprachlicher Verarbeitungsprozesse. Damit werden die Dysarthrien gegenüber aphasischen oder kognitiv bedingten Störungen der Sprachproduktion abgegrenzt.
- Die Pathomechanismen, die den Dysarthrien zugrunde liegen, sind mit denen der elementaren körpermotorischen Syndrome vergleichbar, also Parese, Ataxie, Akinese, Hyperkinese, Tremor etc. Dies unterscheidet die Dysarthrien von der Sprechapraxie, deren Symptome sich nicht durch solche Störungsmechanismen erklären lassen. Wir charakterisieren die Dysarthrien daher als Störungen sensomotorischer Prozesse der **Bewegungsausführung**, wohingegen die Sprechapraxie als Störung sprechmotorischer Planungsprozesse gesehen wird [786].
- Der Dysarthriebegriff umfasst die Störungen aller am Sprechen beteiligten Muskelsysteme, also der Atmungsmuskeln, der Kehlkopfmuskeln und der supralaryngealen Muskulatur. Er subsummiert auch Erkrankungen, bei denen einer dieser Funktionskreise herausragend oder ausschließlich betroffen ist, wie z. B. bei einer fokalen Dystonie des Kehlkopfs oder bei Artikulations- oder Stimmstörungen infolge einer Fazialis- oder Rekurrensparese. Zur Verdeutlichung wird bei einer isoliert die Kehlkopfmuskeln betreffenden Störung der Begriff Dysphonie verwendet, ohne dass damit eine Abgrenzung gegenüber den Dysarthrien gemeint ist [587].
- Dysarthrien sind motorische Störungen des **Sprech**vorgangs. Sie schließen nicht unbedingt auch Störungen nichtsprachlicher Bewegungsfunktionen des Vokaltraktes mit ein (Lachen oder Weinen, Kauen, Schlucken etc.). Umgekehrt kann man aus dem Vorliegen einer nichtsprachlichen Bewegungsstörung, wie einer Schluckstörung oder einer Störung des Imitierens von Mundbewegungen, nicht auf eine Dysarthrie schließen [739].

1.2 Dysarthrie als Gesundheitsproblem

Dysarthrien sind **Kommunikationsstörungen**. Das Ausmaß der kommunikativen Beeinträchtigung kann dabei sehr unterschiedlich ausgeprägt sein – von einer kompletten Unfähigkeit, sich mündlich zu äußern (Mutismus) bis zu einer nur leichten Redefluss-, Stimm- oder Artikulationsstörung. Personen mit einer Dysarthrie können dadurch in ihrer Teilhabe eingeschränkt sein, mit Auswirkungen auf fast alle Lebensbereiche: auf Partnerschaft, Familie, Ausbildung, Beruf, Freizeitaktivitäten, Selbstversorgung, Gemeindeleben etc. Wie sehr sie unter ihrem Sprechproblem leiden, hängt nicht allein vom Schweregrad der Dysarthrie ab, sondern vor allem auch von subjektiven, sozialen und beruflichen Faktoren [505]. Die Behandlungsbedürftigkeit leitet sich daher aus der individuellen Konstellation von Funktionsstörung, Teilhabebarrieren und Kontextfaktoren ab [163].

Dysarthrien sind die häufigste Form neurologisch bedingter Kommunikationsstörungen. Sie können bei allen neurologischen Erkrankungen auftreten, die eine Schädigung motorischer Areale des zentralen Nervensystems und deren Verbindungsbahnen oder eine Schädigung der beteiligten Hirnnerven beinhalten. Bei einer groben Schätzung, gestützt auf Angaben zur Häufigkeit der wichtigsten neurologischen Erkrankungen, kommt man auf eine Zahl von mehr als 900 000 Personen mit Dysarthrie in Deutschland, mit einem sehr hohen Anteil von Kindern. Das entspricht einer Prävalenz von mehr als 1 % der Bevölkerung. Damit sind Dysarthrien etwa 10-mal so häufig wie die schlaganfallbedingten Aphasien.

Dysarthrien stellen aufgrund ihres häufigen Auftretens und ihrer Alltagskonsequenzen ein erhebliches gesundheitspolitisches Problem dar. Ihre sachgerechte Diagnostik und Behandlung nehmen daher in der Versorgung neurologischer Patient*innen einen wichtigen Rang ein. Die Anforderungen, die die Therapierenden dabei zu bewältigen haben, sind vielfältig, da diese Personengruppe sehr heterogen zusammengesetzt ist. Personen mit Dysarthrie finden sich in allen Altersgruppen, sie können von ganz unterschiedlichen neurologischen Erkrankungen betroffen sein – chronisch progredienten (z. B. Morbus Parkinson, Amyotrophe Lateralsklerose – ALS), schubweise verlaufenden (z. B. Multiple Sklerose) oder akut auftretenden (z. B. Schlaganfall, Schädel-Hirn-Trauma) – und sie werden in verschiedenen Bereichen unseres Gesundheitssystems versorgt, z. B. in Spezialambulanzen, geriatrischen oder neurologischen Akutkliniken, Rehabilitationskliniken, in sozialpädiatrischen und Pflegeeinrichtungen, in der ambulanten Nachsorge oder in niedergelassenen Praxen. Personen mit Dysarthrie haben meist auch zusätzliche Gesundheitsprobleme, etwa aufgrund gleichzeitig bestehender körpermotorischer, sensorischer, kognitiver oder emotionaler Folgen einer akuten oder chronisch fortschreitenden neurologischen Erkrankung. Daraus ergeben sich für die Therapierenden sehr unterschiedliche Herausforderungen und Herangehensweisen in Diagnostik, Therapie und Beratung.

1.3 Zu diesem Buch

Der vorliegende Band beschäftigt sich mit Dysarthrien bei Erwachsenen und Kindern. Das Krankheitsbild wird dabei aus verschiedenen Perspektiven betrachtet. Zum einen sehen wir die Dysarthrien als neurologisch bedingte **Funktionsstörungen** des Sprechbewegungsapparats. Dazu ist es wichtig, die muskulären Komponenten und Funktionsprinzipien dieses Apparats und die neuronale Organisation sprechmotorischer Kontrollfunktionen zu verstehen, die Möglichkeiten der diagnostischen Prüfung sprechmotorischer Funktionen zu kennen und therapeutische Prinzipien der Reorganisation von Bewegungsfunktionen oder der Kompensation von Funktionsstörungen ableiten zu können. Zum andern betrachten wir die Dysarthrien aber auch als **Kommunikationsstörungen**. Aus dieser Perspektive geht es darum, das Ausmaß des Verlusts an Aktivitäten und Partizipationsmöglichkeiten zu verstehen und diagnostisch zu erfassen und in der Behandlung den Betroffenen im Rahmen ihrer verbliebenen Fähigkeiten zu einem Höchstmaß an kommunikativer Teilhabe zu verhelfen.

Das Buch gliedert sich in vier Teile. In einem einführenden **Grundlagen**teil (Kap. 2 und Kap. 3) wird physiologisches und neuroanatomisches Grundwissen zum Vorgang des Sprechens vermittelt. In Kapitel 2 geht es um den Sprechbewegungsapparat selbst und einige wichtige Funktionsprinzipien des Sprechens, Kapitel 3 beschreibt die neuronale Organisation der Sprechmotorik und schafft die Grundlagen für das Verständnis der dysarthrischen Pathomechanismen und Syndrome. Dieser erste Teil geht immer wieder auch auf Entwicklungsaspekte ein und bereitet den Boden für das Verständnis kindlicher Dysarthrien. Dabei wird von Anfang an besonderes Augenmerk auf therapeutisch relevante Prinzipien und Zusammenhänge gelegt.

Der zweite Teil des Buches umfasst zwei klinische Kapitel, in denen wichtige **neurologische Ursachen** dysarthrischer Störungen bei Erwachsenen und Kindern (Kap. 4) und die unterschiedlichen **Pathomechanismen** und Syndrome (Kap. 5) dargestellt werden. Zwischen diesen beiden Kapiteln gibt es viele Querbezüge, da Dysarthriesyndrome und Störungsmechanismen oft eng mit bestimmten neurologischen Erkrankungen verknüpft sind.

Der dritte Abschnitt des Buches befasst sich mit **diagnostischen** Fragen. Kap. 6 beschreibt einen am ICF-Konzept der Weltgesundheitsorganisation orientierten Rahmen für die klinische Dysarthriediagnostik, Kap. 7 und Kap. 8 stellen daran anknüpfend dann anamnestische Fragestellungen sowie funktions- und kommunikationsbezogene Diagnostikverfahren vor. Dabei werden die bekannten Verfahren hinsichtlich ihrer Tauglichkeit für die klinische Anwendung diskutiert. Kap. 9 ist schließlich den spezifischen Herausforderungen und Möglichkeiten der Dysarthriediagnostik bei Kindern gewidmet.

Im vierten Teil geht es dann um die **Dysarthrietherapie**. Es werden zunächst einige Grundlagen therapeutischer Zielsetzung und Handlungsweise skizziert (Kap. 10, Kap. 11), und im Anschluss daran werden therapeutische Vorgehensweisen detailliert und in ihrer praktischen Anwendung beschrieben Kap. 12–15). Das Buch schließt mit einem Kapitel über die Therapie kindlicher Dysarthrien (Kap. 16).

Der begrenzte Umfang dieses Buchs erlaubt es nicht, die anatomischen Grundlagen des Sprechens sehr ausführlich darzustellen. Die Leser*innen können dazu bei Bedarf einen Anatomieatlas zurate ziehen (z. B. [611]). Außerdem werden auch grundlegende phonetische Sachverhalte vorausgesetzt, wie die Kenntnis des Lautinventars des Deutschen und die wichtigsten Mechanismen der Bildung von Konsonanten und Vokalen. Es gibt mehrere deutschsprachige Bücher, in denen diese phonetischen Grundlagen nachzulesen sind (z. B. [335]). Das umfangreiche und didaktisch exzellent aufbereitete Lehrbuch von Hixon et al. enthält neben einer anschaulichen Darstellung anatomischer, physiologischer und akustisch-phonetischer Sachverhalte auch zahlreiche Hinweise auf klinische Anwendungen [282]. Das englischsprachige Standardwerk von Duffy behandelt das Thema Dysarthrie ausführlicher und mit etwas anderen Schwerpunktsetzungen als das vorliegende Buch [175].

2 Sensomotorische Grundlagen

2 Sensomotorische Grundlagen

Zusammenfassung

In diesem Kapitel werden die am Sprechen beteiligten Muskelgruppen in ihren Funktionen und in ihrem Zusammenwirken beschrieben und die Rolle sensorischer Prozesse erörtert. Das Kapitel endet mit der Darstellung eines Modells der sensomotorischen Organisation des Sprechens.

2.1 Funktionskreise des Sprechens

Der Bewegungsapparat des Sprechens ist komplex aufgebaut. Allein der Kehlkopf und die Artikulationsorgane des Mund- und Rachenraums umfassen mehr als 50 Muskelpaare. Dieses komplizierte Bewegungsorgan kontrollieren sprechgesunde Erwachsene mit hoher Geschwindigkeit und Präzision, und zwar ohne darauf bewusst achten zu müssen: Während sie nämlich Zunge, Lippen und Kehlkopf bewegen, ist die Aufmerksamkeit der Sprechenden nicht auf den Sprechvorgang selbst gerichtet, sondern in erster Linie auf die Gesprächsinhalte, die Planung der Äußerungen und die Reaktionen der Gesprächspartner. Gleichzeitig kann man sogar noch ein Auto lenken oder ein Essen zubereiten und dabei Kaugummi kauen oder eine Zigarette zwischen den Lippen halten. Die motorische Funktion des Sprechens ist bei sprechgesunden Erwachsenen also ein hoch automatisierter Vorgang mit einer geringen Fehleranfälligkeit und einem hohen Anpassungspotenzial. Dass dies so perfekt und zugleich so beiläufig gelingt, ist das Ergebnis eines motorischen Lernprozesses, der sich über die gesamte erste Lebensdekade eines Kindes und weit darüber hinaus erstreckt, und der die Steuerung von Sprechbewegungen zu einem routinierten Vorgang macht. Sprechmotorisches Lernen ist sogar ein lebenslanger Prozess, der auch im Erwachsenenalter noch beständig dafür sorgt, dass sich die Bewegungsabläufe des Sprechens an die kontinuierlichen physischen Veränderungen (intern) und die Änderungen der sprachlichen – zum Beispiel der dialektalen – Umgebung (extern) anpassen. Es gibt nicht viele Beispiele vergleichbarer motorischer Virtuosität. Das professionelle Spielen eines Musikinstruments zählt vielleicht dazu, aber anders als beim Musizieren sind beim Sprechen alle Menschen ähnlich virtuos, sofern nicht psychische, organische oder funktionelle Störungen dem entgegenstehen.

Wie kann man diese erstaunliche Fertigkeit analysieren und erklären? Wegen der großen Anzahl beteiligter Muskeln und der komplexen biomechanischen Eigenschaften der Sprechorgane und wegen der Rolle, die aerodynamische Prozesse für den Sprechvorgang spielen, fällt es schwer, umfassende Erklärungsmodelle für die motorische Funktion des Sprechens zu entwickeln. Eine besondere Herausforderung ergibt sich aus der Tatsache, dass das „Ziel" sprechmotorischer Aktivitäten darin besteht, akustische Signale (Vokale, Konsonanten, Silben) zu generieren, und dass es dabei für jeden Laut und jede Silbe viele unterschiedliche Wege gibt, sie zu erzeugen und zu Wörtern und Sätzen zu verknüpfen.

Um das Verständnis dieser Vorgänge zu erleichtern, zergliedert man den Bewegungsapparat des Sprechens üblicherweise in **Funktionskreise**, also in Muskelgruppen, denen man annähernd einheitliche Funktionen zuschreiben kann, nämlich Sprechatmung, Phonation und Artikulation.

2.1.1 Respiratorischer Funktionskreis

Anatomie und Physiologie

Der Luftaustausch in der Lunge wird durch Vergrößerung (Einatmung) bzw. Verkleinerung (Ausatmung) des Thorakalraums vermittelt. Der wichtigste Einatmungsmuskel ist das Zwerchfell (Diaphragma), das in Ruhe nach oben gewölbt ist und sich bei Kontraktion nach unten abflacht. Dadurch erweitert sich der Thorakalraum und Luft strömt in die Lunge ein. Die motorische Innervation des Zwerchfells erfolgt über den N. phrenicus, der in den Vorderhornzellen der zervikalen Rückenmarksabschnitte C3–C5 entspringt (▶Tab. 2.1). Der Einatmungsvorgang kann durch die externen Zwischenrippenmuskeln zusätzlich unterstützt werden, deren Kontraktion zu einer Anhebung des

Tab. 2.1 Innervation der Atmungsmuskulatur [312].

Muskeln	Motorische Innervation*	Funktion beim Sprechen
Abdominal • transversus abdominis • obliquus abdominis • rectus abdominis	T 2–L 3	Ausatmung Stabilisierung des Abdomens bei Einatmung
Diaphragma	C 3–C 5	Einatmung (Hauptanteil)
Thorakal • intercostales interni • intercostales externi • intercartilaginei • transversus thoracis	C 8–T 12	obere externe Zwischenrippenmuskeln: Einatmung; Atembremse bei der Ausatmung interne und untere externe Zwischenrippenmuskeln: Ausatmung; Stabilisierung des Thorax gegenüber abdominaler Aktivität

** Vorderhornzellen der Segmente des Zervikal- (C), Thorakal- (T) und Lumbalmarks (L)*

Brustkorbs und einer zusätzlichen Vergrößerung des Thorakalraums führt [282].

Bei der Ausatmung wirken passive und aktive Vorgänge zusammen: Die Ausatmung setzt bei Entspannung des Diaphragmas ein, da die elastischen Rückstellkräfte zu einem Zurückwölben des Zwerchfells nach oben und die Schwerkraft zu einem Absinken des Brustkorbs führen. Dabei entweicht die Luft durch die Atemwege. Bei forcierter Ausatmung werden zusätzlich die internen Zwischenrippenmuskeln aktiv, die den Abstand zwischen den Rippen und damit auch den Thorakalraum aktiv verkleinern. Die inneren und äußeren Zwischenrippenmuskeln werden durch die Nn. intercostales versorgt, deren Ursprung in den thorakalen Rückenmarkssegmenten liegt [282], [312] (▶ Tab. 2.1).

Metabolische Atmung

Die wichtigste Vitalfunktion der **Atmungsmuskulatur** besteht darin, den Körper mit Sauerstoff zu versorgen und das Kohlendioxid aus dem Körper abzuführen („metabolische Atmung"). Im Zustand der Ruheatmung, wenn also keine kognitiven Vorgänge, motorischen Aktivitäten oder emotionalen Einflüsse auf das Atmungsmuster einwirken, werden Ein- und Ausatmung fast ausschließlich durch Signale von Chemorezeptoren gesteuert, die an das Atmungszentrum im Hirnstamm gerichtet sind. Bei einem Anstieg des CO_2-Gehalts des Blutes wird eine Kontraktion der Inspirationsmuskeln ausgelöst. Den nahezu alleinigen Anteil an diesem Vorgang hat das Zwerchfell. Bei ruhiger Atmung erfolgt die Exspiration rein passiv und nimmt nicht wesentlich mehr Zeit in Anspruch als die Inspiration. Die Atemruhelage wird dabei normalerweise nicht unterschritten, und das bei jedem Atemzug transportierte Luftvolumen beträgt bei Erwachsenen nicht mehr als ca. ½ l [116] (▶ Abb. 2.1).

Sprechatmung

Die Atmung beim Sprechen ist den Zielen und Erfordernissen der mündlichen Kommunikation angepasst und gehorcht anderen Mechanismen als die Ruheatmung. Der Phonations- und Artikulationsvorgang ist an die Ausatmungsphasen gekoppelt, daher muss der Redefluss immer wieder durch Einatmungspausen unterbrochen werden. Dabei wird die Einatmungstätigkeit mit den prosodischen und den Bedeutungseinheiten des Sprechens koordiniert: Inspirationspausen finden fast immer an Phrasengrenzen statt, selten innerhalb einer Phrase oder gar innerhalb eines Wortes. Die Exspirationsphasen sind beim Sprechen in ihrer Dauer somit sehr viel variabler und können auch erheblich länger sein als in der Ruheatmung, um auch längere Phrasen ohne Unterbrechung durch Inspirationspausen zu produzieren. Außerdem erfolgen die Einatmungen auch rascher, um den Redefluss nur kurz zu unterbrechen, dabei aber dennoch mit einem im Vergleich zur Ruheatmung deutlich höheren Inspirationsvolumen (▶ Abb. 2.1).

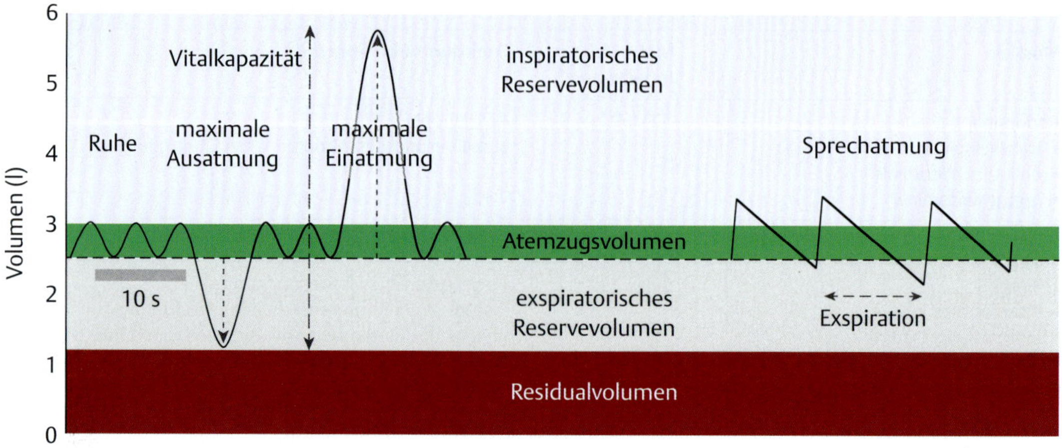

Abb. 2.1 Atemvolumina. Das gesamte Lungenvolumen wird hier beispielhaft mit sechs Litern dargestellt, was etwa dem Lungenvolumen eines erwachsenen Mannes entspricht. Bei der Ruheatmung werden, ausgehend von der „Atemruhelage" (waagrechte gestrichelte Linie) weniger als 10 % der gesamten Lungenkapazität ein- und ausgeatmet („Atemzugsvolumen", *grüner Bereich*). Bei maximaler Ausatmung kann das „exspiratorische Reservevolumen" genutzt werden (*hellgrauer Bereich*), dabei verbleibt ein für die Atmung nicht verfügbares „Residualvolumen" in der Lunge (*dunkelrot*). Bei maximaler Einatmung wird das „inspiratorische Reservevolumen" (*hellblau*) genutzt. Das gesamte zwischen maximaler Aus- und maximaler Einatmung verfügbare Volumen wird als Vitalkapazität bezeichnet. Beim Sprechen (*rechter Teil*) sind die Inspirationsphasen deutlich kürzer als in der Ruheatmung und die Exspiration kann in Abhängigkeit von der Phrasenlänge flexibel ausgedehnt werden. Die Inspirationsvolumina sind größer, und in der Exspirationsphase kann die Ruhelage auch unterschritten werden (nach [209]).

Zusatzinfo

Die Adaptivität der Sprechatmung

Die Sprechatmung ist ein anschauliches Beispiel für die hohe Adaptivität der Sprechmotorik und die spezifische Organisation der Bewegungsvorgänge für die Zwecke sprachlicher Kommunikation. Die vielen beteiligten Muskeln sind in ihrem Zusammenwirken differenziert aufeinander abgestimmt. Das Kontraktionsmuster passt sich während des Ausatmungsvorgangs dynamisch an die Änderung physikalischer Bedingungen an. Es variiert in Abhängigkeit von der Körperhaltung (Sitzen, Stehen, Liegen), vom Luftverbrauch während des Sprechens (stimmlose Konsonanten sind mit höherem Luftverlust verbunden als stimmhafte), von kommunikativen Erfordernissen (lautes vs. leises Sprechen), von linguistischen Bedingungen (Einatmung an Phrasen- oder Satzgrenzen, Betonungsmuster) oder von kognitiven Anforderungen (Lesen eines Textes vs. freie Rede vs. Nachsprechen etc.; [209]). Im Dialog tendieren Gesprächspartner*innen dazu, ihre Atmungstätigkeit miteinander zu synchronisieren und an den Sprecherwechsel anzupassen [679]. Die enge Verknüpfung von motorischem Geschick mit sprachlichen und kommunikativen Fertigkeiten, die sich in dieser Adaptivität der Sprechatmung zeigt, reift im Laufe der Sprachentwicklung erst relativ spät aus: Die für Erwachsene typischen Muster stellen sich erst im Alter von etwa 10–16 Jahren ein (s. Kap. 2.3.1). Gordon et al. postulieren spezifische Mechanismen in der Organisation des primär-motorischen Kortex, die solche integrativen Prozesse der Steuerung komplexer motorischer Handlungen repräsentieren (s. Kap. 3.4.1) [234].

An der Einatmung beim Sprechen sind, anders als bei der Ruheatmung, neben dem Zwerchfell auch die externen Zwischenrippenmuskeln beteiligt. Durch gleichzeitige Kontraktion der abdominalen Muskulatur wird ein festes „Widerlager" und damit eine Stabilisierung für die Zwerchfellaktivität geschaffen, als Voraussetzung für eine rasche und flexible Einatmungskontrolle.

Die Ausatmung verläuft beim Sprechen in einem komplizierten Zusammenspiel passiver Vorgänge mit aktiver Kontrolle der thorakalen und abdominalen Muskeln. Nach Hixon u. Hoit müssen, außer bei sehr leisem Sprechen, die passiven Ausatmungskräfte fast immer durch zusätzliche Exspirationskräfte unterstützt werden, um den erforderlichen respiratorischen Druck zu erzeugen [279]. Nach einer tiefen Einatmung muss in der Anfangsphase der Exspiration das Entweichen des Luftstroms durch ein nur langsames Nachlassen der Kontraktion der Inspirationsmuskulatur gebremst werden („Brustkorbhaltekraft"). Im Verlauf der Exspirationsphase sinkt der Beitrag der passiven Rückstellkräfte immer mehr ab und das Ausmaß an aktiver Exspirationskraft muss kontinuierlich erhöht werden, um einen relativ konstanten und ausreichend hohen Atemstrom zu gewährleisten. Dabei werden hauptsächlich die interossealen Abschnitte der internen Zwischenrippenmuskeln und die Bauchmuskulatur tätig.

Bei der Sprechatmung kann, im Unterschied zur Ruheatmung, unter physiologischen Bedingungen die Atemruhelage geringfügig unterschritten werden (▸ Abb. 2.1). Die exspiratorische Reserve wird dann genutzt, wenn eine Phrase nicht auf den normalen Exspirationszyklus zu Ende gesprochen werden kann. Auf diese Weise können es gesunde Sprecher*innen in den allermeisten Fällen vermeiden, Bedeutungseinheiten der Rede durch Einatmungspausen zu unterbrechen. Vielen Personen mit Dysarthrie gelingt dies aber nicht mehr: Sie unterschreiten die Atemruhelage sehr häufig und in hohem Maße und müssen oft mitten in einer Phrase oder sogar im Wort einatmen (s. ▸ Tab. 8.4).

Sprechen ist also mit einer erheblichen willkürlichen Veränderung des stereotypen Musters der metabolischen Atmung verbunden – die Erfordernisse des Gasaustauschs und der Kommunikation stehen gewissermaßen in Konkurrenz zueinander. Wenn wir unter körperlicher Anstrengung (Treppensteigen, Radfahren) sprechen, diktiert der erhöhte Sauerstoffbedarf eine Anpassung des Sprechatmungsmusters. Bei Patient*innen, die neben einer Dysarthrie noch ein körpermotorisches Problem haben, z. B. beim Gehen, wirken sich solche Anstrengungsfaktoren noch drastischer aus. Bei Gesprächen während des Gehens bleiben sie oft stehen, wenn sie sich selbst äußern wollen; ein Phänomen, das allerdings auch allgemeinere kognitive Ursachen haben und auch bei Menschen mit demenziellen Erkrankungen oder bei gesunden älteren Personen auftreten kann [414]. Ausführliche Darstellungen der physiologischen und kognitiven Organisation der Sprechatmung finden sich bei Fuchs u. Rochet-Capellan [209]. Zu den therapeutischen Aspekten gestörter Sprechatmung siehe Kap. 12.2.

2.1.2 Laryngealer Funktionskreis

Anatomie und Physiologie

Der **Kehlkopf** besteht aus einem Knorpelgerüst mit dem Ringknorpel, dem Schildknorpel und den paarigen Stellknorpeln, sowie aus „Nebenknorpeln" und dem Kehldeckel (Epiglottis). Der Ringknorpel bildet den oberen Abschluss der Trachea, die Aryknorpel (Stellknorpel) sitzen im hinteren Kehlkopfbereich auf dem Ringknorpel auf, und der Schildknorpel schließt das Kehlkopfgerüst oberhalb des Ringknorpels nach vorne ab. Die Kehlkopfknorpel sind durch die intrinsischen Kehlkopfmuskeln miteinander verbunden und gegeneinander beweglich. Die Mm. thyroarytaenoidei, die sich zwischen dem Schildknorpel und den beiden Stellknorpeln erstrecken, bilden den muskulären Anteil der Stimmlippen (▸ Tab. 2.2). Die beiden Muskeln sind von elastischen Bindegewebsschichten umkleidet, die sich über den Muskelkörpern verschieben lassen („Randkantenverschiebung").

Die extrinsischen Kehlkopfmuskeln verbinden den Kehlkopf mit knöchernen Strukturen des Schädels, des Thorax und des Schultergürtels und bilden die „Aufhängung" des Vokalisationsorgans im Hypopharynx. Eine ausführliche und anschaulich illustrierte Darstellung der laryngealen Anatomie und Physiologie findet sich in Sataloff oder in Anatomie-Atlanten [590], [611].

Tab. 2.2 Innervation der Larynxmuskulatur: motorische Nerven und Kerne [312], [624].

Muskeln	Motorische Innervation[1]	Funktion beim Sprechen
Intrinsische Kehlkopfmuskeln		
M. thyroarytaenoideus M. interarytaenoideus M. cricoarytaenoideus lateralis M. cricoarytaenoideus posterior	N. recurrens (Ncl. X)	SL[2]-**Ad**duktion, -Spannung SL-**Ad**duktion SL-**Ad**duktion SL-**Ab**duktion
M. cricothyroideus	N. laryngeus superior externus (Ncl. X)	Dehnung und Spannung der SL
Extrinsische Kehlkopfmuskeln		
M. thyrohyoideus M. sternothyroideus M. sternohyoideus	Ansa cervicalis (C 1, C 2)	Stabilisierung des Schildknorpels, vor allem bei extremen Tonhöhen- und Lautstärkeänderungen; Kehlkopfabsenkung und -anhebung

[1] *motorische Hirn- bzw. Spinalnerven; Ncl. X: nucleus ambiguus; C 1, C 2: Vorderhornzellen der Zervikalmarksegmente 1, 2.*
[2] *SL: Stimmlippen*

Die Adduktionsbewegung der Stimmlippen wird durch Kontraktion der Mm. cricoarytaenoideus lateralis und interarytaenoideus vollzogen, wobei die Aryknorpel gekippt und zusammengeführt und damit die Stimmlippen in ihrem hinteren Anteil aneinandergelegt werden. Im medialen Stimmlippenanteil kann die Adduktion durch Kontraktion des M. thyroarytaenoideus unterstützt werden (mediale Kompression). Die Öffnungsbewegung (Abduktion) wird durch Kontraktion des M. cricoarytaenoideus posterior bewirkt. Ferner können die Stimmlippen in ihrer Länge, Steifheit und Spannung durch Aktivierung der Mm. thyroarytaenoideus und cricothyroideus verändert werden [774]. Die motorische Innervation dieser Muskeln erfolgt über Äste des Vagusnervs (N. X), nämlich den N. recurrens und den N. laryngeus superior externus, die beide ihren Ursprung im X. Hirnnervenkern, dem Ncl. ambiguus, haben (▶ Tab. 2.2).

Vitalfunktionen

Eine wichtige Vitalfunktion der Kehlkopfmuskulatur besteht darin, durch Kontraktion der Adduktoren, Anheben des Kehlkopfs und Absenken der Epiglottis einen Verschluss zu bilden und dadurch die unteren Atemwege vor dem Eindringen von Partikeln zu schützen. Dies geschieht reflektorisch, z. B. während des Schluckvorgangs. Die laryngeale Sphinkterfunktion ist auch als „Widerlager" bei Austreibungsvorgängen und zur Druckerzeugung beim Abhusten von vitaler Bedeutung.

Phonation

Beim Sprechen dient die laryngeale Muskulatur der Erzeugung und Modulation des Stimmtones oder eines Flüstergeräusches. Bei der stimmhaften Phonation werden die Stimmlippen adduziert – in der Regel ohne zusätzliche mediale Kompression – und durch den Aufbau eines Exspirationsdruckes unterhalb der Glottis wird eine periodische Stimmlippenschwingung in Gang gesetzt. Bei jedem Schwingungszyklus entsteht an der Glottis ein kurzzeitiger Luftstoß, der durch seine periodische Wiederholung die Luftsäule im Ansatzrohr zu einer obertonreichen Schwingung anregt, dem „primären Stimmschall" oder „Glottisschall".

Die aktiven Anteile an der Kontrolle dieses Vorgangs bestehen in der Aufrechterhaltung eines möglichst konstanten Exspirationsdruckes durch die Atmungsmuskulatur und der Anpassung der Adduktionsstellung sowie der Länge und Spannung der Stimmlippen. Der Schwingungsvorgang selbst ist das Resultat rein aerodynamischer Gesetze und passiver elastischer „Rückstellkräfte" der Kehlkopfmuskeln, weshalb man auch von der

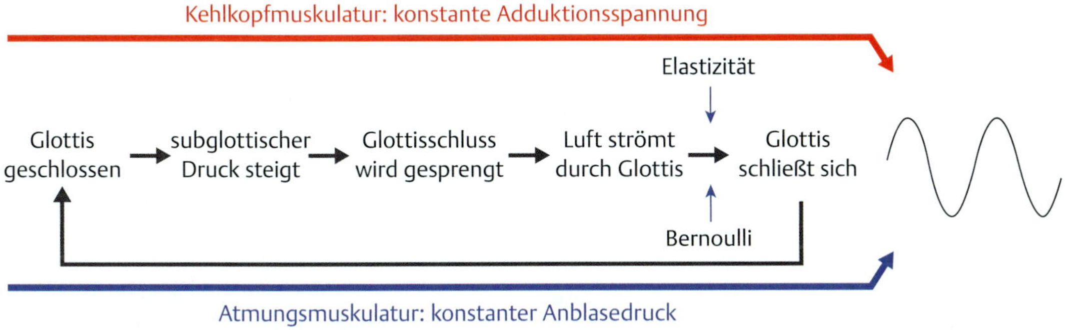

Abb. 2.2 Myoelastisch-aerodynamisches Modell der stimmhaften Phonation. Zur Initiierung stimmhafter Phonation werden die Stimmlippen adduziert und während der gesamten Phonationsphase in einer relativ konstanten Adduktionsposition gehalten. Gleichzeitig wird ein relativ konstanter exspiratorischer Anblasedruck erzeugt und aufrechterhalten. Durch den Druck wird der Glottisschluss durch eine vertikal von unten nach oben verlaufende Verschiebung der elastischen Gewebsschichten der Stimmlippen gesprengt (Randkantenverschiebung) und es entweicht Atemluft, wodurch der subglottale Druck wieder absinkt. Dabei bewirken aerodynamische Kräfte sowie die myoelastischen Rückstellkräfte der adduzierten Stimmlippen, dass sich die Glottis wieder schließt. Dieser Vorgang wiederholt sich bei Männern etwa 100-mal, bei Frauen etwa 200-mal pro Sekunde, je nach Länge und Spannungszustand der Stimmlippen. Der dabei erzeugte periodische Luftstrom ist die Quelle des primären Sprachschalls („Glottisschall").

„myoelastisch-aerodynamischen Theorie der Phonation" spricht (▶ Abb. 2.2). Die Frequenz der Stimmlippenschwingungen, die sich in der Grundfrequenz (S. 134) des Sprachsignals (f0) und der wahrgenommenen Stimmtonhöhe äußert, hängt in komplizierter Weise von der Spannung und der Steifheit der Stimmlippen und auch von der Länge des schwingungsfähigen Stimmlippenanteils ab: Durch Aktivierung des M. cricothyroideus erhöhen sich Spannung und Steifheit der Stimmlippen, was zu einer Erhöhung der Schwingungsfrequenz und der wahrgenommenen Stimmlage führt. Auch eine Aktivierung des M. thyroarytaenoideus kann unter bestimmten biomechanischen Bedingungen zu einer Erhöhung der Grundfrequenz führen [774].

Die Effizienz des Phonationsvorgangs und damit die Qualität des Stimmklangs hängen von der Balance zwischen subglottalem Druck einerseits und dem Adduktionszustand der Glottis und den Spannungsverhältnissen der Stimmlippen andererseits ab. Die Stimme kann durch ein hochfrequentes Rauschen überlagert und dadurch eine eher behauchte Qualität annehmen, und sie kann aufgrund eines unregelmäßigen oder veränderten Schwingungsverhaltens der Stimmlippen durchgehend oder phasenweise rau oder auch etwas gepresst erscheinen. Solche Stimmqualitätsvarianten zählen zu den stimmlichen Erkennungsmerkmalen von Personen, können in schwererer Ausprägung aber auch Zeichen einer funktionellen oder organischen Stimmstörung sein [774].

Der Kehlkopf als Artikulationsorgan

Beim Sprechen wechseln sich stimmhafte Laute (Vokale, stimmhafte Konsonanten) und stimmlose Konsonanten in rascher Folge ab. Um dies zu realisieren, müssen wir die Glottisadduktion sehr schnell und zielgenau unterbrechen und ebenso rasch wieder in die für die stimmhafte Phonation erforderliche Stimmlippenposition zurückfinden. Die Adduktoren zeichnen sich durch schnelle Muskelfasern aus, was diesen raschen Wechsel begünstigt [590]. Die kurzen Entstimmungsbewegungen werden vermutlich höchst ökonomisch und adaptiv ausgeführt: Da bei der Bildung stimmloser Konsonanten, vor allem der Plosive, durch die artikulatorische Engebildung der Luftstrom gebremst wird, genügt meist eine nur geringfügige Öffnung der Glottis, um den Schwingungsvorgang aus rein aerodynamischen Gründen kurz zum Erliegen zu bringen. Eine ebenso geringfügige erneute Adduktion führt zum Wiedereinsetzen des Stimmtones, wenn die orale Konstriktion wieder gelöst wird und sich die Luftstromrate wieder erhöht. Wir nutzen also das komplexe Zusammenspiel von Luftdruck und Luftstromgeschwindigkeit, um die Unterscheidung zwischen stimmhaften und stimmlosen Konsonanten während des Sprechvorgangs möglichst rasch und ökonomisch zu realisieren. Während der kurzen stimmhaften Phasen des Sprechens ist es zudem erforderlich, die Spannung der Stimmlippen so zu regulieren, dass die Stimme nicht übermäßig rau, gepresst oder behaucht klingt, und auch die Höhe des Stimmtons muss punktgenau kontrolliert werden, sodass keine inadäquaten Tonhöhensprünge entstehen und die Tonhöhe innerhalb jeder Phrase einem linguistisch und pragmatisch angemessenen Verlauf folgt (s. Kap. 2.2.4).

✔ Merke

Der Kehlkopf artikuliert beim Sprechen also mit. Er ist immer in Aktion und eng mit der Aktivität aller anderen Sprechmuskeln koordiniert. Die dynamische Kontrolle der Phonation während des Sprechens unterliegt daher ganz anderen Anforderungen als beispielsweise während einer Vokalhalteaufgabe, bei der über einen längeren Zeitraum eine konstante Adduktionsspannung aufrechterhalten werden muss. Solche Unterschiede sollten in der Dysarthriediagnostik (S. 159) beachtet werden.

Zusatzinfo

Stimmlage, Stimmqualität und Stimmstabilität bei Dysarthrie

Wegen der komplizierten Biomechanik des Phonationsvorgangs und der vielen interagierenden respiratorischen und laryngealen Faktoren treten bei den meisten Personen mit Dysarthrie Beeinträchtigungen des Phonationsvorgangs auf. In der Diagnostik der dysarthrischen Stimmstörungen spielen drei Kriterien (S. 144) eine zentrale Rolle (s. ► Tab. 8.3):

- Sprechstimmlage
- Stimmqualität
- Stimmstabilität

Stimmlage: Zu geringer oder zu hoher Anblasedruck resultieren in einer sehr leisen oder zu lauten Stimme, und im Verbund mit Störungen der Kontrolle der Stimmlippenspannung kann die Sprechstimmlage erhöht oder zu tief sein [774].

Stimmqualität: Störungen der Balance zwischen dem respiratorischen Druck und den laryngealen Adduktions- und Spannungsverhältnissen führen zu Veränderungen der Stimmqualität. Beispielsweise wird bei hohem subglottalem Druck und gleichzeitig geringer Spannung der Stimmlippen der Schwingungsvorgang sehr unregelmäßig und die Stimme klingt rau. Bei unvollständigem Glottisschluss, etwa durch Schwäche oder Rigidität der Adduktoren (Kap. 5.2, Kap. 5.4.3), entsteht neben dem harmonischen Glottisschall ein Luftstromgeräusch, das als Behauchtheit der Stimme wahrgenommen wird. Im Gegensatz dazu führt eine übermäßig starke Adduktionskraft („Hyperadduktion"), eventuell auch mit zusätzlicher medialer Kompression durch erhöhte Aktivität des M. thyroarytaenoideus, zu relativ langen Verschlussphasen der Glottis innerhalb der Schwingungszyklen und dadurch zum Eindruck einer gepressten Stimme [774].

Stimmstabilität: Wenn sich die Luftstromverhältnisse oder die Spannung der Kehlkopfmuskulatur im Verlauf einer Äußerung, von Silbe zu Silbe oder sogar innerhalb der Dauer eines stimmhaften Segments ändern, kommt es zu raschen Änderungen von Tonhöhe und/oder Lautstärke, wobei es zu einem plötzlichen Aussetzen der stimmhaften Phonation oder zu einem Wechsel in der Stimmqualität kommen kann. In der Dysarthriediagnostik spricht man dann von einer Beeinträchtigung der Stimmstabilität (S. 136).

Störungen von Stimmqualität und Stimmstabilität haben einen starken Einfluss darauf, wie Personen mit Dysarthrie von ihren Kommunikationspartner*innen wahrgenommen werden. Stark ausgeprägte Stimmstörungen vermitteln einen Eindruck von sehr unnatürlichem Sprechen und machen das Zuhören anstrengend [341], [387]. Sie können auch negative Einstellungen naiver Hörer*innen gegenüber Personen mit Dysarthrie evozieren, sowie ungerechtfertigte Zuschreibungen eingeschränkter kognitiver Fähigkeiten [604].

2.1.3 Velopharyngealer Funktionskreis

Anatomie und Physiologie

Das **Gaumensegel** (Velum) bildet den Abschluss des Nasalraums gegenüber dem Oral- und Pharyngealraum (▶ Abb. 2.3). Es besteht aus dem weichen Gaumen und der Uvula (Zäpfchen). Ein flaches Sehnenstück dient als Einrahmung des weichen Gaumens und als Ansatzstelle der velaren Muskeln. Der velopharyngeale Mechanismus beruht auf dem Zusammenwirken von fünf Muskelpaaren, einem intrinsischen und vier extrinsischen (▶ Tab. 2.3). Diese werden danach eingeteilt, ob sie das Velum anheben oder senken.

Der *M. uvulae* ist der einzige intrinsische Muskel des Velums. Seine Kontraktion versteift das Velum, wodurch es gegen die Kräfte der extrinsischen velaren Muskeln stabilisiert wird und damit schnelle und präzise Bewegungen ermöglicht. Die Uvula wird durch den pharyngealen Ast des Vagusnervs über den Plexus pharyngeus innerviert, der seinen Ausgang im Ncl. ambiguus hat.

Der *M. levator veli palatini* gilt als hauptverantwortlicher Muskel für den Verschluss der velopharyngealen Pforte. Bei Kontraktion dieses Muskels hebt sich das Velum an und verlagert sich nach superior und posterior. Die motorische Innervation erfolgt über den kranialen Abschnitt des N. accessorius spinalis (XI), der zusammen mit dem N. vagus (X) und dem N. glossopharyngeus den Plexus

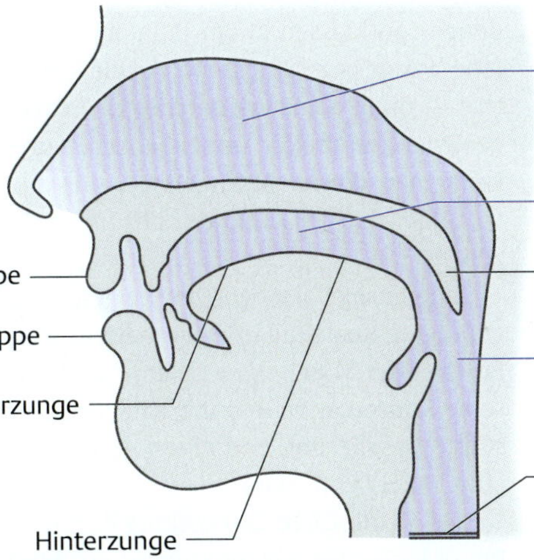

Abb. 2.3 Vokaltrakt (schematisch). Mit Artikulationsorganen und Resonanzräumen.

Tab. 2.3 Innervation der velopharyngealen Muskulatur[312].

Muskeln	Motorische Innervation*	Funktion beim Sprechen
M. levator veli palatini	Plexus pharyngeus (Ncl. X)	Anhebung des Gaumensegels
M. tensor veli palatini	N. mandibularis (Ncl. V_{mot})	Versteifung des Gaumensegels
M. palatopharyngeus	N. accessorius, (Ncl. X)	Verengung des Pharynx
M. palatoglossus	N. glossopharyngeus (Ncl. X)	Absenken des Gaumensegels
Uvula	Plexus pharyngeus (Ncl. X)	Versteifung des Gaumensegels

** Ncl. X: nucleus ambiguus; Ncl. Vmot: nucleus motorius nervi trigemini*

pharyngeus bildet. Die sensorische Innervation läuft vorrangig über Fasern des N. trigeminus (V), N. facialis (VII) und N. glossopharyngeus (IX).

Dem *M. tensor veli palatini* werden entsprechend seinem komplizierten Verlauf mehrere Funktionen zugeschrieben: Er spannt den vorderen Teil des Velums und hebt oder senkt es. Motorisch innerviert wird er vom mandibulären Ast des N. trigeminus (V_{mot}).

Der *M. palatopharyngeus* bildet mit seinen langen dünnen inneren Fasern den muskulären Anteil der hinteren Gaumenbögen. Er zieht vom Velum herab, wobei seine äußeren Fasern mit dem M. constrictor pharyngis verflochten sind, bevor sie an den pharyngealen Wänden enden. Eine Kontraktion dieses Muskels führt zu einem Einrücken der pharyngealen Wände und damit einer Verengung des Pharynx. Die neuronale Versorgung geschieht durch den kranialen Teil des N. accessorius (XI) über den Plexus pharyngeus.

Die Fasern des *M. palatoglossus* beginnen im Velum und ziehen zu beiden Seiten herab, wo sie seitlich in die Zungenränder einmünden und so die vorderen Gaumenbögen formen. Der M. palatoglossus kann sowohl das Öffnen des velopharyngealen Sphinkters als auch die Anhebung der Hinterzunge unterstützen. Die Innervation ist die gleiche wie die des M. palatopharyngeus.

Der *M. constrictor pharyngis superior* zählt nicht mehr zu den velaren Muskeln, ist aber am velaren Funktionsmechanismus beteiligt. Er besteht aus mehreren Faserbündeln, von denen vor allem der pterygopharyngeale Abschnitt aktiv am velopharyngealen Verschluss beteiligt ist. Die Fasern verlaufen breit gefächert horizontal an der Oberfläche des Pharynx in Höhe des Velums, der Zunge und des Unterkiefers. Ihre Kontraktion lässt die seitliche und hintere Rachenwand hervortreten. Die Innervation erfolgt durch den N. vagus (X) über den Plexus pharyngeus.

Vitalfunktion

Die wesentliche Funktion des Gaumensegels besteht darin, die Verbindung von Mund- und Nasenraum zu öffnen oder zu verschließen, um damit so unterschiedliche Vorgänge wie die Nasenatmung, Saugen und Schlucken, Husten und Würgen oder die Belüftung des Mittelohres zu unterstützen.

Sprechen

Die Gaumensegelfunktion beim Sprechen beinhaltet eine Anhebung bei der Artikulation oraler Sprachlaute und eine Absenkung bei der Artikulation der nasalen Laute; im Deutschen sind das die drei Konsonanten /m/, /n/ und /ŋ/. Die Gaumensegelanhebung bewirkt, dass der nasale Resonanzraum akustisch vom Mundraum „entkoppelt" und damit die nasale Resonanz unterdrückt wird. Je nach dem Grad der Absenkung des Velums und dem Grad der Kieferöffnung wird der Sprachschall durch nasale Resonanz beeinflusst. Bei verschlossenem Mundraum und abgesenktem Gaumensegel (wie etwa bei /m/ oder /n/) dominiert der nasale Klang. Im Übrigen hebt sich das Gaumensegel nicht nach dem Alles-oder-Nichts-Prinzip; die Bewegungen werden vielmehr sehr effizient dosiert. Der Grad der Anhebung variiert mit den verschiedenen Lautklassen in der Reihenfolge Nasale – offene Vokale – geschlossene Vokale – Plosive/Frikative – orale Konsonantenfolgen. Durch Auswahl geeignet gestaffelter sprachlicher Übungsaufgaben kann man diesen Mechanismus für die Therapie velopharyngealer Funktionsstörungen (S. 252) nutzen.

Gaumensegelbewegungen zeigen auch ein ausgeprägtes Koartikulationsverhalten: So zeigt zum Beispiel der Vokal /a/ in „Mann" aufgrund der nasalen Konsonanten in seiner Umgebung selbst eine starke Nasalierung und einen deutlichen Kontrast zum Vokal /a/ in „Bass".

Eine ausführliche Darstellung der Anatomie und Physiologie des velopharyngealen Mechanismus findet sich in Perry [533]. Durch Echtzeit-Magnetresonanztomografie (S. 126) lassen sich Gaumensegelbewegungen während des Sprechens in Echtzeit im Sagittalschnitt beobachten (vgl. www.mpinat.mpg.de/626 786/real-time-mri#Oropharyngeal).

2.1.4 Linguo- und labiomandibulärer Funktionskreis

Die Funktion der „primären Artikulatoren", also der **Zunge** und der **Lippen**, zeichnet sich dadurch aus, dass sie beim Sprechen in enger Kooperation mit der Unterkiefermuskulatur koordiniert werden. Zunge und Unterlippe sind mechanisch mit dem Unterkiefer (Mandibula) verbunden, sodass sich jede Unterkieferbewegung unmittelbar auf diese Organe überträgt und umgekehrt die Bewegungen des Unterkiefers durch sensorische Informationen über die Lage und Bewegung von Zunge und Lippen beeinflusst werden. Die Bewegungsfunktionen von Zunge und Unterkiefer bzw. von Lippen und Unterkiefer werden dadurch im Sprechvorgang flexibel aufeinander abgestimmt. Wir sprechen daher von einem linguomandibulären und einem labiomandibulären Funktionskreis [290], [710] (s. ▶ Abb. 2.3). Die Bewegungen von Lippen, Zunge und Unterkiefer während des Sprechvorgangs lassen sich durch magnetresonanztomografische Verfahren in Echtzeit darstellen (vgl. Kap. 8.1.1; www.mpinat.mpg.de/626786/real-time-mri#Oropharyngeal).

Kiefermuskulatur

Die Kiefermuskulatur hat ihre primäre Funktion bei der Nahrungsaufnahme, nämlich beim Saugen des Neugeborenen und beim Kauen. Die größte Bewegungsauslenkung des Unterkiefers besteht in einer Rotation um das Kiefergelenk, die zu einer Anhebung bzw. Absenkung des Unterkiefers beim Mundschluss bzw. der Mundöffnung führt. Die Anhebung wird durch eine Kontraktion dreier Muskeln bewirkt:

- des kräftigen *M. masseter*, der vom Jochbein zum Kieferknochen zieht,
- des vom Schläfenbein zum Unterkiefer ziehenden *M. temporalis*,
- des von der Schädelbasis zum vertikal aufsteigenden Teil des Kieferknochens ziehenden *M. pterygoideus medius*.

Diese Muskulatur ist auch in Ruhe aktiv, um eine Kieferabsenkung durch die Schwerkraft zu verhindern. Der Unterkiefer kann auch seitlich bewegt und nach vorne verschoben werden. Für diese Bewegungen ist neben den genannten Muskeln der M. pterygoideus lateralis verantwortlich. Dieser Muskel kann daneben auch die durch die Schwerkraft begünstigte Kieferöffnung aktiv unterstützen. Weitere, weniger kräftig ausgebildete Kiefersenker sind die Mm. geniohyoideus, digastricus (pars anterior) und mylohyoideus, die alle von der Innenseite des Unterkiefers zum Zungenbein ziehen.

Die motorische Innervation der Kiefermuskulatur geschieht durch den mandibulären Ast des N. trigeminus (N. V_3), der im motorischen Trigeminuskern (Ncl. V_{mot}) in der Brückenformation des Hirnstamms seinen Ausgang hat. Eine Ausnahme bildet der an der Kieferabsenkung beteiligte M. digastricus, der vom Fazialisnerv mitversorgt wird (▶ Tab. 2.4).

Für die Artikulation sind ausschließlich die Öffnungs- und Verschlussbewegungen und die tonische Stabilisierung des Unterkiefers von Bedeutung. Bei normalem Artikulieren werden nur sehr eingeschränkte, aber fein abgestufte Kieferbewegungen unter geringem Kraftaufwand ausgeführt. Der größte Öffnungswinkel ist für die Bildung des Vokals /a/ erforderlich, etwas geringere Winkel für die weniger offenen Vokale (z. B. /i/ und /e/) und der geringste Winkel bei der Artikulation der Konsonanten, insbesondere der alveolaren und postalveolaren Plosive und Frikative. Die großen Kieferhebermuskeln, Mm. temporalis und masseter,

Tab. 2.4 Innervation der Kiefermuskulatur [312].

Muskeln	Motorische Innervation*	Funktion beim Sprechen
M. digastricus M. mylohyoideus M. pterygoideus lateralis M. geniohyoideus	N. facialis (Ncl. VII) N. mandibularis (Ncl. V_{mot}) N. mandibularis (Ncl. V_{mot}) N. hypoglossus (C 1, C 2)	Kieferabsenkung
M. temporalis M. masseter M. pterygoideus medius	N. mandibularis (Ncl. V_{mot})	Kieferanhebung Stabilisierung des Unterkiefers

** Ncl. Vmot: Nucleus motorius nervi trigemini; Ncl. VII: Nucleus nervi facialis; C 1, C 2: Vorderhornzellen des Zervikalmarks, Segmente 1, 2*

kommen dabei nicht zum Einsatz – sie dienen vermutlich eher der Stabilisierung der Unterkieferkonfiguration als „Widerlager“ für die phasischen Artikulationsbewegungen (S. 238). Die Unterkieferanhebung bei der Artikulation wird nahezu ausschließlich durch den M. pterygoideus medialis, die Öffnungsbewegung durch den M. digastricus bewirkt. Darin unterscheidet sich die Unterkiefermotorik der Artikulation deutlich von der des Kauens [635]. In Kap. 12.4.2 wird davon die Rede sein, wie die Halte- und Widerlagerfunktion des Unterkiefers therapeutisch beeinflusst werden kann.

Zunge

Die Zunge wird als das wichtigste Artikulationsorgan angesehen, da sie an der Bildung aller Vokale und der meisten Konsonanten beteiligt ist. Im Unterschied zur Unterkiefer- und Kehlkopfmuskulatur bewirkt die Zungenmuskulatur keine Gelenkbewegungen. Kontraktionen der Zungenmuskeln führen vielmehr zu Verformungen des Zungenkörpers selbst und zu Verlagerungen seiner Masse innerhalb des Mundraumes. Man nennt solche Muskeln auch muskuläre Hydrostaten.

Die primäre vitalmotorische Funktion der Zunge besteht in der Manipulation und im Transport der Nahrung beim Kauen und Schlucken. Zungenbewegungen sind aber auch bei der Atmung, beim Husten oder Gähnen und bei anderen oral-motorischen Aktivitäten wie der Reinigung des Mundraums und der Lippen von Fremdkörpern oder Speiseresten zu beobachten [592]. Die Zunge ist ferner auch unser Geschmacksorgan.

Die Zunge wird grob anatomisch unterteilt in die Zungenspitze, das Zungenblatt, den Zungenrücken und die Zungenwurzel. Sie besteht zum größten Teil aus Muskelgewebe. Die Zungenmuskeln zeichnen sich durch eine hohe Kontraktionsgeschwindigkeit und eine geringe Ermüdbarkeit aus [585].

Man unterscheidet intrinsische und extrinsische Zungenmuskeln (▶ Tab. 2.5). Die intrinsischen Muskeln haben ihren Ausgang und ihre Endigung im Muskelgewebe der Zunge selbst. Durch Kontraktion dieser Muskeln lässt sich der Zungenkörper auf vielfältige Weise verformen.

Zu den **intrinsischen** Muskeln zählen:

- die vertikalen Fasern des *M. verticalis linguae*, die bei Kontraktion die Zunge flach und breit formen,
- der *M. longitudinalis inferior*, der in der Tiefe des Zungengewebes das Zungenblatt mit dem Zungengrund verbindet und bei Kontraktion die Zungenspitze absenkt und der Zunge eine konvexe Form gibt,
- der an der Oberfläche in Längsrichtung verlaufende *M. longitudinalis superior*, der bei Kontraktion die Zunge verkürzt und die Zungenspitze anhebt und
- der *M. transversus linguae*, dessen Fasern senkrecht zur Mittellinie in Horizontalrichtung verlaufen und bei Kontraktion zu einer Anhebung der Zungenränder und zu einer Verengung und Verlängerung der Zunge führen.

Tab. 2.5 Innervation der Zunge [462], [585].

Muskeln	Motorische Innervation	Funktion beim Sprechen
Intrinsische Zungenmuskeln		
M. longitudinalis superior M. longitudinalis inferior M. transversus M. verticalis	N. hypoglossus (Ncl. XII)	Anhebung/Absenkung der Zungenspitze, Anhebung oder Absenkung der Zungenränder, Verkürzung oder Abflachung der Vorderzunge
Extrinsische Zungenmuskeln		
M. genioglossus M. hyoglossus M. styloglossus	N. hypoglossus (Ncl. XII)	Protrusion/Retraktion und Anhebung/Absenkung des Zungenkörpers
M. palatoglossus	N. glossopharyngeus (Ncl. X)	Anhebung der Hinterzunge, Verengung des Pharynx (mit M. palatopharyngeus)

Die **extrinsischen** Zungenmuskeln verbinden die Zunge mit dem Unterkiefer (M. genioglossus), dem Schläfenbein (M. styloglossus), dem harten Gaumen (M. palatoglossus) und dem Zungenbein (M. hyoglossus). Ihre Kontraktion führt zu einer Verlagerung der Zunge nach vorne oder hinten, oben oder unten, oder in seitlicher Richtung:

- Der *M. genioglossus* strahlt fächerförmig vom Kieferknochen in die Zunge ein und hat einen großen Anteil an der Masse des Zungenkörpers. Kontraktion der vorderen Faseranteile des Genioglossus bewirkt eine Absenkung und Retraktion, die der hinteren Faseranteile eine Anhebung und Protrusion.
- Der *M. styloglossus*, der seitlich in den Zungenkörper einstrahlt und die Zunge mit dem Schläfenbein verbindet, hebt bei Kontraktion die Zungenränder an und retrahiert den Zungenkörper.
- Der *M. hyoglossus*, der am Zungenbein ansetzt und als Teil der Zungenwurzel in den hinteren Anteil der Zunge einstrahlt, retrahiert die Zunge und senkt die Zungenränder seitlich ab.
- Der *M. palatoglossus* verbindet den hinteren Anteil der Zunge mit dem weichen Gaumen und bewirkt, antagonistisch zum M. hyoglossus, eine Anhebung des Zungenrückens.

Die motorische Innervation der intrinsischen und extrinsischen Zungenmuskeln erfolgt ausschließlich durch Äste des im Hypoglossuskern der Medulla oblongata entspringenden 12. Hirnnerven, des N. hypoglossus (▶ Tab. 2.5).

Die Beteiligung der verschiedenen Zungenmuskeln an der Artikulation ist ein komplexes Geschehen. Beispielsweise ist der M. genioglossus hauptsächlich an der Bildung der geschlossenen Vorderzungenvokale (/i/, /e/) beteiligt, während der M. hyoglossus den Zungenrücken für die Bildung der offenen Vokale (z. B. /a/) absenkt. Zur Bildung und anschließenden Lösung eines alveolaren Verschlusses durch die Vorderzunge (/d/, /t/, /n/) ist abwechselnd eine Konstriktion des oberen und des unteren Longitudinalmuskels erforderlich, während die Anhebung des Zungenrückens für /g/, /k/, /ŋ/ durch eine vereinte Aktivität der Mm. styloglossus und palatoglossus erzielt wird, die nachfolgende Absenkung durch eine Kontraktion des M. hyoglossus. Eine noch komplexere und vor allem sehr präzise Muskelaktivität ist schließlich für Konsonanten wie den Frikativ /s/ erforderlich, bei dem das Zungenblatt an den harten Gaumen angehoben und dabei zu einer zentralen Furche verformt werden muss. Die Anhebung wird wiederum durch den M. genioglossus erreicht, die Verformung der Zunge durch den M. styloglossus und den unteren Longitudinalmuskel.

> ✔ **Merke**
> Die Feinabstimmung der Zungenkonfiguration bei der Artikulation lingualer Konsonanten kann schon durch geringfügige sprechmotorische Beeinträchtigungen empfindlich gestört sein.

Seitliche Zungenbewegungen nach links und rechts oder Bewegungen außerhalb der Mundhöhle („Zunge heraustrecken"), wie sie in manchen mundmotorischen Aufgabenstellungen oder therapeutischen Übungen gefordert werden, treten beim Sprechen nicht auf (vgl. ▶ Abb. 8.8; Kap. 12.4.4).

Eine ausführliche und anschauliche Darstellung der Anatomie und Physiologie der Zunge findet sich in den Werken von Sanders u. Mu [462], [585].

Periorale Muskulatur

Die Muskulatur der unteren Gesichtshälfte, also die den Mund umgebende (periorale) Muskulatur, hat ihre primäre Funktion ebenfalls in der Nahrungsaufnahme, daneben aber auch im mimischen Ausdruck, z. B. beim Lachen oder Weinen. Beim Sprechen trägt die periorale Muskulatur – zusammen mit der Kiefermuskulatur – zum Verschluss bzw. zum Öffnen des Mundes bei labialen Konsonanten bei, aber auch zur Verlängerung des Vokaltrakts durch Protrusion der Lippen. Der Hauptanteil der perioralen Muskulatur wird durch den Ringmuskel M. orbicularis oris gebildet, der bei Kontraktion eine Lippenrundung und -protrusion bewirkt, aber auch an der Lippenschlussbewegung beteiligt ist. Rundung und Protrusion werden z. B. für die Artikulation der gerundeten Vokale /y/, /ø/, /u/ und /o/ benötigt, Lippenschluss für die Verschlusslaute /m/, /b/ und /p/. Weitere für die labiale Artikulation wichtige Muskeln sind die seitlich

Tab. 2.6 Periorale Muskulatur [308].

Muskeln	Motorische Innervation	Funktion beim Sprechen
M. orbicularis oris	N. facialis (Ncl. VII)	Lippenrundung, -protrusion
M. zygomaticus M. buccinator M. depressor anguli oris		Lippenspreizung
M. levator labii superior M. depressor labii inferior		Mundöffnung
M. levator anguli oris M. mentalis		Lippenprotrusion

in die Lippen einstrahlenden Mm. risorius und buccinator sowie der M. zygomaticus major. Diese Muskeln spreizen die Lippen, wobei Spreizbewegungen bei der Artikulation, z. B. bei der Bildung der Vokale /i/ und /e/ oder der Frikative /v/ und /f/, nur sehr gering ausgeprägt sind (für therapeutische Implikationen s. Kap. 12.4.3). Ober- und Unterlippe können auch vertikal durch den M. levator labii superior und den M. depressor labii inferior bewegt werden, z. B. bei der Verschlussbildung für die labialen Verschlusslaute. Allerdings wird der Hauptanteil dieser Bewegungen durch den M. orbicularis oris und die Anhebung bzw. Absenkung des Unterkiefers übernommen (▶ Tab. 2.6).

Die emotionalen mimischen Ausdrucksbewegungen, an denen noch weitere, hier nicht genannte periorale Muskeln beteiligt sind, sind in ihrer Amplitude und der damit verbundenen Muskelaktivität oft weit ausgeprägter und dabei auch stereotyper als die artikulatorischen Mundbewegungen. Auch mundmotorische Aufgabenstellungen wie „Öffnen Sie den Mund" oder „Spreizen Sie die Lippen", wie sie in der Dysarthriediagnostik vielfach verwendet werden, führen meistens zu Bewegungen, die die Mundbewegungen beim Sprechen in ihrem Ausmaß weit übersteigen (s. Kap. 8.2.1; Abb. 8.8).

Die gesamte Muskulatur der unteren Gesichtshälfte wird motorisch von den unteren Ästen des N. facialis innerviert, der seinen Ausgang im Fazialiskern in der Brückenregion des Hirnstamms hat (▶ Tab. 2.6).

Zusatzinfo

Artikulation und Dysarthrie

Artikulationsstörungen sind ein zentrales Symptom aller Dysarthriesyndrome. Motorische Beeinträchtigungen von Zungen-, Lippen- und Kieferbewegungen führen, je nach Dysarthriesyndrom (S. 82), zu unterschiedlichen Störungen vor allem der Konsonanten-, aber auch der Vokalartikulation. Besonders vulnerabel sind Frikative und Konsonantenverbindungen, wo bereits geringe Bewegungsabweichungen zu deutlich hörbaren Veränderungen führen. Bei Patient*innen mit velopharyngealer Insuffizienz kann starke Hypernasalität mit nasalem Luftverlust das Störungsbild dominieren, oft mit negativen Auswirkungen auf Sprechatmung, Stimmqualität und die Konsonantenartikulation (s. Kap. 2.2.2 und ▶ Abb. 2.4).

Artikulationsstörungen und Störungen der nasalen Resonanz haben in erster Linie Einschränkungen der Verständlichkeit zur Folge, sie führen aber auch zum Eindruck einer unnatürlichen Sprechweise und zu erhöhter Anstrengung der Kommunikationspartner*innen in der Konversation [250], [387], [603]. Die therapeutischen Ansätze zur Behandlung dysarthrischer Störungen der Artikulation werden in Kap. 12.4 ausführlich besprochen.

2.2 Zusammenspiel der Muskeln und Funktionskreise

Die strenge Fragmentierung der am Sprechvorgang beteiligten Muskulatur nach Funktionskreisen stellt eine Vereinfachung dar, die den tatsächlichen Verhältnissen nicht gerecht wird. Keiner der Funktionskreise arbeitet autonom, vielmehr bestehen zwischen den Funktionskreisen zahlreiche anatomische und aerodynamische Verknüpfungen. Diese zu kennen ist wichtig, um den Sprechvorgang zu verstehen und die Symptomatik der Dysarthrien und viele der in Kap. 12 beschriebenen Behandlungsansätze einordnen und zielgerecht anwenden zu können.

2.2.1 Anatomische Kopplungen zwischen den Funktionskreisen

Da die Bewegungsorgane des Sprechens sowohl innerhalb der Funktionskreise als auch über die Funktionskreise hinweg anatomisch miteinander verbunden sind, beeinflussen sie sich gegenseitig auf rein mechanische Weise. In ▸ Abb. 12.1, ▸ Abb. 12.2 und ▸ Abb. 12.3 werden diese Zusammenhänge im Hinblick auf ihre therapeutische Relevanz anschaulich dargestellt.

- Ein offensichtliches Beispiel ist die enge Kopplung der Bewegungen von Zunge und Lippen mit den Bewegungen des Unterkiefers. Da sich jede Kieferbewegung mechanisch auf die Zungenposition und die Position der Unterlippe überträgt, müssen die Aktivitäten der verschiedenen Muskeln der linguo- und labiomandibulären Funktionskreise entsprechend koordiniert werden: Bei geringer Kieferöffnung ist der Bewegungsspielraum von Zungen- und Lippenbewegungen eingeschränkt und nur geringfügige Bewegungen reichen aus, um beispielsweise einen vollständigen Verschluss oder eine Engebildung für die Frikativartikulation zu realisieren. Umgekehrt müssen bei großer Kieferöffnung die Artikulationsorgane weitere Wege gehen, um linguale oder labiale Konstriktionen zu bilden und die koartikulatorische Feinabstimmung zu realisieren. Wenn zu geringe oder zu große Kieferöffnungen als Symptome einer Dysarthrie auftreten, ergeben sich daraus wichtige Konsequenzen für therapeutische Interventionen (s. Kap. 12.4.2).
- Auch zwischen den Funktionskreisen bestehen solche mechanisch bedingten Interaktionen, etwa zwischen Phonations- und Artikulationsfunktionen. Die Funktion der intrinsischen Kehlkopfmuskulatur bei der Phonation ist von einer stabilen Haltefunktion der äußeren Kehlkopfmuskeln abhängig; diese bilden ein Widerlager für die Ab- und Adduktionsmanöver und die Spannungsveränderungen der Stimmlippen bei der Phonation. Die extrinsischen Kehlkopfmuskeln sind wiederum über das Zungenbein mit der Zunge und über den M. mylohyoideus mit dem Unterkiefer verbunden (▸ Tab. 2.2, ▸ Tab. 2.4), was dazu führt, dass sich Änderungen der Zungen- und Kieferposition auf die Lage des Kehlkopfs und damit auch auf den Spannungszustand der Stimmlippen übertragen. So ist es z. B. zu erklären, dass Vokale mit hoher Zungenlage meist mit einer etwas höheren Sprechstimme (Grundfrequenz) gesprochen werden als etwa der offene Vokal /a/, weil durch die Anhebung der Zunge der Kehlkopf etwas gekippt und die Stimmlippen gespannt werden („intrinsische Tonhöhe"). Aus diesem Zusammenhang ergibt sich auch therapeutisches Potenzial für die Behandlung von Stimmstörungen (S. 226).
- Die Phonationsfunktion des Kehlkopfs ist im Übrigen auch an thorakale Strukturen gekoppelt, vor allem über die Mm. sternothyroideus und sternohyoideus an das Brustbein (▸ Tab. 2.2). Auf diesem Weg kann sich eine Fehlhaltung des Oberkörpers, wie sie sich z. B. aus einer ungünstigen Sitzhaltung im Rollstuhl ergeben kann, nicht nur auf die Atmung, sondern auch auf die Kehlkopffunktion auswirken (s. ▸ Abb. 12.2).
- Eine weitere muskuläre Verknüpfung besteht zwischen dem velopharyngealen Verschlussmechanismus und den Artikulationsbewegungen der Zunge, die über den M. palatoglossus miteinander verbunden sind (▸ Tab. 2.3). Vokale mit niedriger Zungenposition begünstigen beispielsweise die Velumabsenkung bzw. erschweren die Anhebung in größerem Ausmaß als geschlossene Vokale oder Konsonanten.

2.2.2 Aerodynamische Kopplungen zwischen den Funktionskreisen

In der Erzeugung des Sprachschalls wirken die Funktionskreise des Sprechens auch aufgrund ihrer aerodynamischen Verkettung über den respiratorischen Luftdruck und Luftstrom zusammen (▶ Abb. 2.4). Aus klinischer Sicht bedeutet das, dass sich motorische Störungen, die vorwiegend einen Funktionskreis betreffen (primäre Störung), immer auch auf die anderen Funktionskreise auswirken können (sekundäre Störung).

- Wie unter Kap. 2.1.2 und in ▶ Abb. 2.2 beschrieben, interagieren Sprechatmung und Phonation durch aerodynamische Prozesse: Zum einen hängt der Schwingungsvorgang der Stimmlippen bei der stimmhaften Phonation entscheidend vom respiratorischen Anblasedruck ab. Ist dieser zu gering, kann es rasch zu einer Unterbrechung des Schwingungsablaufs, also zu Entstimmungen oder Stimmabbrüchen kommen. Ist umgekehrt der Anblasedruck zu hoch, kommt es zu erhöhter Sprechlautstärke oder zu einem kompensatorischen laryngealen Pressen. Was in diesen Fällen als Stimmstörung erscheint, wird also durch ein primär respiratorisches Problem verursacht.
- Umgekehrt wird die Dauer der Exspirationsphase beim Sprechen von der Qualität des Glottisschlusses bei der Phonation beeinflusst: Bei unvollständigem Glottisschluss, etwa infolge einer Stimmlippenparese, entweicht die Atemluft sehr rasch und die Exspirationsphase verkürzt sich. Hier wird also auf der Oberfläche ein Sprechatmungsproblem hörbar, hinter dem primär eine laryngeale Ursache steckt.
- In ähnlicher Weise interagiert die Sprechatmung mit der Artikulation: So hängen die Artikulationsschärfe von Plosiven und Frikativen oder die Vibration von Zungenspitze oder Uvula bei der Bildung von /r/ oder /ʀ/ entscheidend vom oralen Luftstrom ab; ist dieser nicht ausreichend kräftig, können kein deutliches Plosions- oder Friktionsgeräusch und keine Oszillation von Uvula oder Zungenspitze entstehen. Die Präzision der Artikulation ist dadurch verringert, obwohl die primäre Ursache dieses Artikulationsproblems im verringerten Anblasedruck zu finden ist. Umgekehrt kann eine Reduktion der Verschlusskraft und Engebildung bei der Plosiv- und Frikativartikulation dazu führen, dass der exspiratorische Luftstrom beim Sprechen zu rasch entweicht, was wiederum zu einer Verkürzung der Exspirationsphase und einer Erhöhung der Einatmungshäufigkeit beim Sprechen führt. Die häufigeren Einatmungen sind dann sekundäre Folge eines artikulatorischen Problems.

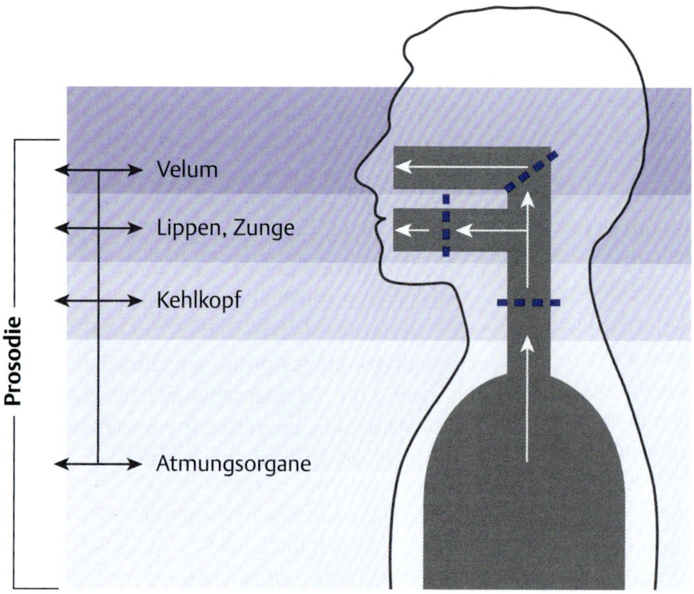

Abb. 2.4 Luftstromwege und Ventilfunktionen. Der exspiratorische Luftstrom wird auf der Ebene der Atmungsmuskulatur erzeugt und durch „Ventile“ auf drei weiteren Ebenen gesteuert: Auf der laryngealen Ebene durch Glottisschluss- bzw. -öffnung bei der Stimmhaft-stimmlos-Unterscheidung, auf der Ebene des Velopharynx durch Anhebung bzw. Absenkung des Gaumensegels zur oral-nasal-Unterscheidung, und auf der Ebene von Zunge und Lippen bei der Realisierung von unterschiedlichen Konstriktionsgraden (z. B. Plosiv vs. Frikativ vs. Approximant vs. Vokal). Jede Funktionsbeeinträchtigung auf einer der vier Ebenen wirkt sich auch auf die Funktionen der jeweils anderen Ebenen aus.

- Der velopharyngeale Funktionskreis interagiert aerodynamisch mit Sprechatmung, Phonation und Artikulation. Wenn infolge einer velopharyngealen Insuffizienz Luft vermehrt durch die Nase entweicht, führt dieser erhöhte Luftverlust zu einer Verkürzung der Exspirationsphasen und zu vermehrten Einatmungspausen. Aus dem gleichen Grund verändern sich auch die Luftstromverhältnisse an der Glottis, was dazu führen kann, dass kleine Abduktionsgesten der Glottis nicht mehr zu Entstimmung führen und durchgängig stimmhafte Phonation resultiert. Der Versuch, den transnasalen Luftverlust durch erhöhte Glottisadduktion kompensatorisch zu bremsen, führt zu einer veränderten Stimmqualität (laryngeales Pressen; s. Kap. 2.1.2). Ein anderes kompensatorisches Manöver kann darin bestehen, die dominierende nasale Resonanz durch eine Vergrößerung des oralen Resonanzraums auszugleichen und den nasalen Luftstrom zu verringern. Patient*innen, die diese Anpassung verfolgen, sprechen mit stark erhöhter Kieferöffnung, was häufig mit übermäßigen Zungenbewegungen oder einer stark reduzierten Artikulationsschärfe verbunden ist („offenes Artikulieren"). So kann eine velare Insuffizienz zur Ursache unterschiedlicher respiratorischer, phonatorischer und artikulatorischer Symptome werden.

✔ Merke

Die anatomischen und aerodynamischen Abhängigkeiten zwischen den Funktionskreisen haben zur Folge, dass eine Störung eines Funktionskreises häufig sekundäre Störungen eines zweiten Funktionskreises nach sich ziehen kann. Um die Symptomatik der Dysarthrien zu verstehen, müssen wir den Bewegungsvorgang daher als Ganzes betrachten und die wechselseitigen Beeinflussungen von Atmungs-, Kehlkopf- und Artikulationsfunktion berücksichtigen (▶ Abb. 2.4). Das Verständnis dieser Zusammenhänge ist die Basis für jede Maßnahme, die auf Verbesserung der Sprechfunktionen abzielt. In Kap. 12 wird ausführlich diskutiert, wie die beschriebenen Interaktionen die therapeutische Herangehensweise beeinflussen können.

2.2.3 Synergistische Organisation der Sprechbewegungen

Zu Beginn dieses Kapitels wurde auf die Komplexität der Motorik des Sprechens hingewiesen, die sich schon allein aus der großen Zahl der am Sprechen beteiligten Muskeln ergibt. Die Kontraktionsmuster der Muskeln jedes Funktionskreises müssen für die Kontrolle der komplizierten Mechanismen von Sprechatmung, Phonation, Resonanz und Artikulation koordiniert werden, und diese funktionellen Teilkomponenten müssen in einem flüssigen Gesamtbewegungsablauf organisiert werden. In ihrem jeweiligen Beitrag zu diesem motorischen Kontrollprozess müssen die einzelnen Muskeln eng aufeinander abgestimmt werden. Man geht davon aus, dass die Funktion der beteiligten Muskeln einem synergistischen Organisationsprinzip folgt, um auf flexible und möglichst effiziente Weise sprechmotorische Ziele zu realisieren.

Ein häufig beschriebenes Beispiel für solche Synergismen bezieht sich auf die Funktion des labiomandibulären Funktionskreises bei der Bildung der Konsonanten /m/, /b/ oder /p/. Zur Realisierung dieser Konsonanten muss durch Bewegungen der Oberlippe, der Unterlippe und des Unterkiefers ein vollständiger Lippenschluss herbeigeführt werden. Die Bewegungsparameter dieser drei Komponenten sind dabei aber nicht stereotyp festgelegt: Bei etwas größerer Kieferöffnung ist eine stärkere Anhebung der Unterlippe und/oder eine stärkere Absenkung der Oberlippe erforderlich, um den Mundschluss zu erreichen, während umgekehrt bei einer geringeren Kieferöffnung nur vergleichsweise geringe Lippenbewegungen erforderlich sind. Die relativen Beiträge jedes Bewegungsorgans zur artikulatorisch bedeutsamen „Konstriktionsgeste", dem Lippenschluss, können von Mal zu Mal variieren. Dabei muss einzig und allein das Ziel eines vollständigen Verschlusses erreicht werden, der kräftig genug ist um – etwa für die Artikulation des Plosivs /p/ – dem intraoralen Druck kurzzeitig standzuhalten und ein hörbares Verschlusslösungsgeräusch zu produzieren. Gleiches gilt analog auch für den linguomandibulären Funktionskreis und den relativen Anteil von Zungen- und Unterkieferbewegungen bei der Bildung lingualer Konsonanten. Die Artikulationsziele einer Konstriktionsgeste für die Plosiv- oder auch die Frikativartikulation können also in den unterschiedlichsten Varianten der jeweils beteiligten Kiefer- und Lippen- bzw. Zungenbewegungen ausgeführt werden, beispielsweise auch dann, wenn die Bewegungen des Unterkiefers etwa durch Festhalten einer Pfeife oder eines Stifts zwischen den Zähnen blockiert sind. Das Prinzip, dass sich die Kontrolle der Freiheitsgrade einzelner Muskelkontraktionen (z. B. der Unter- und Oberlippe und des Unterkiefers) flexibel der Erreichung eines gemeinsamen motorischen Zieles unterordnet (z. B. Lippenschluss), wird als **motorische Äquivalenz** bezeichnet [532]. Motorische Äquivalenz findet in allen Komponenten des Sprechbewegungsapparates statt, etwa auch, wenn die Stimmlippenspannung variabel an den subglottalen Druck angepasst oder die akustische Qualität eines Vokals durch variable Vokaltraktkonfigurationen erzeugt wird [532]. Das Funktionieren dieser synergistischen Organisation setzt differenzierte sensomotorische Mechanismen und intensives motorisches Lernen während der Sprachentwicklung voraus (s. Kap. 2.3 und Kap. 2.4). In der Dysarthrietherapie können synergistische Prinzipien kompensatorisch genutzt werden (Kap. 12).

2.2.4 Im Zusammenspiel der Funktionskreise: Prosodie

Das Zusammenspiel von Sprechatmung, Phonation und den artikulatorischen Funktionskreisen zeigt sich besonders anschaulich in der prosodischen Struktur gesprochener Sprache. Unter Prosodie versteht man

- den Rhythmus gesprochener Äußerungen, also die wahrgenommene Regelmäßigkeit des Vorkommens betonter Silben,
- die Hervorhebung von Silben oder Wörtern in der Wortbetonung und der Satzakzentuierung und
- die Änderungen der Tonhöhe im Verlauf von Äußerungen (Intonation) ([335], Kap. 9).

An der Realisierung prosodischer Muster sind alle Funktionskreise beteiligt: Es müssen durch die Kontrolle artikulatorischer Prozesse die Dauer von Segmenten, Silben, Wörtern und Sprechpausen angepasst werden und gleichzeitig, in Übereinstimmung mit diesem zeitlichen Raster, durch respiratorische und laryngeale Aktivität die prosodischen Änderungen von Tonhöhe und Lautstärke präzise kontrolliert werden.

Durch Prosodie (S. 139) werden Informationen auf verschiedenen linguistischen Ebenen vermittelt. Ein Beispiel ist etwa die Wortbetonung, in der betonte Silben durch eine höhere Grundfrequenz und Intensität und eine längere Vokaldauer gegenüber unbetonten Silben hervorgehoben werden. Auf Satzebene können einzelne Wörter prosodisch hervorgehoben werden, um den Fokus der Bedeutung zu modifizieren:

- (1a) **Tim** kommt **morgen** (auf die Frage „Wer kommt morgen?“)
- (1b) Tim kommt **morgen** (auf die Frage „Wann kommt Tim?“)

Die beiden Beispiele können mit prosodischen Mitteln auch als Fragesätze realisiert werden. In der Regel geschieht dies durch eine Anhebung der Tonhöhe am Satzende (siehe auch das Beispiel in ► Abb. 8.5a). Eine weitere prosodische Funktion ist die Phrasierung: Die beiden Äußerungen (2a) und (2b) haben beispielsweise denselben Wortlaut, ihre Bedeutung wird aber durch unterschiedliche prosodische Realisierung verändert:

- (2a) [Tim wirkt nat**ür**lich,] [nicht arrogant]
- (2b) [Tim wirkt natürlich **nicht** arrogant]

Äußerung (2a) besteht aus zwei Phrasen und beschreibt Tim als *natürlich* im Gegensatz zu *arrogant*. In Äußerung (2b), bestehend aus nur einer Phrase, geht es dagegen nur darum, den Eindruck von Tims Arroganz zurückzuweisen. Die betonte Silbe in *natürlich* wird im Beispiel (2a) mit einer höheren Grundfrequenz und Intensität und einer längeren Dauer gesprochen als in (2b), und in (2a) wird durch eine Sprechpause zwischen *natürlich* und *nicht* eine Phrasengrenze markiert.

Kleber liefert viele weitere Beispiele für linguistische Funktionen prosodischer Mittel [335]. Durch ausgeprägte prosodische Variation wirkt gesprochene Sprache lebendig. Prosodie vermittelt einen Eindruck von natürlichem Sprechen und unterstützt unter anderem auch die Verständlichkeit von Sprache in der Kommunikation.

Prosodie hat daneben auch paralinguistische Funktionen, denn sie drückt Aspekte von Antrieb, Motivation und Emotion der sprechenden Person aus. Der Satz in Beispiel (1a) etwa kann neutral oder auch freudig intoniert werden, die Äußerungen (2a) und (2b) können nicht nur neutral, sondern auch mit großem Nachdruck gesprochen werden, etwa in einer emotionalen Auseinandersetzung über die Arroganz von Tim. Solche prosodischen Variationen unterliegen meist nicht der willkürlichen Kontrolle von Sprecher*innen, sondern dem Einfluss motivationaler und affektiver Prozesse (S. 50).

Zusatzinfo

Prosodische Störungen bei Dysarthrie

Dysarthrien sind nahezu immer mit prosodischen Störungen verbunden. Beeinträchtigungen der Sprechatmung können beispielsweise dazu führen, dass durch häufige Einatmungspausen der Sprechrhythmus aufgelöst oder Phrasengrenzen verwischt werden (s. Kap. 2.1.1). Die adäquate Realisierung von Betonungsmustern und Intonationskonturen setzt eine präzise Kontrolle der Kehlkopfmuskulatur in Abstimmung mit dem subglottalen Druck und in zeitlicher Koordination mit den artikulatorischen Vorgängen voraus (s. Kap. 2.1.2), was bei Personen mit Dysarthrie häufig nicht gegeben ist (s. ► Abb. 8.5c). Schließlich sind die Anforderungen an die Realisierung einer natürlichen rhythmischen Äußerungsstruktur und die Kontrolle von Segment-, Silben- und Pausendauern durch eine flexible und zeitlich präzise Steuerung von Artikulationsbewegungen bei Patient*innen mit Dysarthrie meist nicht erfüllt. Eine wichtige Rolle spielt dabei auch das Artikulationstempo, das häufig verlangsamt ist und als globale prosodische Störung wahrgenommen wird.

Beeinträchtigungen der prosodischen Struktur haben umfassende Auswirkungen darauf, wie Personen mit Dysarthrie von ihren Gesprächspartner*innen wahrgenommen werden. Dysprosodisches Sprechen kann sich negativ auf die Verständlichkeit auswirken [339] und erfordert vom Gegenüber erhöhte Aufmerksamkeit, Geduld und Anstrengungsbereitschaft in der Kommunikation [387]. Verlangsamung, monotones Sprechen oder auffällige Intonationsmuster klingen unnatürlich [145], [603] und können bei naiven Hörer*innen negative Zuschreibungen wie soziale Isolation oder mangelndes Selbstvertrauen auslösen [604]. Auch bei gut verständlichen Patient*innen können die negativen Auswirkungen prosodischer Störungen daher einen dringenden Therapiebedarf begründen. Eine Übersicht über die Einflüsse prosodischer Störungen auf kommunikationsrelevante Parameter dysarthrischer Sprachproduktion findet sich in Lehner et al. [387].

2.3 Entwicklung sprechmotorischer Funktionen

Die Entwicklung sprechmotorischer Funktionen erstreckt sich über einen langen Zeitraum. Vom Geburtsschrei bis zur vollen Ausreifung aller Bewegungsmuster des Sprechens können bei Kindern mit „typischer" (also ohne Störungen verlaufender) Sprachentwicklung bis zu 15 Jahre vergehen. In dieser Phase erfolgen anatomische Veränderungen, die Form, Größe, relative Position der Strukturen zueinander, ihre Biomechanik und Zelleigenschaften betreffen, und mit stetigen physiologischen Anpassungen einhergehen. Im Laufe der Kindheit und frühen Jugend werden sprechmotorische Funktionen erworben, automatisiert und fortlaufend an die sich ändernden strukturellen Bedingungen angepasst.

Der Erwerb von Sprechfunktionen findet dabei vor dem Hintergrund weiterer umfassender Entwicklungen des Kindes statt. Natürlich ist auch die Reifung des Gehirns nach der Geburt bei Weitem nicht abgeschlossen: Sowohl die kortikalen Strukturen als auch die neuronalen Faserverbindungen entwickeln sich teilweise noch bis ins frühe Erwachsenenalter weiter. Dadurch wird die Fähigkeit zur Adaption und zum Lernen in der sozialen Umgebung gewährleistet, die während der Entwicklung unabdingbar ist. Die Veränderungen der anatomischen Verhältnisse der Sprechorgane während der kindlichen Entwicklung vollziehen sich in zum Teil relativ kurzen Zeitabschnitten, was eine ständige Adaption der Kontrollfunktionen des reifenden Gehirns erforderlich macht. In dieser Phase besonders ausgeprägter neuronaler Plastizität findet eine parallele Entwicklung und wechselseitige Anpassung sprechmotorischer Fähigkeiten und der dafür verantwortlichen neuronalen Strukturen (S. 59) statt.

In den ersten Lebensjahren bilden sich auch kognitive Funktionen (z. B. Aufmerksamkeit oder Arbeitsgedächtnis) sowie emotionale und soziale Kompetenzen aus, die unter anderem für die Motivation zu kommunizieren und die Lernfähigkeit eines Kindes bedeutsam sind. Wie in Kap. 2.4.5 noch ausgeführt wird, besteht ein zentraler Aspekt des Spracherwerbs darin, dass Kinder die Bewegungen ihrer Sprechorgane mit den assoziierten taktil-sensorischen und propriozeptiven Reizen sowie den auditiv wahrnehmbaren Ergebnissen dieser Bewegungen, d. h. den entstehenden Lauten und Silben, verknüpfen. Dabei lernen sie ihre Sprechbewegungen so zu kontrollieren, dass das hörbare Ergebnis dem Erwachsenenmodell möglichst nahekommt und erwerben implizites Wissen über die Zusammenhänge zwischen sprechmotorischer Aktivität und deren somatosensorischen und auditiven Konsequenzen [357] (s. ► Abb. 2.6). Für diese Lernprozesse ist die Entwicklung sensorischer Funktionen, vor allem der auditiven Wahrnehmung, von besonderer Bedeutung [357]. Auch in späteren Phasen des Spracherwerbs zeigen sich die auditive Sprachverarbeitung und auch das verbale Arbeitsgedächtnis besonders eng mit der Entwicklung sprechmotorischer Funktionen verbunden.

Gleichzeitig ist die Entwicklung sprechmotorischer Funktionen auch in andere Spracherwerbsprozesse eingebettet. Beispielsweise bestehen Interaktionen mit dem Erwerb phonologischer Strukturen, dem Aufbau des Wortschatzes und der Entwicklung grammatikalischer Fähigkeiten [357], [635].

Im Folgenden sollen nun die wichtigsten anatomischen und physiologischen Veränderungen, die sich im Laufe der sprechmotorischen Entwicklung vollziehen, für die einzelnen Funktionskreise beschrieben werden.

2.3.1 Sprechatmung

Der Brustkorb eines Neugeborenen unterscheidet sich in seiner Form stark von dem eines Erwachsenen. Erst innerhalb der ersten Lebensjahre entwickelt sich der ursprüngliche pyramidenartige Thorax mit streng horizontal liegenden Rippen in die anatomisch ausgereifte fassförmige Struktur mit schräg verlaufenden Rippenbögen [158]. Mit dem Wachstum und der Umformung des Brustkorbs und der gleichzeitig stattfindenden Kräftigung von Zwerchfell und Interkostalmuskulatur verändert sich das für die Sprechatmung verfügbare Lungenvolumen im Entwicklungsverlauf erheblich: Zwischen dem 5. und 10. Lebensjahr verdoppelt sich die Vitalkapazität, und bis zum Ende der Pubertät findet eine weitere Verdopplung statt. Mit dem größeren zur Verfügung stehenden Lungenvolumen sinkt die Einatmungsrate. Atmen Neugeborene in Ruhe etwa 44-mal pro Minute, sind es bei einem 2-Jährigen nur noch 26, bei erwachsenen Personen ca. 16 Einatmungen pro Minute [195].

Die Physiologie der Sprechatmung unterscheidet sich während der Kindheit vom ausgereiften Muster erwachsener Sprecher. Bis ins Grundschulalter erfolgt die Sprechatmung vorwiegend über die Aktivierung der abdominalen Muskulatur, erst dann beginnt sich die Koordination abdominaler und thorakaler Muskelgruppen zu entwickeln. Die Einatmungstiefe ist variabel, was zusammen mit der mangelnden Koordination abdominaler und thorakaler Muskeln (bzw. dem Ausbleiben muskulärer Aktivität der Inspirationsmuskeln am Ende der Ausatemphase) dazu führt, dass der Ausatemstrom nicht so lange konstant gehalten werden kann wie bei Erwachsenen. Für typisch entwickelte Kinder ist es daher charakteristisch, dass sie im Vergleich zu Erwachsenen häufiger einatmen, wobei sie weniger Rücksicht auf Satz- oder sogar Wortgrenzen nehmen und gelegentlich auf „Restluft" sprechen. Das für Erwachsene typische physiologische Sprechatmungsmuster und die Koordination der Atmung mit den linguistischen Äußerungsstrukturen stellen sich erst im mittleren Jugendalter ein, also mit etwa 15 Jahren [74].

2.3.2 Phonation

Auch der Larynx verändert sich strukturell von der Geburt bis zum Erwachsenenalter. Die weichen Knorpelstrukturen des Kehlkopfgerüsts verknöchern zunehmend und differenzieren sich weiter aus. Es finden außerdem Veränderungen in den Bindegewebsschichten der Stimmlippen statt, die sich auf die Mechanik des Schwingungsverhaltens der Stimmlippen auswirken. Der komplexe Aufbau der Bindegewebsschichten der Stimmlippen, der besonders differenzierte Anpassungen des Schwingungsverhaltens bei der Phonation ermöglicht, vollzieht sich erst nach der Pubertät [521].

Die auffälligsten Veränderungen sind jedoch die Absenkung des Kehlkopfs im Rachen sowie das Größenwachstum von Kehlkopf und Stimmlippen. Bei Neugeborenen befindet sich die Kehlkopföffnung fast auf der Höhe des Gaumensegels, also im Bereich des 1. Halswirbels, während im Alter von 16 Jahren der Kehlkopf auf die Höhe des 7. Halswirbels abgesunken ist. Gleichzeitig wächst das Kehlkopfgerüst auf etwa die 3-fache Größe an. So sind die Stimmlippen eines Neugeborenen etwa 7 mm lang, die erwachsener Sprecher*innen bis zu 23 mm (Frauen: 12–17 mm, Männer: 17–23 mm; [323].

Als offensichtlichste Folge dieses komplexen anatomischen Umbaus sinkt die Tonhöhe im Verlauf der kindlichen Entwicklung bis zum Erwachsenenalter deutlich ab. Darüber hinaus gibt es aber aufgrund der Kehlkopfabsenkung sowie der Gewebsveränderungen der Stimmlippen und der damit einhergehenden Veränderungen des Schwingungszyklus auch Veränderungen der Stimmqualität. So ist bei Kindern häufig noch eine behauchte oder raue Stimmqualität zu beobachten [521], [599].

2.3.3 Artikulation

Die für das Sprechen relevanten knöchernen Strukturen des Gesichtsschädels zeigen ein viel ausgeprägteres Wachstum als das übrige Schädelskelett. Beim Säugling machen sie nur etwa ⅛ des Schädelvolumens aus, beim Erwachsenen etwa die Hälfte. Das Wachstum des Unterkiefers beispielsweise erstreckt sich bis ins frühe Erwachsenenalter, parallel dazu auch die Vergrößerung des harten Gaumens. Die Gesamtlänge des Vokaltrakts (d. h. die Distanz zwischen Glottis und Lippen), beträgt beim Säugling ca. 8 cm, bei einem erwachsenen Mann mehr als das Doppelte. Die sprechrelevanten Strukturen zeigen dabei ein differenzielles Wachstum, das unterschiedlichen Verläufen folgt. Auch die neuronale Kontrolle über die einzelnen Artikulatoren reift in unterschiedlichem Tempo. Beispielsweise geht die Ausreifung differenzierter Kieferbewegungen der von Zungen- und Lippenbewegungen zeitlich voraus [323].

Eine Schlüsselrolle in der Entwicklung des Vokaltrakts spielt die bereits erwähnte Absenkung des Kehlkopfs. Sie führt zu einer Ausdehnung des Rachenraums und dazu, dass sich der orale Resonanzraum in zwei nahezu rechtwinklig zueinander gelegene Schenkel unterteilt. Zudem wächst die Zunge im Verhältnis zu Kiefer, Gaumen und Pharynx langsamer, nimmt also im Verlauf weniger Raum im Vokaltrakt ein [154]. Diese Bedingungen ermöglichen während der Entwicklung zunehmend differenziertere Einstellungen des oralen Resonanzraums für die Bildung unterschiedlicher Vokale. Außerdem bieten sie auch mehr Freiheitsgrade für die Artikulationsbewegungen der Zunge, deren Wurzel sich zusammen mit dem Kehlkopfskelett ebenfalls in den unteren Rachenraum absenkt. Insbesondere entwickelt sich daraus die Möglichkeit, den apikalen und den dorsalen Anteil des Zungenkörpers relativ unabhängig einzusetzen. Die zunehmende Vergrößerung des Palatums in Kombination mit dem eingeschränkteren Wachstum der Zunge bietet außerdem Möglichkeiten für die differenziertere Konsonantenartikulation der Vorderzunge an unterschiedlichen Positionen. Diese Veränderungen der anatomischen Verhältnisse während des kindlichen Wachstums beeinflussen die Ausdifferenzierung des Vokal- und Konsonanteninventars in den ersten Lebensjahren und tragen damit zu einer immer besseren Verständlichkeit der Kinder bei.

Die wachsende Fähigkeit, Bewegungen einzelner Artikulatoren (z. B. Zunge und Unterkiefer) zu koordinieren sowie eine allmähliche Steigerung der Muskelkräfte führen zu einer Zunahme des Sprechtempos, die bis ins frühe Erwachsenenalter hinein festzustellen ist. Erst im Alter von etwa 14–16 Jahren erreichen artikulatorische Bewegungsmuster die Stabilität und Flüssigkeit erwachsener Sprecher [635]. Hierbei spielen vermutlich die zunehmende Leitgeschwindigkeit der neuronalen Faserverbindungen, aber auch die fortschreitende Entwicklung linguistischer und kognitiver Fähigkeiten eine Rolle [491] (s. Kap. 3.6).

2.3.4 Velopharyngeale Funktionen

Auch die Strukturen des Nasopharynx wachsen und differenzieren sich in der kindlichen Entwicklung aus, ab dem 2. Lebensjahr allerdings mit deutlich geringerer Dynamik als in den ersten Lebensmonaten. Bemerkenswert ist, dass die Vokalisationen im ersten Lebensjahr überwiegend mit abgesenktem Velum erfolgen, ab dem 3. Lebensjahr aber bereits ein kompletter und konsistenter Abschluss des Nasenraumes für die oralen Konsonanten und eine sichere Differenzierung nasaler und oraler Konsonanten gelingt.

Unterschiede zu Erwachsenen bestehen jedoch noch länger. So ist der nasale Resonanzraum der Kinder im Verhältnis zum Mundraum relativ gesehen kleiner. Die velopharyngeale Funktion wird außerdem im ersten Lebensjahrzehnt bei vielen Kindern durch vergrößerte Nasen-Rachenmandeln (Adenoide) beeinflusst. Dadurch wird der Durchgang in den Nasenraum verengt. Diese Bedingungen führen dazu, dass bei Kindern teilweise eine leichte Hyponasalität wahrgenommen werden kann. Die Adenoide bilden sich während der Pubertät zurück und verschwinden im Erwachsenenalter ganz. Die Gaumensegelfunktion passt sich an diese Veränderungen im Entwicklungsverlauf an.

2.4 Rolle sensorischer Informationen

In den vorangegangenen Abschnitten wurden die Sprechorgane ausschließlich in ihren Bewegungsfunktionen beschrieben. Sprechen ist jedoch ein **senso**motorischer Vorgang; die Kontrolle von Sprechbewegungen bezieht immer auch die Verarbeitung sensorischer Informationen ein. Dies gilt vor allem natürlich im Spracherwerb [357], aber auch in der Kontrolle des Sprechens bei Erwachsenen; anders wäre nicht erklärbar, wie die beschriebene Adaptivität und Flexibilität der Sprechmotorik zustande kommt.

Eine wichtige Rolle spielen dabei, wie bei allen motorischen Aktivitäten, **somatosensorische** Afferenzen, also die Rückmeldung von mechanischen Reizen der beteiligten Organe (z.B. Berührungs- oder Bewegungsempfindung). Neben den somatosensorisch-afferenten Informationen ist für das Sprechen außerdem die auditive Wahrnehmung der selbst produzierten Äußerungen, die **auditive** Reafferenz, essenziell. Der **visuelle** Wahrnehmungskanal, der bei der Kontrolle von Gliedmaßenbewegungen eine entscheidende Rolle spielt, ist für die Sprechmotorik dagegen von untergeordneter Bedeutung, da wir über die Bewegungen unserer eigenen Sprechorgane keine visuelle Rückmeldung erhalten. Beim Sprechen bewegen wir uns also nicht in einer visuell-räumlichen, sondern in einer akustischen Welt.

2.4.1 Somatosensorisches Feedback

Die Bewegungsvorgänge beim Sprechen sind mit somatosensorischen Ereignissen verbunden, die durch Rezeptororgane registriert und an das zentrale Nervensystem weitergeleitet werden. Dazu zählen etwa Mechanorezeptoren oder freie Nervenendigungen in der Schleimhaut von Mund- und Rachenraum, die Berührungsreize (z.B. an Zunge oder Gaumen) oder Vibrationsreize (z.B. in den Kehlkopfschleimhäuten) erfassen [184]. Gelenkrezeptoren, die in der Motorik der Gliedmaßen eine wichtige Funktion bei der Rückmeldung von Gelenkstellungen erfüllen, spielen in der Sprechmotorik naturgemäß eine geringere Rolle: lediglich die Cricoarytaenoid- und Cricothyroidgelenke und die Kiefergelenke sind mit solchen Rezeptoren ausgestattet [478]. Ein anderes für die Körpermotorik wichtiges sensorisches Organ, das allerdings nur für wenige am Sprechen beteiligte Organe von Bedeutung ist, sind die Muskelspindeln. Sie erfassen den Dehnungszustand der Muskelfasern und vermitteln dem Zentralorgan Informationen über den Kontraktionszustand der einzelnen Muskeln (Propriozeption). Dehnungsrezeptoren und spiralförmige Nervenendigungen sind nur in einigen der am Sprechen beteiligten Muskelgruppen zu finden. So wird das in der Lunge befindliche Luftvolumen oder der Dehnungszustand von intrinsischen Kehlkopfmuskeln und der Kiefermuskulatur oder einiger Muskeln des Velopharynx durch solche Rezeptoren erfasst. In den pharyngealen Muskeln, dem Versorgungsbereich des N. trigeminus, N. glossopharyngeus und N. vagus und auch im M. levator veli palatini, im M. palatopharyngeus und der Uvula finden sich dagegen keine derartigen sensorischen Organe. Muskelspindeln weisen lediglich der M. tensor veli palatini und der M. palatoglossus auf [184], [478].

Das Fehlen von Muskelspindeln ist aber nicht mit Einschränkungen propriozeptiver Funktionen verbunden, da andere Rezeptoren diese Funktionen übernehmen können [135]. So reagieren die verschiedenen in der Hautoberfläche und den Schleimhäuten befindlichen freien Nervenenden und Mechanorezeptoren, mit denen die Wände des Mund- und Rachenraums reichlich ausgestattet sind, auf leichte Berührungen, auf Deformationen, die von Dehnung oder von Muskelkontraktionen herrühren, oder auf Vibration. Die Verarbeitung von Berührungsreizen ist von besonderer Bedeutung, da sich die Artikulationsorgane, vor allem die Zunge, auf engstem Raum bewegen und komplexe Berührungsreize an den Schleimhäuten von Gaumen und Pharynx auslösen. Eine weitere somatosensorische Besonderheit des Sprechbewegungsapparats besteht darin, dass Druck- und Luftstromrezeptoren die aerodynamischen Verhältnisse im Mundraum und an den Lippen erfassen, also z. B. den intraoralen Druck bei der Bildung von Verschlusslauten oder den Luftstrom an artikulatorischen Engstellen, wie bei der Frikativartikulation. Für eine neuere Übersicht siehe Kent [322].

Es gibt Belege dafür, dass die artikulatorische Präzision neurologisch gesunder Versuchspersonen unter anderem vom Grad der taktilen Sensitivität der Zunge abhängt [217]. Auch experimentelle Beobachtungen, wonach mittels eines Beißblocks oder durch unvorhersehbare mechanische Störungen von Artikulationsbewegungen rasche Kompensationsreaktionen ausgelöst werden konnten, wurden als Resultat afferenter somatosensorischer Mechanismen erklärt: Wenn z. B. Kieferbewegungen während des Sprechens unerwartet apparativ manipuliert werden, setzt eine fast unmittelbare Adaptationsreaktion ein, die dazu führt, dass die produzierten Äußerungen akustisch nahezu unverändert gegenüber nichtmanipulierten Äußerungen sind. Bei der Interpretation dieser und ähnlicher Befunde geht man davon aus, dass die experimentell veränderte Konfiguration des Vokaltrakts über somatosensorisches Feedback zu einer Reorganisation der Artikulation führt, mit dem Ziel, trotz der eingetretenen Veränderung das gewünschte akustische Signal zu produzieren. Solche adaptiven Mechanismen, die weiter oben unter dem Begriff der motorischen Äquivalenz (S. 36) beschrieben wurden, scheinen spezifisch für Sprechbewegungen zu sein und bei nichtsprachlichen Kieferbewegungen nicht zu wirken [683]. Aus diesen Gründen wird in Sprachproduktionsmodellen dem somatosensorischen Feedback eine wichtige Rolle für die sensomotorische Kontrolle (S. 45) des Sprechens zugeschrieben [244], [296], [514] (s. ► Abb. 2.6).

Klinische Belege für die Bedeutung somatosensorischer Informationen sind jedoch selten. Einige Versuche haben gezeigt, dass durch Leitungsanästhesie des N. trigeminus die Artikulation beeinträchtigt werden kann, allerdings waren die Ergebnisse dieser experimentell induzierten Störungen sehr heterogen ([322]. Bei Parkinson-Kranken wird ein ursächlicher Zusammenhang zwischen somatosensorischen Störungen der Atmungs-, Kehlkopf- und Artikulationsorgane und sprechmotorischen Beeinträchtigungen vermutet [261].

Zusatzinfo

Somatosensorische Afferenz in der Sprachtherapie

Wenn somatosensorische Afferenzen für den Spracherwerb und die Reorganisationsprozesse bei experimentellen Störungen des Sprechens hirngesunder Versuchspersonen so wichtig sind, dann sind sie das sicher auch für die Wiederherstellung normaler Sprechfunktionen nach einer Hirnschädigung. Ohne regelrechte taktile oder propriozeptive Rückmeldung über die Bewegungen von Artikulationsorganen und Kehlkopf sind Personen mit Dysarthrie nicht in der Lage, Korrekturprozesse in Gang zu setzen oder therapeutische Instruktionen umzusetzen. Ein besonders drastischer Fall veränderter sensorischer Reafferenz liegt vor, wenn sich infolge einer Gaumensegelinsuffizienz, wie bei paretischen Dysarthrien (S. 82), die intraoralen Druck- und Luftströmungsverhältnisse ändern: Wenn die Luft ungehindert durch die offene velopharyngeale Pforte abfließt, erhalten die Druck- und Luftstromrezeptoren der Mundschleimhaut nicht mehr den gewohnten Input, der z. B. den Druckaufbau bei der Plosiv- oder Frikativartikulation zurückmeldet. Diese Veränderungen stehen einem Wiedererlernen der Artikulation (S. 252) im Wege.

Für die klinische Prüfung somatosensorischer Funktionen stehen nur sehr grobe Instrumente zur Verfügung. Die für die sprechmotorische Kontrolle möglicherweise relevanten Aspekte taktiler oder propriozeptiver Funktionsstörungen lassen sich mit diesen Verfahren nicht valide messen.

2.4.2 Auditives Feedback

Die Hörwahrnehmung ist ein Feedback-Kanal, der für das Sprechen – im Unterschied zu anderen körpermotorischen Funktionen – von besonderer Bedeutung ist. Zunächst spielt die auditive Verarbeitung der selbst produzierten Äußerungen natürlich im Spracherwerb eine wichtige Rolle. Kinder benutzen in der Sprachentwicklung das auditive Feedback ihrer eigenen Äußerungen, um ihre Lautproduktion nach und nach an das Erwachsenenmodell anzunähern. Bei angeborener Hörbehinderung ist dieses Lernen am akustischen Modell erschwert, die betroffenen Kinder erwerben die Fähigkeit flüssig zu sprechen nicht ohne explizite und intensive Vermittlung der Lautsprache, mit erheblicher Verzögerung und meist nur unvollständig [70]. Auch nach abgeschlossenem Spracherwerb spielt die adaptive Funktion des auditiven Feedbacks eine wichtige Rolle. Aus den Untersuchungen von Lombard [406] kennt man beispielsweise seit Langem den Effekt, dass Umgebungslärm zu einer unwillkürlichen Erhöhung der Sprechlautstärke führt, und ebenso bekannt ist der Effekt, den eine apparative Verzögerung des auditiven Feedback auf das Sprechen hat [381]. In jüngerer Zeit haben neuartige experimentelle Paradigmen der digitalen Manipulation des auditiven Feedbacks – man spricht von „akustischen Perturbationsexperimenten" – zu einem besseren Verständnis audiomotorischer Integrationsprozesse geführt: Wenn der von einer Versuchsperson erzeugte Sprachschall auf dem Weg zum eigenen Ohr technisch manipuliert („perturbiert") wird, zeigen Versuchspersonen ein automatisches Adaptations- und Kompensationsverhalten, indem sie ihre Sprechweise so anpassen, dass sich der erwartete Höreindruck trotz der Perturbation annähernd wieder einstellt. Eine apparativ erzeugte Anhebung der Tonhöhe führt beispielsweise dazu, dass Versuchspersonen, ohne es selbst zu bemerken, ihre Tonhöhe etwas absenken, um dadurch das intendierte Ziel annähernd zu erreichen [513].

Ein klinischer Beleg für die Rolle der auditiven Afferenz kommt aus Untersuchungen von Erwachsenen, die nach Abschluss des Spracherwerbs gehörlos geworden sind: Der Hörverlust dieser Personen führt nicht nur zu einem Verlust der Kontrollfunktionen für Tonhöhe, Lautstärke und Intonation, sondern längerfristig auch zu Veränderungen bei der Artikulation von Vokalen und Konsonanten [726].

Man geht daher davon aus, dass auditives Feedback auch nach abgeschlossenem Spracherwerb eine wichtige Rolle zur langfristigen Aufrechterhaltung sprechmotorischer Funktionen erfüllt. Adaptive Plastizität der Sprechmotorik ist lebenslang wichtig, da wir uns z. B. an die langsamen altersbedingten Veränderungen unserer Sprechorgane anpassen oder kurzfristige Veränderungen – z. B. durch eine Zahnspange im späteren Kindesalter – kompensieren müssen. Auditives Feedback führt dazu, dass wir die akustischen Auswirkungen dieser allmählichen oder plötzlichen Veränderungen wahrnehmen und unsere Sprechbewegungen automatisch an die neuen anatomischen Verhältnisse anpassen. Schließlich verwenden wir Feedback über den auditiven Wahrnehmungskanal auch, um spontane Sprechfehler mittels eines Mechanismus des „externen Monitorings" zu korrigieren [215]. In Modellen sprechmotorischer Kontrollfunktionen spielt daher auch die Verarbeitung von auditivem Feedback eine wichtige Rolle (s. Kap. 2.4.5 und ► Abb. 2.6).

2.4.3 Visuelles Feedback

Für die Kontrolle der Bewegungen der Arme und Hände (z. B. beim Greifen von Objekten oder beim Schreiben) spielt visuelles Feedback eine ganz entscheidende Rolle; sowohl für das Erlernen dieser Bewegungsabläufe als auch für die ständige Anpassung der Bewegungen an räumliche Gegebenheiten.

Für die Sprechmotorik trifft dies aber offensichtlich nicht zu: Wir können die Bewegungen unserer eigenen Sprechorgane selbst ja nicht sehen und haben in den allermeisten Fällen auch nur sehr vage Vorstellungen über ihre räumliche Anordnung und Funktionsweise, und selbst bei der Beobachtung Anderer beim Sprechen nehmen wir nur einen geringen Teil des Bewegungsablaufs visuell wahr, nämlich die sichtbaren Mund- und Kieferbewegungen. Auch phonetische und sprachtherapeutische Laien sprechen mühelos und fehlerfrei, obwohl sie keine visuell-räumliche Vorstellung davon haben, wie sie ihr Zwerchfell oder ihr Gaumensegel dabei bewegen, wie sie ihre Zunge bei der Artikulation verformen und welche Bewegungen ihr Kehlkopf ausführt. Eine auf visuell-räumliche Repräsentationen gestützte Instruktion wie „schließen Sie Ihre Stimmlippen“ oder „heben Sie Ihr Zäpfchen an“ können Laien in der Regel nicht befolgen. Sie sind jedoch sehr wohl imstande, diese Bewegungen nach einem akustischen Modell auszuführen, zum Beispiel wenn sie Laute oder Silben nachsprechen, die einen Glottisschluss oder eine Velumanhebung beinhalten.

Weder beim Sprechenlernen im Kindesalter noch beim Sprechen im Erwachsenenalter scheinen visuomotorische Koordinationsprozesse daher eine wesentliche Rolle zu spielen, weshalb in den verbreiteten motorischen Modellen der Sprachproduktion ein visueller Feedback-Kanal auch gar nicht vorgesehen ist (vgl. ▶ Abb. 2.6).

Zusatzinfo

Sprechen ohne zu sehen

Tatsächlich zeigen blind geborene Kinder – im Unterschied zu gehörlosen Kindern – im Erwerb der Lautsprache allenfalls leichte Verzögerungen und etwa ab dem 3. Lebensjahr eine mit ihren normalsehenden Altersgenoss*innen vergleichbare Sprechfähigkeit [372]. Auch für kongenital blinde Erwachsene ist belegt, dass sie ebenso verständlich sprechen wie Normalsehende. Allerdings scheint es Unterschiede zu geben, wie blind geborene Menschen beim Sprechen ihre Lippen bewegen. Ihre labiale Artikulation ist nach Untersuchungen von Ménard et al. offenbar weniger ausgeprägt als die von Normalsehenden [446]; Lippenbewegungen haben sie ja weder im Spracherwerb noch in der Konversation mit anderen jemals gesehen. Dass sich ihre Sprechweise akustisch dennoch nicht unterscheidet, liegt offenbar daran, dass kongenital blinde Menschen auch ohne visuellen Input individuelle Artikulationsmuster finden, um der Norm entsprechende Sprache zu generieren. Diese Beobachtungen sind ein weiterer Beleg für das **motorische Äquivalenzprinzip** der Sprachproduktion, also das Prinzip, dass es viele unterschiedliche artikulatorische Wege gibt, verständlich und natürlich zu sprechen [446].

2.4.4 Sensorische Informationen in der sprachlichen Interaktion

Die drei beschriebenen Wahrnehmungskanäle unterscheiden sich fundamental in ihrer Bedeutung in der sprachlichen Interaktion, also wenn wir uns selbst, aber auch unser Gegenüber als Sprechende wahrnehmen (▶ Abb. 2.5). Da diese Unterschiede auch die Interaktion von Patient*in und Therapeut*in im Behandlungszimmer betreffen und dabei vor allem für den gezielten therapeutischen Einsatz sensorischer Stimulation (S. 222) bedeutsam sind, sollen sie hier ausführlicher behandelt werden.

Auditiv

Die **auditive** Wahrnehmung spielt unter den drei Modalitäten eine herausragende Rolle: Sie verbindet die Kommunikationspartner*innen wechselseitig miteinander, da beide sowohl ihre eigenen Äußerungen (interozeptiv) als auch die des Gegenübers (exterozeptiv) wahrnehmen. Die eigenen Äußerungen und die des Gegenübers sind Teil eines gemeinsamen „akustischen Raums“ und daher in ihrer akustischen Qualität unmittelbar miteinander vergleichbar (▶ Abb. 2.5, oben). Dies bildet die Grundlage für Lernen am auditiven Modell, wie es im Spracherwerb geschieht. Auch im Erwachsenenalter setzen sich solche audiomotorischen Anpassungsprozesse noch fort, etwa wenn Menschen in einer neuen dialektalen Umgebung oder im Dialog ihre Sprechweise, ohne es selbst zu bemerken, graduell an die Sprechweise der anderen anpassen [538].

Was in der Interaktion von Konversationspartner*innen implizit und automatisch geschieht, kann in der Sprachtherapie für auditives Modell-

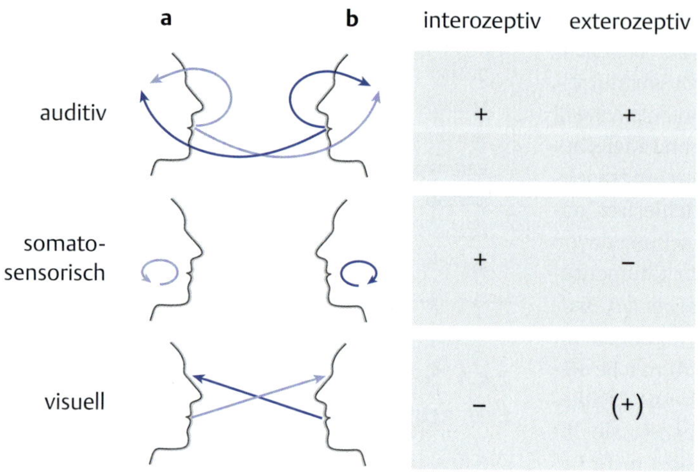

Abb. 2.5 Interozeptive und exterozeptive sensorische Informationen in der Interaktion. Auditiv: Therapeut*in (A) und Patient*in (B) teilen gemeinsam die sensorischen Informationen zur jeweils eigenen Sprachproduktion (interozeptiv) und zur Sprachproduktion des jeweiligen Gegenübers (exterozeptiv). **Somatosensorisch:** A und B verfügen nur über sensorische Informationen zur eigenen Sprachproduktion (interozeptiv). **Visuell:** A und B verfügen nur über sensorische Informationen zur Sprachproduktion des jeweiligen Gegenübers (exterozeptiv), und zwar beschränkt auf die sichtbaren Artikulationsbewegungen. (Quelle: Ziegler W, Aichert I, Staiger A. Sprechapraxie. Heidelberg: Springer; 2020)

lernen genutzt werden: Patient*innen können in der Übungssituation ihre eigenen Äußerungen immer wieder mit der Zielvorgabe der Therapeutin abgleichen und sich so in wiederholten Versuchen an das auditive Ziel annähern.

Somatosensorisch

Im Unterschied dazu bietet der **somatosensorische** Wahrnehmungskanal keine gemeinsame Plattform in interaktiven Sprechsituationen. Da somatosensorische Informationen ausschließlich interozeptiv wahrgenommen werden, also exklusiv der sprechenden Person selbst zugänglich ist, kann über diesen Kanal kein unmittelbarer Abgleich und auch keine Annäherung zwischen Therapeut*in und Patient*in stattfinden (▶ Abb. 2.5, Mitte). Therapeut*innen wissen nicht, wie sich die Sprechbewegungen ihrer Patient*innen „anfühlen“ und können daher auch nicht korrigierend eingreifen. Patient*innen wiederum haben selbst keinen Zugang zu einer externen somatosensorischen Norm, an der sie sich orientieren könnten. Eine gezielte therapeutische Vermittlung somatosensorischer Informationen über Artikulationsziele ist nur punktuell und stark vergröbert möglich, beispielsweise durch gezielte manuelle Stimulation (S. 247) in der äußeren Mundregion oder der Mundhöhle.

Visuell

Über den **visuellen** Wahrnehmungskanal wiederum sind den Beteiligten in der sprachlichen Interaktion ausschließlich exterozeptive Informationen verfügbar, also Informationen über die sichtbaren Artikulationsbewegungen des/der jeweils Anderen. Patient*innen können die Kiefer- und Lippenbewegungen ihrer Therapeut*innen beobachten und versuchen, sie zu imitieren. Jedoch haben sie keinen unmittelbaren visuellen Zugang zu ihren eigenen Mundbewegungen und können sie daher weder mit dem Modell abgleichen noch entsprechend korrigieren (▶ Abb. 2.5, unten).

In der Therapie kann man versuchen, das Fehlen interozeptiver visueller Informationen mit Hilfsmitteln auszugleichen, beispielsweise mit einem Spiegel (S. 240) oder – für die Bewegungen der Zunge – einem EPG-(Elektropalatografie-)Feedback-Gerät (S. 251), mit welchem Patient*innen das Kontaktmuster der Zunge am harten Gaumen bei der Konsonantenartikulation sichtbar und für Übungszwecke verfügbar gemacht werden kann. Allerdings erfordert die Verarbeitung solcher visuellen Informationen erhebliche kognitive Ressourcen und ein hohes Maß an räumlichem Vorstellungsvermögen. Auch ist die hohe zeitliche Dynamik artikulatorischer Vorgänge mit dem Auge nicht zu erfassen; der Nutzen visueller Hilfen besteht also ausschließlich in der Demonstration statischer Information. Schließlich gibt es auch kein sicheres visuell-räumliches Kriterium für die Bewertung des „Erfolgs" oder der Präzision einer labialen Artikulationsbewegung im Spiegelbild oder eines Kontaktmusters im Elektropalatogramm. Entscheidend dafür ist immer nur das hörbare Resultat, also die auditiv-sensorische Modalität des Sprechens.

2.4.5 Sensomotorische Kontrolle des Sprechens: Ein Modell

Motorische Handlungen haben Handlungsziele: ein Objekt zu greifen, auf einer Tastatur zu schreiben, einen Tennisball zu treffen, Treppenstufen hochzugehen etc. In der Motorik der Extremitäten sind diese Handlungsziele räumlich bestimmt. Über den visuellen Wahrnehmungskanal erfassen wir die Koordinaten der Handlungsziele, visuelles Feedback kontrolliert die Bewegungspfade, und visuomotorische Prozesse vermitteln motorisches Lernen [448].

Sprechbewegungen verfolgen andere Handlungsziele. Sie sind so organisiert, dass verständliche und natürlich klingende Sprachäußerungen entstehen. Die Bewegungsmuster der Sprechorgane sind dabei nicht durch eindeutige visuell-räumliche Koordinaten bestimmt, wie etwa die Anordnung der Tasten auf einer Tastatur und der Stufen einer Treppe oder die Flugbahn eines Tennisballs, sondern durch akustische Koordinaten wie den Klang der Konsonanten und Vokale einer Silbe oder die Intonationskontur eines Satzes. Nach dem Prinzip der motorischen Äquivalenz (S. 36) können diese akustischen Zielvorgaben des Sprechens auf ganz unterschiedlichen Pfaden erreicht werden. Dabei passen sich die Bewegungsmuster, ohne dass wir dies willkürlich kontrollieren müssten, an die sich ständig ändernden biomechanischen Bedingungen (z. B. Sprechen im Stehen, Gehen, Sitzen oder Liegen) und die variablen phonetischen Kontexte (z. B. konsonantische Konstriktionen im Kontext unterschiedlicher Vokale) an, immer mit dem

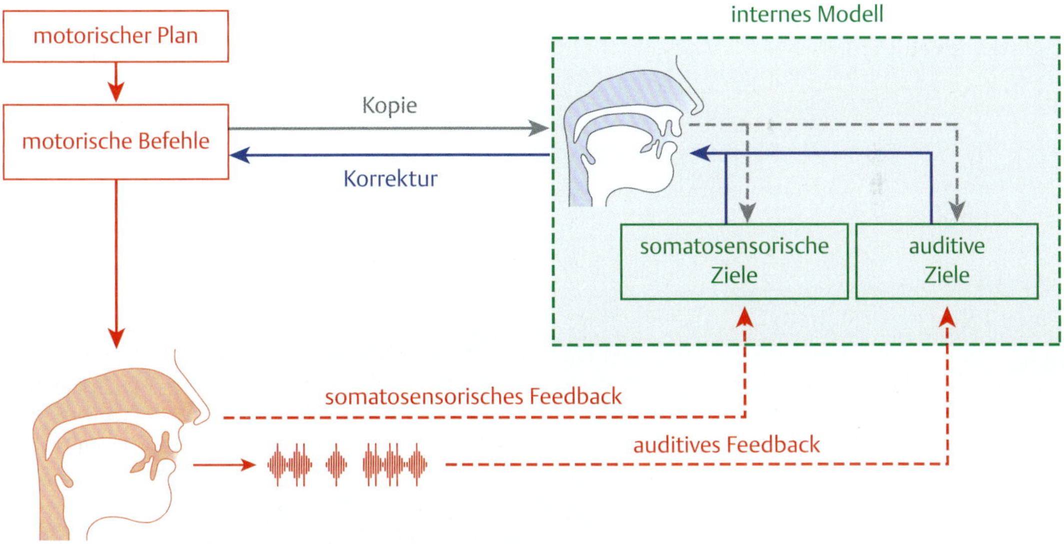

Abb. 2.6 State Feedback Control Modell. Rot: Die im Spracherwerb erlernten sprechmotorischen „Pläne" werden in motorische Befehle und die entsprechenden Bewegungsabläufe übersetzt („Feedforward"; *durchgezogene Pfeile*). Die Sprechbewegungen lösen auditives und somatosensorisches Feedback aus (*gestrichelte Pfeile*). **Grau:** Die motorischen Befehle werden gleichzeitig auch an ein internes neuronales Modell des aktuellen dynamischen Zustands („State") des Sprechbewegungsapparats gesendet (*durchgezogener Pfeil*) und generieren ein internes „vorausschauendes" sensorisches Feedback (*gestrichelte Pfeile*). Die tatsächlich eintreffenden sensorischen Afferenzen (*rot, gestrichelt*) werden mit den im internen Modell vorhergesagten sensorischen Effekten (*grau, gestrichelt*) verglichen. **Blau:** Der Abgleich der im internen Modell vorhergesagten sensorischen Informationen mit den sensorischen Zielen führt zu einer raschen dynamischen Anpassung der motorischen Befehle durch Korrektursignale. Das Kleinhirn und der kortikozerebelläre Schaltkreis (S. 56) werden als wichtige neuroanatomische Basis der „vorausschauenden Modellierung" (engl.: forward modelling) in der Kontrolle gelernter Bewegungsabläufe, insbesondere auch des Sprechens, betrachtet (nach [274], [296]).

Ziel verständliche und natürlich klingende Sprache zu produzieren. Man spricht in diesem Zusammenhang auch vom „akustischen Referenzrahmen“ des Sprechens [244].

Auf Guenther et al. geht ein Modell zurück, das die Interaktion sensorischer und motorischer Funktionen in der sprechmotorischen Kontrolle beschreibt, wie sie sich im Lauf der Sprachentwicklung ausdifferenziert haben [245] (s. Kap. 2.3). Das Modell sieht neben einer Route der direkten Kontrolle von Sprechbewegungen durch motorische Befehle („Feedforward“-Kontrolle) auch einen parallelen Feedback-Schaltkreis vor (vgl. [244]). ▶ Abb. 2.6 zeigt eine Variante dieses Modells, die als State Feedback Control Modell bezeichnet wird [274].

Die Dysarthrien können in diesem Modell in erster Linie Problemen der Ausführung sprechmotorischer Pläne entlang der „Feedforward“-Route (*roter Pfeil* in ▶ Abb. 2.6) zugeschrieben werden. Die Rolle somatosensorischer Prozesse und des Feedback-Systems ist dabei allerdings noch weitgehend ungeklärt und vermutlich für verschiedene Dysarthriesyndrome auch unterschiedlich. Bei langanhaltenden chronischen Dysarthrien muss man davon ausgehen, dass sich die auditiven und somatosensorischen Ziele im internen Modell (*grüner Kasten* in ▶ Abb. 2.6) an das von der gelernten Norm stark abweichende auditive und somatosensorische Feedback anpassen, um die ständige Dissoziation von tatsächlichem und erwartetem Feedback zu überwinden.

3 Funktionelle Neuroanatomie der Sprechmotorik

3 Funktionelle Neuroanatomie der Sprechmotorik

Zusammenfassung

Dieses Kapitel gibt einen Überblick über die Hirnstrukturen, die an den motorischen Prozessen der mündlichen Sprachproduktion beteiligt sind. Im Mittelpunkt stehen dabei die Komponenten, die den motorischen und somatosensorischen Prozessen der **Ausführung** von Sprechbewegungen und der Entstehung dysarthrischer Störungen zugeordnet werden. Zwei weitere relevante Systeme werden dagegen nur skizziert, nämlich das neuronale Netzwerk der sprechmotorischen **Planung**, das in Zusammenhang mit der Entstehung einer Sprechapraxie gebracht wird, sowie die Hirnstrukturen, die das sprechmotorische System mit **motivationaler und emotionaler Aktivierung** verknüpfen. Ein eigener Abschnitt widmet sich der Entwicklung der für das Sprechen relevanten neuronalen Strukturen im Kindesalter.

3.1 Neuronale Komponenten der Sprechmotorik im Überblick

▶ Abb. 3.1 gibt einen Überblick über die wichtigsten Hirnstrukturen, die an den motorischen Prozessen des Sprechens beteiligt sind. Dabei werden Komponenten unterschieden, die in Verbindung gebracht werden mit:

- der sprechmotorischen **Planung**,
- der **Ausführung** sprechmotorischer Pläne und
- motivationalen Aspekten der **Aktivierung** und **Initiierung** von Äußerungen und der emotionalen Beeinflussung sprechmotorischer Aktivität.

Im Mittelpunkt stehen diejenigen Komponenten des zentralen und peripheren Nervensystems, die für die **Ausführung** von Sprechbewegungen im engeren Sinne verantwortlich und an der Entstehung von Dysarthrien beteiligt sind. Dazu zählen

- die absteigenden Bahnverbindungen von den primär-motorischen Kortexarealen zu den am Sprechen beteiligten Muskeln, bestehend aus dem 1. (zentralen) und dem 2. (peripheren) motorischen Neuron (▶ Abb. 3.1, rot),

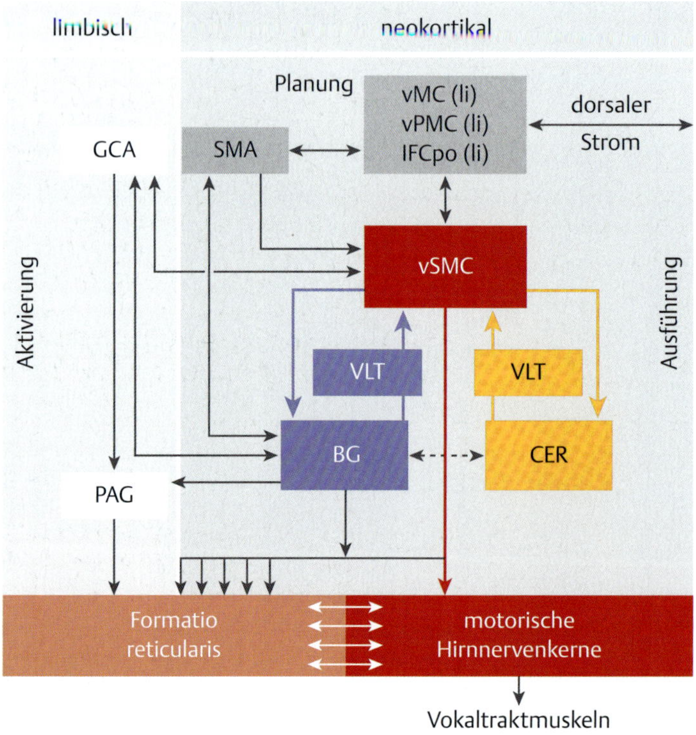

Abb. 3.1 Neuronale Organisation der Sprechmotorik. Das willkürmotorische System der Sprachproduktion (*rechts*) umfasst Komponenten der sprechmotorischen Planung (*dunkelgrau*) und der Ausführung von sprechmotorischen Plänen (*rot, blau, gelb*). Ein paralleles „limbisches" oder „emotionales" motorisches Aktivierungssystem (*links, hellgrau*) vermittelt in erster Linie die Produktion intrinsischer Lautäußerungen, beeinflusst aber auch die Sprachproduktion durch motivationale und emotionale Aktivierung. Dysarthrien resultieren aus Störungen der farbig markierten Ausführungskomponenten. Vereinfachte Darstellung, nach [10], [137], [312], [624], [625]. BG: Basalganglien; CER: Zerebellum; GCA: Gyrus cinguli anterior; PAG: periaquäduktales Grau; SMA: supplementär-motorische Area; VLT: ventrolater Thalamus; vMC(li): ventraler motorischer Kortex links; vPMC(li): ventraler prämotorischer Kortex links; vSMC: ventraler sensomotorischer Kortex.

- der Basalganglienschaltkreis (▶ Abb. 3.1, blau) sowie
- der zerebelläre Schaltkreis (▶ Abb. 3.1, gelb).

Dieses System ist überwiegend bilateral organisiert.

Im Unterschied dazu werden übergeordnete neuronale Prozesse der sprechmotorischen Planung (S. 59) in der sprachdominanten (also meist linken) Hemisphäre verortet, und zwar in Arealen der vorderen Sprachregion (▶ Abb. 3.1, dunkelgrau). Läsionen dieser Hirnareale werden mit der Entstehung einer Sprechapraxie in Verbindung gebracht.

Die dritte Komponente der in ▶ Abb. 3.1 dargestellten neuronalen Architektur umfasst Strukturen im Mittelhirn und im mesiofrontalen Kortex, die in erster Linie für die Auslösung und Kontrolle intrinsischer (nonverbaler) Vokalisationen (z. B. Lachen, Weinen, Stöhnen) verantwortlich sind, darüber hinaus aber auch die motorischen Prozesse der Sprachproduktion beeinflussen (s. Kap. 3.3, Kap. 3.4.2; ▶ Abb. 3.1, hellgrau). Sie werden mit Störungen der Initiierung von Sprachäußerungen, der Aufrechterhaltung flüssiger Sprachproduktion und der emotionalen Modulation gesprochener Sprache in Verbindung gebracht (s. Kap. 5.7). Bilaterale Läsionen dieser Strukturen können zu einem akinetischen Mutismus (S. 107) führen.

Die neuronalen Komponenten der Planung und Ausführung von Sprechbewegungen werden auch als **willkürmotorisches** System der mündlichen Sprachproduktion bezeichnet, die im Mittelhirn und vorderen zingulären Kortex gelegenen Hirnstrukturen dagegen als emotional- oder limbisch-motorisches Aktivierungssystem [10], [289].

3.2 Periphere Nerven und Hirnstammmechanismen

3.2.1 Zweites (peripheres) motorisches Neuron: „motorische Endstrecke"

Die Bewegungen der Atmungs-, Kehlkopf- und Vokaltraktmuskulatur werden über die an den motorischen Endplatten der einzelnen Muskeln andockenden, von den motorischen Kernen des Hirnstamms und Rückenmarks ausgehenden Nervenfasern ausgelöst. Eine Schädigung dieses Systems wirkt sich auf alle Funktionen der am Sprechen beteiligten Muskulatur aus. Das gilt für **vitale** Bewegungsfunktionen, wie etwa die metabolische Atmung genauso wie für reflektorische Vorgänge wie Schlucken oder Husten. Es gilt außerdem auch für **affektive** vokale und mimische Ausdrucksbewegungen wie Lachen, Weinen, Stöhnen. Schließlich betrifft es auch alle **willkürlichen** Funktionen, wie Grimassieren, das Imitieren von Mundbewegungen oder das Spielen eines Blasinstruments und nicht zuletzt auch das **Sprechen**.

Die am Sprechen beteiligte Muskulatur wird über die motorischen Hirnnerven und über spinale Nerven des Rückenmarks versorgt. Die Innervation der einzelnen beteiligten Muskeln wurde in den ▶ Tab. 2.1–▶ Tab. 2.6 im Detail dargestellt. Die motorischen Hirn- und Spinalnerven mit ihren zugehörigen Kernen sind Teil des peripheren Nervensystems. Sie werden auch als 2. motorisches Neuron bezeichnet. Eine umfassende Übersicht über die Anatomie der Hirnnerven und die Klinik der Hirnnervenerkrankungen findet sich im Sammelband von Hopf u. Kömpf [293].

> **✔ Merke**
>
> Die motorischen Kerne des Hirnstamms und des Rückenmarks mit den peripheren motorischen Fasern (2. motorisches Neuron) bilden die „motorische Endstrecke" der Innervation der Sprechmuskulatur. Läsionen des 2. motorischen Neurons beeinträchtigen daher alle Bewegungsfunktionen der betroffenen Muskulatur, also sowohl reflektorische und emotional expressive als auch alle willkürmotorischen Funktionen, sprachlich oder nichtsprachlich. Daraus leitet sich ein differenzialdiagnostisch wichtiges Kriterium zur Unterscheidung der peripher- von den zentral-paretischen Dysarthrien (S. 82) ab.

3.2.2 Sensorische Neurone

Im Hirnstamm befinden sich auch die Kerngebiete für die Verarbeitung somatosensorischer Informationen. Die sensorisch-afferenten Informationen nehmen ihren Ausgang in den Rezeptoren der Muskulatur, der Schleimhäute und der Gelenke

(S. 40), von wo sie über sensorische Fasern an die Hinterhornzellen der Rückenmarksegmente und an sensorische Kerne im Hirnstamm geleitet werden. Für die Verarbeitung somatosensorischer Informationen aus dem Kehlkopf stellt der im unteren Hirnstamm (Medulla oblongata) gelegene Ncl. tractus solitarii eine wichtige Formation dar. In diesem Kern treffen auch sensible Afferenzen aus der Atmungsmuskulatur und der supralaryngealen Muskulatur ein. Die Trigeminuskerne empfangen somatosensorische Informationen aus dem Gesichtsbereich [312], [322].

3.2.3 Formatio reticularis

Die Formatio reticularis ist ein dichtes Netzwerk aus Faserverbindungen und Kernen, das sich über die gesamte Länge des Hirnstamms erstreckt und die motorischen und sensorischen Hirnnervenkerne untereinander verknüpft. Sie bildet ein Koordinationszentrum für den schnellen Austausch sensorischer und motorischer Informationen der Atmungs-, Kehlkopf- und Artikulationsmuskulatur, um z. B. die Kontraktionsmuster dieser Muskeln bei der metabolischen Atmung oder beim Schluckvorgang aufeinander abzustimmen (s. Kasten „Atmen, Schlucken, Gähnen“).

Auch beim Sprechen spielt das Netzwerk der Formatio reticularis vermutlich eine wichtige Rolle. Es enthält Interneuronen, die als Teil der indirekten absteigenden motorischen Bahn (S. 51) die Aktivität der motorischen Kerne modulieren und dadurch u. a. zur Regulierung des Muskeltonus beitragen. Außerdem findet auch beim Sprechen vermutlich bereits auf Hirnstammebene eine Integration sensorischer und motorischer Informationen statt. In Kap. 2 war mehrfach von der hohen internen Adaptivität der Sprechmotorik die Rede, also davon, dass sich Sprechbewegungen unwillkürlich an Veränderungen der Körperposition, an Änderungen aerodynamischer Bedingungen oder an „Störungen“ des Bewegungsablaufs (z. B. durch einen Beißblock; s. Kap. 2.2.3) anpassen. Für einen Teil dieser Prozesse spielt die netzwerkartige Verschaltung von motorischen und sensorischen Kernen im Hirnstamm vermutlich eine wichtige Rolle, da sie einen raschen Abgleich sensorischer und motorischer Informationen ermöglicht [45].

Zusatzinfo

Atmen, Schlucken, Gähnen: Zentrale Mustergeneratoren im Hirnstamm

Die Kontrolle vitaler motorischer Funktionen wie Atmen, Kauen oder Schlucken findet durch Kerngruppen im Hirnstamm statt, die man wegen ihrer weitgehend autonomen Funktionsweise auch als zentrale Mustergeneratoren (central pattern generators, CPG) bezeichnet. Die rhythmische Aktivität der Ruheatmung wird z. B. durch ein Netzwerk aus Kernen der Brückenregion (pneumotaktisches Zentrum) und aus einer dorsalen und einer ventralen respiratorischen Gruppe in der Medulla oblongata kontrolliert. Diese Kerngruppen sind mit dem Ncl. ambiguus und dem Ncl. tractus solitarii verbunden und projizieren auf die motorischen Kerne der Atmungsmuskulatur sowie auf den Hypoglossuskern. Dieses Netzwerk erhält Informationen zentraler und peripherer Chemorezeptoren über den CO_2-Gehalt des Blutes sowie somatosensorische Informationen über den Dehnungszustand der Atmungsorgane. Es koordiniert die Aktivität der thorakalen und abdominalen Atmungsmuskulatur mit den atmungsbezogenen Bewegungen von Kehlkopf, Pharynx und Zunge. Daraus ergibt sich ein autonomer Regelkreis, der durch die CO_2-Sättigung im Blut angestoßen und ohne willkürliche Kontrolle Tag und Nacht ein Leben lang aufrechterhalten wird [615].

Auch andere stereotype Muster, wie das Kauen, Gähnen oder Husten, unterliegen solchen Kontrollprinzipien. Eine Beschreibung zentraler Mustergeneratoren nichtsprachlicher und sprachlicher Vokaltraktbewegungen findet sich in Barlow et al. [45].

3.3 Limbisches („emotionales“) Aktivationssystem

Die im vorherigen Abschnitt besprochenen motorischen Hirnnervenkerne und die Kerne der Vorderhornzellen des Rückenmarks erhalten Bewegungsinformationen aus unterschiedlichen kortikalen und subkortikalen Regionen des zentralen Nervensystems (s. ► Abb. 3.1). In der akustischen Kommunikation von nichtmenschlichen Primaten spielt dabei das „limbische Vokalisationssystem" eine bedeutende Rolle. Die neuronalen Komponenten dieses Systems vermitteln bei Makaken oder Schimpansen, aber auch bei anderen Säugetieren, die Produktion der überwiegend angeborenen, artgemäßen Vokalisationen dieser Tiere, die als evolutionäre Vorläufer menschlichen Sprechens betrachtet werden [625]. Auch im menschlichen Gehirn ist dieses neuronale System erhalten geblieben und gilt dort als Vermittler von affektiven und intrinsischen Lautäußerungen wie (spontanem) Lachen, Lächeln, Weinen und Schluchzen, oder auch schmerzinduzierten Lauten [312].

Ausgangspunkt dieses Systems ist eine im Mittelhirn gelegene graue Substanz, das **periaquaeduktale Grau** (PAG; s. ▶ Abb. 3.1). Von dort ziehen Projektionsbahnen zur Formatio reticularis im unteren Hirnstamm, wo sie die zentralen Erregungsmuster der Hirnnervenkerne auslösen, die zu den jeweils spezifischen Vokalisationen führen [10]. Das PAG erhält unter anderem Informationen aus verschiedenen subkortikalen Strukturen wie dem Hypothalamus und der Amygdala, sowie aus dem vorderen zingulären Kortex, einem auf der Innenseite der Hemisphären gelegenen frontalen Rindenareal (s. ▶ Abb. 3.1). Diese dem limbischen System zugeordneten Strukturen werden mit motivationalen und affektiven Funktionen in Verbindung gebracht (z. B. [157]). Als Integrationsknoten sensorischer, affektiver und motivationaler Informationen löst das PAG die angeborenen vokalen Muster von Angst, Freude, Aggression, Schmerz etc. aus.

Das limbische Vokalisationssystem ist bereits bei Neugeborenen aktiv und besitzt eine geringe Plastizität, d. h., es kann durch motorische Lernvorgänge kaum verändert werden. So haben nichtmenschliche Primaten eine nur sehr gering ausgeprägte Fähigkeit, ihre angeborenen Laute durch Training willkürlich zu modifizieren.

Spielt dieses System dann überhaupt eine Rolle beim menschlichen Sprechen? Tatsächlich ist das limbische Vokalisationssystem auf mehreren Ebenen mit dem sprechmotorischen System verbunden (s. ▶ Abb. 3.1). Es wird vermutet, dass auf diesem Weg – und zwar vor allem über Strukturen der Basalganglien – Motivation, Affekt oder das Erregungsniveau eines Sprechers Einfluss auf den Sprechvorgang nehmen, was sich dann z. B. in der Stimmqualität, der emotionalen Färbung der Prosodie oder im Redefluss zeigt [9], [289].

3.4 Neokortikales (willkürmotorisches) Kontrollsystem

3.4.1 Sensomotorischer Kortex und erstes (zentrales) motorisches Neuron

Primär-motorischer Kortex

Die sprechmotorischen Befehle nehmen ihren Ausgang in den Repräsentationsarealen der Sprechmuskulatur im unteren Anteil des lateralen präzentralen Kortex (primärmotorischer Kortex, Brodmann-Area 4), von wo sie an die motorischen Kerne im Hirnstamm und Rückenmark und von dort an die beteiligten Muskeln weitergeleitet werden (▶ Abb. 3.2). Aus Stimulationsstudien, Läsionsstudien und Bildgebungsstudien weiß man, dass die Bewegungsfunktionen der Zungen-, Kehlkopf-, Kiefer- und Lippenmuskeln in verteilten Rindenarealen in der unteren Hälfte der lateralen Präzentralwindung beider Hemisphären repräsentiert sind, während sich die Repräsentationsareale der Atmungsmuskulatur in der dorsolateralen Präzentralregion befinden. Das Prinzip, dass die Bewegungsfunktionen der verschiedenen motorischen Organe in voneinander abgegrenzten Arealen auf einer kortikalen „Landkarte" repräsentiert sind, bezeichnet man als **Somatotopie**.

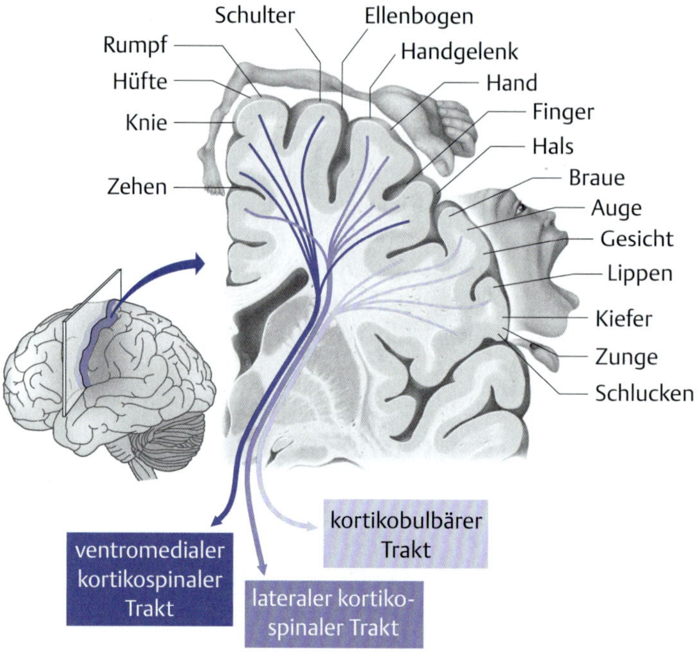

Abb. 3.2 Somatotopie. Motorische Repräsentationsareale im primärmotorischen Kortex in der „Homunculus"-Darstellung und absteigende kortikobulbäre und kortikospinale Bahnen. (Quelle: Schünke M, Schulte E, Schumacher U. PROMETHEUS LernAtlas der Anatomie. Allgemeine Anatomie und Bewegungssystem. Illustrationen von Voll M u. Wesker K. 6. Aufl. Stuttgart: Thieme; 2022)

Zusatzinfo

Kortikale Repräsentationsareale der Sprechmuskulatur

Das herkömmliche „Homunculus"-Modell, wonach Lippen-, Kehlkopf-, Unterkiefer- und Zungenbewegungen in der motorischen Rinde in strenger Abfolge von dorsal nach ventral repräsentiert sind (▶ Abb. 3.2) beruht nach heutigem Wissen auf einer starken Vereinfachung. Tatsächlich sind die Zellpopulationen verschiedener Muskelgruppen nicht streng voneinander separiert, sondern über größere und sich gegenseitig auch überlappende Areale verteilt. Es gibt auch keine absolute Trennung zwischen motorischen und sensorischen Feldern entlang der Zentralfurche: Nervenzellen in der Präzentralregion können demnach, zumindest vereinzelt, auch somatosensorische Funktionen haben und umgekehrt können Zellen im somatosensorischen Kortex motorische Funktionen aktivieren. Außerdem befinden sich zwischen effektorspezifischen (z. B. Lippen-, Zungen-) Regionen auch motorkortikale Felder, die erlernte effektorübergreifende koordinative Funktionen repräsentieren und mit kognitiven Zentren der Handlungsplanung verknüpfen [234]. Eine weitere Besonderheit ist, dass – anders als bei nichtmenschlichen Primaten – für die Funktionen der intrinsischen Kehlkopfmuskulatur zwei separate Repräsentationsareale gefunden wurden, nämlich eine bilaterale, tief in der Zentralfurche gelegene Region im hinteren ventralen Anteil der motorischen Rinde (BA 4p) sowie eine mehr dorsal gelegene Region im prämotorischen Kortex (BA 6) der linken Hemisphäre. Dies wird als eine entscheidende neuroanatomische Voraussetzung für die menschliche Sprechfähigkeit gesehen [624].

Mit neueren Methoden der Aufzeichnung kortikaler motorischer Aktivität durch implantierte Elektrodengitter (Electrocorticography, ECoG) bei Patient*innen mit nicht behandelbaren Anfallsleiden ist es gelungen, die Dynamik der Aktivierung motorkortikaler Zellen bei der Artikulation von Silben darzustellen [84]. Dabei ließen sich die Bewegungspfade verschiedener Silben anhand räumlich-zeitlicher Aktivierungsmuster im motorischen Kortex nachzeichnen.

Für Übersichtsarbeiten siehe Conant et al. [137], Simonyan et al. [625] und Catani [118].

Absteigende kortikobulbäre und kortikospinale Bahnen

Von den Nervenzellen der motorischen Rinde ziehen Projektionsfasern zu den motorischen Hirnnervenkernen im Hirnstamm (kortikobulbär) und den Vorderhornzellen des Rückenmarks (kortikospinal; ▶ Abb. 3.2). Die absteigenden Bahnen verlaufen zunächst als Teil der Corona radiata zum hinteren Schenkel der inneren Kapsel, nach Durchquerung der inneren Kapsel dann durch den Pedunculus cerebri (Hirnschenkel) zu den in der Brücke gelegenen motorischen Trigeminuskernen und den in der Medulla oblongata gelegenen motorischen Kernen des Ncl. facialis, Ncl. ambiguus und Ncl. hypoglossus. Auf ihrem Weg zu den motorischen Kernen behalten sie ihre grobe somatotope Zuordnung bei, sodass z. B. auf der Ebene der inneren Kapsel, wo diese Bahnen durchziehen, zwischen Faserbündeln der unteren und oberen Extremitäten oder der Sprechmuskulatur unterschieden werden kann (▶ Abb. 3.2). Die den motorischen Hirnnervenkernen zugeordneten Fasern sind im Bereich des Knies der inneren Kapsel zu finden [207].

Auf der Ebene der Brücke und der Medulla oblongata kreuzen die absteigenden Bahnen mehrheitlich auf die kontralaterale Seite, ein geringerer Teil der Fasern zieht jedoch zu den ipsilateralen Hirnnervenkernen weiter. Das sprechmotorische System ist somit also im Wesentlichen bilateral organisiert. Das heißt, dass etwa die Muskulatur der linken Zungenhälfte Bewegungsinformationen primär aus dem motorischen Kortex der rechten Hemisphäre (kontralateral) erhält, aber gleichzeitig zu einem geringeren Anteil auch Input aus dem linken Motorkortex (ipsilateral). Gleiches gilt auch für fast alle intrinsischen Kehlkopfmuskeln [624]. Die Fazialiskerne werden in diesem Zusammenhang häufig als Ausnahme genannt, mit dem Hinweis, sie würden für die Muskulatur der unteren Gesichtshälfte – ähnlich den Gliedmaßen – fast ausschließlich Afferenzen des jeweils kontralateralen Motorkortex und kaum über ungekreuzte Fasern erhalten, was das oft lange Persistieren zentraler Paresen der unteren Gesichtshälfte erklären würde. Allerdings gibt es auch Befunde, die für eine bilateral asymmetrische Organisation der Projektionen auf die Fazialiskerne sprechen (vgl. [724]).

> ✔ **Merke**
>
> Das bilaterale Organisationsprinzip der Sprechmuskulatur hat eine wichtige klinische Bedeutung: Es erklärt die häufig rasche Erholung zentraler Paresen nach einseitigen Läsionen des motorischen Gesichtskortex oder der kortikobulbären Fasern (▶ Abb. 3.3) [463].

Trotz der überwiegend bilateralen Innervation der Vokaltraktmuskulatur scheint es auf der Ebene des primärmotorischen Kortex speziell für die Sprechfunktionen eine relative Dominanz der linken Hemisphäre zu geben (z. B. [583], [753]). Dafür gibt es

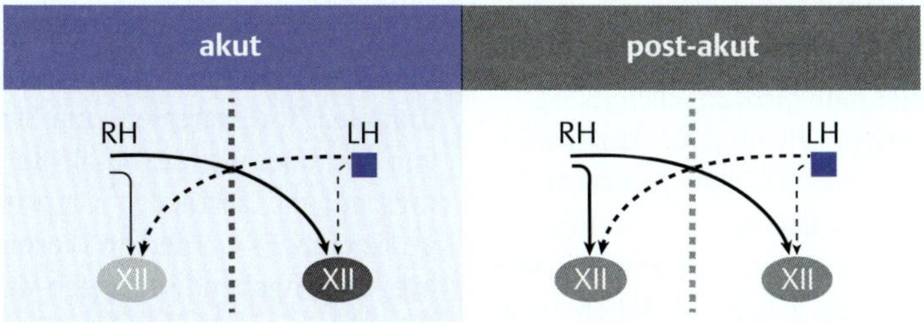

Abb. 3.3 Bilaterale Organisation kortikobulbärer Projektionen und die neuronale Reorganisation nach linkshemisphärischem Infarkt, am Beispiel des Ncl. hypoglossus (XII). Das blaue Quadrat repräsentiert eine Läsion, z. B. im motorischen Kortex oder in der inneren Kapsel der linken Hemisphäre. Dadurch werden die zum rechten Hypoglossuskern (XII) des Hirnstamms ziehenden massiven Faserverbindungen unterbrochen, ebenso die wenigen ipsilateralen Fasern zum linken Hypoglossuskern. Es resultiert eine rechtsbetonte zentrale Hypoglossusparese (linkes Diagramm). Im Verlauf findet eine funktionelle Reorganisation der ipsilateralen Projektionen aus der ungeschädigten rechten Hemisphäre zum rechten Hypoglossuskern statt, die Hypoglossusparese bildet sich zurück (rechtes Diagramm). Siehe Kap. 5 "Zentralparetische Dysarthrie (S. 86).

auch klinische Hinweise: Bei linkshemisphärischen Infarkten kommt es statistisch gesehen etwas häufiger zu einer Dysarthrie als bei rechtshemisphärischen Infarkten [703]. In beiden Fällen sind die Sprechstörungen allerdings, wie wir in den folgenden Kapiteln noch sehen werden, milde und vorübergehend.

Beim Menschen zeichnen sich die motorkortikalen Projektionen auf die Hirnnervenkerne durch einen hohen Anteil an **direkten** Faserverbindungen aus. Diese direkten Bahnen verbinden die motorischen Zellen im Kortex monosynaptisch (also ohne eine weitere Umschaltstelle) mit den motorischen Kernen im Hirnstamm, was eine schnelle Übertragung der motorischen Befehle gewährleistet. Monosynaptische Projektionen auf den Trigeminus-, den Facialis- und den Hypoglossuskern gibt es auch bei manchen nichtmenschlichen Primaten, beim Menschen ist der Anteil dieser direkten Verbindungen allerdings viel stärker ausgeprägt. Eine wichtige Besonderheit ist darüber hinaus, dass die direkten motorkortikalen Verbindungen beim Menschen auch den Ncl. ambiguus einschließen, also den für die intrinsische Kehlkopfmuskulatur zuständigen Hirnnervenkern, während dies bei anderen Primaten nicht der Fall zu sein scheint. Die Existenz solcher direkter (monosynaptischer) Verbindungen gilt als wichtige Voraussetzung für die Fähigkeit, differenzierte feinmotorische Handlungen separater Muskelgruppen auszuführen, und damit auch als wichtige Voraussetzung für die Sprechfähigkeit des Menschen. Insbesondere die schnellen Anpassungsbewegungen der Kehlkopfmuskulatur während des Artikulierens (S. 23) wären ohne die direkte monosynaptische Verbindung des Ncl. ambiguus mit der motorischen Rinde nicht möglich [624].

Neben den beschriebenen direkten kortikobulbären Projektionen gibt es parallele **indirekte** Faserverbindungen, die in der Formatio reticularis (S. 50) enden oder über Interneurone umgeschaltet werden und ebenfalls zu den motorischen Hirnnervenkernen des Hirnstamms ziehen. Dieses indirekte System wird für die Tonusregulierung der bulbären Muskulatur verantwortlich gemacht und – im Falle einer Schädigung – für das Entstehen eines spastischen Hypertonus (S. 86). Außerdem zweigen von diesem absteigenden Faserbündel kollaterale Projektionen zu den Basalganglien und zu Kerngebieten im Mittelhirn und Hirnstamm ab [312]. Die indirekten und die direkten kortikobulbären Projektionen werden gemeinsam als **erstes motorisches Neuron** bezeichnet.

Aufsteigende somatosensorische Bahnen

Von den sensorischen Kerngebieten des Hirnstamms bestehen direkte Verbindungen zum Kleinhirn und über den Thalamus zum somatosensorischen Kortex. Die sensorischen Repräsentationsfelder der Sprechorgane sind, parallel zu den motorischen, somatotop im Gyrus postcentralis angeordnet (in ▸ Abb. 3.2 nicht dargestellt).

3.4.2 Basalganglienschaltkreise

Die Basalganglien (neuere Bezeichnung: basale Kerne) bilden eine Gruppe von subkortikalen, also unterhalb der Großhirnrinde gelegenen Kerngebieten. Dazu zählen im Einzelnen

- das Striatum, bestehend aus dem Ncl. caudatus, dem Putamen und dem „ventralen Striatum" (Ncl. accumbens),
- der Globus pallidus mit seinen externen und internen Segmenten (GPe, GPi),
- der subthalamische Kern (Ncl. subthalamicus, STN) und
- die Substantia nigra, pars reticulata und pars compacta (SNr, SNc).

Eine ausführliche und moderne Übersicht zur Anatomie der Basalganglien findet sich beispielsweise in einem Handbuchbeitrag von Watkins u. Jenkinson [734].

Die Basalganglien sind Teil eines Systems funktionell-anatomischer Schleifenbahnen, die von frontalen Kortexarealen zum Striatum ziehen und von dort über weitere basale Kerne und den Thalamus auf die kortikalen Ursprungsareale zurückprojizieren. Es werden im Wesentlichen drei parallele, in weitgehend separaten Kanälen verlaufende Schaltkreise unterschieden, die motorische, kognitive und emotionale Verarbeitungsprozesse kontrollieren [240]. ▸ Abb. 3.4 beschreibt zwei dieser Schleifenbahnen, die für die Entstehung von Sprechstörungen bedeutsam sind, nämlich die **somatomotorische** (rechts) und die **limbische** Basalganglienschleife (links).

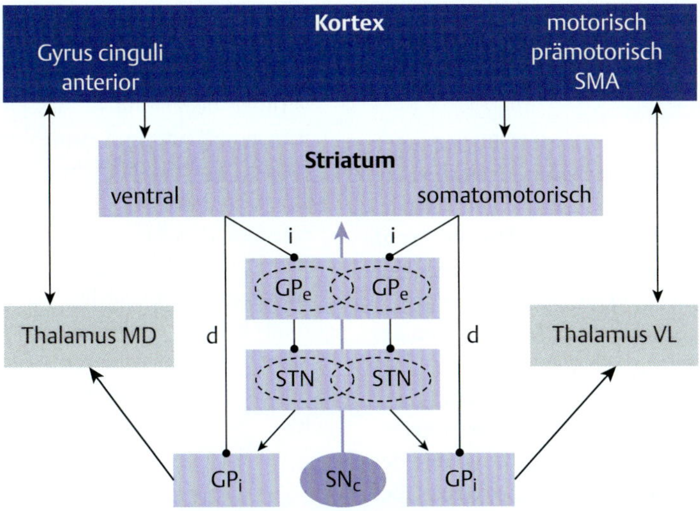

Abb. 3.4 Motorischer und limbischer Basalganglienschaltkreis. Die beiden Schaltkreise unterscheiden sich in ihren Ursprungs- und Zielregionen im frontalen Kortex (motorische Kortexareale (*rechts*) vs. mesiofrontaler Kortex (*links*)) und verlaufen in getrennten, aber sich gegenseitig beeinflussenden Kanälen innerhalb der basalen und der Thalamuskerne (nach [31]). Die direkte Basalganglienschleife (**d**) hemmt die thalamische Aktivierung des Kortex, die indirekte Schleife (**i**) bahnt thalamische Aktivierung. **GP_e**, **GP_i**: externes und internes Segment des Globus pallidus; **MD**: Ncl. medialis dorsalis; **SMA**: supplementär-motorische Area; **SN_c**: Substantia nigra, pars compacta; **STN**: subthalamischer Kern; **VL**: Ncl. ventralis lateralis; **exzitatorisch**: Verbindungen enden auf Pfeile; **inhibitorisch**: Verbindungen enden auf gefüllte Kreise.

Innerhalb jedes dieser Schaltkreise gibt es zumindest zwei Schleifenbahnen, nämlich (i) eine **direkte** Schleife, welche vom Striatum direkt auf die Ausgangsstationen der Basalganglien projiziert und von dort über Thalamuskerne die kortikalen Ursprungsareale erreicht, und (ii) eine **indirekte** Schleife mit zusätzlichen Interneuronen im Globus pallidus externus (GP_e) und im subthalamischen Kern (STN; ► Abb. 3.4). Diese Verbindungsbahnen bilden ein System von Erregung und Hemmung, das in seinem Zusammenspiel für eine kontinuierliche Feinabstimmung der kortikalen Aktivierung durch den Thalamus sorgt. Die Aktivität des Striatums selbst wird durch dopaminerge Efferenzen der Substantia nigra (pars compacta) moduliert. Damit bewirkt beispielsweise eine hohe dopaminerge Aktivierung des Striatums entlang der direkten Schleife eine Hemmung des GP_i, woraus eine Enthemmung der Thalamuskerne resultiert, die wiederum zu einer verstärkten kortikalen Aktivierung führt. Umgekehrt führt entlang der indirekten Schleife verstärkte striatale Aktivierung zu einer Enthemmung des GP_i und daraus folgend zu einer Hemmung des thalamischen Output und somit auch zu gehemmter kortikaler Aktivierung. Bei einer Störung der Balance zwischen hemmenden und erregenden Bahnen als Folge einer Basalganglienschädigung kommt es zu einer Deregulierung kortikaler Aktivität mit unterschiedlichen motorischen, kognitiven oder emotionalen Beeinträchtigungen [734].

Die **somatomotorische** Basalganglienschleife (► Abb. 3.4, rechts) hat ihren Eingang im Putamen, dem „motorischen Striatum". Das Putamen erhält Afferenzen aus allen motorischen Kortexarealen des Frontalhirns, also dem primärmotorischen und dem lateralen prämotorischen Kortex sowie der supplementärmotorischen Area (SMA), und führt die Informationen über die direkten und indirekten motorischen Basalganglienschleifen und die ventrolateralen Thalamuskerne auf die kortikalen Ursprungsregionen zurück. Dabei bleibt die motorkortikale Somatotopie innerhalb der basalen und der Thalamuskerne erhalten [623]. Diese Struktur leistet einen wesentlichen Beitrag zum motorischen Lernen [31], [171], insbesondere auch zum sprechmotorischen Lernen im Spracherwerb [10] und beim Erwerb der artikulatorischen Muster einer Zweitsprache [1]. Schädigungen der basalen Kerne im Kindesalter können daher zu schweren Beeinträchtigungen der sprechmotorischen Entwicklung (S. 59) führen.

In der Kontrolle bereits erlernter Bewegungen trägt der motorische Basalganglienschaltkreis zur Aufrechterhaltung und Modulation der Aktivierung der erlernten motorischen Muster (engl. „gain control") und der Kontrolle von Bewegungsumfang und -geschwindigkeit bei [689]. In Kap. 5 werden die Pathomechanismen der Hypo- und der Hyperkinese besprochen, die aus einer Deregulierung der Balance von motorischer Aktivierung und Hemmung durch die Basalganglien resultieren. Schädigungen der basalen Kerne, insbesondere des linken Putamens, können darüber hinaus aber auch zu Stottersymptomen – dem erworbenen neurogenen Stottern (S. 105) – führen [668].

Die **limbische** Basalganglienschleife (▶ Abb. 3.4, links) hat ihre Eingangsstation im ventralen Striatum, das direkte Afferenzen aus dem vorderen zingulären Kortex, aber auch aus der Amygdala und anderen subkortikalen limbischen Arealen erhält. Diese Strukturen sind an der Verarbeitung emotionaler und motivationaler Informationen beteiligt, der vordere zinguläre Kortex wurde in ▶ Abb. 3.1 und in Kap. 3.3 auch als Teil eines emotionalen (limbischen) Vokalisationssystems beschrieben. Die Rückprojektion auf die mesiofrontalen kortikalen Ursprungsareale erfolgt über den Globus pallidus internus (GP_i) und mediodorsale Thalamuskerne. Der limbischen Basalganglienschleife wird damit ein neuromodulierender Einfluss auf die Emotionsverarbeitung und auf emotional-expressives Ausdrucksverhalten zugeschrieben.

Die unterschiedlichen funktionellen Basalganglienschaltkreise verlaufen zwar in separaten Kanälen, aber sie beeinflussen sich auch gegenseitig innerhalb der basalen Kerne [472]. Dies macht die Basalganglien zu einer Plattform, auf der motorische Kontrollfunktionen durch emotionale und motivationale Prozesse beeinflusst werden können. Daraus leitet sich auch, wie in Kap. 3.3 erwähnt, eine Hypothese über die Rolle der limbischen Basalganglienschleife als Einfallstor emotionaler und motivationaler Einflüsse auf sprechmotorische Kontrollfunktionen ab [10], [623].

✔ Merke

Der motorische Basalganglienschaltkreis hat eine wichtige Bedeutung für das Erlernen neuer Bewegungsabläufe und damit insbesondere auch für das sprechmotorische Lernen im Erst- und Zweitspracherwerb. Nach abgeschlossener sprechmotorischer Reifung tragen die basalen Kerne zur Initiierung und Modulation sprechmotorischer Aktivität bei. Dabei stehen sie vermutlich unter dem Einfluss motivationaler und emotionaler Aktivierung aus dem mesiofrontalen Kortex und aus subkortikalen limbischen Arealen.

3.4.3 Kortikozerebelläre Schaltkreise

Neben den basalen Kernen spielt auch das Kleinhirn (Zerebellum) eine wichtige Rolle als subkortikales Zentrum eines sprechmotorischen Schaltkreises. Wie im Fall der basalen Kerne gibt es auch hier neben einem motorischen noch weitere, parallele Schleifenbahnen, die über die motorischen Kontrollfunktionen hinaus auch kognitive und emotionale Funktionen bedienen.

Anatomie und Konnektivität. Das Kleinhirn befindet sich in der hinteren Schädelgrube, unterhalb und separiert von den Großhirnhemisphären. Die beiden Kleinhirnhemisphären sind von einer stark gefalteten **Kleinhirnrinde** überdeckt. In dem darunterliegenden Marklager befinden sich drei Paare von **Kleinhirnkernen**. Den paramedianen Teil des Kleinhirns bildet der **Kleinhirnwurm** (Vermis), an den sich die beiden Hemisphären anlagern. Das Kleinhirn ist über die drei paarigen **Kleinhirnstiele** mit dem Hirnstamm verbunden. Über diese verlaufen alle afferenten und efferenten Kleinhirnprojektionen. Für die Sprechmotorik spielen wurmnahe Regionen des zerebellären Kortex eine Rolle, insbesondere die Kleinhirnlappen VI und VIII [102].

Das **„motorische Zerebellum"** erhält sowohl motorische als auch sensorische Afferenzen. Die motorischen Areale der Großhirnrinde, also der primär-motorische und der laterale prämotorische Kortex sowie die supplementärmotorische Area (SMA), senden Projektionen an Kerne in der Brückenregion des Hirnstamms, die dann über die Kleinhirnstiele der jeweils kontralateralen Hemisphäre an die motorischen Areale der Kleinhirnrinde weitergeleitet werden. Diese Projektionen erfolgen sowohl direkt als auch indirekt über den Ncl. dentatus, einen der tiefen Kleinhirnkerne. Außerdem treffen in den motorischen Arealen des zerebellären Kortex, ebenfalls umgeschaltet über die Brückenkerne, sensorische Afferenzen aus dem auditorischen und dem primär-sensorischen Kortex ein, sowie auch periphere somatosensorische Informationen über die sensorischen Kerne im Hirnstamm und Rückenmark [650]. Der zerebelläre Kortex integriert also zu jedem Zeitpunkt Kopien der motorischen Informationen aus der Großhirnrinde mit sprechmotorisch relevanten somatosensorischen und auditiven Informationen (S. 40).

Motorische Efferenzen des Kleinhirns gelangen über den Ncl. dentatus zu den motorischen Thalamuskernen der kontralateralen Hemisphäre, von wo sie zu den Ursprungsarealen im primär-motorischen und prämotorischen Kortex und in der SMA weiterziehen [450]. Damit ergibt sich ein geschlossener kortiko-ponto-zerebello-thalamo-kortikaler Schaltkreis (s. ▶ Abb. 3.1). Der zerebelläre Schaltkreis ist im Übrigen über reziproke Verbindungen zwischen Kleinhirn und Putamen auch mit der Basalganglienschleife verknüpft [768].

Interne motorische Prädiktion. Durch den Abgleich sensorischer Informationen mit aktuellen motorischen Befehlen trägt das Kleinhirn zur Koordination und zur feinen zeitlichen Abstimmung von Sprechbewegungen bei. Es wird in dieser Funktion als neuronale Basis eines „internen Modells" betrachtet, das motorische Informationen aus der Großhirnrinde nutzt, um die sensorischen Konsequenzen einer geplanten Bewegung vorherzusagen und damit zu einer dynamischen Anpassung von Bewegungspfaden beizutragen [758]. Bezogen auf sprechmotorische Kontrollfunktionen entspricht diese Vorstellung dem in ▶ Abb. 2.6 skizzierten Konzept einer dynamischen „vorausschauenden Modellierung" (forward modelling), durch das der Mechanismus einer schnellen, stetigen Anpassung und Feinjustierung von Sprechbewegungen erklärt werden kann [273].

Experimente mit neurologisch gesunden Versuchspersonen, in denen somatosensorisches (S. 40) und auditives Feedback (S. 42) gezielt verändert wurden, konnten mit Bildgebungsverfahren außerdem eine Beteiligung des Kleinhirns an der auditiven Feedback-Kontrolle von Sprechbewegungen belegen [232], [680]. Bei Personen mit zerebellären Erkrankungen hat sich in einigen Studien gezeigt, dass unvorhergesehene künstliche Veränderungen des auditiven Feedbacks zu überschießenden Korrekturen und einer Instabilität in der Kontrolle von Tonhöhe oder Vokalqualität führen [297].

Zusatzinfo

Kleinhirn, Basalganglien und motorisches Lernen

In seiner Funktion sensorische Konsequenzen motorischer Handlungen vorherzusagen (forward modelling) und mit dem tatsächlichen sensorischen Feedback abzugleichen leistet das Kleinhirn auch einen essenziellen Beitrag zum motorischen Lernen [758]. Im Unterschied zu den Basalganglien (S. 54), die eine zentrale Rolle im Erwerb neuer motorischer Fertigkeiten spielen, besteht der Hauptbeitrag des Kleinhirns in der ständigen flexiblen Adaptation gelernter Bewegungsabläufe an immer wieder neue Bedingungen und die Aufrechterhaltung der räumlichen und zeitlichen Präzision der gelernten Bewegungen [172]. Bezogen auf sprechmotorische Fertigkeiten folgt daraus, dass sich der Beitrag des Zerebellums über die Lebensdauer hinweg nicht wesentlich ändert, da adaptive Fähigkeiten sowohl in der Phase des Spracherwerbs als auch im Erwachsenenalter gleichermaßen erforderlich sind. Der mit dem Neulernen sprechmotorischer Routinen verbundene spezifische Beitrag der Basalganglien verliert dagegen nach dem Abschluss des Spracherwerbs an Bedeutung [782].

In Kap. 5.3 wird das Syndrom der **ataktischen Dysarthrie** beschrieben, das aus Läsionen des Kleinhirns und seiner afferenten und efferenten Bahnen resultieren kann [702]. Dabei gibt es eine Asymmetrie in der Auftretenshäufigkeit von Dysarthrien nach einseitiger Kleinhirnschädigung, mit häufigeren Störungen bei rechts- als bei linksseitigen Läsionen [702]. Dies entspricht spiegelbildlich der bereits erwähnten statistischen Häufung von

Dysarthrien nach linksseitigen Läsionen des ersten Motorneurons (S. 51) und lässt sich aus der Kreuzung der kortikozerebellären Bahnen erklären.

Zusatzinfo

Das kognitive, das emotionale und das linguistische Kleinhirn

Wie bereits für die basalen Kerne beschrieben, ist auch das Kleinhirn Teil mehrerer paralleler Schaltkreise. Diese entspringen in verschiedenen Kortexarealen, ziehen auf getrennten Wegen zum Kleinhirn und projizieren über unterschiedliche Kanäle aus den Kleinhirnkernen zu ihren kortikalen Ausgangsarealen zurück. Dazu zählen nicht nur die motorischen Kortexareale des sensomotorischen Kleinhirnschaltkreises, sondern Regionen des präfrontalen und des parietalen Kortex, die mit paravermalen Kleinhirnregionen („limbisches Zerebellum") und Teilen des hinteren Kleinhirnlappens („kognitives Zerebellum") verbunden sind [650]. Auf diesem neuroanatomischen Modell multipler separater Kleinhirnschleifen beruhen Theorien, die dem Kleinhirn neben motorischen Kontrollfunktionen auch unterschiedliche kognitive, affektive und linguistische Funktionen zuschreiben. Dabei wird ein über die motorische Domäne hinausgehender Prädiktions- und Adaptationsmechanismus postuliert („universelle zerebelläre Transformation"; UCT), der – analog dem sensomotorischen Konzept eines internen „vorausschauenden Modells" – eine flexible Anpassung an interne oder externe Veränderungen bewirkt [27]. Zerebelläre Funktionsstörungen können damit zum Beispiel zu Beeinträchtigungen von Handlungsplanung, sozial-kognitiven Funktionen oder Affektregulierung führen, was als „zerebelläres kognitiv-affektives Syndrom" (Cerebellar Cognitive Affective Syndrome; CCAS) bezeichnet wurde. Bei Kindern, die nach operativer Entfernung eines Kleinhirntumors zeitweise mutistisch waren, wurde beispielsweise ein kognitiv-affektiver Mechanismus als mögliche Ursache vermutet (s. Kap. 5.8). Bei Erwachsenen mit degenerativen Kleinhirnerkrankungen wurden Hinweise auf Störungen in interaktiven Gesprächssituationen gefunden und als Beeinträchtigungen sozial-kognitiver Fähigkeiten interpretiert [639]. Auch Störungen linguistischer Prozesse wie zum Beispiel Fälle von Agrammatismus nach Läsionen in der rechten Kleinhirnhemisphäre wurden berichtet und dem CCAS zugeordnet. Für phonologische oder sprechapraktische Störungen nach Kleinhirnschädigung gibt es dagegen keine überzeugenden klinischen Nachweise. Für Übersichten siehe Adamaszek et al. [14], Mariën u. Manto [423] und Ziegler [781].

3.4.4 Supplementärmotorische Area

Ein dem primär-motorischen Kortex übergeordnetes Kortexareal ist die supplementärmotorische Area (SMA; ▶ Abb. 3.1). Die SMA ist ein auf der medialen Oberfläche der Hemisphären gelegener Teil des prämotorischen Kortex (BA 6). Für motorische Kontrollfunktionen relevant ist der posteriore Anteil der SMA („SMA proper"), vermutlich mit einer Dominanz der linken Hemisphäre. Auch diese motorische Kortexregion besitzt, wie die Präzentralregion mit dem primärmotorischen Kortex, eine somatotope Organisation, also distinkte Repräsentationsareale für obere und untere Extremität, Rumpf und Gesichts- bzw. Mundregion.

Die SMA erhält vor allem subkortikale Afferenzen aus den Basalganglien und dem Kleinhirn über den ventrolateralen Thalamus [18] und sendet Efferenzen an den sensomotorischen Kortex sowie, über den „frontalen Aslant Trakt", an sprechmotorische Planungsareale im inferior-frontalen Kortex und den prämotorischen Kortex [159].

Der SMA wird in erster Linie die Funktion zugeschrieben, motorische Prozesse in Gang zu setzen und die sequenziellen Aspekte einer Bewegungsfolge zu kontrollieren. Nach einer Hypothese von MacNeilage liefert sie die silbische Taktung (den silbischen Rahmen) von gesprochenen Wörtern und Sätzen, aber nicht die motorischen Inhalte, mit denen der zeitlich getaktete Rahmen gefüllt ist [419]. Guenther sieht die SMA als Teil des motorischen Basalganglienschaltkreises (S. 54) mit der Funktion, motorische Programme zu initiieren, ohne diese selbst zu beeinflussen [244]. Hinweise auf diese Funktion kommen unter anderem aus intraoperativen Stimulationsstudien bei Patient*innen mit pharmakologisch unbehandelbarer Epilepsie. Bei elektrischer Stimulation dieser Region kam es teilweise zu unkontrollierten Silbenwiederholungen und zu unwillkürlichen rhythmischen Lautäußerungen. In Kap. 5 werden wir auf Sprechstörungen nach Schädigungen der supplementärmotorischen Area eingehen, bei denen Probleme des Redeflusses und der Initiierung von Äußerungen sowie des Sprechantriebs im Vordergrund stehen. In jüngerer Zeit wurden neurodegenerative Prozesse im Bereich der SMA der linken Hemisphäre auch mit sprechapraktischen Symptomen bei Patient*innen mit primär-progredienter Aphasie in Zusammenhang gebracht [311]. Eine ausführliche Übersicht über die Rolle der SMA für Sprache und Sprechen findet sich in Hertrich et al. [270].

3.5 Sprechmotorische Planung und der „dorsale Strom"

Die Ausführung von Sprechbewegungen setzt eine Aktivierung von Bewegungsplänen aus höheren motorischen Zentren voraus. In der Organisation der Gliedmaßenmotorik übernimmt der laterale prämotorische Kortex in Verbindung mit links-parietalen Arealen solche Planungsfunktionen [231]. Für die Planung oder Programmierung von Sprechbewegungen wurden Areale in der vorderen perisylvischen Region der linken Hemisphäre als zuständig erachtet, und zwar historisch in erster Linie der hintere Anteil des inferior-frontalen Kortex (Broca-Area, BA 44). Jüngere Studien weisen eher auf den unteren prämotorischen Kortex und auf anteriore Anteile der unteren Präzentralwindung, aber auch posteriore Anteile der mittleren Frontalwindung. Das sind die Areale, die in experimentellen Bildgebungsstudien Zusammenhänge mit komplexen sprechmotorischen Planungsleistungen gezeigt haben [46], [117]. In klinischen Studien wurden fokale Läsionen im linken präzentralen Kortex und im hinteren Anteil der mittleren Frontalwindung (BA 55b) oder den darunterliegenden Faserverbindungen mit dem Syndrom der Sprechapraxie in Verbindung gebracht [122], [305].

Die linkshemisphärischen motorischen Planungsareale des Sprechens sind Teil eines „dorsalen Stroms", in dem die motorischen Informationen mit auditiven Informationen aus der oberen Temporalwindung integriert werden. Dabei spielen auch Strukturen des inferioren Parietallappens eine Rolle, die einerseits mit der Verarbeitung somatosensorischer Informationen aus dem Vokaltrakt in Verbindung gebracht werden, andererseits auch als Repräsentationsareal für „abstrakte" sprechmotorische und phonologische Prozesse gelten [274]. Der auditive dorsale Strom der sprachdominanten Hemisphäre ist vermutlich eine wichtige neuronale Grundlage der in Kap. 2.3 besprochenen Prozesse des Erwerbs auditorisch-motorischer Repräsentationen während der Sprachentwicklung und der auditiven und somatosensorischen Feedbackprozesse bei erwachsenen Sprecher*innen (s. ► Abb. 2.6).

Sprechmotorische Planung, Sprechapraxie und die in diesem Zusammenhang diskutierten Hirnregionen spielen im weiteren Verlauf dieses Buches keine Rolle. Wichtig für das Verständnis ist allerdings, dass die für die sprechmotorische Planung zuständigen Areale in der sprachdominanten Hemisphäre beheimatet sind, dass also eine nur linksseitige Schädigung dieser kortikalen Zentren zu schweren und anhaltenden (sprechapraktischen) Störungen führen kann (vgl. [780]). Für die in Zusammenhang mit den Dysarthrien diskutierten Regionen gilt dies nicht: Einseitige Läsionen dieser Regionen, ob rechts oder links, führen meistens nur zu vorübergehenden und leichten (dysarthrischen) Störungen.

3.6 Entwicklung des neuronalen Netzwerks des Sprechens

Parallel zur prolongierten anatomischen Entwicklung des Sprechapparates (S. 37) dauert auch die Reifung und Ausdifferenzierung sprechrelevanter neuronaler Strukturen bis ins Jugendalter an. Während die Entwicklung vieler kortikaler und subkortikaler Strukturen etwa mit zwölf Jahren abgeschlossen ist [656], sind für die strukturellen Komponenten des dorsalen Stroms (S. 59) der linken Hemisphäre, insbesondere den linken inferioren Frontallappen sowie den posterioren Anteil der oberen Temporalwindung, noch darüber hinaus Veränderungen und eine Zunahme an Neuronen beschrieben [678]. Diesen kortikalen Arealen kommt im Spracherwerb eine besondere Bedeutung zu. Ebenso sind im Bereich der inneren Kapsel, einer Komponente des kortikobulbären Faserbündels (S. 53), strukturelle Veränderungen bis zum 18. Lebensjahr nachweisbar [522]. Das Kleinhirn durchläuft die massivsten entwicklungsbedingten Veränderungen zwar während der ersten beiden Lebensjahre [760], jedoch erreicht es sein maximales Volumen erst in der Pubertät [674].

Wie bereits erwähnt gibt es Hinweise darauf, dass Hirnstrukturen, die an der Kontrolle des Sprechens im Erwachsenenalter beteiligt sind, nach abgeschlossener Hirnreifung andere Funktionen übernehmen als während der Entwicklung. So wird angenommen, dass die Basalganglien während der Sprachentwicklung eine wichtige Rolle beim Lernen artikulatorischer Bewegungssequenzen spielen [376]. Nach Abschluss dieses Lernprozesses kommt ihnen dagegen – neben den beschriebenen motorischen Initiierungs- und Aktivierungsfunktionen (S. 54) – vermehrt die Funktion zu, affektiv-motivationale Aspekte zu modulieren und in prosodische Merkmale des Sprechens zu integrieren.

Aus klinischer Sicht und in Bezug auf im Kindesalter erworbene Hirnschädigungen ist die hohe Plastizität des sich entwickelnden Gehirns wichtig. Studien zu sprachlich-kognitiven und sprechmotorischen Leistungen nach Hirnschädigungen im Kindesalter haben gezeigt, dass sowohl das Reorganisationspotenzial als auch die Prinzipien, nach denen neuroplastische Prozesse vonstattengehen, erheblich vom Zeitpunkt der Schädigung abhängen [25], [460]. Untersuchungen zum Auftreten kindlicher Aphasien haben beispielsweise gezeigt, dass sehr früh erworbene linkshemisphärische Läsionen meist mit einer unauffälligen Sprachentwicklung verbunden sind, während vergleichbare Schädigungen im späteren Grundschulalter bereits zu kindlichen Aphasien führen [612]. Studien, die hingegen die Reorganisation des sprechmotorischen neuronalen Netzwerkes untersuchten, wiesen darauf hin, dass Schädigungen relevanter Areale, die vor dem Abschluss des ersten Lebensjahres erworben wurden, eine spezifische Reorganisation des gesamten Netzwerks nach sich ziehen. Vergleichbare Reorganisationsprozesse sind bei im Erwachsenenalter erworbene Schädigungen nicht zu beobachten. Selbst bei Schädigungen im späteren Kindesalter, beispielsweise mit 8 Jahren, ließen sich in Untersuchungen von Staudt et al. noch Reorganisationsprozesse nachweisen, die mit den im Erwachsenenalter induzierten nicht vergleichbar sind [645].

Zusatzinfo

Lerninduzierte neuronale Plastizität und nichtsprachliche Mundmotorik

Auch im Erwachsenenalter finden noch Anpassungsprozesse und kurzfristigeres sprechmotorisches Lernen statt, etwa infolge alterungsbedingter anatomischer Veränderungen oder nach prothetischen Maßnahmen in der Mundhöhle [614]. Aus vielen Studien, meistens zur Handmotorik, ist bekannt, dass motorisches Lernen auf allen Ebenen des neuronalen motorischen Netzwerks zu Veränderungen führt. Das trifft vor allem für den motorischen Kortex zu, von dem man weiß, dass bereits kurzfristige Lernprozesse nachweisbare strukturelle und funktionelle Veränderungen bewirken [173], [586]. Je früher im Kindesalter ein intensives motorisches Training beginnt, beispielsweise beim Erlernen eines Musikinstruments, desto größer ist das Ausmaß plastischer Veränderungen [178]. Ein früher Beginn intensiven motorischen Lernens scheint sich demnach besonders drastisch auf die kortikale Organisation spezifischer motorischer Aktivitäten auszuwirken, aber auch das Gehirn Erwachsener verfügt noch über Plastizität (S. 202), die nicht zuletzt als Ressource für die Restitution verloren gegangener Fähigkeiten, etwa durch Übungstherapie nach einem Schlaganfall, gilt [421].

Die lernabhängige Plastizität des zentralen Nervensystems geht weit über den Kortex hinaus. Ungerleider et al. [696] beschreiben die strukturellen und funktionellen Veränderungen als Kaskade von Umbauvorgängen, die auf der Ebene des Kleinhirns beginnen, dann den kortikozerebellären und schließlich auch den kortikostriatalen Schaltkreis einbeziehen. Auch der Beitrag der supplementärmotorischen Area zur Kontrolle motorischer Handlungen verändert sich durch Übungs- und Lernprozesse. Offenbar sind sogar auch die Leitungseigenschaften der kortikospinalen Faserverbindungen durch Übung modulierbar [147]. Das willkürmotorische System hat also auf allen Ebenen ein erhebliches plastisches Potenzial.

In der Übertragung auf das Sprechen bei Erwachsenen bedeutet dies, dass dessen neuronale Organisation auf sprechspezifisch angepassten neuronalen Netzwerken und Mechanismen beruhen muss: Die neuronalen Strukturen, die den Sprechvorgang steuern, sind durch den im frühen Kindesalter einsetzenden, langjährigen Lernprozess geformt und deshalb auch für diese Funktion, das Sprechen, besonders spezialisiert. Um andere Bewegungsvorgänge der gleichen Muskulatur zu kontrollieren, z. B. Kauen und Schlucken, Öffnen und Schließen des Mundes im raschen Wechsel, Wangen aufblasen etc., nutzen wir deshalb vermutlich nicht die gleichen neuronalen Ressourcen wie für das Sprechen (vgl. z. B. [252]). Nach grober anatomischer Einteilung sind es zwar die gleichen Hirnstrukturen, die an der Sprechfunktion und an den nichtsprachlichen Willkürfunktionen des Vokaltraktes beteiligt sind (▶ Abb. 3.1), allerdings wirken diese vermutlich auf unterschiedliche Weise zusammen [46]. Daraus ergeben sich wichtige Konsequenzen für den Einsatz nichtsprachlicher Aufgaben in der Diagnostik (S. 153) und der Therapie (S. 203).

4 Ursachen dysarthrischer Störungen

4 Ursachen dysarthrischer Störungen

Zusammenfassung

In diesem Kapitel werden die wichtigsten neurologischen Grunderkrankungen beschrieben, bei denen Dysarthrien auftreten, mit einer groben Schätzung der Zahl der von dysarthrischen Störungen betroffenen Personen in Deutschland.

4.1 Schlaganfall

Unter diesem Begriff werden ischämische Infarkte und Blutungen der Hirngefäße zusammengefasst. Beim ischämischen Schlaganfall wird die Durchblutung von Hirngewebe unterbrochen, was zu einem Funktionsverlust und einem Absterben von Hirnzellen infolge des Sauerstoffmangels führt. Intrazerebrale Blutungen kommen durch Gefäßrupturen zustande, die oft durch Bluthochdruck bedingt sind, aber auch durch Gefäßtraumen, einen Tumor oder medikamentös ausgelöst werden können. Dies führt ebenfalls zu einem Untergang von Hirngewebe, als sekundäre Folge kann es zu einer Erhöhung des Hirndrucks mit weiteren Funktionsausfällen kommen.

▸ **Häufigkeit.** Der Schlaganfall ist in Deutschland und auch weltweit die zweithäufigste Todesursache und eine Hauptursache chronischer Behinderung im Erwachsenenalter [420]. In Deutschland treten Schlaganfälle mit einer jährlichen Inzidenz von etwa 270 000 auf, davon ca. 200 000 erstmalig. Der Schlaganfall ist eine Erkrankung des Alters; der Altersmedian der Personen, die einen Schlaganfall erlitten haben, liegt in Europa bei 73 Jahren. Mehr als ein Viertel aller Betroffenen versterben innerhalb des ersten Jahres an den Folgen des Schlaganfalls. Von den Überlebenden haben etwa 40 % erhebliche bleibende Behinderungen wie Halbseitenlähmung, Sprach- oder Sprechstörungen, Neglekt oder Depressionen [420]. Die Lebenszeitprävalenz, also der Anteil der lebenden Personen in der Bevölkerung, die einen Schlaganfall erlitten haben, liegt bei den über 18-Jährigen in Deutschland bei etwa 2500/100 000 [566]. Das entspricht bei einer Bevölkerung von etwa 69 Millionen Menschen dieser Altersgruppe in Deutschland einer Zahl von mehr als 1,7 Millionen Personen, was, bezogen auf die Gesamtbevölkerung Deutschlands, einer Prävalenz von etwa 2 % entspricht.

Zusatzinfo

Schlaganfall und der FAST-Test

Zentrale Fazialisparesen (S. 86) sind mit einer Prävalenz von ungefähr 45 % ein sehr häufiges initiales Symptom bei Schlaganfällen [724]. Das Symptom des einseitigen Herabhängens eines Mundwinkels als Zeichen einer Fazialislähmung zählt daher auch neben Hemiparese und einer Sprach- oder Sprechstörung zu den drei Kriterien des **FAST**-Schnelltests (www.schlaganfall-hilfe.de/de/verstehen-vermeiden/schlaganfall-erkennen/fast-test) zur Erkennung von Schlaganfällen.
FAST steht dabei für:

- **F**ace (Fazialisparese)
- **A**rm (Armheberschwäche)
- **S**peech (Sprech-/ Sprachstörung).

Das **T** in FAST steht für **T**ime, nämlich die Dringlichkeit, ohne Verzögerung ärztliche Hilfe zu rufen.

▸ **Dysarthrie.** Wenn durch die Ischämie oder die Hirnblutung sprechmotorisch relevante Areale direkt geschädigt wurden oder eine Minderdurchblutung solcher Areale vorliegt, kommt es zu einer Dysarthrie.

Unter den Infarkten supratentorieller Hirnregionen spielen diejenigen, die den Verlauf der kortikobulbären Bahnen betreffen, eine besondere Rolle für das Entstehen dysarthrischer Symptome. Dazu zählen vor allem Infarkte im Bereich der Corona radiata und der Capsula interna sowie striatokapsuläre Infarkte und Blutungen (s. ▸ Abb. 3.2). Diese Läsionen verursachen zentral-paretische Dysarthrien (S. 86). Wie in Kap. 3 bereits erwähnt, kommt es bei Infarkten der linken Großhirnhemisphäre vermutlich etwas häufiger zu einer Dysarthrie und zu schwerer ausgeprägten Sprechstörungen als bei rechtshemisphärischen Infarkten [654], [703]. Ein Teil dieser Dysarthrien geht auf lakunäre Infarkte zurück, also auf Infarkte kleiner Gefäße mit entsprechend eng umschriebenen Läsionen. Diese Sprechstörungen sind klinisch oft von untergeordneter Bedeutung, da sie nur milde ausgeprägt sind und sich relativ rasch zurückbilden [704]. Die Bedeutung der lakunären Syndrome liegt eher in ihrer funktionell-neuroanatomischen Spezifität. Vor allem aus den lakunären Läsionen, die eine reine Dysarthrie (also eine Dysarthrie ohne zusätzliche Paresen der Arme oder Beine, meistens auch ohne Dysphagie) hervorrufen, lassen sich Schlussfolgerungen über die Neuroanatomie des Sprechens ableiten [704].

Von erheblicher **klinischer Bedeutung** sind dagegen Dysarthrien, die nach multiplen Infarkten beider Hemisphären oder infolge diffuser vaskulär bedingter Hirnschädigungen auftreten. Solche Erkrankungen können, wenn sie das absteigende kortikobulbäre System bilateral betreffen, zu einer schweren Dysarthrie im Rahmen einer supranukleären Bulbärparalyse oder eines Foix-Chavany-Marie-Syndroms führen [62]. Nicht selten sind die betroffenen Patient*innen sogar mutistisch (S. 107). Loeb et al. [403] schätzen die Häufigkeit der Pseudobulbärparalyse unter den Überlebenden eines Schlaganfalls auf etwa 4 %.

Vaskuläre Läsionen, die die basalen Kerne betreffen, können zu einem symptomatischen Parkinsonsyndrom und hypokinetischen Dysarthrien (S. 94) führen [55]. Infarkte, die Strukturen des Basalganglienschaltkreises der linken Hemisphäre, insbesondere den Nucleus caudatus und das Putamen betreffen, können auch mit Redeflussstörungen im Sinne eines erworbenen neurogenen Stotterns (S. 105) einhergehen [667]. Berichte über Dysarthrien nach isolierten Läsionen der basalen Kerne sind allerdings selten; in den meisten Fällen sind die absteigenden Bahnen im Bereich der Capsula interna in das Infarktgebiet eingeschlossen [654].

Bei Infarkten im Stromgebiet der Basilar- und Vertebralarterien kommt es besonders häufig zu Dysarthrien, da diese Infarkte in vielen Fällen die absteigenden kortikobulbären Bahnen und die motorischen Kerngebiete der Vokaltraktmuskulatur im Hirnstamm einbeziehen. Bedingt durch die Gefäßversorgung können dabei spezifische Muster von Hirnnervenausfällen vorkommen, die klinisch als vaskuläre Hirnstammsyndrome unterschieden werden, wie etwa die medialen medullären Syndrome (z. B. das Déjérine-Syndrom) oder das laterale medulläre Syndrom (Wallenberg-Syndrom). In zwei Studien, die sich nur auf Infarkte der Medulla oblongata bezogen, hatten 71 % [314] bzw. 63 % der Betroffenen zum Teil schwere Dysarthrien [330]. In einer Studie der Deutschen Schlaganfallhilfe [737] hatten von 340 Patient*innen mit isolierten Hirnstamminfarkten 56 % initial eine Dysarthrie.

Bei den Kleinhirninfarkten sind es vor allem die Infarkte der A. cerebelli superior, die Dysarthrien vom ataktischen Typ (S. 92) hervorrufen, aber auch bei Infarkten der unteren Kleinhirnarterien kann es zu dysarthrischen Störungen kommen, wenn auch vermutlich nur bei zusätzlicher Hirnstammbeteiligung [654].

► **Prävalenz zerebrovaskulär bedingter Dysarthrien.** In der Akutphase sind Dysarthrien sehr häufig, in der chronischen Phase haben sich viele der Sprechstörungen nach einseitigen Hemisphäreninfarkten jedoch zurückgebildet. Außerdem variiert die Auftretensrate von Dysarthrien in Abhängigkeit von den Gefäßsyndromen. Die in unterschiedlichen Studien berichteten Prävalenzdaten sind daher sehr uneinheitlich. In einer Studie, in die mehr als 3000 Personen mit radiologisch nachgewiesenem Hirninfarkt der Schlaganfalldatenbank der Deutschen Schlaganfallhilfe eingeschlossen wurden, hatten 41 % bei Aufnahme eine Dysarthrie [737]. Unter 1000 Patient*innen des Lausanne Stroke Registry waren dagegen nur 12,4 % dysarthrisch [72], allerdings waren in dieser Studie nur Erstinfarkte eingeschlossen. Andere Studien berichteten nach akutem Erstinfarkt Prävalenzraten zwischen 25 und 53 % (vgl. [417]). Eine retrospektive Analyse der Daten von fast 9000 Patient*innen des Virtual International Stroke Trials Archive (VISTA) ergab in 70 % aller Fälle initial eine Dysarthrie (48 % leicht bis mittel, 22 % schwer) [22]. Drei Monate nach dem Schlaganfall war die Prävalenz auf 27 % abgesunken. In Orientierung an diesem Wert erscheint eine Schätzung von 25 % realistisch. Bei einer Schlaganfallprävalenz von etwa 2 % ergibt sich daraus eine Zahl von mehr als 400 000 Menschen mit zumindest leichten zerebrovaskulär bedingten Dysarthrien in Deutschland (► Tab. 4.1).

✔ Merke

Stiftung Deutsche Schlaganfall-Hilfe: www.schlaganfall-hilfe.de.

4.2 Schädel-Hirn-Trauma

Schädel-Hirn-Traumen sind Verletzungen oder Funktionsstörungen des Gehirns als Folge mechanischer Gewalteinwirkungen auf den Schädel, z. B. durch einen Verkehrsunfall oder einen Sturz. Dabei kann es primär zu fokalen Läsionen (Kontusionen, Epi- oder Subduralhämatome, intrazerebrale Hämatome, Kontusionsblutungen, Mikroblutungen) oder zu diffusen axonalen Schädigungen kommen. Sekundär können sich raumfordernde Prozesse entwickeln (Hämatome, Hirnödeme, Hydrozephalus). Weitere sekundäre Mechanismen führen zu stoffwechselbedingten zellulären Schädigungen [295]. Das Schädel-Hirn-Trauma ist auch eine der Hauptursachen für Epilepsie und ein Risikofaktor für Schlaganfall und neurodegenerative Erkrankungen [755].

Schädel-Hirn-Traumen werden klinisch nach dem Schweregrad der Hirnschädigung, der Dauer der Bewusstlosigkeit und dem Ausmaß des neurologischen Defizits in leicht, mittel und schwer eingeteilt. Zu den chronischen Folgen zählen Störungen von Aufmerksamkeit, Gedächtnis, Exekutivfunktionen und sozialer Kognition und in Zusammenhang damit auch kognitiv bedingte Kommunikationsstörungen [440]. Auch Angststörungen, depressive Verstimmung, Antriebsstörungen, Ablenkbarkeit und verminderte Kontrolle im sozialen Handeln können vorkommen. Darüber hinaus treten körperliche Beschwerden wie persistierende Kopfschmerzen, Schlafstörungen, Schwindel, Ermüdbarkeit und Sehstörungen auf [248]. Bei Personen mit schweren traumatischen Hirnverletzungen wurden noch zwei Jahre nach dem Ereignis in mehr als einem Drittel aller Fälle motorische Störungen wie Arm- und Beinparesen, Ataxie und vor allem Gleichgewichtsstörungen beim Gehen beobachtet [727].

► **Häufigkeit.** Die epidemiologischen Daten über Schädel-Hirn-Verletzungen sind wegen unterschiedlicher diagnostischer Kriterien und einer hohen Dunkelziffer leichter Schädel-Hirn-Traumen nicht sehr aussagekräftig. Pro Jahr erleiden in Deutschland im Durchschnitt mehr als 20 000 Menschen ein SHT, davon sind 91 % leicht, 4 % mittelschwer und 5 % schwer [193]. Die Folgen leichter Schädel-Hirn-Traumen bilden sich in 80–85 % der Fälle innerhalb von etwa drei Monaten vollständig zurück. Die Prävalenz von Schädel-Hirn-Traumen mit Langzeitfolgen wird in europäischen Ländern auf etwa 2,0–2,3 % geschätzt [660], in den USA für Zivilpersonen auf mehr als 1 % [773]. Laut einer dänischen Prävalenzstudie waren 0,3 % der Bevölkerung infolge einer traumatischen Hirnschädigung arbeitsunfähig [183].

Männer sind nach manchen Studien fast doppelt so häufig betroffen wie Frauen. Im Unterschied zum Schlaganfall und vielen anderen neurologischen Erkrankungen ist das Risiko ein SHT zu erleiden über alle Altersgruppen verteilt, mit deutlichen Gipfeln im frühen Kindesalter (0–4 Jahre), zwischen 15 und 25 Jahren und in der Gruppe der über 75-Jährigen. Das bedeutet, dass sich die Langzeitfolgen von Schädel-Hirn-Traumen in vielen Fällen über einen großen Teil der Lebensspanne erstrecken und sich auf das Erwerbsleben, die Ausbildung oder – im Falle kindlicher Hirnverletzungen – auf die körperliche, kognitive und soziale Entwicklung auswirken können. Nicht selten treten im Langzeitverlauf auch Verschlechterungen ein [248], [755].

Zusatzinfo

Schädel-Hirn-Trauma bei Kindern

Schädel-Hirn-Traumen sind bei Kindern unter 15 Jahren die weitaus häufigste Todesursache.

In einer US-amerikanischen Studie hatten 600 von 100 000 Kindern unter vier Jahren (0,6 %) nach Angaben ihrer Eltern ein Schädel-Hirn-Trauma erlitten, innerhalb der ersten 17 Lebensjahre waren es 2,5 % [247]. Die Folgen dieser Hirnverletzungen können persistieren oder auch erst zu einem späteren Zeitpunkt im Verlauf der kindlichen Entwicklung auftreten oder sich verstärken. Zu den häufigsten Folgen zählten in dieser Studie die Lernstörungen (21 %), Aufmerksamkeitsstörungen (20 %) und Sprach-/Sprechstörungen (19 %), mit oft lebenslangen negativen Konsequenzen für die kognitive und psychosoziale Entwicklung der betroffenen Kinder [247] (vgl. [458]). Nach der Leitlinie der Gesellschaft für Neonatologie und Pädiatrische Intensivmedizin (GNPI) haben die kindlichen Schädel-Hirn-Traumen (Alter < 15) einen Anteil von 26 % an der Gesamtzahl der Schädel-Hirn-Traumen in Deutschland [167].

► **Dysarthrie.** Dysarthrien treten vor allem nach schweren Schädel-Hirn-Traumen auf und zählen auch zu den Langzeitfolgen der Hirnverletzung [673]. In Einzelfällen können aber auch bereits bei einem leichten SHT schwere Sprechstörungen auftreten [310]. Aufgrund der oft ausgedehnten Marklagerschädigungen und der unterschiedlichen Lokalisationen von Kontusionsherden sind die Formen der traumatischen Dysarthrien sehr heterogen. Am häufigsten sind paretische Dysarthrien (S. 82), ataktische Dysarthrien (S. 92) und vor allem gemischt paretisch-ataktische Formen [666], [766]. Das Überwiegen von Mischsyndromen und das häufige Vorkommen zentral- und peripher-paretischer Formen erklärt sich aus der diffusen axonalen Schädigung und der Hirnstammbeteiligung, durch die vor allem schwere Schädel-Hirn-Traumen oft gekennzeichnet sind [458]. Manche der von schweren Schädel-Hirn-Traumen Betroffenen sind initial mutistisch [143], [371]. Im Verlauf der Rückkehr der Sprechfähigkeit können sich – je nach Art und Ort der vorliegenden Hirnschädigung – unterschiedliche Dysarthriesyndrome entwickeln [665], [721].

✔ **Merke**

Dysarthrien sind sehr häufig mit mehr oder weniger schweren kognitiven, emotionalen, perzeptiven und/oder körpermotorischen Störungen vergesellschaftet. Dies gilt für dysarthrische Störungen fast aller Grunderkrankungen, besonders ausgeprägt aber für die traumatisch bedingten Dysarthrien. Störungen von Aufmerksamkeit und Gedächtnis, Exekutivfunktionen, Antrieb und Handlungskontrolle zählen zu den häufigsten Folgen traumatischer Hirnverletzungen und treten selbst bei leichtgradigen Schädel-Hirn-Traumen auf. In der Rehabilitation dieser Personengruppe hat dies häufig die Konsequenz, dass die Behandlung der Dysarthrie zugunsten der kognitiven Rehabilitation in den Hintergrund der therapeutischen Maßnahmen tritt. Dazu kommt, dass der therapeutische Zugang in der Behandlung der Dysarthrie durch kognitive, perzeptive und körpermotorische Störungen erheblich erschwert sein kann und eine spezielle Anpassung an das jeweilige (kognitiv-)neurologische Störungsmuster erfordert.

► **Prävalenz traumatisch bedingter Dysarthrien.** Angaben zur Prävalenz dysarthrischer Störungen bei Menschen, die ein SHT erlitten haben, variieren in Abhängigkeit vom Zeitpunkt nach der Hirnschädigung, vom Schweregrad der Hirnverletzung und von der Methode eine Dysarthrie zu diagnostizieren [458], [766]. In einer heterogenen Gruppe konsekutiv eingeschlossener SHT-Betroffener aus unterschiedlichen Rehabilitationseinrichtungen (n = 151) hatten etwa 40 % eine klinisch relevante Dysarthrie [766]. Unter den Personen, die ein schweres Schädel-Hirn-Trauma erlitten haben, haben nach mehreren übereinstimmenden Berichten etwa 30–40 % eine jahrelang persistierende Dysarthrie [498], [589], [673].

Bezieht man sich in einer konservativen Prävalenzschätzung nur auf Schädel-Hirn-Traumen, die Langzeitfolgen nach sich ziehen (nach der amerikanischen Studie von Zaloshnja et al. sind das in der Zivilbevölkerung etwa 110/100 000 [773]) und geht man ferner davon aus, dass etwa ⅓ der Personen mit mittelschwerem bis schwerem SHT eine Dysarthrie haben [498], [589], ergibt sich eine Zahl von 30 000 Personen mit traumatisch bedingter Dysarthrie in Deutschland (► Tab. 4.1).

✔ **Merke**

Hilfe für Menschen mit Schädel-Hirn-Trauma. Stiftung ZNS: www.hannelore-kohl-stiftung.de.

4.3 Zerebralparese

Die Zerebralparese (CP, von engl. Cerebral Palsy; auch infantile Zerebralparese) ist die häufigste neurologische Erkrankung des Kindesalters. Dabei handelt es sich um einen Sammelbegriff, unter den sehr heterogene klinische Störungsbilder fallen [571]. Zwei Kriterien sind für die Diagnosestellung obligatorisch:

- **Frühkindliche Hirnschädigung:** Die Hirnschädigung wird bereits vor der Geburt, perinatal oder im ersten Lebensjahr erworben. Die genaue Ursache bleibt, insbesondere bei pränataler Hirnschädigung, oft unklar, jedoch sind zahlreiche Risikofaktoren bekannt (z. B. Frühgeburt, Mehrlingsgeburt, Röteln- oder Harnwegsinfektion der Mutter). Die Annahme, dass Komplikationen während der Geburt die wichtigste Ursache für eine CP sind, gilt als widerlegt; vermutlich ist die perinatale Sauerstoffunterversorgung (Asphyxie) in nur 22 % der Fälle ausschlaggebend [179]. Zu den postnatalen Ursachen zählen eine schwere Hypoglykämie, Infektionen und entzündliche Prozesse (z. B. Meningitis), frühe Schädel-Hirn-Traumen und Schlaganfälle sowie Hypoxien durch Beinahe-Ertrinken. In der Bildgebung zeigt sich in den meisten Fällen eine mit der Unreife des Gehirns assoziierte Schädigung der weißen Substanz (white-matter-damage of immaturity). Diese betrifft vor allem die absteigenden motorischen Bahnen. Andere Befunde zeigen angeborene Malformationen, fokale Infarkte oder Schädigungen der basalen Kerne [48].
- **Störung der Körpermotorik:** Bei der Zerebralparese treten drei motorische Subtypen auf: spastische, hyperkinetische (meist athetotische) und ataktische CP. Mischformen sind nicht selten, der Schweregrad der Störung kann enorm variieren. Das für Personen mit CP entwickelte Klassifikationsschema GMFCS (**G**ross **M**otor **F**unction **C**lassification **S**ystem [507]) zeigt die mit der körpermotorischen Störung einhergehende Aktivitätseinschränkung, v. a. in Bezug auf Mobilität, an.

Neben den körpermotorischen Auffälligkeiten tritt bei CP eine Vielzahl anderer Störungen auf. Epilepsie und kognitive Einschränkungen zählen zu den häufigsten Symptomen. Letztere lassen sich bei etwa der Hälfte der Personen mit CP feststellen und können Gedächtnis, Lernfähigkeit, Aufmerksamkeit und Exekutivfunktionen betreffen [492]. Auch sensorische Schwierigkeiten sind häufig, wobei vor allem Sehstörungen auftreten (bei ca. 20-100 % [52], [272]), während Hörstörungen etwas seltener sind (bis zu 40 % [738]). Die symptomatische Komplexität, die die CP in den meisten Fällen mit sich bringt, muss in Diagnostik (S. 177) und Therapie (S. 296), insbesondere bei Kindern, berücksichtigt werden.

Empirisch basierte Schätzungen der Prävalenz der Zerebralparese in der Gesamtbevölkerung Deutschlands sind nicht bekannt. Laut einer großen amerikanischen Untersuchung erhalten 3,6 von 1000 8-Jährigen die Diagnose einer CP [762]. Die CP-Prävalenz in der Gesamtbevölkerung der USA wird von der amerikanischen Cerebral Palsy Foundation auf ca. 230/100 000 geschätzt (www.cerebralpalsy.org; Zugriff am 20.4.2024).

► **Dysarthrie.** Laut einer repräsentativen Studie von Mei et al. sind 90 % aller Menschen mit CP von einer (zumindest leichten Form der) Dysarthrie betroffen [443]. Die Ausprägungsform der Dysarthrie hängt von der Hirnschädigung ab, wobei das Syndrom der körpermotorischen Störung nicht unbedingt mit dem Dysarthriesyndrom übereinstimmen muss [600]. Schwerste Ausprägungen der Sprechstörung bis hin zur Anarthrie sind häufig, ein relevanter Anteil an Personen mit CP kommuniziert nicht mündlich [356] (s. Kap. 16).

► **Prävalenz der Dysarthrien bei Zerebralparese.** Die hohe Prävalenz der CP sowie die hohe Auftretenswahrscheinlichkeit von Dysarthrien machen das Störungsbild zur häufigsten Ursache von Dysarthrien im Kindesalter. Orientiert an amerikanischen Prävalenzdaten leben in Deutschland schätzungsweise 175 000 Personen, die infolge einer Zerebralparese eine Dysarthrie haben (s. ► Tab. 4.1).

Zusatzinfo

Kindliche Dysarthrien bei genetischen Syndromen, z. B. dem Down-Syndrom

Auch genetische Syndrome, wie beispielsweise das Möbius-Syndrom oder das Worster-Drought-Syndrom, können bereits im Kindesalter zu Dysarthrien führen.

In der angloamerikanischen Forschung werden außerdem die sprechmotorischen Auffälligkeiten bei Menschen mit Down-Syndrom ebenfalls den Dysarthrien zugeordnet [754]. Im Unterschied dazu fokussieren deutschsprachige Lehrbücher, Leitlinien und Forschungsartikel auf die anatomisch-strukturellen Besonderheiten des Vokaltrakts, die die Genmutation des Down-Syndroms (Trisomie 21) bedingt und bezeichnen die Sprechstörung daher als reine Artikulationsstörung (Dysglossie). Vieles spricht jedoch dafür, bei Menschen mit einem Down-Syndrom einen dysarthrischen Störungsanteil anzunehmen und entsprechend zu klassifizieren. Befunde über strukturelle Auffälligkeiten sprechrelevanter Hirnareale (z. B. ein reduziertes Volumen des Kleinhirns) machen deutlich, dass die Kommunikationsstörung von Personen mit einem Down-Syndrom unter anderem neurogenen Ursprungs ist. Außerdem wird eine Klassifikation als Dysglossie oder Artikulationsstörung der Komplexität der Störung nicht gerecht, da die klinische Symptomatik beispielsweise auch Sprechatmungsstörungen sowie stimmliche und prosodische Besonderheiten umfasst (z. B. [325]).

✔ **Merke**

Netzwerk Zerebralparese: www.netzwerk-cerebralparese.de.

4.4 Multiple Sklerose

Die Multiple Sklerose (MS) ist eine chronisch-entzündliche Erkrankung des zentralen Nervensystems. Durch den Entzündungsprozess werden die Markscheiden der Nervenfasern im Gehirn und Rückenmark geschädigt. Dadurch entstehen über das zentrale Nervensystem verteilte Läsionsherde (Plaques), die zu einer Verminderung der Nervenleitfähigkeit führen und je nach Lokalisation das klinische Erscheinungsbild der Erkrankung bestimmen. In der Frühphase dominieren Sehstörungen, Sensibilitätsstörungen und Paresen, im weiteren Verlauf sind in der Mehrzahl aller Patient*innen Motorik (Spastik, Ataxie, Tremor), Sensibilität und Sehen gleichermaßen betroffen. Als besonders häufiges Symptom wird Fatigue – ein Erschöpfungssyndrom – berichtet. Ferner treten Schwindel, vegetative Störungen, Schmerzen und kognitive Beeinträchtigungen auf [652].

► **Häufigkeit.** In der Bevölkerungsgruppe junger Erwachsener ist die MS nach dem Schädel-Hirn-Trauma die häufigste Ursache hirnschädigungsbedingter Behinderungen. In Deutschland geht man nach den Versorgungsdaten der gesetzlichen Krankenversicherungen von einer Prävalenz von 320 pro 100 000 Einwohner aus [194], Frauen sind etwa 2- bis 3-mal so häufig betroffen wie Männer. Die Erkrankung beginnt meist im frühen Erwachsenenalter, zwischen 20 und 40 Jahren, und führt nach einem anfangs schubförmigen meistens zu einem progredienten Verlauf und einer dauerhaften Behinderung. In etwa 5–6 % der Fälle liegt ein primär-progredienter Verlauf vor. In fast einem Viertel der in Deutschland registrierten Fälle führte die Erkrankung zu einer frühzeitigen Berentung [166], [194].

► **Dysarthrie.** Obwohl die Dysarthrie neben Nystagmus und Intentionstremor zur Triade der Leitsymptome der MS gehört, wird in großen Registerstudien zur MS-Symptomatik die Dysarthrie oft nicht gesondert aufgelistet. Ein möglicher Grund ist das Fehlen standardisierter Diagnostikverfahren in der Vergangenheit. Stuke et al. berichten für eine Gesamtheit von mehr als 6000 Patient*innen eine Prävalenz dysarthrischer Störungen von knapp 15 % [652]. MS-Kranke mit Erkrankungsdauern von unter zwei Jahren waren in dieser Registerstudie nur zu knapp 5 % betroffen, bei Erkrankungsdauern von über 15 Jahren stieg die Rate auf 20 %. Diese Schätzungen, die auf nicht näher beschriebenen klinischen Angaben beruhen, liegen weit unterhalb der Zahlen einer schwedischen Untersuchung von mehr als 200 MS-Kranken, von denen 44 % eine Dysarthrie hatten [256].

Der Unterschied ist vermutlich auf die höhere Sensitivität der in der schwedischen Studie verwendeten Diagnostikverfahren zurückzuführen.

Die Heterogenität der Hirnschädigungsmuster, die bei dieser Personengruppe auftreten können, wirkt sich auch auf die dysarthrischen Störungsbilder aus. Am häufigsten wurden spastische und ataktische Dysarthrien sowie Mischformen dieser beiden Syndrome beschrieben [257].

► **Prävalenz der Dysarthrien bei MS.** Auf der Basis von Registerdaten wird die Prävalenz der MS in Deutschland auf 320/100 000 geschätzt [194]. Nach einer vermutlich sehr konservativen Schätzung haben etwa 15 % aller Betroffenen eine Dysarthrie [652]. Daraus ergibt sich eine Schätzung von mehr als 40 000 Personen mit Dysarthrie bei Multipler Sklerose in Deutschland (► Tab. 4.1).

> ✔ **Merke**
> Deutsche Multiple-Sklerose-Gesellschaft: www.dmsg.de.

4.5 Parkinson-Syndrome

Unter dem Begriff „Parkinson-Syndrome" wird eine Gruppe neurodegenerativer Erkrankungen zusammengefasst, die durch das Vorliegen einer Bradykinese (S. 94), also einer Bewegungsverlangsamung, zusammen mit einem oder mehreren der Merkmale Rigor, Ruhetremor und Haltungsinstabilität gekennzeichnet sind [286]. Dazu zählen in erster Linie die Parkinson-Krankheit (PK; auch Morbus Parkinson), aber auch die atypischen Parkinson-Syndrome, wie

- Lewy-Körperchen-Demenz (engl. dementia with Lewy bodies, DLB),
- Multisystematrophie (MSA),
- progressive supranukleäre Blickparese (engl. progressive supranuclear palsy, PSP) und die
- kortikobasale Degeneration (engl. cortico-basal degeneration, CBD) [391].

Diese Erkrankungen unterscheiden sich von der Parkinson-Krankheit und auch untereinander sowohl in ihrem klinischen Bild als auch in ihren neuropathologischen Grundlagen [160]. Sie unterscheiden sich ferner auch hinsichtlich der Prävalenz, der Ausprägung und des Verlaufs dysarthrischer Störungen [464].

Eine parkinsonähnliche Symptomatik (symptomatisches oder sekundäres Parkinson-Syndrom) kann auch bei anderen Erkrankungen auftreten, z. B. medikamenteninduziert, nach einer Enzephalitis oder traumatisch oder zerebrovaskulär bedingt [286].

4.5.1 Parkinson-Krankheit (PK)

Die häufigste unter diesen Erkrankungen ist die Parkinson-Krankheit. Bei den betroffenen Personen kommt es zu einer fortschreitenden Degeneration der dopaminproduzierenden Zellen in der Substantia nigra durch Einschluss von Lewy-Körperchen, mit der Folge einer reduzierten Dopaminkonzentration im Striatum und einer Störung der kortiko-striato-thalamo-kortikalen Modulation von Willkürbewegungen (s. ► Abb. 3.4). Die Krankheit kann sowohl idiopathisch als auch erblich bedingt sein. Neuropathologische Veränderungen beginnen offensichtlich schon Jahre vor der klinischen Manifestation in der Medulla oblongata und der Brückenhaube, insbesondere im motorischen Kern des N. vagus (S. 49), bevor sie auf die Substantia nigra übergreifen und sich im weiteren Verlauf unter anderem auch auf kortikale Neuronenverbände ausdehnen [88].

Im Vordergrund der Erkrankung stehen – vor allem in den ersten Erkrankungsjahren – motorische Symptome wie Akinese/Bradykinese, Rigor und Ruhetremor, die zu Störungen der Körperhaltung und des Ganges, der Mimik (mimische Starre), der Handfunktion (z. B. Mikrografie beim Schreiben), der Nahrungsaufnahme und des Sprechens führen. Darüber hinaus werden auch somatosensorische Defizite beschrieben, die wiederum ebenfalls einen Einfluss auf motorische Funktionen – unter anderem auf das Sprechen – haben können [261]. Daneben treten aber auch schwerwiegende nichtmotorische Störungen auf, z. B. Geruchsverlust, kognitive Verlangsamung, Störungen des Antriebs und des emotionalen Befindens (Apathie, Depression, Angststörungen), Störungen autonomer Funktionen und REM-Schlaf-Verhaltensstörungen [160].

▸ **Häufigkeit.** Das Erkrankungsrisiko steigt mit zunehmendem Alter stark an, mit einem Erkrankungsbeginn selten unter 60 Jahren und einer Prävalenz von bis zu 9 % bei den über 80-Jährigen. Die Zahl der in Deutschland registrierten über 50-jährigen Personen mit PK liegt über ca. 250 000 [480], das entspricht – auf die Gesamtbevölkerung bezogen – einer Prävalenz von etwa 300/100 000.

Die medikamentöse Behandlung durch L-Dopa, Dopaminagonisten oder andere Substanzen ist über die ersten Erkrankungsjahre hinweg meist sehr erfolgreich, vor allem was die Linderung der motorischen Symptome betrifft. In den letzten Jahren wird vor allem bei frühem Erkrankungsbeginn zunehmend die Methode der tiefen Hirnstimulation eingesetzt [286].

▸ **Dysarthrie.** Im Verlauf einer Parkinson-Krankheit tritt in den meisten Fällen auch eine Dysarthrie auf, – in der Literatur werden Prävalenzzahlen von bis zu 90 % genannt. Allerdings stellt sich die Sprechstörung häufig erst relativ spät im Krankheitsverlauf ein – in einer vergleichenden Studie verschiedener Parkinson-Syndrome trat in der Hälfte aller PK-Fälle die Dysarthrie später als sieben Jahre nach Diagnosestellung auf [464]. In einer Studie von 200 Parkinson-Kranken hatten 74 % eine Dysarthrie, in 18 % der Fälle war die Störung nur leicht ausgeprägt, in erster Linie lagen Stimmstörungen vor [284]. Störungen der Artikulation und des Redeflusses kamen ausschließlich bei mittel bis stark ausgeprägten Dysarthrien vor. Dabei ist zu bedenken, dass die Patient*innen dieser Studie, wie die fast aller Studien, in der „On-Phase“, also unter Medikation, untersucht wurden.

Das Störungsbild der Parkinson-Dysarthrie entspricht in den meisten Fällen dem hypokinetischen Syndrom (S. 94), wobei auch zusätzliche Symptome (S. 104) wie Stimmtremor [531] oder iterative Phänomene (stotterähnliche Laut- und Silbenwiederholungen) auftreten können [233]. Repetitive Symptome treten häufiger bei Parkinson-Kranken mit schweren motorischen und kognitiven Einschränkungen auf [688]. Durch die medikamentöse Therapie bedingt kann es zu Fluktuationen der Symptomatik kommen. Je nach der Dosierung der Medikamente können in den „On-Phasen“ hyperkinetische oder dystone Symptome (S. 94) auftreten.

4.5.2 Atypische Parkinson-Syndrome

Die **Lewy-Körperchen-Demenz** (DLB) resultiert, wie auch die Parkinson-Krankheit, aus einem Einschluss von Lewy-Körperchen in den Nervenzellen des Gehirns, jedoch nicht initial vom Hirnstamm ausgehend, sondern hauptsächlich im Neokortex. Im Unterschied zur PK ist diese Erkrankung bereits innerhalb von zwölf Monaten nach Beginn der motorischen Parkinson-Zeichen durch kognitive Defizite im Sinne einer Demenz charakterisiert [391]. Die DLB ist nach der Alzheimer-Demenz die zweithäufigste Form der neurodegenerativen Demenzen. Der Anteil von DLB-Erkrankten an der Gesamtpopulation aller Menschen mit Demenz wird in bevölkerungsbasierten Studien auf 4,6 % geschätzt [315]. Das entspricht einer Zahl von etwa 78 000 Betroffenen in Deutschland, also einer Prävalenz von ca. 95/100 000.

Auch die **Multisystematrophie** (MSA) wird durch Einschlüsse von Lewy-Körperchen verursacht, im Unterschied zur PK und DLB allerdings in den Gliazellen hauptsächlich des Kleinhirns, der Brücke und der basalen Kerne. Die Erkrankung ist durch Funktionsstörungen des autonomen Nervensystems und motorisch durch eine Parkinson-Symptomatik (MSA-P) oder ein zerebelläres Syndrom (MSA-C) charakterisiert [391]. Die MSA zählt mit etwa 4/100 000 zu den seltenen neurologischen Erkrankungen [609].

Das Syndrom der **progressiven supranukleären Blickparese** (PSPS) wird durch Ablagerungen von tau-Proteinen vorwiegend im Hirnstamm und in den basalen Kernen verursacht. Es gibt verschiedene Untertypen; die häufigsten sind das Richardson-Syndrom (PSP-RS), das durch eine rumpfbetonte Akinese und Rigor sowie eine frühzeitig auftretende vertikale Blickparese und Fallneigung charakterisiert ist, und ein parkinsonähnlicher Subtyp (PSP-P) mit späterem Beginn der vertikalen Blickparese [391]. PSP-Syndrome können auch in Verbindung mit der behavioralen Variante einer frontotemporalen Demenz und als Verlaufsform einer primär-progredienten Aphasie (nichtflüssige Variante) auftreten [693]. Angaben zu den Prävalenzraten des PSPS variieren zwischen 1 und 18/100 000 [308], [659].

Auch das **kortikobasale Syndrom** (CBS) ist durch eine Tauopathie gekennzeichnet, mit einer überwiegenden Verbreitung der tau-Ablagerungen im Neokortex und in den basalen Kernen. Es gibt verschiedene klinische Subtypen:

- das kortikobasale Syndrom mit kortikalen (z. B. Apraxie) und Parkinson-Symptomen, z. B. Akinese und Rigor, Myoklonus (S. 103) oder Dystonie (S. 99);
- ein frontales Syndrom, das vor allem durch Störungen von Exekutivfunktionen, Verhaltensstörungen und visuell-räumliche Störungen charakterisiert ist;
- ein Richardson-Syndrom, das klinisch der Richardson-Variante der PSP ähnelt [391].

Wie das PSPS kann auch das kortikobasale Syndrom als Verlaufsform einer nichtflüssigen primär-progredienten Aphasie auftreten [693]. Die in der Literatur berichteten Prävalenzraten schwanken zwischen 0 und 25/100 000 [659], Jacksch et al. nennen eine Schätzung von 2,3/100 000 [308].

▶ **Dysarthrie.** Dysarthrien treten bei den atypischen Parkinson-Syndromen häufiger und zu einem früheren Zeitpunkt auf als bei der Parkinson-Krankheit und sind oft auch schwerer ausgeprägt. Die Dysarthrie kann unter den Parkinson-Syndromen daher zu einem differenzialdiagnostisch wichtigen Symptom werden. Tritt bereits im ersten Jahr nach Diagnose eine ausgeprägte Sprechstörung auf, ist dies ein Hinweis auf das Vorliegen eines der atypischen Parkinson-Syndrome. Vor allem bei Personen mit einem PSP-Syndrom oder einer MSA liegt in der Hälfte aller Fälle bereits innerhalb der ersten 24 Monate nach Krankheitsbeginn eine deutliche Sprechstörung vor, bei Personen mit einem kortikobasalen Syndrom innerhalb der ersten 3½ Jahre [464]. Auch für die Lewy-Körperchen-Demenz wird im Vergleich zur PK ein früheres Auftreten einer Dysarthrie berichtet [556].

Zusatzinfo

PSPS, CBS und Primär Progressive Aphasie (PPA)

Das PSP-Syndrom und das kortikobasale Syndrom treten häufig als Verlaufstypen einer Primär Progredienten Aphasie der nichtflüssigen Variante (nfvPPA) auf, insbesondere wenn dabei auch eine progrediente Sprechapraxie vorliegt. In diesen Fällen ist die Dysarthrie mit den Symptomen der nfvPPA assoziiert, also mit Agrammatismus und Sprechapraxie [71], [644].

Differenzialdiagnostisch bedeutsam ist außerdem, dass bei atypischen Parkinson-Syndromen das Muster der Sprechstörung häufig vom Bild der hypokinetischen Dysarthrie des Morbus Parkinson abweicht. So kann es beim zerebellären Subtyp der Multisystematrophie zu einer ataktischen Dysarthrie kommen [225]. Beim Syndrom der progressiven supranukleären Blickparese wurden ebenfalls ataktische aber vor allem auch spastische Dysarthrien bzw. Mischformen dieser Dysarthrietypen beschrieben [225], [342]. In einer klinikopathologischen Studie von Kluin et al. war bei Personen mit PSPS das Auftreten hypokinetischer Dysarthriesymptome (S. 94), wie sie dem typischen Bild der Parkinson-Dysarthrie entsprechen, mit Substanzminderungen und Gliosen im Bereich der Substantia nigra korreliert [343]. Sowohl beim CBS als auch beim PSPS kommen Kombinationen mit einer Sprechapraxie vor [644]. Therapeutisch ist von Bedeutung, dass die atypischen Parkinson-Syndrome – im Unterschied zur Parkinson-Krankheit – oft nicht durch die übliche Dopaminsubstitutionsbehandlung (S. 271) beeinflussbar sind [391].

▶ **Prävalenz der Dysarthrien bei Parkinson-Syndromen.** Die Schätzung stützt sich hier in erster Linie auf das weitaus häufigste Parkinson-Syndrom, die Parkinson-Krankheit. Ausgehend von einer Zahl von etwa 300/100 000 Parkinson-Kranken in Deutschland [480] und einer konservativ geschätzten Prävalenz dysarthrischer Störungen von 74 %

[284] leben in Deutschland etwa 185 000 Personen mit einer Dysarthrie infolge einer Parkinson-Krankheit. Die Prävalenz der sehr viel selteneren atypischen Parkinson-Syndrome summiert sich nach den berichteten Zahlen auf etwa 100/100 000. Unter der sehr konservativen Annahme einer der PK vergleichbaren Dysarthrie-Prävalenz ergibt sich für Deutschland eine geschätzte Gesamtzahl von etwa 245 000 Personen, die infolge eines Parkinson-Syndroms dysarthrisch sind, überwiegend mit eher leichtgradigen Sprechstörungen (▶ Tab. 4.1).

✔ Merke

Deutsche Gesellschaft für Parkinson und Bewegungsstörungen: parkinson-gesellschaft.de.

4.6 Huntington-Krankheit

Die Huntington-Krankheit ist eine autosomal-dominant vererbte degenerative Erkrankung des Gehirns, deren genetische Basis weitgehend aufgeklärt ist. Die Erkrankung ist zu Beginn mit einem Untergang inhibitorischer Neurone im Globus pallidus verbunden, mit der Folge einer fortschreitenden Degeneration des Ncl. caudatus und des Putamens (s. ▶ Abb. 3.4). Im weiteren Verlauf kommt es zu Atrophien im Bereich der Substantia nigra, des Hypothalamus und des Thalamus sowie auch des Kleinhirns. Relativ früh, in der präklinischen Phase der Erkrankung, tritt auch schon eine Degeneration der Faserverbindungen der basalen Kerne und anderer motorischer Zentren auf. Zum Zeitpunkt der sicheren Diagnose motorischer Störungen liegen in vielen Fällen auch bereits kortikale Atrophien vor [187], [573].

Die Erkrankung beginnt meist schleichend mit fortschreitenden kognitiven Einschränkungen und unspezifischen motorischen Zeichen. Das voll ausgeprägte motorische Leitsymptom der Erkrankung ist die choreatische Bewegungsstörung (daher auch die Bezeichnung Chorea Huntington), die als Folge eines Untergangs von Neuronen der indirekten Basalganglienschleife angesehen wird. Unter Chorea (v. griech. „tanzen") versteht man das häufige Vorkommen unwillkürlicher, schneller und unregelmäßig einschießender Bewegungen der Extremitäten-, der Gesichts- und der Rumpfmuskulatur. Diese choreatischen Hyperkinesen können in Ruhe und während willkürlicher Bewegungen auftreten und sind häufig mit dystonen Fehlhaltungen des Rumpfes oder der Gliedmaßen verbunden. In einer zweiten Phase treten auch Parkinson-Zeichen wie Rigor und Bradykinese sowie Myoklonien in Erscheinung, in manchen Fällen auch Ataxie, Dystonien und Hypotonie [573].

Neben diesen extrapyramidalmotorischen Beeinträchtigungen entwickeln Patient*innen mit Chorea Huntington auch okulomotorische Störungen und neuropsychologische Auffälligkeiten wie eine Apraxie der Gliedmaßen, Aufmerksamkeitsstörungen oder auch kognitive Kommunikationsstörungen. Des Weiteren zeigen sich psychiatrische Auffälligkeiten wie Persönlichkeitsänderungen, Unruhe, Reizbarkeit und Aggressivität, Verwirrtheit oder Depression. Mit zunehmender Erkrankungsdauer entwickeln die Patient*innen demenzielle und psychoorganische Syndrome. Bislang ist keine kausale Therapie für die Huntington-Erkrankung verfügbar [211], [573], [582].

▶ **Häufigkeit.** In Deutschland leben schätzungsweise 10 000 Menschen mit einer symptomatisch diagnostizierten Huntington-Erkrankung. Dies entspricht einer Prävalenz von ca. 12/100 000; eine Zahl, die auch mit Schätzungen für andere westliche Länder übereinstimmt [439]. Die Zahl der Personen, die das Huntington-Gen tragen, ist deutlich höher. Männer und Frauen sind etwa gleich häufig betroffen. Das mittlere Erkrankungsalter liegt zwischen dem 30. und 50. Lebensjahr, der Verlauf ist chronisch-progredient [487], [582].

▶ **Dysarthrie.** Die choreatische Symptomatik betrifft auch die am Sprechen beteiligte Muskulatur und führt zu dysarthrischen Störungen (S. 99). Meistens handelt es sich um hyperkinetische Dysarthrieformen, aber die dysarthrischen Symptome sind sehr heterogen und spiegeln die oben beschriebene Heterogenität der körpermotorischen Symptomatik wider.

▶ **Prävalenz der Dysarthrien bei Morbus Huntington.** Im Verlauf der Erkrankung stellt sich vermutlich bei allen Betroffenen eine Dysarthrie ein. In einer Stichprobe von 40 konsekutiv eingeschlossenen Personen mit genetisch bestätigter Huntington-Krankheit zeigten 37 (93 %) auditiv oder akustisch diagnostizierte Zeichen einer Sprechstörung, allerdings wurden auf einer Huntington Rating-Skala nur 80 % als dysarthrisch erkannt [577]. In einer eigenen unveröffentlichten Studie von 48 Personen in vorwiegend frühen Stadien der Erkrankung fanden wir 5 (10 %) ohne Dysarthrie.

Ausgehend von einer Rate von etwa 12/100 000 Huntington-Kranken in Deutschland [487] und einer konservativ geschätzten Prävalenz dysarthrischer Störungen von 80 % leben in Deutschland etwa 8000 Personen mit einer Dysarthrie infolge einer Huntington Krankheit (► Tab. 4.1).

✔ Merke

Deutsche Huntington-Hilfe e. V.: www.dhh-ev.de.

4.7 Dystonien

Die Dystonien sind eine Gruppe von Erkrankungen, deren alleiniges oder vorherrschendes Merkmal dystone Bewegungsstörungen sind. Diese sind charakterisiert durch anhaltende oder intermittierend auftretende Muskelkontraktionen, welche sich durch abnormale, oft repetitive Bewegungen und/oder verdrehende Körperhaltungen zeigen. Die typischen dystonen Bewegungsmuster werden oft durch Willkürbewegungen ausgelöst oder verstärkt [38], [303]. Der Begriff der Dystonie wird sowohl zur Kennzeichnung dieser motorischen Symptomatik (S. 99) als auch für die Klassifikation der ihr zugrundeliegenden Krankheitsentitäten verwendet.

Dystonien können nach klinischen und nach ätiologischen Kriterien unterteilt werden. Klinische Klassifikationskriterien sind:

- das **Erkrankungsalter,** z. B. athetotische Zerebralparese (S. 68) mit Beginn im Kindesalter;
- die Verteilung der **betroffenen Muskelgruppen,** z. B. fokal, also einzelne Muskelgruppen wie etwa die Kehlkopf-, die oromandibuläre- oder die Nacken-/Schultermuskulatur betreffend, oder generalisiert, also die gesamte Körpermotorik betreffend;
- die **Auftretensbedingungen,** z. B. persistierend, fluktuierend, an bestimmte motorische Handlungen wie Schreiben, Sprechen, oder Spielen eines Musikinstruments geknüpft;
- die **Assoziation mit anderen Bewegungsstörungen,** isoliert oder kombiniert, etwa mit Myoklonus oder mit einer Parkinson-Symptomatik.

Nach ätiologischen Kriterien können Dystonien als

- **idiopathisch**, also ohne nachweisbare neurologische oder genetische Ursache,
- **hereditär**, also mit nachweisbar genetischer Ursache, oder
- **erworben**, also als Folge eines spezifischen Ereignisses (z. B. Schädel-Hirn-Trauma, Schlaganfall, Infektion, Intoxikation, antipsychotische Medikation)

klassifiziert werden [38], [303].

Zusatzinfo

Handlungs- bzw. Aufgabenspezifität dystoner Bewegungsstörungen

Die Bewegungs- oder Haltungsmuster fokaler Dystonien können an bestimmte motorische Handlungen geknüpft sein. Beispiele sind der Schreibkrampf, der Musikerkrampf oder die sprechspezifischen laryngealen oder oromandibulären Dystonien (S. 99). Diese Störungen können durch massives Üben ausgelöst oder verstärkt werden, und sie sind durch „Trick-Manöver“ (S. 101) positiv beeinflussbar [21], [303]. Personen mit Torticollis können beispielsweise durch eine leichte Stimulation mit dem Finger im Gesicht ihre dystone Kopfhaltung korrigieren.

Dystonien wurden lange Zeit als Zeichen einer Imbalance in der Aktivierung des direkten und indirekten Basalganglienschaltkreises (S. 54) gesehen, aber neuere neuroanatomische Befunde weisen nicht nur auf ein Beteiligung der basalen Kerne, sondern auch des zerebello-thalamo-kortikalen Schaltkreises hin. In vielen Fällen fehlen auch Nachweise für strukturelle oder neurodegenerative Veränderungen [38].

Für die Dysarthriediagnostik und -therapie sind vor allem die fokalen handlungsinduzierten Dystonien (S. 99) der Kehlkopfmuskulatur (laryngeale

Dystonie oder spasmodische Dysphonie) und der oromandibulären Muskulatur (oromandibuläre Dystonie) relevant. Isolierte generalisierte Dystonien sind sehr selten und sparen oft die Kehlkopf- und Vokaltraktmuskulatur (jedoch nicht die Atmungsmuskulatur) aus.

► **Prävalenz der Dysarthrien bei isolierter Dystonie.** Über die Bedeutung der isolierten Dystonien für die Prävalenz dysarthrischer Störungen kann eine klinische Prävalenzstudie für die Bevölkerung der Stadt Hannover Aufschluss geben [174]. Für alle isolierten Dystonien ergab sich in dieser Studie im Dezember 2014 eine Prävalenz von 60/100 000 Personen. Die davon dysarthrierelevanten Formen der spasmodischen Dysphonie und der oromandibulären Dystonie betrugen nur etwa 6 %. Generalisierte isolierte Dystonien (2,7/100 000) werden für die Schätzung ausgeklammert, da der Anteil an Personen mit Dysarthrie (PmD) in dieser Gruppe nicht bekannt ist. Damit ergibt sich für Deutschland hochgerechnet eine Gesamtzahl von mehr als 3000 Personen, die infolge eines isolierten dystonen Syndroms eine Dysarthrie haben (► Tab. 4.1).

✔ Merke

Deutsche Dystonie-Gesellschaft e. V.:
www.dystonie.de

4.8 Hereditäre Ataxien

Eine weitere Gruppe neurologischer Erkrankungen sind die **Ataxien**. Dabei handelt es sich um Krankheiten des Kleinhirns und seiner afferenten und efferenten Verbindungen, die nicht durch fokale Läsionen verursacht werden und deren Leitsymptom eine fortschreitende oder episodisch auftretende Ataxie (S. 92) ist [338]. Wie im Fall der Dystonien steht auch der Begriff der Ataxie sowohl für eine Gruppe von Erkrankungen als auch für die Kennzeichnung der diesen Erkrankungen gemeinsamen Bewegungsstörung. Klinische Ataxieskalen wie die International Cooperative Ataxia Rating Scale (ICARS) berücksichtigen folgende Merkmale [685]:

- **Gangataxie**, d. h. ein breitbasiger, unsicherer, torkelnder Gang,
- **Standataxie** mit Schwanken und Fallneigung, vor allem beim Stehen mit geschlossenen Augen und mit enger Fußstellung,
- **Dysmetrie** bzw. **Hypermetrie**, also Treffunsicherheit bzw. Überschießen bei Zielbewegungen, z. B. beim Finger-Nase-Versuch (Finger soll mit geschlossenen Augen zur Nasenspitze geführt werden),
- **Dysdiadochokinese**, also eine Verlangsamung oder Unregelmäßigkeiten bei schnellen Wechselbewegungen (z. B. Glühbirne eindrehen),
- **Intentionstremor**, also ein Zittern der Gliedmaßen bei zielgerichteten Bewegungen wie z. B. beim Finger-Nase-Versuch,
- **okulomotorische Störungen**, z. B. Nystagmus, sakkadische Folgebewegungen,
- Dysarthrie (S. 92).

Die Ataxien werden ätiologisch nach hereditären, erworbenen und sporadisch-degenerativen Formen klassifiziert. Zu den erworbenen Ataxien zählen beispielsweise die alkoholische Kleinhirndegeneration oder Degenerationen, die in Zusammenhang mit Kleinhirntumoren stehen. Zu den sporadisch-degenerativen Formen zählt etwa der unter den atypischen Parkinsonsyndromen bereits erwähnte zerebelläre Typ der Multisystematrophie, MSA-C [338]. Im Folgenden geht es ausschließlich um hereditäre Formen.

4.8.1 Spinozerebelläre Ataxien (SCA)

Die spinozerebellären Ataxien sind eine Familie von dominant vererbten degenerativen Erkrankungen des Kleinhirns und anderer, mit dem Kleinhirn verbundener Regionen, insbesondere des Hirnstamms. Sie manifestieren sich meist im Erwachsenenalter mit einer langsam fortschreitenden Ataxie und können im Verlauf auch weitere motorische Syndrome, etwa Parkinson-Zeichen, Spastik, Dystonie, Tremor oder Myoklonien, sowie auch autonome Dysfunktionen und kognitive Beeinträchtigungen entwickeln. In der 2018 erschienenen Leitlinie der Deutschen Gesellschaft für Neurologie wird eine Zahl von damals mehr als 40 Subtypen dieser Erkrankung genannt, und es werden fortlaufend weitere Gene identifiziert, die zur Pathogenese neuer SCA-Typen beitragen, nummeriert nach der Reihenfolge der Entschlüsselung ihrer Genvarianten [338]. Die Erkrankungen weisen ein sehr heterogenes Spektrum an klinischen Ausprägungen, Auftretenshäufigkeiten und der neben dem Kleinhirn betroffenen Hirnstrukturen auf. Die klinischen Bilder können auch innerhalb jedes Genotyps stark variieren, sodass nahezu kein klinisches Zeichen für einen einzelnen genetischen Subtyp spezifisch ist [608].

Zu den häufigsten Subtypen der spinozerebellären Ataxien zählen SCA1, SCA2, SCA3 und SCA6; zusammen machen sie etwa die Hälfte aller SCA-Betroffenen aus. In den meisten Fällen dieser Erkrankungen tritt eine Gangataxie als erstes Symptom auf. Nichtataktische Phänotypen sind nicht selten, etwa ein Parkinson-Phänotyp bei der SCA2 und SCA3 und ein ALS-ähnlicher Phänotyp bei der SCA2. Weltweit am häufigsten ist die SCA3, charakterisiert durch Atrophien im Bereich der Olive, der Brücke und des Kleinhirns und u. a. verbunden mit ataktischen, hypokinetischen und/oder spastischen Bewegungsstörungen der Gliedmaßen, okulomotorischen Störungen und Dysarthrie. Die SCA6 wird dagegen als rein zerebelläre Ataxie beschrieben, mit spätem Erkrankungsbeginn, ataktischen Bewegungsstörungen, Dysarthrie und Nystagmus, aber auch in diesem SCA-Typ wurden Phänotypen mit spastischen oder parkinsonähnlichen Ausprägungen beschrieben [608].

► **Dysarthrie.** Nahezu alle Unterformen der spinozerebellären Atrophien sind mit dysarthrischen Störungen verbunden, allerdings nur selten als initiales Symptom. Entsprechend der Heterogenität der SCA-Phänotypen sind spinozerebelläre Ataxien bei Weitem nicht immer mit einer zerebellären (ataktischen) Dysarthrie (S. 93) assoziiert. So kann etwa die SCA2 zu parkinsonähnlichen Dysarthrien ohne jegliche zerebelläre Zeichen führen. Systematische Untersuchungen zur Dysarthrie liegen für die spinozerebellären Ataxien noch kaum vor [93], [593], [713], [719].

In einer Studie von Globas et al. traten Sprechstörungen nur in etwa 5 % der beobachteten SCA-Patient*innen (Typ 1, 2, 3 und 6) vor dem häufigsten Initialsymptom, der Gangataxie, auf [226]. In einer Gruppe von 27 Personen mit symptomatisch diagnostizierter SCA1 hatten zwei Personen (7 %) nach neurologischer Beurteilung keine Dysarthrie, acht weitere (30 %) eine sehr milde Sprechstörung [713].

4.8.2 Friedreich-Ataxie (FRDA)

Die Friedreich-Ataxie ist die häufigste Form der hereditären Ataxien, mit einer geschätzten Prävalenz von etwa zwei Fällen pro 100 000 in Deutschland [106]. Im Unterschied zu den spinozerebellären Ataxien wird die FRDA autosomal-rezessiv vererbt. Durch den Gendefekt werden degenerative Prozesse ausgelöst, die zunächst die sensiblen Neuronen der Spinalganglien betreffen und dann auf das zervikale Rückenmark, die kortikospinalen und die spinozerebellären Fasern übergreifen [155]. Das klinische Kernsyndrom ist durch eine meist vor dem 25. Lebensjahr beginnende, langsam fortschreitende Ataxie des Rumpfes und der Gliedmaßen charakterisiert, die vorwiegend auf eine Störung der sensorischen Afferenz (sensorische Ataxie) zurückgeführt wird. Dazu kommen meist Muskelschwäche, fehlende Reflexe und eine sensible Neuropathie mit Störungen der Propriozeption. Nichtneurologische Symptome sind Skoliose und Kardiomyopathie [106], [155]. Eine spezifische Therapie steht bislang nicht zur Verfügung [338].

► **Dysarthrie.** Dysarthrie wird zu den Kardinalsymptomen der FRDA gezählt; im Laufe der Erkrankung entwickeln nahezu alle Betroffenen eine Dysarthrie. In früheren Studien wurde für den Beginn der Sprechstörung ein Zeitraum von maximal 5 Jahren nach Diagnosestellung genannt, allerdings berichteten Schöls et al. für eine Gruppe von Personen mit genetisch verifizierter FRDA-Zeiträume zwischen 0 und 19 Jahren [607]. Die Dysarthrien von Personen mit Friedreich-Ataxie sind überwiegend durch ataktische Symptome geprägt, es können aber auch Zeichen einer zentralparetischen Dysarthrie auftreten [92], [93].

Zur Prävalenz dysarthrischer Störungen gibt es in Abhängigkeit von der Erkrankungsdauer sehr unterschiedliche Angaben. Delatycki u. Corben berichten Prävalenzraten von über 90 %, allerdings waren in den berücksichtigten Studien kaum Patient*innen mit kurzen Erkrankungsdauern (<5 Jahre) vertreten [155]. Die von Bürk ohne

Quellenangabe genannte Schätzung von nur 70 % erscheint allerdings sehr niedrig [106].

► **Prävalenz der Dysarthrien bei hereditären Ataxien.** Die Prävalenz der (symptomatischen) spinozerebellären Ataxien wird auf knapp 3/100 000 geschätzt [653], die der Friedreich-Ataxie auf etwa 2/100 000. Man geht sowohl für die SCA als auch für die FRDA davon aus, dass fast alle Betroffenen im Verlauf ihrer Erkrankung eine Dysarthrie entwickeln. Wegen der Variabilität des Beginns dysarthrischer Symptome nach Diagnosestellung und der geringen absoluten Fallzahlen lassen sich Punktprävalenzraten allerdings nicht zuverlässig schätzen. Orientierend an den vorliegenden Zahlen gehen wir von einem Schätzwert von 80 % aller Betroffenen aus. Ohne Berücksichtigung anderer Formen hereditärer Ataxien lässt sich die Zahl der in Deutschland lebenden Personen, die infolge einer SCA oder FRDA dysarthrisch sind, auf mindestens 3000 schätzen (► Tab. 4.1).

> ✔ **Merke**
> Deutsche Heredo-Ataxie-Gesellschaft:
> www.ataxie.de

4.9 Neuromuskuläre Erkrankungen

Unter dem Begriff der neuromuskulären Erkrankungen wird eine große und heterogene Gruppe von Erkrankungen zusammengefasst, die das zentrale und/oder periphere motorische Neuron, den neuromuskulären Übergang und die Muskulatur selbst betreffen. In fast allen Erkrankungen dieser Gruppe sind Sprechstörungen ein häufiges Symptom [347].

Hier werden zwei besonders relevante Subtypen dieser Erkrankungen beschrieben, nämlich die Motoneuronerkrankungen, mit der Amyotrophen Lateralsklerose als – unter dem Dysarthriegesichtspunkt – wichtigster Erkrankung, und die neuromuskulären Übertragungsstörungen mit der Myasthenia Gravis als Hauptvertreterin.

4.9.1 Motoneuronerkrankungen

Motoneuronerkrankungen sind neurodegenerative Erkrankungen, die das 1. (zentrale) motorische Neuron inklusive der Zellkörper im primär-motorischen Kortex und das 2. (periphere) motorische Neuron mit den Vorderhornzellen im Rückenmark und den motorischen Hirnnervenkernen betreffen (s. ► Abb. 3.1, ► Abb. 3.2). Die wichtigste Vertreterin dieser Erkrankungen ist die **Amyotrophe Lateralsklerose** (ALS), eine seltene Erkrankung mit einer Prävalenz von 6–8 pro 100 000 in Europa [411]. Die ALS ist ätiologisch sehr heterogen. Mehr als 20 Genmutationen wurden bisher mit der Erkrankung in Verbindung gebracht, in etwa 10 % der Fälle wird sie autosomal-dominant vererbt [428].

Die Erkrankung umfasst ein breites Spektrum klinischer Ausprägungen, typischerweise mit einer gemischten Beteiligung des 1. und 2. motorischen Neurons (typische ALS). In seltenen Fällen finden sich „eingeschränkte Phänotypen" mit ausschließlicher Beteiligung des 1. motorischen Neurons (primäre Lateralsklerose; [547]) oder als reines Syndrom des 2. motorischen Neurons (progressive Muskelatrophie, progressive Bulbärparalyse). Dazwischen gibt es ein Kontinuum von Phänotypen, die durch eine relative Dominanz zentraler oder peripherer Degenerationsprozesse geprägt sind. In unterschiedlichem Maße sind außerdem auch nichtmotorische frontotemporale Kortexareale von der Degeneration betroffen, die sich oft schon frühzeitig durch dysexekutive und aphasische Symptome im Sinne einer primär-progredienten Aphasie zeigen (nichtflüssige oder semantische Variante; [643], [716]) und in bis zu 15 % der Erkrankten zu einer frontotemporalen Demenz führen [47], [412].

Die ALS beginnt selten vor dem 40. Lebensjahr, das mittlere Erkrankungsalter liegt bei 60–65 Jahren. Ihr Leitsymptom ist eine fortschreitende Muskelschwäche bei erhaltenen sensorischen Funktionen. Sie beginnt am häufigsten mit einseitigen Paresen distaler Extremitätenmuskeln (spinaler Typ, ca. 60 %), in etwa 30 % aller Fälle beginnt die Erkrankung mit bulbären Symptomen wie Dysphagie, mundmotorischen Beeinträchtigungen und Dysarthrie (bulbärer Typ; [770]). Es gibt darüber hinaus auch seltene Verlaufsformen mit initialen Lähmungen der Atmungsmuskulatur oder mit frühen kognitiven Defiziten [47].

Bei anfänglich fokalen Paresen breitet sich die Muskelschwäche im Verlauf zunehmend aus und führt schließlich zu respiratorischer Insuffizienz, meist bedingt durch zentrale oder periphere Zwerchfellparesen und Muskelatrophie [621]. Die mittlere Überlebensdauer nach den ersten Symptomen beträgt 3,5 Jahre, wobei die bulbäre ALS meist rascher fortschreitet als die ALS vom spinalen Typ [617]. Bei nur etwa 5 % der Erkrankten sind Überlebensdauern von über zehn Jahren möglich. Bislang ist keine kausale Therapie verfügbar [411].

► **Dysarthrie.** Beim bulbären Verlaufstyp zählt die Sprechstörung zu den Frühsymptomen, beim spinalen Typ entwickeln mehr als 80 % im Verlauf ebenfalls eine Dysarthrie. Da der degenerative Prozess das 1. und das 2. motorische Neuron einschließt, liegt in den meisten Fällen eine paretische Dysarthrie (S. 82) vor, mit – je nach Ausprägungstyp – gemischt zentralen und peripheren Anteilen [254], [572], [706]. Als Folge der peripheren Nervenläsionen treten eine Atrophie und Faszikulationen der Zunge auf. In etwa ⅓ der Fälle kommt es zu pathologischem Lachen oder Weinen. einem Symptom, das dem Syndrom des 1. (oberen) Motoneurons (S. 86) zugeordnet wird. Ein Teil der Betroffenen wird im Verlauf der Erkrankung mutistisch und ist auf unterstützte Kommunikation angewiesen.

► **Prävalenz der Dysarthrien bei Motoneuronerkrankungen.** Die Angaben zur Prävalenz der Motoneuronerkrankungen in den europäischen Ländern variieren zwischen 6/100 000 und 12/100 000 [411], [428]. Die Häufigkeit des Auftretens einer Dysarthrie bei diesen Erkrankungen variiert ebenfalls stark, hauptsächlich in Abhängigkeit von den Erkrankungsdauern der in den Studien eingeschlossenen Patient*innen. In einer Studie von Zoccolella et al. hatten zum Zeitpunkt der Erstdiagnose einer ALS 23 % eine Dysarthrie [792], in einer von [431] beschriebenen Kohorte von 146 Patient*innen mit einer mittleren Erkrankungsdauer von 15,7 Monaten waren 47,5 % dysarthrisch. In der von Donohue et al. beschrieben Kohorte betrug die Dysarthrieprävalenz bei einer mittleren Erkrankungsdauer von zwei Jahren bereits 78 % [169].

Für eine Schätzung der Prävalenz der Dysarthrien bei ALS beziehen wir uns auf eine konservative Schätzung von 6/100 000 ALS-Erkrankten und die von Donohue et al. berichtete Rate von 78 % von einer Dysarthrie betroffenen Personen [169]. Daraus ergibt sich eine Zahl von etwa 4000 Personen in Deutschland, die infolge einer Motoneuronerkrankung eine Dysarthrie haben (► Tab. 4.1).

4.9.2 Neuromuskuläre Übertragungsstörungen: Myasthenia gravis (MG)

Diese Erkrankungen beruhen auf einer Störung der Übertragung neuronaler Erregung an die Muskelzellen am neuromuskulären Übergang (motorische Endplatte). Die häufigste Erkrankung dieses Formenkreises ist die Myasthenia gravis, eine Autoimmunerkrankung mit einer weltweiten Prävalenz von etwa 10/100 000 [151]. Trouth et al. berichten für die USA eine Prävalenz von 20/100 000 [686], in der Leitlinie der Deutschen Gesellschaft für Neurologie wird eine Schätzung von 10–36 pro 100 000 Einwohner genannt [752].

Die MG kann nach dem Erkrankungsalter (Symptombeginn) in eine juvenile Form (vor dem 18. Lebensjahr), eine „Early-onset"-Form (19.–50. Lebensjahr), und die Altersmyasthenie oder „Late-onset"-Form (nach dem 50. Lebensjahr) eingeteilt werden. Die Early-onset-Myasthenie ist bei Frauen etwa 3- bis 4-mal so häufig wie bei Männern, die Altersmyasthenie ist bei Männern etwas häufiger [752]. Ein Erkrankungsbeginn im Kindesalter ist mit weniger als 10 % aller Fälle selten.

Das Kardinalsymptom der MG ist eine fluktuierende, belastungsabhängige Muskelschwäche mit einer raschen Ermüdbarkeit der betroffenen Muskulatur bei Anstrengung und einer Erholung bei Ruhe. Die Erkrankung betrifft initial in den meisten Fällen die äußeren Augenmuskeln (okuläre Myasthenie), generalisiert dann aber bei etwa ¾ der Betroffenen (generalisierte MG), wobei es klinische Subtypen mit besonderer Beteiligung der Atmungs-, Kehlkopf-, Vokaltrakt- und Gesichtsmuskulatur einerseits oder der Rumpf- und Gliedmaßenmuskulatur andererseits gibt [752]. Die bulbäre Ausprägungsform ist charakterisiert durch eine schlaffe Gesichtsmuskulatur, offene Mundhaltung, eingeschränkte mimische Beweglichkeit,

Tab. 4.1 Hauptursachen und Prävalenzschätzungen dysarthrischer Störungen.

Grunderkrankung	Prävalenz[1] (pro 100 000)	Auftretenshäufigkeit von Dysarthrien (in %)[2]	Anzahl PmD in Deutschland[3]
Schlaganfall	2000	25 %	400 000
Schädel-Hirn-Trauma	110	33 %	30 000
Zerebralparese	230	90 %	175 000
Multiple Sklerose	320	15 %	40 000
Parkinson-Syndrome	400	74 %	245 000
Morbuss Huntington	12	80 %	8000
Isolierte Dystonien	60	6 %	3000
Hereditäre Ataxien	5	80 %	3000
Motoneuronerkrankungen	6	78 %	4000
Myasthenia gravis	10	30 %	2500
Summe	3153 (3,2 %)		910 500 (1,1 %)

[1] *Prävalenzraten der Grunderkrankung*
[2] *Dysarthrie-Prävalenzraten der Grunderkrankungen*
[3] *Bezogen auf eine Population von 84,6 Millionen (Statistisches Bundesamt, 2022)*

Dysarthrie und Dysphagie. In bis zu 10 % der Fälle kommt es zu Muskelatrophien [362], [686].

Die MG ist in den meisten Fällen pharmakologisch gut behandelbar. Langfristig zeigen etwa ¾ der Erkrankten eine fast komplette Remission, nur etwa 10 % gelten als nicht ausreichend gut therapierbar [752].

▶ **Dysarthrie.** Ein unverwechselbares Zeichen der Dysarthrie bei MG ist die Ermüdbarkeit bei längerem Sprechen. Die Patient*innen zeigen z. B. beim Lesen eines längeren Textes eine deutlich erkennbare Verschlechterung von Sprechatmung, Stimme und Artikulation sowie eine zunehmende Verlangsamung des Sprechens. Das dysarthrische Störungsmuster, das sich dabei zeigt, entspricht dem Syndrom der peripher-paretischen (schlaffen) Dysarthrie (S. 84) [34], [109].

▶ **Prävalenz der Dysarthrien bei Myasthenia gravis.** Bei etwa 15 % der MG-Kranken treten bereits in der Frühphase vorwiegend bulbäre Formen mit dysarthrischen Sprechstörungen als eines ihrer Leitsymptome auf, und auch isolierte Dysarthrien als einziges MG-Symptom wurden beschrieben [397]. Im gesamten Verlauf der Erkrankung entwickeln etwa 60 % der Betroffenen eine bulbäre Symptomatik [686]. In einer englischen Populationsstudie hatten von 100 an MG erkrankten Personen mit einem mittleren Erkrankungsalter von 48 Jahren 30 % eine bulbäre Ausprägungsform [567]. Geht man in einer konservativen Schätzung der MG-Prävalenz von 10/100 000 aus [752], ergibt sich daraus für die Bevölkerung Deutschlands eine Anzahl von etwa 2500 Personen, die im Rahmen einer Myasthenia gravis eine dysarthrische Sprechstörung haben (▶ Tab. 4.1).

✔ Merke

Deutsche Gesellschaft für Muskelkranke e. V.: www.dgm.org

4.10 Häufigkeit von Dysarthrien in Deutschland

Aus den in ▶ Tab. 4.1 zusammengefassten Prävalenzdaten ergibt sich eine Zahl von fast einer Million Personen mit Dysarthrie in Deutschland, das entspricht einer Prävalenzrate von 1,1 %. Diese Zahl beruht auf groben Schätzungen, die zahlreiche mögliche Fehlerquellen beinhalten. Erstens sind in der Tabelle bei Weitem nicht alle neurologischen Erkrankungen aufgelistet, die zu einer Dysarthrie führen können – insbesondere fehlen z.B. Tumor- oder infektiöse Erkrankungen. Zum zweiten sind in vielen Fällen weder die Angaben zur Prävalenz der Grunderkrankung noch die Angaben zur relativen Auftretenshäufigkeit von Dysarthrien gut gesichert. Da die Prävalenzraten der Dysarthrien in hohem Maße vom Schweregrad der Grunderkrankung, von der Lokalisation der Hirnschädigung und von der Erkrankungsdauer abhängen, sind zuverlässige Schätzungen nur auf der Grundlage gut kontrollierter, repräsentativer Stichproben möglich. Außerdem beruhen die zitierten Schätzungen der Dysarthriefallzahlen auf Diagnosekriterien von sehr unterschiedlicher Validität und nur selten auf standardisierten Diagnostikverfahren. Um eine Überschätzung der Dysarthrieprävalenz zu vermeiden, haben wir sowohl bei den Angaben zur Prävalenz der Grunderkrankungen als auch bei den berichteten Auftretenshäufigkeiten von Dysarthrien durchweg konservative Schätzwerte gewählt. Trotz aller Unschärfen belegen die Zahlen, dass ein großer Teil der Bevölkerung – hier geschätzt mehr als 1 % – mit den Folgen einer Dysarthrie und den daraus erwachsenden Kommunikationsproblemen lebt.

Zusatzinfo

Dysarthrie und Dysphagie

In der klinischen Versorgung und Rehabilitation von Personen mit neurologischen Erkrankungen werden Dysarthrie und Dysphagie häufig in einem Atemzug genannt. Tatsächlich treten Schluck- und Sprechstörungen auch häufig gemeinsam auf. Allerdings können Kauen/Schlucken und Sprechen auch jeweils isoliert und getrennt voneinander beeinträchtigt sein, da sie auf unterschiedlichen neurophysiologischen Mechanismen beruhen [375].

Dysarthrien sind bei fast allen Erkrankungen häufiger als Schluckstörungen: Für Parkinson-Syndrome wurden Prävalenzverhältnisse von 7:4 [256] oder 9:5 [565] und ein früherer Beginn der Sprech- im Verhältnis zu den Schluckstörungen berichtet [464]. Bei Multipler Sklerose wurden Verhältnisse von 4:3 [256] oder 15:8 erwähnt [652], bei ALS von 2:1 und beim bulbären Subtyp der ALS sogar von 7:1 [792]. Bei Patient*innen mit lakunären Infarkten (S. 86) sind reine Dysarthrien, also Dysarthrien ohne Dysphagie, um ein Vielfaches häufiger als isolierte oder mit Dysarthrie assoziierte Dysphagien [331], [694], [705]. Es gibt also zahlreiche Personen mit einer Dysarthrie, die nach klinischen Kriterien keine Schluckstörung haben, was darauf hindeuten könnte, dass das Sprechen vulnerabler für neurologische Beeinträchtigungen ist als die Nahrungsaufnahme (vgl. [731]).

Dieser Erklärung widerspricht allerdings, dass umgekehrt Schluckstörungen auch unabhängig von Dysarthrien auftreten können. So hatten beispielsweise in einer ALS-Studie von Donohue et al. zwar 19 % der Betroffenen eine reine Dysarthrie, aber auch 9 % eine reine Dysphagie [169]. In einer Untersuchung von Yorkston et al. waren Dysphagien in der akuten Phase nach einem Schädel-Hirn-Trauma häufiger und schwerer ausgeprägt als Dysarthrien [766]. Einseitige periphere Hypoglossus- oder Trigeminusparesen wirken sich oft nicht oder nur wenig auf das Sprechen aus, dagegen aber sehr ausgeprägt auf die Vorbereitung des Bolus beim Kauen [471], [698].

Es gibt zahlreiche Unterschiede in den sensomotorischen Grundlagen von Sprechen und Schlucken, welche die beschriebenen Dissoziationen erklären können. Der Vorgang der Nahrungsaufnahme hat neben willkürlichen auch reflektorische Komponenten, der Kauvorgang ist mit höheren Kontraktionskräften der Zunge und mit langsameren und ausgedehnteren Kieferbewegungen verbunden als die Artikulation. Schlucken und Sprechen unterscheiden sich ferner auch fundamental hinsichtlich der involvierten sensorischen Prozesse und der Rolle sensorischer Afferenzen. Vermutlich bestehen auch unterschiedliche Potenziale, hirnschädigungsbedingte Störungen von Sprechen und Kauen/Schlucken zu kompensieren [766]. Hinweise auf weitere Literatur finden sich bei Weismer [739].

5 Dysarthriesyndrome

5 Dysarthriesyndrome

Zusammenfassung

Seit den Arbeiten aus der Gruppe um Frederic L. Darley werden die Dysarthrien bevorzugt nach den pathophysiologischen Mechanismen klassifiziert, die ihnen vermutlich zugrunde liegen [146]. Darleys Klassifikation orientierte sich an der Taxonomie der Störungen der Gliedmaßenmotorik wie sie in der Neurologie damals verwendet wurde. Die hier beschriebene Einteilung basiert auf einer neueren Taxonomie und wird durch Sonderformen sprechmotorischer Störungen bei neurologischen Erkrankungen ergänzt. In jedem Abschnitt werden Bezüge zu den entsprechenden körpermotorischen Störungen hergestellt. Es wird darauf hingewiesen, dass eindeutige Syndromzuordnungen in vielen Fällen nicht möglich sind.

5.1 Klassifikation der Dysarthrien

Es gibt verschiedene Kriterien, nach denen sich Dysarthrien klassifizieren lassen.

► **Neuroanatomisch.** Sofern sich die zugrundeliegende Hirnschädigung lokalisieren lässt, bieten sich neuroanatomische Kriterien an, etwa eine Unterscheidung zerebellärer, kortikaler, bulbärer Syndrome etc. (Kap. 3). Mit Ausnahme des zerebellären Typs haben sich diese Klassifizierungen jedoch nicht durchgesetzt, vermutlich weil die Ursachen einer Dysarthrie neuroanatomisch nicht immer eindeutig lokalisierbar sind oder sich nicht auf ein isoliertes Hirnareal beschränken.

► **Ätiologisch.** Eine zweite Klassifikationsmöglichkeit bezieht sich auf die Grunderkrankungen dysarthrischer Störungen, also etwa Parkinson-Dysarthrie, traumatische Dysarthrie oder Dysarthrie bei Multipler Sklerose (Kap. 4). Diese Taxonomie hat den Vorteil, dass sie Hinweise auf den Verlaufstyp der Dysarthrie (z. B. schubförmig/remittierend bei der MS), auf mögliche Begleitsymptome (z. B. kognitive Einschränkungen bei Schädel-Hirn-Trauma) oder auf pharmakologische Behandlungsansätze (z. B. Botulinumtoxinbehandlung bei fokalen Dystonien) liefern kann. Bei vielen Erkrankungen können allerdings sehr unterschiedliche dysarthrische Symptomkonstellationen auftreten, wie etwa bei der MS (S. 69), bei den spinozerebellären Ataxien (S. 75) oder bei den Parkinson-Syndromen (S. 70), was die Aussagekraft dieser Klassifikationsmethode schmälert.

► **Pathophysiologisch.** Die hier gewählte pathophysiologische Taxonomie geht ursprünglich auf eine an der Mayo Clinic / USA durchgeführte Studie zurück, in der Dysarthriesyndrome als spastisch, schlaff, ataktisch, hypokinetisch und hyperkinetisch klassifiziert wurden [146]. Grundlage für die Zuordnung zu diesen Syndromen waren ausgewählte Erkrankungen, die als idealtypische klinische Modelle für die jeweilige körpermotorische Störung betrachtet wurden, z. B. die Parkinson-Krankheit oder eine Kleinhirnschädigung als Modelle für eine hypokinetische oder eine ataktische Dysarthrie. Solche Klassifizierungen haben das Potenzial, Hypothesen über die Art der Bewegungsstörungen von Atmungs-, Kehlkopf- und Vokaltraktmuskulatur bei Personen mit Dysarthrie abzuleiten, die dann zum Beispiel für die Entwicklung spezifischer Behandlungsansätze (S. 206) von Nutzen sein können. Bei unklaren neurologischen Diagnosen kann eine an pathophysiologischen Kriterien orientierte Syndromklassifikation außerdem auch differenzialdiagnostisch relevante Hinweise geben; eine ataktische Dysarthrie beispielsweise einen Hinweis auf eine Kleinhirnbeteiligung.

► Tab. 5.1 gibt einen groben Überblick über die im Folgenden besprochenen Hauptsyndrome, deren neuroanatomische und ätiologische Zuordnung und wichtige klinische Kennzeichen.

5.2 Paretische Dysarthrien

Der Begriff der **Parese** bezeichnet eine Verminderung der für Willkürbewegungen rekrutierten **motorischen Einheiten**, bestehend aus dem jeweils beteiligten motorischen Kern im Hirnstamm oder Rückenmark, dem davon ausgehenden peripheren Nerv, dem neuromuskulären Übergang und den Muskelfasern [236]. Sie kann durch eine Schädigung dieser motorischen Einheiten selbst (peripher) oder durch eine Schädigung der vorgelagerten kortikobulbären Projektionen (zentral)

Tab. 5.1 Klassifikation der Dysarthrien nach Pathomechanismen.

Pathomechanismus		Lokalisation[1]	Ursachen[2]	Merkmale[3]
Parese	peripher	Hirnnervenkerne, 2. motorisches Neuron, neuromuskulärer Übergang	Trauma, Progressive Muskelatrophie, Myasthenia gravis, entzündliche Erkrankungen	verlangsamte, eingeschränkte, undifferenzierte Bewegungen infolge einer peripheren Lähmung alle Funktionen sind betroffen, inkl. emotionaler Ausdruck, Reflexe etc.
	zentral	motorischer Kortex, 1. motorisches Neuron (direkte und indirekte Fasern)	Schlaganfall, Multiple Sklerose, Schädel-Hirn-Trauma, Progressive Supranukleärparalyse, primäre Lateralsklerose	verlangsamte, eingeschränkte, undifferenzierte Bewegungen infolge einer zentralen Lähmung emotionale Ausdrucksfunktionen sind oft erhalten, Reflexe z. T. übersteigert bleibende schwere Dysarthrie nur nach bilateralen Läsionen
Ataxie		Kleinhirn, efferente und afferente Kleinhirnprojektionen	spinozerebelläre Ataxien, Infarkte, Multiple Sklerose, Intoxikationen	zielungenaue Bewegungen, instabile Haltephasen, Aktionstremor
Bradykinese		Basale Kerne	Parkinson-Syndrome	verzögerte Initiierung und eingeschränkter Umfang von Sprechbewegungen
Hyperkinese[4]	Chorea	Ncl. caudatus, Putamen, Zerebellum	Huntington-Krankheit	unkontrollierte, schnelle, überschießende Bewegungen
	Dystonie	Basale Kerne und Zerebellum	spasmodische Dysphonie, oromandibuläre Dystonie	anhaltende unwillkürliche Kontraktionen
	Tremor	Basale Kerne, Kleinhirn, untere Olive	Parkinson-Krankheit, Ataxien, essenzieller Tremor, spasmodische Dysphonie,	Muskelzittern mit unterschiedlichen Auftretensbedingungen und Frequenzen

[1] *Es werden nur die wichtigsten neuroanatomischen Zuordnungen genannt.*
[2] *Es werden nur die wichtigsten Beispiele neurologischer Erkrankungen genannt.*
[3] *Es werden nur ausgewählte prototypische Merkmale aufgezählt.*
[4] *Es werden nur ausgewählte Subtypen (S. 98) genannt.*

entstehen. Daraus resultieren Kraftminderung bei der Bewegungsausführung und der Haltungskontrolle, sowie eine Verminderung der Geschwindigkeit bei der Entfaltung von Muskelkräften und eine Beeinträchtigung feinmotorischer Fertigkeiten.

Das Ausmaß der Lähmung eines Muskels der Gliedmaßen wird auf Pareseskalen skaliert, wie z. B. auf der MRC-Pareseskala des englischen Medical Research Council (frei übersetzt und vereinfacht nach [432]):

- 0 – keine Kontraktion
- 1 – Kontraktion ertastbar, aber keine Bewegung
- 2 – aktive Bewegung ohne Schwerkrafteinfluss möglich, aber nicht in vollem Ausmaß
- 3 – aktive Bewegungen gegen die Schwerkraft möglich, aber nicht gegen einen Widerstand
- 4 – aktive Bewegung gegen Schwerkraft und gegen einen Widerstand möglich, aber schwächer als auf der nicht betroffenen Seite
- 5 – normale Kraft

An den Kriterien solcher Skalen wird die Schwierigkeit deutlich, einen Pathomechanismus wie den der Parese auf die Sprechmotorik zu übertragen: Viele Sprechmuskeln (etwa das Zwerchfell oder die Kehlkopfmuskeln) lassen sich nicht tasten (Skalenstufe 1), der Einfluss der Schwerkraft kann nicht, wie bei Armen oder Beinen, einfach ausgeschaltet werden (Stufe 2), ein Widerstand lässt sich gegen Velum- oder Kehlkopfbewegungen nicht so leicht applizieren wie bei der Prüfung von Arm- oder Beinbewegungen (Stufen 3 und 4), und die Bestimmung oder Schätzung von Zungen- oder Lippenkräften (Stufen 4 und 5) ist, zumindest unter klinischen Bedingungen, sehr herausfordernd und während des Sprechvorgangs selbst gar nicht möglich. Die Diagnose einer paretischen Dysarthrie ist also mit vielen Analogieschlüssen und Interpretationen verbunden, um einen der Gliedmaßenlähmung vergleichbaren paretischen Pathomechanismus abzuleiten.

5.2.1 Peripher-paretische (schlaffe) Dysarthrie

Periphere Hirnnervenparesen und das Syndrom des 2. Motoneurons (LMN-Syndrom)

Schädigungen der **motorischen Einheiten**, also des 2. (unteren) motorischen Neurons inklusive des neuromuskulären Übergangs und der innervierten Muskelfasern (Kap. 4.9), führen zu einer inkompletten (Parese) oder einer vollständigen Lähmung (Plegie, Paralyse) der betroffenen Muskulatur. Sie können idiopathisch (z. B. Bell-Parese) oder als Folge entzündlicher Prozesse auftreten (z. B. Borreliose), und sie können traumatisch (z. B. bei Felsenbeinfrakturen) oder neoplastisch (z. B. durch ein Meningeom) bedingt sein [700]. Außerdem treten periphere Hirnnervenparesen auch im Rahmen bulbärer Motoneuronerkrankungen auf. Von sprechmotorischer Relevanz sind auch Schädigungen der Vorderhornzellen des Zervikal- und Thorakalmarks, der zugehörigen peripheren Nerven und des neuromuskulären Übergangs als Folge von Verletzungen oder im Rahmen spinaler neuromuskulärer Erkrankungen, die zu unilateralen oder bilateralen Lähmungen der Atmungsmuskulatur führen können [223].

> **Zusatzinfo**
>
> **LMN-Syndrom**
>
> Das klinische Bild, das aus Schädigungen des unteren motorischen Neurons (engl.: lower motor neuron) resultiert, wird unter dem Begriff „Lower Motor Neuron (LMN) Syndrom" zusammengefasst. Dazu zählen Muskelschwäche, Muskelhypotonie und Reflexminderung ohne sensorische Beteiligung. Als Folge der Denervierung des Muskels treten im Verlauf eine Muskelatrophie sowie Faszikulationen und Fibrillationen – das sind feine spontane Zuckungen kleiner Muskelfasern – auf [214]. Das LMN-Syndrom wird abgegrenzt von den Muskelerkrankungen und den Erkrankungen des neuromuskulären Übergangs, z. B. der Myasthenia gravis (S. 78).
>
> Das 2. Motoneuron zusammen mit dem neuromuskulären Übergang wurde in Kap. 3 auch als „motorische Endstrecke" (S. 49) bezeichnet, mit dem Hinweis, dass eine Schädigung dieser Verbindung zu einer teilweisen oder kompletten Trennung des betroffenen Muskels von jeglichem motorischen Input führt. Ein wichtiges Kennzeichen peripherer Paresen ist daher, dass die betroffenen Muskeln weder willkürlich noch emotional-expressiv noch reflektorisch ausreichend aktiviert werden können.

Besonders ausgeprägt zeigt sich die schlaffe Lähmung der oralen und fazialen Muskulatur im Vollbild einer **Bulbärparalyse**, wie sie nach einer bilateralen Schädigung der motorischen Hirnnervenkerne, z. B. infolge einer vorwiegend peripheren Motoneuronerkrankung, auftreten kann (Kap. 4.9): Die Zunge ist in Ruhe breit, nach vorn verlagert und bei Palpation weich, der Mundschluss ist unvollständig, es kann Speichelfluss auftreten. Bei passiver Bewegung des Unterkiefers und der Zunge ist kein Widerstand spürbar. Willkürliche Mundbewegungen sind verlangsamt und eingeschränkt, ebenso die emotionalen Ausdrucksbewegungen beim Lachen oder Weinen. Reflexe – z. B. bei der Prüfung des Masseterreflexes – sind abgeschwächt oder völlig abwesend. Im Verlauf kommt es zu einer Atrophie der Muskulatur und zu Faszikulationen und Fibrillationen, die an der Zungenoberfläche sichtbar beziehungsweise durch EMG-Ableitung messbar sind [293], [700].

Der Grad der Parese nach peripheren Läsionen kann in Abhängigkeit von der Zahl der betroffenen motorischen Einheiten stark variieren – von einer leichten Schwäche, die nur bei Ermüdung erkennbar wird, bis zu einer kompletten Lähmung der betroffenen Muskulatur. Bei lokaler, isolierter Motoneuronschädigung ist nur die von den betroffenen Nervenfasern innervierte Muskelgruppe gelähmt. Daraus ergeben sich die verschiedenen Syndrome peripherer Hirnnervenparesen [700].

Einseitige periphere Paresen betreffen die ipsilaterale Muskulatur. Sie haben häufig keine merkliche Beeinträchtigung des Sprechens zur Folge. Schädigungen der vom N. trigeminus (N. V_{mot}) versorgten Kaumuskulatur (s. ▶ Tab. 2.4) beispielsweise führen zu Störungen bei der Nahrungsaufnahme, aber nicht zu einer Sprechstörung [471]. Ähnliches gilt für einseitige periphere Paresen der Schlundmuskulatur durch Schädigungen des N. glossopharyngeus (N. IX), die – vermutlich sensorisch bedingt – zu Schluckbeschwerden führen, während die Sprechfunktionen, insbesondere der Verschluss der nasopharyngealen Pforte, unbeeinträchtigt bleiben [697].

Auch bei halbseitiger isolierter Schädigung der Nn. VII, X und XII und ihrer Kerne im Hirnstamm entstehen allenfalls leichtgradige dysarthrische Störungen. Eine einseitige periphere **Fazialislähmung** (N. VII), die häufigste isolierte Nervenlähmung, führt zu eingeschränkter Beweglichkeit der gesamten ipsilateralen Gesichtshälfte, inklusive der Stirn- und Augenpartie, mit Beeinträchtigungen willkürlicher Mundbewegungen (Lippen spitzen, betroffenen Mundwinkel anheben oder abspreizen) und asymmetrischem mimischem Ausdrucksverhalten (Lächeln, Lachen, Weinen). Diese Einschränkungen stehen häufig im Zentrum der neurologischen Hirnnervenprüfung (S. 153) und der sprachtherapeutischen Behandlung (S. 260). Darüber hinaus können auch funktionsrelevante Störungen der feinmotorischen Kontrolle oder eine einseitig verminderte Verschlusskraft bei der Artikulation labialer Konsonanten im Sinne einer leichtgradigen schlaffen Dysarthrie auftreten [227], [260]. Der Schweregrad einer Fazialislähmung kann klinisch mittels der House-Brackman-Skala erfasst werden. Auf dieser 6-stufigen Skala wird die Gesichtsmuskulatur in Ruhe und – getrennt für Stirn, Lidschluss und periorale Muskulatur – in Bewegung beurteilt, um den Schweregrad von normaler Funktion (Stufe I) bis kompletter Parese (Stufe VI) zu unterscheiden [260].

Einseitige Läsionen der **pharyngealen Äste des N. vagus** (N. X) führen zu einem Herabhängen des weichen Gaumens auf der betroffenen Seite und einer fehlenden Gaumensegelhebung bei Phonation oder reflektorisch (Würgreflex). Bei Phonation tritt das „Kulissenphänomen“ auf, also ein Verziehen der hinteren Pharynxwand zur gesunden Seite. Die aus einer einseitigen Parese des weichen Gaumens resultierende funktionelle Einschränkung ist meist nur gering und führt nicht notwendigerweise zu hypernasalem Sprechen.

Unilaterale Läsionen der **laryngealen Äste des N. vagus**, insbesondere des N. laryngeus inferior (Recurrens), führen zu einer Paramedianstellung und Unbeweglichkeit der ipsilateralen Stimmlippen und dadurch zu einer schlaffen Dysphonie (s. unten).

Einseitige Läsionen der **Hypoglossuskerne und des N. hypoglossus (N. XII)** ziehen eine schlaffe Lähmung der ipsilateralen Zungenhälfte mit meistens nur leichter Dysarthrie und Dysphagie nach sich. Beim Herausstrecken weicht die Zunge zur betroffenen Seite ab [698].

Beidseitige Lähmungen der **Atmungsmuskulatur** können zu schweren respiratorischen Krisen führen, etwa bei Myasthenia gravis [223] oder beim Guillain-Barré Syndrom [500], und sind die häufigste Todesursache bei Motoneuronerkrankungen [412].

Merkmale der peripher-paretischen Dysarthrie

Sofern nur isolierte einseitige Hirnnervenläsionen vorliegen, sind die Auswirkungen auf das Sprechen, wie bereits erwähnt, zumeist gering. Am ehesten treten die Symptome dann bei Ermüdung auf. Eine Ausnahme ist die einseitige Rekurrensparese, bei der als Folge der eingeschränkten Beweglichkeit einer Stimmlippe die Stimme häufig behaucht oder rau klingt und lautes Sprechen oder Rufen nicht mehr möglich sind.

Bei beidseitigen Läsionen mehrerer Hirnnerven im Rahmen einer Bulbärparalyse zeigt sich das voll ausgeprägte Bild der schlaffen Dysarthrie. Viele Studien zur schlaffen Dysarthrie beruhen auf Untersuchungen von Personen mit Amyotropher Lateralsklerose (ALS). Bei dieser Erkrankung liegen aber typischerweise Schädigungen des 2. und des 1. Motoneurons vor, was zu einer gemischten, peripher- und zentral-paretischen Dysarthrie führt [390]. Beschreibungen der Merkmale rein peripher-paretischer Dysarthrien, beispielsweise bei neuromuskulären Erkrankungen ausschließlich des 2. motorischen Neurons oder bei neuromuskulären Übertragungsstörungen wie der Myasthenia gravis, sind selten [34], [146], [175], [362], [390], [736]. ▶ Tab. 5.2 beschreibt die auditiv-perzeptiven Dysarthriemerkmale, die aus peripher-paretischen Störungen der verschiedenen Funktionskreise resultieren können. Die Symptome sind in dieser Systematik nach den jeweiligen motorischen Ursachen und nicht nach Oberflächenerscheinungen gegliedert. So werden unter den Auswirkungen einer Sprechatmungsstörung zum Beispiel auch Veränderungen der Stimmqualität oder der Artikulationsschärfe genannt, wie sie als Folge einer beeinträchtigten Sprechatmung vorkommen können.[1]

5.2.2 Zentral-paretische (spastische) Dysarthrie

Syndrom des 1. Motoneurons (UMN-Syndrom)

Lähmungen, die als Folge von Läsionen des ventralen primär-motorischen Kortex und dessen Projektionen auf die pontinen und bulbären motorischen Hirnnervenkerne oder die Vorderhornzellen des Rückenmarks resultieren, werden als **zentrale Paresen** bezeichnet. Die Schädigung des 1. motorischen Neurons führt zu einer Verminderung der motorkortikalen Erregung der motorischen Kerne, mit der Folge einer verminderten Rekrutierung motorischer Einheiten [236]. Daraus resultiert eine Einschränkung der Beweglichkeit und der Muskelkraft, eine Verlangsamung der Kraftentwicklung, Ermüdbarkeit und eine verringerte Selektivität der Aktivierung von Muskelkontraktionen mit Verlust feinmotorischer Fertigkeiten [434], [539]. Bereits Stunden und Tage nach der Schädigung treten als Folge der Beweglichkeitseinschränkung und des Nichtgebrauchs der Bewegungsorgane Veränderungen mechanischer Eigenschaften des betroffenen Muskelgewebes auf („spastische Myopathie"), die die Beweglichkeit zusätzlich beeinträchtigen [236].

Zentrale Paresen können bei allen neurologischen Erkrankungen auftreten, die die absteigenden kortikospinalen und kortikobulbären Bahnen schädigen, etwa Schlaganfall, Schädel-Hirn-Trauma, Zerebralparese, Multiple Sklerose, Hypoxie, oder Motoneuronerkrankungen (s. Kap. 4). Sie sind typischerweise Teil eines komplexeren „Syndroms des ersten motorischen Neurons" (UMN-Syndrom; engl.: upper motor neuron syndrome) und werden, zusammen mit den erwähnten muskulären Veränderungen, oft auch als die **Minussymptome** des UMN-Syndroms bezeichnet. Darüber hinaus löst die Schädigung eine Kaskade von Anpassungen aus, die zu muskulärer Überaktivität oder fehlgeleiteter muskulärer Aktivität führen und ein Bündel von **Plussymptomen** nach sich ziehen [237]. Dazu zählt in erster Linie die **Spastik**, die definiert ist als gesteigerter geschwindigkeitsabhängiger Dehnungswiderstand der Skelettmuskulatur [539]. Das bedeutet, dass bei passiver Dehnung ein Widerstand eintritt, der umso stärker ist je rascher die Dehnung erfolgt. Weitere Plussymptome des UMN-Syndroms sind eine Muskeltonuserhöhung [434], gesteigerte Eigenreflexe, Ko-Kontraktionen von Agonisten und Antagonisten und Muskelspasmen. Diese Symptome, wie auch die Minussymptomatik, also die Parese, bestehen unabhängig von der Spastik [434].

---

[1] Dieses Prinzip gilt auch für ▶ Tab. 5.3, ▶ Tab. 5.4 und ▶ Tab. 5.5. Man beachte, dass in der auditiv-perzeptiven Diagnostik (S. 141) umgekehrt die hörbaren Symptome für die Beurteilung maßgeblich sind und deren Ursachen nachträglich aus dem Gesamtbefund hergeleitet werden müssen. Das Begleitheft des BoDyS-Manuals bietet als Hilfestellung eine Systematik der Zuordnungen von motorischen Ursachen und auditiv-perzeptiven Folgen [788].

Tab. 5.2 Funktionskreisbezogene Symptome der peripher-paretischen Dysarthrie.

Funktionskreis	Symptome
Sprechatmung	Eine ausgeprägte Schwäche der Inspirationsmuskeln führt zu verringerter Einatmungstiefe und reduzierter Brustkorbhaltekraft mit entsprechend verkürzten Exspirationsphasen und häufigen Einatmungspausen, oft auch an syntaktisch oder prosodisch unpassenden Stellen. Der Anblasedruck an der Glottis ist verringert; daraus ergeben sich eine Einschränkung der Sprechlautstärke und eine Ineffizienz des Phonationsmechanismus (S. 23), die sich in einer rauen Stimme oder in Stimmabbrüchen und Entstimmungen ausdrücken kann. Auch der intraorale Luftdruck verringert sich, mit der Folge einer reduzierten Schallenergie bei der Artikulation von Frikativen oder bei der Verschlusslösung von Plosiven.
Phonation	Schwäche der Stimmlippenadduktoren führt zu unvollständigem Glottisschluss mit behauchter Stimme, im Extremfall einer schwachen Flüsterstimme oder Aphonie [362]. Der Luftverlust an der Glottis verstärkt die Tendenz zu verkürzten Exspirationsphasen und häufigen Inspirationspausen. Anpassungen der Stimmlippenspannung während des Sprechens sind verlangsamt oder fehlen, mit der Folge einer Einschränkung der Tonhöhenmodulation (S. 36). Die Sprechstimmlage kann bei zunehmender Ermüdung der Kehlkopfmuskulatur absinken („Sinking-Pitch“-Phänomen). Eine bilaterale Rekurrensparese kann zu laryngealem Stridor mit Atemgeräuschen und Apnoe führen [277].
Resonanz	Schwäche der pharyngealen Muskulatur und der Muskulatur des weichen Gaumens führt zu einer verlangsamten und insuffizienten Anhebung des Gaumensegels bei Phonation und damit zu einem hypernasalen Stimmklang[109] oder einem Entweichen von Luft durch die Nase bei der Verschlussbildung oder bei Frikativen („nasaler Durchschlag“ oder „nasale Emission“; [362]). Die velopharyngeale Insuffizienz ist eine Hauptursache der Verständlichkeitsminderung bei paretischen Dysarthrien. Sie trägt außerdem zu einem Luftverlust bei und befördert die Tendenz, die Atemruhelage zu unterschreiten oder häufig einzuatmen.
Artikulation	Schwäche der Kiefermuskulatur führt dazu, dass die Patient*innen mit erhöhtem Kieferöffnungswinkel sprechen („offenes Artikulieren“). Infolge der geringen Stabilität des Unterkiefers fehlt der Artikulationsmotorik darüber hinaus auch die erforderliche solide Basis für rasches und sicheres Artikulieren (S. 28). Durch den abgesenkten Unterkiefer werden die Artikulationswege länger und die Bewegungsabläufe langsamer [551]. Schwäche von Zunge und Lippen führt, in Kombination mit der veränderten Kieferstellung, zu einer Verlangsamung aller Artikulationsprozesse. Je nach Schweregrad sind Plosive und Frikative durch unvollständige Engebildung charakterisiert. Es resultiert eine Lenisierung von Plosiven und eine Reduktion der Artikulationsschärfe bei allen Obstruenten. In ausgeprägten Fällen liegt das Symptom des „offenen Artikulierens“ vor, bei dem der Luftstrom durch die Konsonantenartikulation nicht oder nur unvollständig unterbrochen wird. Dies wirkt sich negativ auf die Verständlichkeit der Patient*innen aus [736], [741].
Prosodie	Das Sprechen ist verlangsamt und durch Einatmungspausen vielfach unterbrochen und unflüssig. Die eingeschränkte Beweglichkeit der laryngealen Muskulatur führt zu monotonem Sprechen. Das Fehlen deutlich artikulierter Obstruenten ist mit einer Auflösung der klaren silbischen Gliederung von Wörtern und Sätzen verbunden, worunter wiederum die Verständlichkeit leiden kann. Systematische Untersuchungen der Prosodie bei Personen mit einem LMN-Syndrom oder mit Myasthenia gravis fehlen allerdings.

Bei akut auftretender Hirnschädigung, z. B. Schlaganfall oder Schädel-Hirn-Trauma, stehen unmittelbar nach dem Ereignis die negativen Zeichen, also eine (zunächst schlaffe) Parese und der Verlust feinmotorischer Fertigkeiten im Vordergrund, während die Spastik erst im weiteren Verlauf an Einfluss gewinnt [655].

Zusatzinfo

Spastik der Sprechmuskulatur?

Das Erklärungsmodell der Spastik und anderer Plussymptome des UMN-Syndroms ist eng mit spinalen Mechanismen der Kontrolle von Bewegungen der Gliedmaßen verknüpft – die spastische Lähmung ist damit als Bewegungsstörung der Skelettmuskulatur definiert. Dies stellt eine Übertragung auf die am Sprechen beteiligten, von den V., VII., IX., X., XI. und XII. Hirnnerven versorgten Muskeln infrage. Insbesondere ist das diagnostische Kriterium der Spastik, nämlich die geschwindigkeitsabhängige Steigerung des Widerstands gegen passive Dehnung, für die am Sprechen beteiligte Muskulatur klinisch nicht oder allenfalls sehr eingeschränkt prüfbar. Es bestehen außerdem auch keine klaren biomechanischen oder elektromyografischen Nachweise für eine der Skelettmuskulatur vergleichbare geschwindigkeitsabhängige Sensitivität von Zunge, Lippen oder Kiefer für Dehnungsreize; weder bei neurotypischen Personen [306] noch bei Personen mit einer spastischen Bewegungsstörung der Gliedmaßen [476]. Die Entwicklung einer spastischen Myopathie, wie oben als Folge einer Läsion der kortikopontinen und kortikobulbären Bahnen beschrieben, wurde nach unserer Kenntnis für die Sprechmuskulatur bisher nicht berichtet.

Auch die Plussymptome des UMN-Syndroms beziehen sich spezifisch auf die physiologischen Bedingungen der Gelenkbewegungen von Händen, Armen und Beinen. Das Symptom der Ko-Kontraktion von Agonisten und Antagonisten beispielsweise ist nicht unmittelbar auf die Verhältnisse der Vokaltraktmotorik übertragbar, wo ja klare Agonist-Antagonist-Beziehungen vielfach gar nicht gegeben sind; eine Ausnahme bilden die Kehlkopf- und die Kiefermuskulatur. Das Symptom gesteigerter Eigenreflexe lässt sich ausschließlich durch Prüfung des Masseterreflexes nachweisen [228]. Muskelspasmen, ein oft schmerzhaftes Plussymptom des spinalen UMN-Syndroms, wurden für die Vokaltraktmuskulatur bisher nicht berichtet.

Aufgrund der vielen offenen Fragen ist die Charakterisierung des UMN-Syndroms der am Sprechen beteiligten Muskeln als „spastisch“ und der zentral-paretischen Dysarthrie als „spastische Dysarthrie“ nicht sicher gerechtfertigt. Das derzeit existierende Modell der spastischen Bewegungsstörung lässt sich nicht auf das sprechmotorische System übertragen. Dennoch ist der Begriff der spastischen Dysarthrie nach wie vor verbreitet. Dies ist aufgrund einiger für das Dysarthriesyndrom sehr charakteristischer Oberflächensymptome, die auf eine vermehrte Muskelspannung hinweisen, auch nachvollziehbar. Dazu zählen etwa eine laryngeale Hyperadduktion, eine Rückverlagerung der Zunge oder, in schweren Fällen, eine kontrahierte („zigarrenförmige“) Vorderzunge, die sich deutlich von der flachen und breiten Zungenform von Patient*innen mit peripherer („schlaffer“) Parese unterscheidet. Solche Beobachtungen sind allerdings noch nicht systematisch dokumentiert, und es fehlt ein pathophysiologisches Modell, das sie mit der spastischen Bewegungsstörung der Gliedmaßen in Übereinstimmung bringt.

Pseudobulbärparalyse und Foix-Chavany-Marie-Syndrom

Das Vollbild eines Syndroms des 1. motorischen Neurons der am Sprechen beteiligten Muskulatur tritt nach bilateralen Läsionen der kortikobulbären Faserverbindungen auf, etwa bei degenerativen Erkrankungen, die sich auf das 1. motorische Neuron beschränken – z. B. primäre Lateralsklerose (S. 77) – bei Schädel-Hirn-Traumen oder nach multiplen Infarkten beider Hemisphären. In Abgrenzung zur peripher bedingten Bulbärparalyse (s. o.) wurde dafür der Begriff der Pseudobulbärparalyse – besser: der supranukleären Bulbärparalyse – eingeführt [62]. Ein verwandtes Störungsbild, das nach bilateralen Läsionen der motorischen Rinde in der unteren Präzentralregion auftritt, ist das Foix-Chavany-Marie-Syndrom(auch bilaterales anteriores Operkulumsyndrom) [493].

Diese Störungsbilder sind durch beidseitige Lähmungen der unteren Gesichts-, der Vokaltrakt- und der Kehlkopfmuskulatur charakterisiert, mit schwer ausgeprägter Dysarthrie bis zum kompletten Mutismus, sowie mit schweren Störungen der

Nahrungsaufnahme. Ein verbreitetes Symptom der supranukleären Bulbärparalyse ist das pathologische Lachen und/oder Weinen, also situativ unangemessene Ausbrüche von unkontrolliertem Lachen oder Weinen. Das Symptom wird auf eine Disinhibition emotionaler motorischer Muster durch die Unterbrechung kortikobulbärer Bahnen zurückgeführt oder auf eine Störung der zerebellären Kontrolle emotionalen Ausdrucks durch Läsionen der kortikopontozerebellären Verbindungsbahnen [516]. Pathologisches Lachen und Weinen kann die therapeutische Arbeit mit diesen ohnehin massiv beeinträchtigen Patient*innen noch erheblich erschweren und für Betroffene und Angehörige sehr belastend sein.

Zusatzinfo

UMN-Syndrom: Willkürbewegungen, Reflexe und emotionaler Ausdruck

Ein deutliches klinisches Kennzeichen des Syndroms des 1. Motoneurons ist, dass die Lähmung nicht, wie das für die peripheren Paresen gilt, alle motorischen Aktivitäten in gleichem Maße betrifft. Vielmehr können neben der Einschränkung der Willkürbewegungen die Beweglichkeit in anderen motorischen Modalitäten erhalten sein.

- **Reflexe:** Die Reflexauslösbarkeit wird durch supranukleäre Läsionen nicht aufgehoben, manchmal sogar fazilitiert. Bei Personen mit einer supranukleären Bulbärparalyse oder einem Foix-Chavany-Marie-Syndrom beispielsweise ist der Schluckreflex weitgehend erhalten [493], der Masseter-Reflex kann gesteigert sein.
- **Emotionale Ausdruckbewegungen:** Eine ebenso auffällige Dissoziation gibt es zwischen willkürlich ausgeführten Bewegungen und den Bewegungen des mimischen und vokalen emotionalen Ausdrucks. Patient*innen mit einem Foix-Chavany-Marie-Syndrom können völlig unfähig sein, willkürlich ihre Lippen breit zu ziehen oder stimmhaft zu phonieren, wohingegen bei spontanem Lachen oder Weinen ausgeprägte mimische Bewegungen und stimmhafte Phonation auftreten [493]. Dies lässt sich daraus erklären, dass – wie in Kap. 3 beschrieben – Willkürbewegungen und emotionale Ausdrucksbewegungen durch zwei teilweise voneinander getrennte neuronale Netzwerke kontrolliert werden (s. ▶ Abb. 3.1).

Eine etwas weniger augenfällige Dissoziation kommt bei einseitigen zentralen Fazialisparesen vor: Die Betroffenen zeigen bei Aufforderung die Lippen zu spreizen eine deutliche Mundasymmetrie, mit eingeschränkter oder fehlender Abduktion der kontraläsionalen Mundhälfte. Bei spontanem Lachen oder Lächeln werden die beiden Mundhälften dagegen symmetrisch gespreizt. Dieses Störungsbild wird auch als „willkürliche Fazialisparese“ bezeichnet [294], [317], [456].

Isolierte und einseitige zentrale Hirnnervenparesen

Einseitige Schädigungen der motorkortikalen Projektionen auf die pontinen und bulbären Hirnnervenkerne (1. Motoneuron) sind meist durch Infarkte oder Blutungen bedingt. Sie führen, aufgrund der mehrheitlichen Kreuzung der absteigenden Bahnen auf der Ebene der Brücke und der Medulla oblongata, unmittelbar nach der Schädigung zu Paresen der kontraläsionalen Körperseite.

▶ **Zentrale Fazialisparese.** Im Unterschied zur peripheren wirkt sich die unilaterale zentrale Fazialisparese ausschließlich auf die (kontralaterale) untere Gesichtshälfte aus. Die Stirnmuskulatur und meist auch die Lidmuskulatur bleiben überwiegend intakt, da die Muskulatur der oberen Gesichtshälfte bilateral innerviert ist [227]. Wie erwähnt ist die zentrale Fazialisparese meist auf willkürliche Mundbewegungen (z. B. Spreizen oder Vorstülpen der Lippen auf Instruktion, Sprechen) beschränkt, während die Abduktion der Lippen beim Lachen oder Lächeln symmetrisch bleibt („willkürliche Fazialisparese“; [317]). Nicht in allen Fällen resultiert eine hörbare Artikulationsstörung.

► **Zentrale Vagusparese.** Wegen der überwiegend bilateral-symmetrischen Innervierung des Nucleus ambiguus führen unilaterale Läsionen häufig nicht zu einseitigen Paresen des Gaumensegels oder der Stimmlippen und sind damit oft auch klinisch unauffällig [699]. Bilaterale Stimmlippenparesen können, wie im peripheren Fall, auch bei supranukleärer Schädigung zu akuter Glottisverengung und Apnoe führen [706].

► **Zentrale Hypoglossusparese.** Auch die Hypoglossuskerne werden bilateral innerviert, wenn auch mit starker Asymmetrie. Dadurch entstehen bei einseitigen Läsionen der kortikolingualen Projektionen, beispielsweise infolge lakunärer Hemisphäreninfarkte, einseitige kontralaterale Paresen, die sich beim Herausstrecken der Zunge in vielen Fällen durch ein Abweichen der Zungenspitze zur kontralateralen Seite zeigt [698].

Isolierte einseitige Hypoglossusparesen können zu einer „reinen Dysarthrie“ führen, also einer Dysarthrie ohne Dysphagie und ohne Paresen der oberen oder unteren Extremitäten [704]. Die anfängliche Dysarthrie bildet sich innerhalb weniger Wochen aber zurück, der dafür verantwortliche Kompensationsmechanismus wurde in Kap. 3 bereits beschrieben ([463]; s. ► Abb. 3.3).

► **Zentrale Paresen der Atmungsmuskulatur.** Einseitige Läsionen der streng unilateral gekreuzten kortikospinalen Bahnen, beispielsweise infolge eines kapsulären Infarkts, können zu kontralateralen Paresen des Zwerchfells oder der Interkostalmuskulatur führen. Die Ruheatmung ist nicht betroffen. Bei willkürlicher Einatmung zeigt sich auf der paretischen Seite eine reduzierte Zwerchfellauslenkung, die durch vermehrte Aktivität der nicht betroffenen Seite kompensiert werden kann. Der maximale Ein- und Ausatmungsdruck und die Vitalkapazität sind vermindert, es kann zu Hypoventilation bei körperlicher Anstrengung und Schlafapnoe kommen [370]. Bilaterale zentrale Lähmungen können bei Multipler Sklerose in fortgeschrittenen Stadien auftreten und zu schweren Beeinträchtigungen der willkürlichen Atmungstätigkeit führen [692].

Merkmale der zentral-paretischen Dysarthrie

Die Merkmale der zentral bedingten paretischen Dysarthrien überschneiden sich weitgehend mit denen der schlaffen Dysarthrie, da beide Dysarthriesyndrome durch eine Parese der Sprechmuskulatur charakterisiert sind, d. h. durch eine Einschränkung der Beweglichkeit und der Muskelkraft, Bewegungsverlangsamung, Ermüdbarkeit und einen Verlust der feinmotorischen Kontrolle. Ausführliche Beschreibungen der Merkmale der zentral-paretischen Dysarthrie finden sich in Clark et al. [130], Darley et al. [146], Duffy [175], Chenery et al. [124], Vogel u. Cramon [720], Ziegler u. Cramon [783] und Murdoch et al. [469]. ► Tab. 5.3 bietet eine Zusammenstellung der wichtigsten Symptome, auch hier – wie schon in ► Tab. 5.2 – nach den jeweils ursächlichen Funktionsstörungen und nicht nach den auditiv-perzeptiven Merkmalen geordnet (s. auch Fußnote 1).

Bemerkenswert ist die große Überlappung dieser Symptome mit den Merkmalen der peripher-paretischen Dysarthrie (s. ► Tab. 5.2); die meisten der genannten zentral-paretischen Dysarthriemerkmale sind auch mit dem Modell einer schlaffen Parese vereinbar. Eine Ausnahme bilden Merkmale, die aus Störungen der Kehlkopf- und der Unterkieferfunktion resultieren. Die Ad- und Abduktoren der Stimmlippen und die Unterkiefermuskulatur sind die einzigen Sprechmuskeln, die Gelenkbewegungen kontrollieren, und beide Muskelgruppen sind auch reichhaltig mit Muskelspindeln ausgestattet. Daraus lässt sich – mehr als für die anderen Vokaltraktmuskeln – die Entwicklung einer UMN-Plussymptomatik mit Ähnlichkeiten zur Spastik der Gliedmaßen ableiten, was dem Begriff der spastischen Dysarthrie trotz der sonstigen Vorbehalte eine gewisse Berechtigung verleiht.

Weitere differenzialdiagnostische Kriterien für das Vorliegen eines zentral-paretischen Syndroms ergeben sich aus neuroanatomischen Befunden (Hinweise auf eine Schädigung des ersten motorischen Neurons), aus dem Verlauf nach akuter unilateraler Läsion (rasche Kompensation einseitiger zentraler Hypoglossusparesen) und aus Dissoziationen zwischen unterschiedlichen motorischen Funktionen (erhaltene reflektorische und emotionale Bewegungsfunktionen bei zentraler Parese, s.

Tab. 5.3 Funktionskreisbezogene Symptome der zentral-paretischen Dysarthrie.

Funktionskreis	Symptome
Sprechatmung	Eine ausgeprägte Schwäche der In- und Exspirationsmuskeln inklusive der Atemhilfsmuskulatur oder posturale Einschränkung der Atemtätigkeit führen zu verringerter Einatmungstiefe und damit zu verkürzten Exspirationsphasen und häufigen Einatmungspausen [449]. Ein verminderter exspiratorischer Druck geht mit reduzierter Sprechlautstärke einher. Im Unterschied zur peripher-paretischen Dysarthrie kann es phasenweise zu einer erhöhten Sprechlautstärke kommen, wenn die verbleibende Exspirationskraft vermehrt eingesetzt wird, um den erhöhten Glottiswiderstand (s. u.) zu überwinden.
Phonation	Im Unterschied zur behauchten Stimmqualität der peripher-paretischen Dysarthrie zeigt sich bei zentralen Paresen typischerweise eine gepresste Stimme. Dieses Merkmal könnte einen Hinweis auf eine muskuläre Überaktivität der Stimmlippenadduktoren oder auf Ko-Kontraktionen und muskuläre Massenbewegungen der glottalen und der supraglottalen Muskulatur geben, im Sinne der Plussymptome des UMN-Syndroms [661]. Systematische laryngoskopische Untersuchungen gut kontrollierter Stichproben sind selten. Studien von Morasch u. Cramon [457] und Vogel u. Cramon [720] ergaben Hinweise auf eine Hyperadduktion sowie eine Verkürzung und Verdickung der Stimmlippen, mit Glottisverengung und erhöhtem Glottiswiderstand.
Resonanz	Wie bei der peripher-paretischen Variante liegt eine velopharyngeale Insuffizienz vor. Ursache dafür kann ein erhöhter Tonus der pharyngealen Muskulatur sein, wodurch die Gaumensegelanhebung nur verlangsamt und in eingeschränktem Umfang möglich oder sogar völlig aufgehoben ist. Es resultiert, wie im Falle beidseitiger peripherer Gaumensegelparesen, eine Hypernasalität. Dies kann zu einem erhöhten Luftverlust beitragen und die Symptomatik der Sprechatmungsstörung verstärken (s. ► Abb. 2.4).
Artikulation	Der Einfluss der Schwerkraft auf den Unterkiefer lässt einen erhöhten Tonus der kräftigen Kieferheber, M. masseter und M. temporalis, erwarten. Diese beiden Muskelpaare sind zwar nur wenig an den Unterkieferbewegungen beim Sprechen beteiligt, sie bilden aber den posturalen Rückhalt für die phasischen Kieferbewegungen und können bei einer muskulären Überaktivität zu einem verengten Kieferwinkel führen (s. ► Tab. 2.4). Eine statisch verengte Kieferöffnung lässt nur wenig Spielraum für differenzierte Konsonanten- und Vokalartikulation zu – man spricht von „geschlossener" Artikulation (s. ► Tab. 8.3; Kap. 12.4). Häufig liegt aber auch das dazu gegensätzliche Bild einer übermäßig weiten Kieferöffnung, eines „Ansperrens" des Unterkiefers, vor. Dies tritt vor allem bei Patient*innen mit sehr schweren Dysarthrien und häufig auch in Zusammenhang mit einer velopharyngealen Insuffizienz auf. Man könnte dieses Muster als eine Fehlanpassung interpretieren, mit der die Betroffenen die Dominanz der nasalen Resonanz durch eine Vergrößerung des oralen Resonanzraums kompensieren und den oralen Luftwiderstand verringern. Das Ergebnis ist wiederum eine undifferenzierte Artikulation, oft mit unvollständigen oder fehlenden Verschlüssen. Wir bezeichnen dieses Muster auch als „offenes Artikulieren" (s. ► Tab. 8.3). Die Unterscheidung zwischen offenem und geschlossenem Artikulieren ist therapeutisch (S. 238) sehr relevant. Zentralparetische Störungen der Zungen- und Lippenbewegungen beim Sprechen ähneln in ihren Auswirkungen denen der peripheren Parese: Vermutlich aufgrund der Muskelschwäche und des feinmotorischen Defizits sind die Artikulationsbewegungen verlangsamt, die Konsonantenartikulation unpräzise, die Verschlüsse unvollständig, Friktionsgeräusche schwach oder fehlend, Konsonantenverbindungen undifferenziert. In ausgeprägten Fällen kann es zu durchgängig stimmhaftem, vokalisierendem Sprechen kommen, weil Gaumensegel und Artikulatoren keinerlei Luftstromwiderstand bilden und allein die Glottisadduktion dem Entweichen des Luftstroms entgegenwirken kann („Durchschleifen" der Phonation (S. 223)). In älteren Studien wurde auf eine Rückverlagerung des Zungenkörpers bei der Artikulation, im Gegensatz zu einer vorverlagerten lingualen Artikulation bei peripher-paretischer Dysarthrie hingewiesen [721], [783], aber diese Befunde wurden bislang nicht repliziert.
Prosodie	Aus den beschriebenen Symptomen ergeben sich als prosodische Merkmale ein verlangsamtes und durch Einatmungspausen unterbrochenes, unflüssiges Sprechen und eine eingeschränkte Modulation von Lautstärke und Tonhöhe (monotones Sprechen).

Kasten „UMN-Syndrom"). Muskelatrophie und Faszikulationen und – im fortgeschrittenen Stadium – eine Denervierung der Muskulatur sprechen dagegen für das Vorliegen eines peripher-paretischen Syndroms.

Zusatzinfo

Maximale Muskelkraft und paretische Dysarthrie

Muskelschwäche ist eines der Hauptmerkmale zentraler und peripherer Paresen. Zum Nachweis einer Schwäche der orofazialen Muskulatur bei Schädigungen des 1. und/oder 2. motorischen Neurons wurden vielfach mit Kraftaufnehmern die Maximalkräfte von Lippen-, Kiefer- und Zungenmuskulatur gemessen. In den meisten Studien konnten Einschränkungen der maximalen Muskelkraft, etwa bei Personen mit ALS, nachgewiesen werden (für eine Übersicht vgl. [638]). Die Einschränkung maximaler Zungenkräfte war in einigen Studien signifikant mit dem Schweregrad von Schluckstörungen korreliert (z. B. [278]). Allerdings sind orofaziale Maximalkräfte kein Prädiktor für den Schweregrad einer Dysarthrie oder die Verständlichkeit von PmD. Auch bei erheblicher Minderung maximaler Zungenkräfte können die Betroffenen oft uneingeschränkt verständlich sprechen [638]. Selbst bei Personen mit LMN-Syndrom zeigte sich in einer Untersuchung von Clark et al. kein Zusammenhang zwischen orofazialer Krafteinschränkung und dem Schweregrad der peripher-paretischen Dysarthrie [129]. Ein Hauptgrund dafür ist vermutlich, dass bei der Artikulation nur geringe Kräfte aufgewendet werden. Es ist vielmehr wichtig, angemessen dosierte Kräfte unter den strengen zeitlichen Bedingungen des Artikulierens punktgenau zu rekrutieren. Diese Anforderung lässt sich durch Messungen maximaler Kräfte nicht prüfen.

Im weiteren Verlauf dieses Buches finden sich Hinweise zur Bedeutung von Kraftmessungen in der Dysarthriediagnostik (S. 124) und zur Relevanz eines Krafttrainings (S. 203) in der Therapie.

5.3 Ataktische Dysarthrie

5.3.1 Ataktische Bewegungsstörung

Schädigungen des Kleinhirns und seiner afferenten und efferenten Projektionen können zu sensomotorischen Störungen führen, die mit dem Begriff der Ataxie (S. 75) beschrieben werden. Ataktische Bewegungsstörungen können als Folge der in Kap. 4 beschriebenen hereditären Ataxien auftreten, aber auch nach Kleinhirnläsionen im Rahmen einer Multiplen Sklerose, bei Kleinhirninfarkten, Kleinhirntumoren (vor allem im Kindesalter) oder nach Intoxikationen.

Ataxie kommt aber nicht nur nach einer Schädigung des Kleinhirns selbst vor, sondern auch nach Läsionen verschiedener Komponenten des zerebellären Schaltkreises (S. 56). So können Patient*innen mit Infarkten oder Blutungen im oberen Hirnstamm schwere ataktische oder gemischt ataktisch-paretische Bewegungsstörungen haben, wenn die über die Kleinhirnstiele verlaufenden afferenten und efferenten zerebellären Projektionen betroffen sind. In vielen Fällen, wie zum Beispiel auch bei der Friedreich-Ataxie (S. 76), geht man davon aus, dass die motorischen Zeichen eher durch eine Unterbrechung afferenter Fasern als durch eine Schädigung des Kleinhirns selbst verursacht werden [363]. Ataktische Bewegungsstörungen können ferner auch aufgrund von Läsionen zerebellothalamokortikaler Verbindungsbahnen im Mittelhirn oder Thalamus entstehen [530].

Die ataktische Bewegungsstörung ist durch verzögerte Initiierung, Verlangsamung, Zielunsicherheit (Dysmetrie), Koordinationsstörungen und Tremor charakterisiert. In der klinischen Prüfung zeigt sich eine hohe Variabilität bei wiederholter Aufgabenstellung (z. B. wiederholtes Greifen nach einem Gegenstand), Unregelmäßigkeiten und Verlangsamung schneller Wechselbewegungen der Hände (Dysdiadochokinese), sowie ein Tremor von etwa 3 Hz und eine Instabilität bei Halteaufgaben (z. B. ausgestreckte Arme). Unter anderem werden dafür Störungen der Verarbeitung sensorischer Afferenzen bei der Kontrolle und Koordination von Bewegungen verantwortlich gemacht [425] (vgl. Kap. 3.4.2). Das Symptom der Dysdiadochokinese (S. 157) lässt sich im Übrigen auch für die Vokaltraktmuskulatur nachweisen, z. B. durch die Aufgabe, eine Silbe wie /pa/, ta/ oder /ka/ in möglichst rascher Folge zu wiederholen. Personen mit ataktischen Bewegungsstörungen zeigen in solchen Aufgaben besonders ausgeprägte Unregelmäßigkeiten und eine deutliche Verlangsamung [327], [780], [784]. Ebenso lassen sich Instabilitäten motorischer Halteleistungen, insbesondere auch ein zerebellärer Tremor, für die Sprechmuskulatur nachweisen, beispielsweise für die Stimmproduktion bei Vokalhalteaufgaben [86], [8]) oder für die Luftabgabe bei feedbackkontrollierten Exspirationsaufgaben [153]. Es konnte in diesen und in anderen Studien jedoch wiederholt gezeigt werden, dass solche nichtsprachlichen Aufgaben keine zuverlässige Vorhersage der Art und des Schweregrads einer ataktischen Dysarthrie erlauben [92], [93], [787], was für die Diagnostik (S. 153) und Therapie ataktischer Dysarthrien eine wichtige Rolle spielt.

5.3.2 Merkmale der ataktischen Dysarthrie

Die Merkmale der ataktischen Dysarthrie zeigen sich als Folge

- von Problemen, die vielen Bewegungskomponenten der Sprechorgane in ihrem zeitlichen Ablauf und ihrer Interaktion zu koordinieren (Dyskoordination),
- einer eingeschränkten Fähigkeit, die motorischen „Ziele" von Sprechbewegungen (z. B. einen adäquaten Anblasedruck, eine angemessene Stimmlippenspannung, einen jeweils angemessenen Verschluss- bzw. Öffnungsgrad der velaren Pforte oder die für die Artikulation erforderlichen Zungen- und Lippenkonfigurationen) hinreichend genau zu erreichen (Dysmetrie) und
- eines zerebellären Aktionstremors.

Darüber hinaus gibt es auch Symptome, die Ausdruck des Versuchs sind, die motorischen Abweichungen und Irregularitäten, die aus diesen Grundproblemen resultieren, zu kompensieren; beispielsweise Tremor und überschießende Bewegungen durch einen erhöhten Kraftaufwand oder durch eine strenge Taktung der Silbenfolge (skandierendes Sprechen) zu unterdrücken.

Je nachdem, welche dieser Störungs- oder Kompensationsmechanismen vorherrschen, können die Merkmale ataktischer Dysarthrien sowohl innerhalb als auch zwischen den Betroffenen variieren.

Direkte physiologische Belege für diese Symptome anhand von Bewegungsmessungen während der Sprachproduktion sind selten. Beispielsweise konnten Murdoch et al. [467] bei Personen mit ataktischer Dysarthrie unterschiedlicher Ätiologien Störungen der Koordination thorakaler und abdominaler Atmungsbewegungen beim Sprechen dokumentieren. Optoelektronische Analysen der Unterlippenbewegungen von Patient*innen mit zerebellärer Atrophie konnten eine Bewegungsverlangsamung der Verschluss- und Öffnungsbewegungen für bilabiale Plosive dokumentieren, allerdings fanden sich keine konsistenten Hinweise auf Dyskoordination oder Dysmetrie [11]. Umgekehrt fanden Folker et al. [197] in Analysen der lingualen Artikulationsbewegungen von Personen mit Friedreich-Ataxie keine Hinweise auf Bewegungsverlangsamung, dagegen aber auf überschießende Zungenbewegungen als Zeichen einer Dysmetrie. Die Fallzahlen solcher Untersuchungen des Sprechbewegungsvorgangs bei Personen mit ataktischer Dysarthrie sind sehr gering und die Ergebnisse oft heterogen.

Dagegen gibt es viele indirekte – akustische oder auditiv-perzeptive – Hinweise auf ataktische Bewegungsstörungen der Sprechorgane. Dazu zählen hauptsächlich Irregularitäten verschiedener phonetischer Parameter, beispielsweise irreguläre Wechsel von Lautstärke, Tonhöhe und Stimmqualität, episodisch auftretende Merkmale wie Entstimmungen und Hyper- oder Hyponasalität oder ein Wechsel zwischen überschießend artikulierten (fortisierten) und reduziert artikulierten (lenisierten) Konsonanten. Ein anderes Ataxie-Indiz sind Anzeichen gestörter zeitlicher Beziehungen innerhalb und zwischen den Funktionskreisen, zum Beispiel Koartikulationsstörungen [268], Atemvorschub (ein kurzzeitig hörbares Ausatmungsgeräusch vor dem Sprechbeginn) oder ein verfrühter oder verzögerter Stimmeinsatz („voice onset time", VOT) nach der Verschlusslösung bei der Plosivartikulation (z. B. [3]). Diese Merkmale können aber auch durch kompensatorische Mechanismen maskiert sein, etwa eine angestrengte Phonation, eine starr fixierte Kieferöffnung oder einen gleichförmig getakteten Sprechrhythmus (▶ Tab. 5.4). Ausführliche Übersichten finden sich in [4], [175], [327].

5.4 Hypokinetische Dysarthrie

5.4.1 Akinese/Hypokinese/ Bradykinese und Rigor

Degenerative Erkrankungen der basalen Kerne können zu einem motorischen Störungsbild führen, das vor allem durch Bewegungsarmut und Be-

Tab. 5.4 Funktionskreisbezogene Symptome der ataktischen Dysarthrie.

Funktionskreis	Symptome
Sprechatmung	Störungen der Abstimmung abdominaler und thorakaler Atmungsbewegungen können zu einem paradoxen Atmungsmuster und einer Ineffizienz der Sprechatmung führen, mit dem Ergebnis verkürzter Exspirationsphasen bzw. erhöhter Einatmungshäufigkeit. In schwereren Fällen ist auch eine Dyskoordination zwischen respiratorischen und laryngealen bzw. supralaryngealen Mechanismen beobachtbar, mit der Folge, dass es zu einem Atemvorschub (Ausatmungsgeräusch vor dem Phonationsbeginn) kommen kann. In sehr ausgeprägten Fällen kann zwischenzeitlich auch inspiratorisches Sprechen auftreten. Eine mangelhafte Kontrolle des Anblasedrucks kann zu Lautstärkeschwankungen führen, vereinzelt werden Silben oder Silbenfolgen zu laut produziert.
Phonation	Die Stimmstörung ist oft das prominenteste Merkmal einer ataktischen Dysarthrie. Viele Patient*innen sprechen mit einer gepresst-rauen, manchmal einer weinerlich klingenden Stimme, die Stimmqualität kann dabei auch fluktuieren. Ein noch auffälligeres Symptom sind die oft überschießenden Tonhöhen- und Lautstärkeschwankungen, die manche Patient*innen beim Sprechen (s. das Beispiel in ▶ Abb. 8.5b) oder deutlicher noch bei Vokalhalteaufgaben zeigen. Die Schwankungen sind entweder irregulär oder periodisch oszillierend (Stimmtremor), mit einer Tremorfrequenz von etwa 3 Hz. Bei anderen Patient*innen kann die Stimme allerdings auch durch ein deutlich hörbares durchgängiges Pressen charakterisiert sein, das möglicherweise kompensatorisch zur Unterdrückung von unkontrollierten Tonhöhenänderungen eingesetzt wird.
Resonanz	Die präzise Synchronisation von Gaumensegelbewegungen mit Zungen- oder Lippenbewegungen kann Probleme bereiten. Nasale Konsonanten klingen dann manchmal hyponasal oder komplett denasaliert, und umgekehrt können Vokale oder orale Konsonanten vereinzelt auch nasal klingen.
Artikulation	Beim Sprechen tendieren manche Patient*innen zu einer geringen Kieferöffnung und einer starren, fast unbeweglichen Haltung dieser Position. Dieses Muster könnte kompensatorisch eingesetzt werden, um überschießende oder irreguläre Kieferbewegungen zu unterdrücken und die Komplexität der Abstimmung zwischen Kieferbewegungen einerseits und Zungen- oder Lippenbewegungen andererseits zu reduzieren. Im Unterschied zu den paretischen und hypokinetischen Dysarthriesyndromen kommt es meist nicht zu einer durchgängigen Reduktion der Artikulationsschärfe. Artikulatorische Dysmetrie zeigt sich in einem Wechsel zwischen unterschießend und überartikuliert gebildeten Konsonanten. Die Artikulationsbewegungen sind meist verlangsamt. Die bereits erwähnte mangelnde Kontrolle des respiratorischen Anblasedrucks kann dazu führen, dass Frikative übermäßig scharf klingen oder Verschlusslaute „explosionsartig" gelöst werden (Fortisierung).
Prosodie	Die Prosodie ist durch verlangsamtes Sprechen geprägt. Als charakteristisches Zeichen gilt das „skandierende Sprechen": Die Betroffenen neigen dazu, Silben nicht koartikulatorisch miteinander zu verbinden, sondern durch überartikulierte Konsonanten oder auch kurze intersilbische Pausen voneinander zu trennen, und Nebensilben übermäßig zu betonen. Silbisches Sprechen könnte ein kompensatorischer Versuch sein, die Komplexität des Koartikulierens vieler Bewegungskomponenten über Silbengrenzen hinweg zu reduzieren. Auch das Gleichmaß der Silbendauern kann eine kompensatorische Stütze sein, die der ungeregelten Variabilität von räumlichen und zeitlichen Parametern des Sprechens entgegenwirkt. Durch ein kompensatorisches Stabilisieren der Kehlkopfmuskulatur kann die Sprechweise aufgrund fehlender Tonhöhenvariation monoton klingen. Gelingt diese Stabilisierung nicht, verursachen die ataxiebedingten Tonhöhenschwankungen eine sehr auffällige prosodische Modulation, die im Ohr des Hörers den Eindruck hervorrufen kann, der/die Sprecher*in sei betrunken.

wegungsverlangsamung gekennzeichnet ist. Die betroffenen Patient*innen können motorische Handlungen, z. B. aus einem Stuhl aufzustehen, gar nicht oder nur mit Mühe initiieren, sie bewegen sich nur langsam und mit kleinen Schritten fort oder haben Schwierigkeiten, ihren Gang zu initiieren. Ihre Mimik ist starr (Amimie) und die Bewegungen beim Schreiben haben nur eine geringe Auslenkung (Mikrografie). In typischer Ausprägung tritt dies bei der akinetisch-rigiden Form der Parkinson-Krankheit auf [316], in modifizierter Form auch bei atypischen Parkinson-Syndromen (S. 70) [77]. Der Komplex dieser Bewegungsstörung wurde ursprünglich durch die drei Begriffe der **Bradykinese** (Bewegungsverlangsamung), **Hypokinese** (Verminderung des Bewegungsumfangs) und **Akinese** (Hemmung der Bewegungsinitiierung) charakterisiert. Inzwischen wird Bradykinese aber als übergreifende Bezeichnung verwendet, wobei nach wie vor unklar ist, ob den drei Symptomen tatsächlich ein gemeinsamer Pathomechanismus zugrunde liegt [75]. In der Nomenklatur der Dysarthriesyndrome hat sich nach wie vor der Begriff der Hypokinese gehalten. Brady-, Hypo- oder Akinese werden zusätzlich durch das Symptom des „Sequenzeffekts" spezifiziert, das heißt, eine zunehmende Verminderung des Umfangs und Tempos der Bewegungen bei repetitiven Aufgaben [77], [286].

Ursache dieser Bewegungsstörung ist nicht etwa eine Muskellähmung, sondern eine Minderung der Aktivität bewegungsvorbereitender oder bewegungsinitiierender Kortexareale. Bei der Parkinson-Krankheit (S. 70) wird diese Aktivitätsminderung durch den Untergang dopaminproduzierender Zellen in der Substantia nigra, pars compacta, ausgelöst. Dadurch wird, vereinfacht gesagt, eine Enthemmung des subthalamischen Kerns und des Globus pallidus internus verursacht, die wiederum zu einer verstärkten Hemmung thalamokortikaler Projektionen und damit zur Bradykinese führt, s. Kapitel 3.4.2 (S. 54). Dazu kommen nach neuerem Wissen Störungen der reziproken Verbindungen zwischen dem subthalamischen Kern und dem Kleinhirn, sowie Veränderungen im primär-motorischen Kortex [77]. Das Ausmaß der motorischen Initiierungsstörung kann durch sensorische Reize (z. B. die Vorgabe eines Taktes) oder durch bewusste Aufmerksamkeitszuwendung abgemildert werden [286].

Das bradykinetische Störungsbild ist bei Parkinson-Kranken häufig mit einem weiteren Symptom, dem Rigor verbunden. Rigor ist eine erhöhte Muskelsteifheit, die sich bei passiver Gelenkbewegung durch einen gleichförmig erhöhten und – im Unterschied zur Spastik – nicht geschwindigkeitsabhängigen Widerstand zeigt [286]. Als Ursache wird eine erhöhte, beschleunigungsunabhängige Koaktivierung agonistischer und antagonistischer Muskelgruppen vermutet, aber der zugrundeliegende Mechanismus ist noch weitgehend ungeklärt [42], [58]. Bradykinese und Rigor wirken sich auf die Bewegungen von Rumpf und Gliedmaßen [535], auf willkürliche und emotionale mimische Bewegungen [76] und auf Kauen und Schlucken aus [695]. Der Ruheatmungszyklus ist beschleunigt, und willkürliche Atemmanöver, wie maximal tiefe Einatmung oder forcierte und möglichst rasche Ein- und Ausatmung, sind eingeschränkt, was als Folge eines Rigors der thorakalen Muskulatur interpretiert wird [637].

Rigor und Bradykinese treten bei Parkinson-Kranken zwar häufig gemeinsam auf, sie sind aber voneinander unabhängige Störungsmechanismen. Insbesondere ist der Rigor, im Unterschied zur Bradykinese, nicht direkt vom Ausmaß des Dopaminmangels abhängig [42].

5.4.2 Taxonomie der hypokinetischen Dysarthrie

Das klinische Modell der hypokinetischen Dysarthrie ist die Parkinson-Krankheit. Die Dysarthrie bei Parkinson-Krankheit umfasst allerdings mehr als nur hypokinetische Störungsanteile; in vielen Fällen treten z. B. ein Stimmtremor (S. 101) oder ein neurogenes Stottern (S. 105) auf, also Symptome, die in keinem offensichtlichen Zusammenhang mit dem Mechanismus der Hypokinese stehen und daher auch nicht in den Merkmalskatalog der hypokinetischen Dysarthrie aufgenommen werden. In Übereinstimmung mit der international gebräuchlichen Terminologie verzichten wir auf die Berücksichtigung des Rigors in der Bezeichnung dieser Dysarthrieform. Gegenwärtig gibt es ohnehin keine Möglichkeit, die Einflüsse eines möglicherweise assoziierten Rigors auf den

Sprechvorgang klinisch von den Auswirkungen der Bradykinese zu trennen.

Eine hypokinetische Dysarthrie kann auch bei atypischen Parkinson-Syndromen wie der Progressiven Supranukleären Blickparese (PSP) oder bei der „Westphal-Variante" des Morbus Huntington (S. 73) vorkommen. Darüber hinaus wurde sie bei Patient*innen mit fokalen Läsionen des motorischen Basalganglienschaltkreises, z. B. im Thalamus oder im Mittelhirn, beschrieben [13], [368], [709].

5.4.3 Merkmale der hypokinetischen Dysarthrie

Die hypokinetische Bewegungsstörung führt beim Sprechen dazu, dass die Bewegungen der beteiligten Organe mit verringerter (unterschießender) Bewegungsauslenkung ausgeführt werden. Am deutlichsten erkennbar wird dies bei den Artikulationsbewegungen von Lippen und Unterkiefer, die in Fällen von schwerer Beeinträchtigung kaum noch sichtbar sind, was zu undeutlicher Artikulation führt. Dies lässt sich auch durch Bewegungsmessungen nachweisen [199], [319], [729] und führt, selbst in frühen Erkrankungsstadien, zu akustisch nachweisbaren Veränderungen der Vokal- und Konsonantenartikulation und zu Einschränkungen der Verständlichkeit [7], [576], [632], [690]. Orale Verschlüsse bei der Plosivartikulation werden unvollständig gebildet, was zu Affrizierung (Entstehung eines Friktionsgeräuschs) oder gar zu einer vokalähnlichen Bildung der Verschlusslaute (Gleitlaut, Halbvokal) führt, und auch Frikative können durch ungenügende Engebildung auf ähnliche Weise reduziert werden [175]. Wenn artikulatorische Konstriktionen bei der Bildung stimmloser Konsonanten fehlen oder zu schwach ausgeprägt sind, bleibt auch der Luftstrom an der Glottis weitgehend ungebremst und der Stimmton wird nicht, wie erforderlich, unterbrochen (Durchschleifen der Phonation (S. 223), „vokalisierendes Sprechen").

Zusatzinfo

Sprechen und nichtsprachliche Mundmotorik

In Untersuchungen artikulatorischer Parameter bei Parkinson-Kranken wurden wiederholt auch deutliche Unterschiede zwischen Sprechbewegungen und nichtsprachlichen Willkürbewegungen gefunden. So gab es Hinweise auf eine Verlangsamung von Kieferbewegungen bei sogenannten Folgebewegungsaufgaben (visuomotorisches Tracking), nicht aber beim Sprechen [138], [435] untersuchten bei 14 Parkinson-Kranken Zungenkräfte bei verschiedenen nichtsprachlichen Aufgaben und fanden keinerlei Beziehung zwischen diesen Parametern und den artikulatorischen Problemen der Patient*innen. Rusz et al. untersuchten akustische Parameter der Vokalartikulation bei 20 Parkinson-Kranken in einem frühen Krankheitsstadium und fanden Beeinträchtigungen nur bei zusammenhängendem Sprechen, nicht aber bei Vokalhalteaufgaben [576]. Diese Ergebnisse bestätigen die bereits mehrfach erwähnte Spezifität sprechmotorischer gegenüber nichtsprachlichen Kontrollfunktionen (S. 153), s. auch Kap. 3.6.

Im Vordergrund der Symptomatik der hypokinetischen Dysarthrie stehen oft Stimmstörungen und prosodische Störungen. Bei Parkinson-Kranken zählen Hypophonie (eine leise, oft behaucht-raue Stimme) und monotones Sprechen zu den ersten dysarthrischen Zeichen im Erkrankungsverlauf [288], [405]. Es gibt zahlreiche akustische Belege für Lautstärkeeinschränkungen, erhöhte Geräuschanteile in der Stimme und eine abgeflachte Modulation von Grundfrequenz und Intensität als Zeichen hypokinetischer Störungen von Stimme und Prosodie (z. B. [575]). Laryngoskopische Untersuchungen haben wiederholt auf eine Wölbung der Stimmlippen im mittleren Glottisabschnitt, verbunden mit einem unvollständigen Glottisschluss, hingewiesen [629]. Dieses Bild wurde als Folge eines Rigors der Stimmlippen oder als Ausdruck „verringerter Aktivierung" laryngealer Muskeln interpretiert. Hinweise auf einen unvollständigen Glottisschluss ergaben sich auch aus elektroglottografischen Untersuchungen (S. 127). Sie erklären die behauchte Stimmqualität und die reduzierte Effizienz der Phonation [670]. Die eingeschränkte Beweglichkeit der Stimmlippen kann auch als Ursache einer reduzierten Modulationsfähigkeit der Tonhöhe und der daraus resultierenden monotonen Sprechweise gewertet werden.

Hypophonie und monotones Sprechen im Sinne einer geringen Modulation der Sprechlautstärke können auch Resultat von Störungen der Sprechatmung sein [354]. Huber and Darling-White beschrieben eingeschränkte thorakale Bewegungen und geringere Lungenvolumina beim Lesen von Texten und in der Spontansprache bei Parkinson-Kranken im Vergleich zu älteren gesunden Versuchspersonen, resultierend in kürzeren Exspirationsphasen und häufigeren Einatmungspausen [299]. Die Autorinnen interpretierten diese Befunde als Folge eines Rigors der thorakalen Atmungsmuskulatur. Es bestehen außerdem auch Hinweise auf eine Störung somatosensorischer Prozesse der willkürlichen Atmungskontrolle, die einen Einfluss auf die Sprechatmungsstörung von Parkinson-Kranken haben können [261].

Zusatzinfo

Artikulationstempo bei hypokinetischer Dysarthrie

Eine Besonderheit der hypokinetischen Dysarthrie und ein Unterscheidungsmerkmal gegenüber allen anderen Dysarthriesyndromen ist, dass die Betroffenen auch bei schweren oder mittelschweren Sprechstörungen nicht notwendigerweise verlangsamt sprechen. Bei Parkinson-Kranken wurde häufig trotz schwererer artikulatorischer, stimmlicher und prosodischer Beeinträchtigungen eine normale oder sogar erhöhte Artikulationsrate (gesprochene Silben pro Sekunde) im Sprachsignal gemessen oder auditiv beschrieben [631], [676]. Wie kann dieser Befund mit der Annahme einer Bewegungsverlangsamung bei Parkinson-Kranken in Einklang gebracht werden? Eine Erklärung liegt in der Beobachtung, dass Personen mit einer Parkinson-Dysarthrie Artikulationsbewegungen von Unterkiefer und Lippen zwar mit einer geringeren Geschwindigkeit, gleichzeitig aber auch mit einer geringeren Amplitude ausführen als gesunde Personen [199], [319], [729]. Die Verlangsamung wirkt sich daher nicht auf die Dauern einzelner Segmente oder Silben aus, und bei starker Bewegungseinschränkung kann es sogar zu kürzeren Silben- oder Wortdauern kommen. Unterschießende Bewegungen bei der Konsonantenartikulation bewirken außerdem, dass die Grenzen zwischen den Silben „verschmieren“, was zusätzlich zum Eindruck einer überhasteten Sprechweise beitragen kann [676].

Die hypokinetischen Dysarthriesymptome von Parkinson-Kranken haben die Besonderheit, dass sie stark durch äußere Stimuli oder durch besondere Instruktionen moduliert werden können. Beispielsweise verbessern sich Stimme, Artikulation und Prosodie bei Sprechaufgaben, die explizite Anweisungen und eine Lenkung der Aufmerksamkeit auf den Sprechvorgang beinhalten, also typischerweise bei diagnostischen Aufgabenstellungen wie Nachsprechen oder lautes Lesen im Unterschied zu eher beiläufiger Alltagskonversation [283]. Die Ergebnisse strukturierter Dysarthrietests führen daher oft zu einer Überschätzung der Sprechfähigkeit in Alltagssituationen. Die hypokinetischen Symptome von Parkinson-Kranken können außerdem, wie man aus Untersuchungen zur Gangmotorik weiß, durch externe rhythmische Stimuli positiv beeinflusst werden. Der sprechbegleitende rhythmische Stimulus eines Metronoms kann beispielsweise das Sprechtempo verlangsamen, den Redefluss verbessern und zu einer höheren Verständlichkeit führen [663]. Das therapeutische Potenzial solcher Effekte bei Personen mit hypokinetischer Dysarthrie wurde aber bislang noch nicht systematisch untersucht.

▶ Tab. 5.5 fasst die wichtigsten Merkmale der hypokinetischen Dysarthrie zusammen, wie bereits in ▶ Tab. 5.2–▶ Tab. 5.4 geordnet nach den ursächlichen Störungen auf den Funktionskreisebenen.

Tab. 5.5 Funktionskreisbezogene Symptome der hypokinetischen Dysarthrie.

Funktionskreis	Symptome
Sprechatmung	Aus Rigor und Hypokinese der Atmungsmuskulatur resultiert eine flache und ineffiziente Sprechatmung. Es kommt zu verkürzten Exspirationsphasen und erhöhter Atmungsfrequenz. Die Stimme ist – unter anderem aus diesen Gründen – durchgängig zu leise (Hypophonie).
Phonation	Unvollständiger Glottisschluss im medialen Stimmlippenbereich führt zu behauchter und ineffizienter Phonation. Hypokinese und/oder Rigor der Stimmlippen vermindern außerdem die Modulationsfähigkeit der Tonhöhe und Lautstärke. Eine behauchte und leise Stimme mit monotoner Sprechweise kann das gesamte Störungsbild dominieren – diese Kombination ist eines der charakteristischen Zeichen der hypokinetischen Dysarthrie.
Resonanz	Hypernasalität kann in milder Ausprägung als Zeichen einer velopharyngealen Hypokinese auftreten.
Artikulation	Die Kieferöffnung ist bei vielen Patient*innen durchgängig reduziert. Dadurch werden auch die Artikulationswege von Zunge und Lippen verringert. Es resultiert das Störungsbild des „geschlossenen Artikulierens“ mit geringer oraler Resonanz, geräuschhafter Artikulation und nur kurzen vokalischen Phasen (s. ▶ Tab. 8.3). Bei starker Ausprägung dieses Musters ist die Verständlichkeit erheblich beeinträchtigt. Der eingeschränkte Umfang der hypokinetischen Artikulationsbewegungen führt zu undeutlicher Vokal- und Konsonantenartikulation. Die Bewegungsziele von Zunge und Lippen werden nicht oder nur unvollständig erreicht, mit dem Resultat einer verringerten Artikulationsschärfe.
Prosodie	Es herrschen zwei prosodische Kennzeichen vor: monotones Sprechen und ein manchmal beschleunigt erscheinendes, jedenfalls nicht verlangsamtes Artikulationstempo. Die Monotonie fügt sich in das Bild des hypophonen Sprechens ein und ist vermutlich Ausdruck einer verringerten Modulierbarkeit der Stimmlippenspannung. Ein normales oder sogar erhöhtes Tempo trotz verlangsamter Artikulationsbewegungen lässt sich daraus erklären, dass die Artikulatoren kürzere Wege gehen ohne dabei die Artikulationsziele zu erreichen (Hypokinese). Die Äußerungen klingen dadurch überhastet.

5.5 Hyperkinetische Dysarthrieformen

Unter den hyperkinetischen Syndromen werden sehr unterschiedliche Formen von motorischen Störungen zusammengefasst, deren gemeinsames Merkmal das Auftreten abnormaler, unwillkürlicher und nicht kontrollierbarer Bewegungen ist. Albanese u. Jankovic unterscheiden sechs Subtypen, die durch Unterschiede hinsichtlich der Geschwindigkeit, Rhythmizität, Dauer und Auftretensbedingungen der unwillkürlichen Bewegungen charakterisiert sind und die entweder isoliert oder in Kombination miteinander und mit anderen Bewegungsstörungen auftreten können [20]:

- Chorea
- Dystonie
- Tics
- Myoklonus
- Stereotypien
- Tremor

Der Begriff der **Dyskinesen** wird als Oberbegriff für solche Störungen verwendet, häufig in Zusammenhang mit medikationsinduzierten hyperkinetischen Symptomen.

Hyperkinesen können in den oberen und unteren Gliedmaßen, der Rumpfmuskulatur und der Gesichts- und Vokaltraktmuskulatur auftreten. Hyperkinetische Dysarthriesymptome bringt man zunächst mit hyperkinetischen Bewegungsstörungen der Sprechorgane selbst in Verbindung. Allerdings können sich auch heftige unkontrollierte Bewegungen des Kopfes oder des Rumpfes sekundär auf Sprechatmung, Stimme oder Artikulation auswirken und insbesondere auch darauf, wie die so beeinträchtigte Person in der Kommunikation wahrgenommen wird.

Wie die Hypokinese gelten auch die Hyperkinesen als extrapyramidales Symptom. Hypo- und Hyperkinese werden als gegensätzliche Pole einer gestörten Balance motorischer Modulationsprozesse des weiter oben beschriebenen Basalganglienschaltkreises (S. 54) verstanden. Darüber hinaus spielen aber auch andere Hirnstrukturen eine Rolle, wie etwa das Kleinhirn und sensomotorische Kortexareale.

Zusammenfassende Beschreibungen finden sich in [21], [20], [78].

5.5.1 Choreatisch-hyperkinetische Dysarthrie

Choreatisches Syndrom

Als Modell für die choreatisch-hyperkinetische Form der Dysarthrie gilt die Huntington-Krankheit (S. 73). Allerdings haben nicht alle Huntington-Kranken eine choreatische Bewegungsstörung, und die Chorea ist auch meist nicht der alleinige motorische Störungsmechanismus bei dieser Erkrankung. Oft liegen gleichzeitig auch Dystonie, Rigor oder Hypokinese vor, die im späteren Erkrankungsverlauf oder auch in der juvenilen (Westphal-) Variante der Huntington-Krankheit das choreatische Bild sogar dominieren können. Umgekehrt können choreatische Bewegungsstörungen auch andere genetische und nicht genetische Ursachen haben, beispielsweise eine spinozerebelläre Ataxie (S. 75) oder eine Zerebralparese (S. 68), oder als Folge einer Levodopa-Behandlung bei Parkinson-Kranken auftreten. Ebenso wenig wie man die hypokinetische Dysarthrie mit der Parkinson-Dysarthrie gleichsetzen kann, kann man also auch die choreatisch-hyperkinetische Dysarthrie mit der Huntington-Dysarthrie gleichsetzen.

Die choreatische Bewegungsstörung ist durch abrupt einschießende und irregulär auftretende Hyperkinesen charakterisiert. In den Anfangsstadien kommt es zu schnellen, unwillkürlichen Bewegungen der Gesichtsmuskulatur und der distalen Gliedmaßenabschnitte. Die Patient*innen sind in ständiger Bewegungsunruhe, ungewollte Bewegungen können sie oft noch in natürlich erscheinende Bewegungsabläufe einbetten, aber im weiteren Verlauf lassen sich die Hyperkinesen immer weniger kaschieren. Manche der Betroffenen führen ausgreifende ballistische Armbewegungen aus (Ballismus), der Gang wirkt hüpfend und tänzelnd und es kann zunehmend auch zu athetotischen, also langsamen, wurmähnlichen Bewegungen der Gliedmaßen kommen.

Übersichtsarbeiten zum choreatischen Syndrom finden sich in [573], [20], [78].

Symptomatik der choreatisch-hyperkinetischen Dysarthrie

Die dysarthrischen Zeichen des choreatisch-hyperkinetischen Syndroms sind in erster Linie aus den beschriebenen körper- und gesichtsmotorischen Symptomen heraus zu verstehen. Die „posturale Plattform“ auf der sich das Sprechen abspielt, ist bei diesen Patient*innen in ständiger Unruhe begriffen und gerät durch die ruckartigen und unvorhersehbar einschießenden Veränderungen immer wieder aus der Balance. Aufgrund der ausgeprägten grimassierenden Gesichtsbewegungen und der unwillkürlichen Schnalzgeräusche und Vokalisationen wird die Sprechweise oft als „bizarr“ beschrieben [175]. Übersichten zur choreatisch-hyperkinetischen Dysarthrie finden sich in [161], [633], [577], [213]. ▶ Tab. 5.6 fasst die wichtigsten Merkmale zusammen, gegliedert nach den Störungen der sprechmotorischen Funktionskreise.

5.5.2 Fokale Dystonien der Sprechmuskulatur

Dystonien sind anhaltende, langsam und manchmal schraubenförmig verlaufende unwillkürliche Muskelkontraktionen, die zu unphysiologischen Haltungsänderungen und Fehlstellungen der betroffenen Organe führen können [78]. Sie werden typischerweise durch Willkürbewegungen getriggert und können an bestimmte motorische Handlungen geknüpft sein, etwa Schreiben, Gitarre spielen oder Sprechen. Wie in Kap. 4 beschrieben, steht der Begriff auch für eine Gruppe von Erkrankungen, deren einziges oder vordergründiges Symptom dystone Bewegungsstörungen sind. Dystonien können aber auch zu den Symptomen anderer neurologischer Erkrankungen zählen, z. B. einer Enzephalitis, einer Intoxikation (z. B. durch Neuroleptika), einer Parkinson- oder Huntington-Krankheit, oder des „athetotischen“ Typs der Zerebralparese (S. 68). Kombinationen dystoner Störungen der Gesichts-, Nacken- und Kehlkopfmuskulatur werden als kraniale Dystonien bezeichnet.

Unter dem Gesichtspunkt der Sprechstörung sind vor allem zwei Formen fokaler Dystonien bedeutsam: die oromandibuläre und die laryngeale Dystonie.

Tab. 5.6 Funktionskreisbezogene Symptome der choreatisch-hyperkinetischen Dysarthrie.

Funktionskreis	Symptome
Sprechatmung	Wurmartige Verkrümmungen oder abrupte Schleuderbewegungen des Rumpfes machen eine regelrechte Kontrolle der Sprechatmung unmöglich. Kurze Zwerchfellkontraktionen lösen unwillkürliche, manchmal grunzende Vokalisationen oder Lautstärkeschübe aus, ein kurzzeitiges oder auch längeres Sistieren des Ausatmungsstroms führt zu plötzlichem Abstoppen des Redeflusses, manchmal auch zu stummem Artikulieren kurzer Sequenzen oder zu langen Sprechpausen.
Phonation	Es treten unerwartete Variationen der Tonhöhe und Lautstärke auf. Ebenso variabel kann die Stimmqualität sein: Manche Silben werden fast tonlos geflüstert, andere mit gepresster und rauer Stimme produziert. Phasenweise gewinnt man den Eindruck einer kompletten laryngealen Stenose, umgekehrt kann es aber auch zu unwillkürlichem Phonieren in Sprechpausen kommen. Die Ursache dieser Fluktuationen ist vermutlich in unkontrollierten Ad- und Abduktionsbewegungen des Kehlkopfs [213] und in einer sich ständig ändernden Stimmlippenspannung zu sehen.
Resonanz	Auch die velopharyngeale Muskulatur ist vermutlich von hyperkinetischen Symptomen betroffen: Nasale Friktionsgeräusche und episodisch auftretende Nasalierung oraler Konsonanten oder Denasalierung von Nasalen deuten auf eine mangelnde Kontrolle des nasopharyngealen Verschlussmechanismus hin.
Artikulation	Grimassierende Gesichtsbewegungen und ballistisch vorschießende Zungenbewegungen („Chamäleonzunge") interferieren mit der Artikulation und führen zu auffälligen Mundgeräuschen (Schmatzen, Schnalzen), zu irregulären Veränderungen von Lautdauern und zu abrupten Unterbrechungen des Artikulationsvorgangs.
Prosodie	Die beschriebenen Symptome addieren sich zu einem verlangsamten und stockenden Redefluss, mit unangemessen langen Sprechpausen und abrupten Sprechschüben. Unwillkürliche Tonhöhen- und Lautstärkeschwankungen können zu einer auffälligen und sehr unnatürlichen Intonation führen.

Oromandibuläre Dystonie

Bei dieser Form ist die Muskulatur des Unterkiefers und der Zunge betroffen. Das sehr seltene Meige-Syndrom ist eine idiopathische Form der oromandibulären Dystonie, vergesellschaftet mit einem Blepharospasmus (Lidkrampf). Die Störung kann aber auch im Verlauf von Langzeittherapien mit Neuroleptika oder als Symptom einer Parkinson-Krankheit auftreten. Die oromandibuläre Dystonie ist durch unkontrollierte, anhaltende Zungenbewegungen und/oder durch einen verkrampften Mundschluss oder eine anhaltende Kieferöffnung mit erhöhter Spannung der perioralen Muskulatur gekennzeichnet. Sie kann handlungsspezifisch auftreten, z. B. durch Sprechen oder Kauen getriggert werden, oder auch in Ruhe persistieren, und sie kann in ihrer Ausprägung stark fluktuieren. Eine durch Sprechen getriggerte oromandibuläre Dystonie kann zu schweren Artikulationsstörungen mit Verständlichkeitsminderung und einer visuell und auditiv sehr unnatürlichen Sprechweise führen. Wie bei vielen anderen fokalen Dystonien kann die Störung durch kompensatorische Tricks positiv beeinflusst oder sogar (zeitweise) komplett behoben werden. So kann zum Beispiel ein Beißblock (S. 264) die Symptomatik erheblich mindern. Für eine Übersicht siehe [78], [613].

Fallbeispiel

Ein 46-jähriger Geschäftsmann leidet seit mehreren Monaten unter einer starken Verkrampfung von Zunge, Lippen und Kiefermuskulatur, die bevorzugt beim Sprechen einschießt: Die Lippen verformen sich zu einer fast kreisförmigen Öffnung, die Zunge nimmt eine zigarrenförmige, angespannte Gestalt an, der Unterkiefer verharrt in halb geöffneter Stellung fast unbeweglich. Der Patient spricht dabei nahezu unverständlich. Außer dieser Dystonie bestehen keine weiteren Krankheitszeichen. Etwa zwei Jahre vor Beginn der oromandibulären Bewegungsstörung bestand ein Schreibkrampf, der sich aber beim Beginn der Dysarthrie bereits wieder zurückgebildet hatte.

Der Patient fand durch eigenes Ausprobieren heraus, dass seine Störung schlagartig verschwindet, wenn er den Bügel seiner Brille zwischen den Backenzähnen fixiert. Durch dieses „Trick-Manöver" (S. 74) entspannt sich die Mundstellung sichtbar und der Patient kann trotz der aufgehobenen Kieferbeweglichkeit verständlich sprechen. Er verwendet diesen selbst erfundenen „Beißblock" seither bei Telefonaten und in geschäftlichen Besprechungen.

Laryngeale Dystonie (spasmodische Dysphonie)

Fokale Dystonien der Kehlkopfmuskulatur (früher: spasmodische Dysphonie) sind durch unkontrolliert einsetzende Spasmen der Kehlkopfmuskulatur gekennzeichnet. Sie können in zwei Subtypen auftreten, einem Adduktor- und einem (viel selteneren) Abduktortyp. Die beiden Subtypen kommen außerdem auch in Mischformen vor. Beim Adduktortyp betreffen die laryngealen Kontraktionen überwiegend die an der Adduktion beteiligten Muskeln (s. ▶ Tab. 2.2), was zu einer laryngoskopisch nachweisbaren Hyperadduktion beim Sprechen führt. Die Stimme klingt dadurch extrem gepresst und rau, und es kommt intermittierend sogar zu einer kompletten Unterbrechung des Stimmtones. Beim Abduktortyp kommt es zu unwillkürlichen Abduktionsbewegungen der Aryknorpel und verzögerten Adduktionsbewegungen vor allem beim Übergang von stimmlosen Plosiven zu Vokalen. Die Stimme klingt dann eher behaucht und rau und es kann zu intermittierender Flüsterphonation kommen. Etwa ⅓ der Personen mit laryngealer Dystonie haben zusätzlich einen Stimmtremor (S. 101) von etwa 5 Hz [410].

Die laryngeale Dystonie ist eine handlungsspezifische motorische Störung, die sich speziell beim Sprechen zeigt, nicht aber bei emotionalen (Lachen, Weinen) oder vegetativen Lautäußerungen (z. B. Gähnen). Auch die Kehlkopfbewegungen während der Ruheatmung sind nicht betroffen. Eine spezifische Form der laryngealen Dystonie beschränkt sich auf das Singen bei professionellen Sänger*innen, eine weitere Form, die beispielsweise bei Multisystematrophie auftreten kann [287], ist durch Spasmen der Stimmlippenadduktoren bei der Einatmung charakterisiert und führt zu Stridor und Apnoe. Die Handlungsspezifität der durch Sprechen induzierten laryngealen Dystonie wird auf eine Störung der Konnektivität kortikaler motorischer und sensorischer Areale zurückgeführt [67].

Die Störungsursache ist in den meisten Fällen ungeklärt, in etwa 25 % der Fälle liegt eine genetische Ursache vor. Frauen sind etwa 3- bis 4-mal so häufig betroffen wie Männer, Personen mit Sprechberufen sind in besonderem Maße für laryngeale Dystonien prädisponiert [410].

Wie bei allen fokalen Dystonien kann auch das Störungsbild der laryngealen Dystonie stark fluktuieren und vor allem bei psychischer Anspannung oder unter emotionalen Einflüssen zunehmen. Beim Sprechen in erhöhter Stimmlage können die Symptome dagegen abnehmen, ebenso bei Flüsterphonation. Intermittierend treten „Inseln" normaler Stimmqualität auf. Die laryngeale Dystonie führt auch bei leichterer Ausprägung bereits zu einer sehr auffälligen, unnatürlichen Sprechweise und ist im Alltag äußerst belastend.

Für Übersichtsarbeiten siehe [410], [626].

5.5.3 Tremor

Tremor ist eine Bewegungsstörung, die sowohl isoliert als auch als Symptom verschiedener neurologischer Erkrankungen auftreten kann. Tremor zeigt sich durch unwillkürliche rhythmische Oszillationen eines oder mehrerer Körperabschnitte; der Extremitäten, des Rumpfes und Kopfes, oder der Atmungs- und der Vokaltraktmuskulatur. In der Klassifikation der Tremorformen wird zwischen verschiedenen Aktivierungsbedingungen (Ruhe- vs. Aktionstremor) und verschiedenen Tremorfrequenzen (niederfrequent: < 4 Hz, mittelfrequent: 4–8 Hz, hochfrequent: > 8 Hz) unterschieden. Außerdem werden Tremores ätiologisch als erworben, genetisch oder idiopathisch klassifiziert [66], [156]. Ein physiologischer (üblicherweise nicht sichtbarer) Tremor mit einer Frequenz zwischen acht und zwölf Hz findet sich bei jeder gesunden Person, mit einer Zunahme im Alter oder einer Verstärkung z. B. bei Ermüdung, Hypoglykämie oder Alkoholentzug.

Für die Dysarthrie sind naturgemäß nur Formen des Aktionstremors relevant, insbesondere ein fokaler beim Sprechen auftretender Tremor der laryngealen und/oder pharyngealen Muskulatur (kinetischer Tremor). Ein Haltetremor zeigt sich dagegen unter Aufgabenstellungen, bei denen eine Muskelaktivierung gleichmäßig aufrechterhalten werden muss ([66], Fig. 2); für die Sprechorgane gilt das typischerweise bei Vokalhalteaufgaben (S. 159). Der Tremor äußert sich in rhythmischen Oszillationen der Grundfrequenz und/oder der Schallintensität (z. B. [224]).

Die Diagnose **Essenzieller Tremor (ET)** wird vergeben, wenn über mindestens drei Jahre ein beidseitiger Aktionstremor der Hände vorliegt, der nicht auf eine andere neurologische Ursache zurückgeführt werden kann. In etwa 25 % der Fälle kommt es dabei auch zu einem Stimmtremor. Die Tremorfrequenz liegt zwischen vier und zwölf Hz. Von einem **Essenziellen Tremor-Plus (ET +)** spricht man, wenn neben dem Tremor auch andere Bewegungsstörungen wie etwa Ataxie oder Rigor hinzutreten, diese aber nicht hinreichend ausgeprägt sind, um eine eigenständige Diagnose zu rechtfertigen [156]. Unter den neurophysiologischen Grundlagen des essenziellen Tremors werden zerebelläre Funktionsstörungen genannt, die auch Stand- und Gangstörungen und eine über den Tremor hinausgehende ataktische Dysarthrie verursachen können [407].

Tremor ist auch eines der Kernsymptome der Parkinson-Krankheit (S. 70). Klassischerweise tritt er als Ruhetremor der oberen Extremitäten auf, mit einer Frequenz von etwa 4–6 Hz. Häufig werden aber auch ein Halte- und ein kinetischer Tremor beobachtet. Als Grundlage des Parkinson-Tremors wird eine Störung des Zusammenwirkens der motorischen Schaltkreise von Basalganglien und Kleinhirn vermutet [165]. Berichte über das Auftreten eines Parkinson-Stimmtremors sind widersprüchlich: In der wegweisenden Mayo-Clinic-Studie wird Stimmtremor unter den Merkmalen der Parkinson-Dysarthrie nicht erwähnt [146]. Holmes et al. fanden in auditiv-perzeptiven Analysen von zusammenhängendem Sprechen nur im fortgeschrittenen Stadium der Parkinson-Krankheit Hinweise auf einen Stimmtremor, und dies auch nur in sehr geringer Ausprägung [288]. Akustische Tremoranalysen für gehaltene Vokale (/a:/) zeigten einen Stimmtremor (im Sinne eines Haltetremors), der aber mit gleicher Häufigkeit und Intensität sowohl bei Parkinson-Kranken als auch bei älteren gesunden Personen auftrat [100], [224]. Perez et al. führten videoendoskopische Untersuchungen des Kehlkopfs in Ruhe und bei Vokalhalteaufgaben durch und fanden in mehr als der Hälfte der untersuchten Parkinson-Kranken einen Tremor im Sinne rhythmischer vertikaler Kehlkopfbewegungen [531]. Allerdings gab es in dieser Studie keine Kontrollgruppe neurologisch unbeeinträchtigter Personen, die in den Vokalhalteaufgaben möglicherweise vergleichbare Symptome gezeigt hätten.

> ✔ **Merke**
> Vokalhalteaufgaben können auch bei gesunden Versuchspersonen, vor allem bei älteren, einen physiologischen Stimmtremor provozieren.

Der für **Kleinhirnerkrankungen** typische „zerebelläre Tremor“ ist ein Intentionstremor, wie er beispielsweise im Finger-Nase-Versuch (der Finger muss bei geschlossenen Augen zur Nasenspitze geführt werden) bei der Annäherung an das Bewegungsziel auftritt. Patient*innen mit zerebellären Ataxien können aber auch bei Halteaufgaben und während der Ausführung unterschiedlicher Willkürbewegungen einen Tremor aufweisen, typischerweise im niederfrequenten Bereich [156]. Für die spezifische diagnostische Aufgabenstellung des Finger-Nase-Versuchs gibt es in der Dysarthriediagnostik kein vergleichbares Pendant, weshalb die Frage nach einem laryngealen Intentionstremor unbeantwortet bleibt. Oszillationen der Grundfrequenz und der Schallintensität von etwa 3 Hz wurden bei Personen mit degenerativen Kleinhirnerkrankungen in der Prüfung von Vokalhalteaufgaben beschrieben [5], [6], [92]. In einer Stichprobe von 20 Patient*innen mit einer Friedreich-Ataxie hatten vier einen Stimmtremor bei Vokalhalteaufgaben, aber nur zwei davon hatten auch einen hörbaren Stimmtremor bei zusammenhängendem Sprechen [92]. Dabei ist zu bedenken, dass ein Stimmtremor, dessen Frequenz der Periodizität des silbischen Rhythmus des Sprechens nahekommt, vom Sprechrhythmus maskiert und auditiv nur schwer zu erkennen wäre.

Ein Stimmtremor kann auch bei Personen mit einer laryngealen Dystonie (S. 101) auftreten, geschätzt in ungefähr ⅓ aller Fälle. Die Tremorfrequenz liegt bei etwa 5 Hz [410] (vgl. ► Abb. 8.9).

Beim **palatalen Tremor** (früher auch als palataler Myoklonus bezeichnet) werden Muskeln des weichen Gaumens rhythmisch aktiviert. Es wird zwischen dem symptomatischen (SPT) und dem essenziellen palatalen Tremor (EPT) unterschieden. Beiden gemeinsam sind kurze rhythmische Kontraktionen des Gaumensegels, speziell des M. levator veli palatini (SPT) oder des M. tensor veli palatini (EPT). Die Tremorfrequenz liegt in der symptomatischen Variante zwischen 2 und 3 Hz, während der essenzielle palatale Tremor unterschiedliche Frequenzen aufweisen kann. Der EPT tritt als relativ isoliertes Symptom auf, häufig mit einem begleitenden Ohrklick, aber ohne andere neurologische Zeichen, während Personen mit einem SPT weitere, zum Teil schwere zerebelläre oder Hirnstammsymptome und in den meisten Fällen neben dem palatalen Tremor auch andere dysarthrische Symptome zeigen [66]. Die oszillierenden Gaumensegelbewegungen können während des Sprechens bestehen bleiben und den Sprachschall hörbar durch rhythmische Resonanz- und Lautstärkeänderungen beeinflussen. Bei manchen Patient*innen ist dagegen während des Sprechens keine Gaumensegeloszillation hörbar, und der Tremor kann nur durch Inspektion beobachtet werden. Als Ursache des SPT gilt eine Hypertrophie der unteren Olive infolge von Hirnstammläsionen. Der EPT ist dagegen kernspintomografisch unauffällig, die Pathophysiologie ist unklar [156].

5.5.4 Myoklonus

Myoklonien sind schnelle, plötzlich auftretende und willkürlich nicht unterdrückbare Muskelkontraktionen (positiver Myoklonus) oder Unterbrechungen einer anhaltenden Kontraktion (negativer Myoklonus). Sie können isoliert oder repetitiv vorkommen. Repetitive Myoklonien sind manchmal schwer von einem Tremor zu unterscheiden. Im Unterschied zu den Tremores haben sie eine weniger strenge Wiederholungsfrequenz. Ein Beispiel für einen repetitiven Myoklonus des Zwerchfells ist der Schluckauf.

Myoklonien können auf kortikaler, subkortikaler, Hirnstamm-, spinaler oder peripherer Ebene entstehen. Sie betreffen einzelne Körpersegmente wie die oberen oder unteren Extremitäten, den Rumpf oder die kraniofaziale Muskulatur und können in Ruhe oder bewegungsinduziert auftreten. Myoklonien werden häufig durch Medikamente verursacht, andere Ursachen sind Infektionen, Autoimmunerkrankungen, Epilepsie oder genetische Faktoren. Eine Übersicht findet sich in [186] und [794].

Myoklonien der am Sprechen beteiligten Muskulatur sind selten. Sie können beispielsweise durch eine Parkinson-Medikation induziert werden und dabei zu stotterähnlichen Symptomen führen [400], [681]. Myoklonien können auch, ähnlich wie die fokalen Dystonien (S. 99), eine strikte Handlungsspezifität für Sprechen zeigen. Dabei führen Kontraktionen der perioralen Muskulatur, die mit dem Sprechbeginn einsetzen, zu kurzen Unterbrechungen oder einem kompletten Abbruch des Redeflusses, oder auch zu stotterähnlichen Symptomen, während bei anderen mundmotorischen Aktivitäten und bei „innerem Sprechen" diese Symptome nicht auftreten [304], [628], [634]. In Einzelfällen wurden umgekehrt Myoklonien der Stimmlippen beschrieben, die zu Schluckstörungen führten, aber das Sprechen nicht beeinflussten [424].

5.5.5 Medikamenteninduzierte Dyskinesen

Hyperkinetische Bewegungsstörungen unterschiedlicher Formen treten häufig als Folgen medikamentöser Langzeittherapien auf. Man spricht in diesem Zusammenhang meist verallgemeinernd von **Dyskinesen**.

Levodopa-induzierte Dyskinesen

Bei mehrjährigen Parkinson-Erkrankungen treten unter Levodopa-Medikation oft transiente Dyskinesen auf, die sich zumeist im Abstand von 30–90 min nach Einnahme einer Levodopa-Dosis entwickeln und mit der Abnahme der Dopaminkonzentration wieder zurückbilden („Peak-Dose"-Dyskinesien; [286]). Am häufigsten sind choreatische Hyperkinesen, aber es treten auch Myoklonien,

Stotterähnliche Sprechunflüssigkeiten wurden am häufigsten im Zusammenhang mit der Parkinson-Krankheit beschrieben. Die Prävalenzraten variieren zwischen ca. 20 % und 50 % [56], [229], [233], [688]. Auftreten und Ausprägung der Unflüssigkeiten waren in diesen Studien abhängig von Dauer und Schweregrad der Erkrankung, insbesondere dem Schweregrad der motorischen und kognitiven Beeinträchtigungen. Stotterähnliche Symptome bei Parkinson-Kranken können auch als Folge medikamenteninduzierter Myoklonien auftreten [400]. Andere Ursachen eines ENS sind Schlaganfall [669], [684], Schädel-Hirn-Traumen [529] oder durch Neuroleptika induzierte Dyskinesen [684]. Allerdings scheint es, in Abhängigkeit von der Ätiologie und der Lokalisation der Hirnschädigung, unterschiedliche Ausprägungen der Störungsmuster zu geben, die aber wegen des Überwiegens von Studien mit geringen Fallzahlen noch kaum systematisch untersucht werden konnten. Insbesondere die repetitiven Phänomene, die in den fortgeschrittenen Stadien der Parkinson-Krankheit auftreten können, spielen in der ENS-Literatur eine Sonderrolle, ebenso wie das „thalamische Stottern“ oder die Redeflussstörungen bei Funktionsstörungen der SMA (S. 56). So bleibt es bislang unklar, ob ENS überhaupt ein einheitliches Syndrom darstellt [142].

ENS kann durch Läsionen oder Dysfunktionen in vielen Hirnregionen entstehen: kortikal oder subkortikal, fokal oder diffus, vorwiegend links-, aber auch rechtshemisphärisch oder bilateral, und es kann isoliert oder zusammen mit aphasischen oder dysarthrischen Störungen auftreten. Die meisten Studien konvergieren auf die Hypothese einer Beteiligung der basalen Kerne und ihrer thalamokortikalen Verbindungen an der Entstehung von stotterähnlichen Sprechunflüssigkeiten [142]. Theys et al. identifizierten ein im linken Putamen lokalisiertes Netzwerk, das sowohl für erworbenes neurogenes Stottern als auch für originäres Stottern verantwortlich gemacht wird [668]. Eine zweite Hypothese bezieht sich auf Beobachtungen unflüssigen Sprechens nach Funktionsstörungen im Bereich der SMA [270]. Sie wird gestützt durch neuere Befunde, die dem „Frontalen Aslant Trakt“ – einer Faserstruktur, die die SMA mit der unteren Frontalwindung (pars opercularis) verbindet – eine Beteiligung bei der Entstehung des (kindlichen) originären Stotterns zuschreiben [776].

Zusatzinfo

Originäres Stottern vs. ENS

In der Literatur werden Merkmale genannt, die das ENS vom originären Stottern unterscheiden. So ist für ENS typisch:

- Klonische Elemente (z. B. Lautwiederholungen) herrschen gegenüber tonischen Elementen (z. B. Lautdehnungen) vor.
- Vermeidungsverhalten und sekundäre Mitbewegungen sind gering ausgeprägt oder fehlen weitgehend.
- Während Repetitionen und Blocks beim originären Stottern vor allem am Wortanfang und eher bei Inhaltswörtern auftreten, gelten diese Einschränkungen für das ENS nicht im gleichen Maß.
- Während sich originäres Stottern beim Sprechen automatisierter Reihen (z. B. Wochentage) deutlich zurückbildet, bleibt die Symptomatik beim ENS bestehen [483].

Häufig stellt sich bei Erwachsenen mit einer erworbenen Stottersymptomatik die (auch gutachterlich relevante) Frage, ob es sich dabei um eine unmittelbare Folge einer Hirnschädigung oder um eine psychogene Störung handelt. Als Hinweise auf eine **psychische Ursache** gelten:

- Ein erkennbarer Zusammenhang zu einem akuten psychischen Trauma.
- Anamnestische Hinweise auf frühere psychische Störungen oder eine psychiatrische Erkrankung; beachte aber: Stottern als Zeichen medikamenteninduzierter (tardiver) Dyskinesen (S. 103) bei Personen mit Psychosen.
- Es ist durch psychotherapeutische Maßnahmen beeinflussbar.
- Keine Symptomänderung bei „Chorsprechen“, Sprechen mit Maskierungsgeräusch oder mit verzögertem auditivem Feedback, keine Adaptation bei mehrfachem Lesen desselben Textes.
- Keine „Inseln“ störungsfreier Produktion.
- Indifferente Einstellung zur Sprechstörung.

Die ätiologischen und anamnestischen Kriterien sind differenzialdiagnostisch am eindeutigsten. Wegen der Heterogenität des ENS kann eine Abgrenzung allein aufgrund des Störungsmusters im Einzelfall schwierig sein [483].

Fallbeispiel

Ein 42-jähriger Patient entwickelte nach einem schweren Schädel-Hirn-Trauma mit frontalen Kontusionen eine ausgeprägte Stottersymptomatik, mit sowohl klonischen als auch tonischen Elementen und mit sekundären Symptomen, z. B. Lidschluss während tonischer Phasen. Die Anamnese ergab, dass der Patient bis zu seinem 15. Lebensjahr wegen eines im Kindesalter auftretenden Stotterns in logopädischer Behandlung war. Er absolvierte eine journalistische Ausbildung und erwarb sich mit weiterer therapeutischer Unterstützung erfolgreich Techniken zur Kompensation seiner Sprechstörung, mit dem Ergebnis, dass er in seiner journalistischen Tätigkeit auch eigene mündliche Reportagen produzieren konnte. Tondokumente seiner damaligen Tätigkeit bestätigten, dass der Patient zum Zeitpunkt vor seinem Unfall symptomfrei sprach. Unmittelbar nach der Hirnschädigung trat das Stottern erneut auf, dazu eine kognitiv bedingte Kommunikationsstörung. Das Störungsbild wurde als Folge eines Zusammenbrechens der erworbenen Kompensationsstrategien durch die Frontalhirnschädigung interpretiert.

5.8 Neurogener Mutismus

Der neurogene Mutismus ist kein eigenständiges Syndrom. Man versteht darunter die vollständige oder nahezu vollständige Aufhebung der Fähigkeit zu sprechen. Mutistische Patient*innen sind aphon, d. h., sie können weder stimmhaft sprechen noch flüstern, und anarthrisch, d. h., sie führen auch keine interpretierbaren stummen Artikulationsbewegungen aus.

Neurogener Mutismus kann unterschiedliche Ursachen haben:

- Schwere neuropsychiatrische Störungsbilder können mit einem **katatonen Mutismus** einhergehen, oft von einem ganzkörperlichen Starrezustand (Stupor) begleitet [557].
- Bei meist bilateralen Läsionen des mesiofrontalen Kortex und des limbischen Basalganglienschaltkreises (S. 54) oder des mesodienzephalen Übergangs kann es zu einem **akinetischen Mutismus** kommen [310]. Dabei ist nicht nur die Sprechmotorik, sondern die gesamte Körpermotorik von einer Akinese betroffen. Die Akinese und der Mutismus dieser Patient*innen werden als Zeichen einer ausgeprägten motorischen Antriebsstörung interpretiert [269].
- Patient*innen mit ausgedehnten Infarkten im Mediastromgebiet der linken Hemisphäre sind unmittelbar nach dem Infarkt oft mehrere Stunden oder Tage unfähig zu sprechen. Wenn sich in der Erholungsphase eine schwere Sprechapraxie zeigt, geht man davon aus, dass die vorübergehende mutistische Phase als **sprechapraktischer Mutismus** interpretiert werden kann, also als schwere Ausprägungsform der Sprechapraxie.
- Alle Formen dysarthrischer Störungen können bei extremer Ausprägung zu einer kompletten Sprechunfähigkeit, also einem Mutismus, führen. Patient*innen mit einer Pseudobulbärparalyse oder einem Foix-Chavany-Marie-Syndrom sind in schweren Fällen aufgrund ihrer beidseitigen Lähmungen nicht fähig willkürlich zu phonieren oder bedeutsame Artikulationsbewegungen auszuführen. Auch bei Parkinson-Syndromen oder bei Morbus Huntington kann es im späten Erkrankungsverlauf zu einem Mutismus kommen.
- Eine Sonderrolle spielt der **zerebelläre Mutismus**, der bei Kindern nach Entfernung von Tumoren der hinteren Schädelgrube auftreten kann. Dabei wird diskutiert, ob es sich um eine schwere Form einer zerebellären Bewegungsstörung, also um eine schwere ataktische Dysarthrie, handelt. Da nicht alle betroffenen Kinder in der Remission auch dysarthrisch sind, trifft die Hypothese eines durch eine schwere Ataxie bedingten Mutismus nicht in allen Fällen zu [502]. Nach einer alternativen Hypothese handelt es sich um die Folge einer schweren Antriebsminderung, etwa im Rahmen eines Zerebellären Kognitiv-Affektiven Syndroms (CCAS; [27]).

Mutismus kann daneben auch psychogen bedingt sein [168]. Im Kindesalter, seltener auch bei Erwachsenen, kann es beispielsweise zu einem selektiven (d. h. auf bestimmte Situationen oder Personen beschränkten) oder einem totalen Mutismus kommen, der meist von anderen Symptomen (Sozialangst, Rückzugsverhalten, Essstörungen) begleitet ist und als Zeichen einer dissoziativen Störung oder einer posttraumatischen Belastungsstörung interpretiert wird [541].

6 Diagnostische Fragen: Von der Funktion zur Teilhabe

6 Diagnostische Fragen: Von der Funktion zur Teilhabe

Zusammenfassung

In diesem Kapitel wird erörtert, welche Aspekte für eine möglichst umfassende Diagnostik des komplexen Gesundheitsproblems „Dysarthrie“ von Bedeutung sind. Es wird in das biopsychosoziale Modell der Internationalen Klassifikation der Funktionsfähigkeit, Behinderung und Gesundheit (ICF) der Weltgesundheitsorganisation (WHO) eingeführt und aufgezeigt, wie es sich zur Beschreibung der vielfältigen Dimensionen von Dysarthrie nutzbar machen lässt.

Dysarthrien stellen ein komplexes Gesundheitsproblem dar, das weitreichende Auswirkungen auf das tägliche Leben von Betroffenen und deren Umfeld haben kann. Eine umfassende Dysarthriediagnostik muss daher notwendigerweise verschiedene Dimensionen des Gesundheitsproblems berücksichtigen.

Eine erste diagnostische Dimension bezieht sich auf den **Schweregrad**, also ob eine Dysarthrie vorliegt und wie schwer sie ausgeprägt ist, z. B.:
- Liegt eine Sprechstörung vor?
- Wie schwer ist die Sprechstörung ausgeprägt?

Weitere diagnostische Fragestellungen betreffen das **Störungsmuster**. Dabei geht es auch um differenzialdiagnostische Fragen und um die vermuteten Pathomechanismen, z. B.:
- Handelt es sich um eine Dysarthrie oder um eine andere Störung?
- Wie lassen sich die Störungsmerkmale charakterisieren und klassifizieren?
- Ergeben sich aus der Sprechstörung Hinweise auf die Grunderkrankung?

Im Weiteren stellen sich Fragen nach den **Folgen** der Funktionsstörung auf die Fähigkeit zu kommunizieren und den Alltag zu meistern, z. B.:
- Wie gut wird die Person mit Dysarthrie von Kommunikationspartner*innen verstanden?
- Welche möglichen Konsequenzen hat die Sprechstörung auf die kommunikative Teilhabe der Person mit Dysarthrie?
- Wie wird die Sprechstörung subjektiv von der betroffenen Person selbst erlebt?

Darüber hinaus ist es Aufgabe der Diagnostik, **therapeutisches Handeln** zu begründen, z. B.:
- Ist eine Behandlung angezeigt?
- Welche Behandlungsziele sollen verfolgt werden?
- Welche spezifischen Behandlungsansätze bieten sich an?

Schließlich ist es Aufgabe der Diagnostik, **Veränderungen** im zeitlichen Verlauf der Erkrankung zu dokumentieren und/oder Effekte therapeutischer Maßnahmen zu messen und deren therapeutischen Nutzen zu ermitteln, z. B.:
- Hat sich die dysarthrische Symptomatik im Erkrankungsverlauf verbessert/verschlechtert/stabilisiert?
- Hat sich die Fähigkeit zu kommunizieren durch die Behandlung verbessert/verschlechtert/stabilisiert?

Während eine der diagnostischen Dimensionen Fragen zu den unmittelbar beobachtbaren Sprechstörungsmerkmalen und deren Ausprägungen umfasst, berücksichtigt eine weitere Dimension die vermuteten Konsequenzen der Sprechstörungsmerkmale auf die Kommunikation zwischen Gesprächspartner*innen und das subjektive Erleben der Sprechstörung. Mit der 2001 von der Weltgesundheitsorganisation (WHO) veröffentlichten International Classification of Functioning, Disability and Health (ICF; Deutsch: Internationale Klassifikation der Funktionsfähigkeit, Behinderung und Gesundheit) steht ein Instrument zur Verfügung, das die verschiedenen Dimensionen von Gesundheitsproblemen in einem ganzheitlichen, auf das Individuum gerichteten und alltagsbezogenen Ansatz integriert [163] und das sich auch auf Fragestellungen zur Dysarthriediagnostik anwenden lässt. Im Folgenden wird genauer in das Modell der ICF eingeführt (s. auch [786]).

6.1 Biopsychosoziales Modell der ICF

Die ICF schafft einen begrifflichen Rahmen zur Beschreibung und Dokumentation von funktionalen Gesundheitszuständen. Sie basiert dabei auf einem Konzept von gesundheitlicher Normalität[2] (WHO 2001). Eine Person gilt als funktional gesund, wenn

- ihre körperlichen bzw. mentalen Funktionen und Körperstrukturen denen eines gesunden Menschen entsprechen;
- sie im Alltag wie ein gesunder Mensch agieren kann;
- sie sich in allen ihr wichtigen Lebensbereichen so entfalten kann, wie es Menschen ohne Gesundheitsproblem möglich ist.

Eine **Beeinträchtigung der Funktionsfähigkeit** besteht, wenn in einer dieser Domänen eine Störung vorliegt. Die ICF verwendet hier den Begriff der „Behinderung" [163]. Als ressourcenorientiertes Modell rückt die ICF jedoch von einer rein defizitorientierten Sichtweise ab. So können mithilfe der ICF nicht nur negative, sondern auch positive Einflussfaktoren (zum Beispiel ein unterstützendes Umfeld) auf die Funktionsfähigkeit dargestellt werden.

Die ICF untergliedert sich in zwei Hauptteile. Der erste Teil bildet mit den Komponenten Körperfunktionen und -strukturen sowie Aktivitäten und Partizipation [Teilhabe] die Ebene der **Funktionsfähigkeit und Behinderung** ab.

Die ICF definiert diese Komponenten wie folgt [163]:

- **Körperstrukturen**: anatomische Strukturen des menschlichen Organismus, wie Organe, Gliedmaßen und ihre Bestandteile.
- **Körperfunktionen**: physiologische Funktionen von Körpersystemen (einschließlich der psychischen Funktionen).
- **Aktivitäten**: die Durchführung einer Aufgabe oder Handlung (Aktion) durch einen Menschen.
- **Partizipation** [Teilhabe]: das Einbezogensein in eine Lebenssituation.

Erkrankungen, insbesondere chronische Erkrankungen, wirken sich in der Regel auf alle Aspekte aus.

Der zweite Teil der ICF umfasst mit den sogenannten **Kontextfaktoren** den Lebenshintergrund einer Person. Die Kontextfaktoren unterteilen sich in **Umweltfaktoren** und **personbezogene Faktoren**.

- **Umweltfaktoren**: die materielle, soziale und einstellungsbezogene Umwelt, in der Menschen leben und ihr Dasein entfalten.
- **Personbezogene Faktoren**: Gegebenheiten des Menschen, die nicht Teil ihres Gesundheitsproblems oder -zustands sind (z. B. Alter, Beruf); sie werden in der ICF zwar erfasst, jedoch nicht klassifiziert.

Das ICF-Modell bietet damit ein umfassendes Konzept der „funktionalen Gesundheit", das biologische, psychische und soziale Aspekte vereinigt (▶ Abb. 6.1; [163]).[3]

Die ICF hat die gesundheitspolitische Diskussion über die Rehabilitation chronischer Erkrankungen in jüngerer Zeit stark beeinflusst. Das Sozialgesetzbuch IX, das den gesetzlichen Rahmen für die Rehabilitation und Teilhabe von Menschen mit Behinderungen beschreibt, rückt in seiner Definition von Behinderung den ICF-Begriff der Teilhabe in den Vordergrund (SGB IX, § 2). Ferner orientieren sich auch Behandlungsleitlinien sowie Kostenträger und Heil- und Hilfsmittelverordnungen an dem Konzept. Auch für den Bereich der Sprachtherapie/Logopädie gibt es Empfehlungen, die ICF-Klassifikation zur Richtschnur für diagnostische und therapeutische Entscheidungen zu machen [242].

[2] Mit der ICF-CY der WHO steht zusätzlich eine von der ICF abgeleitete Version für Kinder und Jugendliche zur Verfügung, die die Besonderheiten von in der Entwicklung befindlichen Funktionen und Lebensumständen von Kindern und Jugendlichen berücksichtigt [751].

[3] Die Konstrukte „Funktionsfähigkeit" und „Behinderung" beruhen ausschließlich auf objektivierbaren und äußeren Merkmalen einer Person [163]. Die Konstrukte „subjektives Krankheitserleben" und „Lebensqualität", welche das Empfinden von Krankheit und ihrer Folgen zum Ausdruck bringt, bleiben unberücksichtigt. Es ist ein zukünftiges Ziel der ICF, dem Zusammenhang zwischen den Konstrukten Funktionsfähigkeit/Behinderung und Krankheitserleben/Lebensqualität konzeptionell mehr Aufmerksamkeit zu schenken.

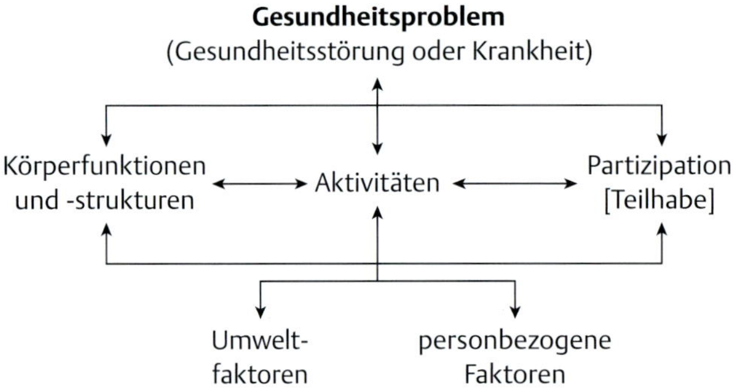

Abb. 6.1 Wechselwirkungen zwischen den Komponenten der ICF.
(© World Health Organisation (WHO). Internationale Klassifikation der Funktionsfähigkeit, Behinderung und Gesundheit. Hrsg. DIMDI 2005)

Die ICF besitzt einen breiten Anwendungsbereich und kann zu verschiedenen Zwecken eingesetzt werden [163]. In den folgenden Abschnitten wird sie zunächst als ein Codierungsinstrument für die Dokumentation und Erhebung von Gesundheitszuständen beschrieben und auf den Fall der Dysarthrien angewendet. In einem weiteren Kapitel wird die ICF als Denk- und Handlungsmodell für die sprachtherapeutische Rehabilitation erörtert, mit welchem Erkrankungsfolgen wie die einer Dysarthrie umfassend betrachtet und in therapeutisches Handeln übersetzt werden können (vgl. [786]).

6.1.1 ICF als Codierungssystem

Mit der Codierung von ICF-Kategorien verbinden sich mehrere Ziele. Unter anderem soll die systematische Beschreibung von Gesundheitszuständen zu einer Vereinfachung der Kommunikation zwischen den Beteiligten im Gesundheitswesen (verschiedene Fachdisziplinen und Institutionen, Kostenträger) verhelfen und damit zu einer effizienten und zielführenden Rehabilitation beitragen [41]. Darüber hinaus soll das Instrument bei der Ermittlung des individuellen Bedarfs und der Anpassung von Behandlungsmaßnahmen sowie bei der Evaluation von Behandlungsergebnissen unterstützen. Eine effektive Anwendung des Codierungssystems setzt praktikable Dokumentationssysteme und -abläufe voraus [163].

Um ein Gesundheitsproblem wie die Dysarthrie nach dem ICF-Modell zu erfassen, werden die einzelnen Aspekte des Problems in den Listen, die den oben genannten Kategorien entsprechen, identifiziert.

Jede ICF-Komponente ist mit einem Buchstaben-Ziffern-Code versehen:

- Körperstrukturen mit „s"-Codes
- Körperfunktionen mit „b"-Codes
- Aktivitäten und Partizipation mit „d"-Codes
- Umweltfaktoren mit „e"-Codes

Die Codes werden ergänzt durch Beurteilungsmerkmale, mit denen z. B. der Grad einer Beeinträchtigung ausgedrückt wird (0 = nicht vorhanden bis 4 = voll ausgeprägt).

> ✔ **Merke**
> Für verschiedene Störungsbilder wurden inzwischen sogenannte „ICF-Core-Sets" entwickelt, die die große Zahl möglicher ICF-Kategorien auf einzelne störungsspezifische Items reduzieren und so eine Vorauswahl ermöglichen (www.icf-core-sets.org/de). Den Vorteilen solcher Core-Sets, insbesondere die Zeitersparnis, steht der offensichtliche Nachteil gegenüber, dass eine Vorauswahl möglicherweise nicht alle für den Einzelfall relevanten Aspekte abdeckt und die Beschreibung damit unvollständig bleibt [242].

Innerhalb der Komponente **Körperstrukturen** sind für Personen mit einer Dysarthrie diejenigen Kennziffern anzuwenden, die sich auf Strukturen des Nervensystems beziehen (Kapitel 1 des ICF-Manuals), da es die Schädigung dieser Strukturen ist, die das Gesundheitsproblem verursacht. Die verschiedenen Komponenten des zentralen und peripheren Nervensystems haben jeweils eigene Kennziffern (s110: Struktur des Gehirns; s1100 bis s1109: Strukturen des Gehirns lokalisatorisch differenziert; mit weiteren Unterklassifikationen; z. B. s1105: Struktur des Hirnstamms – s11051 Brücke).

▶ Tab. 6.1 fasst die wichtigsten ICF-Komponenten für Dysarthrien bezogen auf Körperfunktionen, Aktivität und Partizipation sowie Umweltfaktoren zusammen (modifiziert nach [241]).

Für den Bereich der Körperfunktionen hält das Manual ein eigenes Kapitel über **Stimm- und Sprechfunktionen** vor (Kapitel 3), in dem auch die Kennziffern für dysarthriebedingte Stimm-, Artikulations- und prosodische Probleme zu suchen sind. Ziffern zur Sprechatmung sind hier nicht zu finden. Die ICF hält in Kapitel 4 „Funktionen des kardiovaskulären, hämatologischen, Immun- und Atmungssystems / Funktionen des Atmungssystems (b440 – b449)" Codes zur Beschreibung der Atmung bereit. Spezifische Funktionen der *Sprech*atmung lassen sich damit allerdings nicht klassifizieren.

In der ICF-Klassifikation der Aktivitäten und der Partizipation wird dem Bereich **Kommunikation** ein eigenes Kapitel gewidmet. Hier sind die Codes für alle Arten von Kommunikationsproblemen, rezeptiv oder expressiv, zu finden, inklusive spezifischer Probleme im Umgang mit Kommunikationstechniken. Für Personen mit Dysarthrie ist hier in erster Linie die Ziffer **d330** mit dem Titel „Sprechen" einschlägig, in der Sprechen als komplexe Alltagsaktivität und nicht als motorische Funktion verstanden wird.

Die ICF beinhaltet darüber hinaus weitere Kapitel, in denen verschiedene individuelle Einschränkungen von Personen mit Dysarthrie codiert werden können, etwa die sozialen und beruflichen Konsequenzen der Dysarthrie. Auf diesen Ebenen sind jedoch die spezifischen Folgen der Sprechstörung nicht mehr von den Folgen anderer Aspekte der Hirnschädigung (z. B. Immobilität, kognitive Beeinträchtigungen) zu trennen. Sie sind in ▶ Tab. 6.1 daher nicht aufgelistet.

Die letzte Komponente des ICF-Manuals beinhaltet eine Klassifikation von **Umweltfaktoren.** Dazu zählen u. a. technologische und natürliche Umweltfaktoren. Hier gibt es eine Kennziffer, die speziell für Personen mit Dysarthrie einschlägig sein kann, nämlich die Ziffer **e125** „Produkte und Technologien zur Kommunikation". Für Personen mit Dysarthrie, die auf eine technische Kommunikationshilfe angewiesen sind, muss dieser Code angegeben werden.

Des Weiteren werden eine Reihe von Faktoren codiert, die das persönliche Beziehungsgeflecht und die soziale Einbettung betreffen (z. B. Ziffern e310 – e399). Es kann davon ausgegangen werden, dass das Ausmaß der physischen und emotionalen Unterstützung, die die Person mit Dysarthrie erhält, maßgeblich über die Rahmenbedingungen und den Erfolg von logopädischen/sprachtherapeutischen Maßnahmen mitbestimmt.

In ▶ Tab. 6.1 sind nur die im engeren Sinne auf das Sprechen und die Kommunikation bezogenen Komponenten erfasst. Dass eine Person mit Dysarthrie beispielsweise wegen Gleichgewichtsstörungen und schwerer Gangataxie im Rollstuhl sitzt, einfache manuelle Fertigkeiten nicht mehr

Tab. 6.1 ICF-Codierung der kommunikationsbezogenen Krankheitsfolgen.

Code	Beschreibung
Körperfunktionen	
b310 b3100 b3101	Funktionen der Stimme Stimmbildung Stimmqualität
b320	**Artikulationsfunktionen** (Funktionen, die Aussprache und Lautartikulation betreffen; Funktionsstörungen wie spastische, ataktische, schlaffe Dysarthrie; Anarthrie)
b330 b3300 b3301 b3302 b3303	Funktionen des Redeflusses und des Sprechrhythmus Sprechflüssigkeit Sprechrhythmus Sprechtempo Melodik des Sprechens
Aktivitäten/Partizipation	
d330–d349 d330	Kommunizieren als Sender Sprechen
d350–d369	Konversation und Gebrauch von Kommunikationsgeräten (Konversation, Diskussion, Kommunikationsgeräte und -techniken benutzen; jeweils mit Unterkategorien)
Umweltfaktoren	
e125	**Produkte und Technologien zur Kommunikation** (u. a. Hilfsprodukte wie Kommunikationstafeln)

beherrscht, ihren Alltag nicht mehr selbstständig bewältigen kann und unter einer Depression leidet, müsste zusätzlich durch weitere „b"-, „d"- und „e"-Codes aus dem ICF-Manual beschrieben werden. Auf diese Weise entsteht dann ein sehr weitreichendes Bild des jeweiligen Gesundheitsproblems.

▶ Tab. 6.1 illustriert, wie die strenge Kategorisierung und Codierung von Beeinträchtigungen nach dem ICF-Modell helfen kann, das Gesundheitsproblem Dysarthrie und seine Folgen zu dokumentieren. Allerdings wird auch erkennbar, dass sich mit den „vorgefertigten" ICF-Komponenten kein vollständiges Bild des individuellen Sprech- und Kommunikationsproblems von Personen mit Dysarthrie zeichnen lässt. Um etwa sinnvolle und überprüfbare Rehabilitationsziele zu definieren, ist es erforderlich, die Alltagsprobleme der Patient*innen und ihre Ressourcen viel konkreter und detaillierter zu erfassen, als es die Merkmalslisten des ICF-Manuals ermöglichen. Auch reichen die wenigen Attribute, die zur Beschreibung der Sprechstörung auf der Funktionsebene angeboten werden, bei Weitem nicht aus, um eine maßgeschneiderte Therapie zu planen und auf ihre Wirksamkeit zu überprüfen. Gröne empfiehlt daher, Spezifizierungen für alle Codes (Freitextangaben) vorzunehmen [241].

6.1.2 ICF als Denk- und Handlungsmodell in der sprachtherapeutischen/logopädischen Rehabilitation

Aus dem vorangegangenen Abschnitt wird deutlich, dass die Zuweisung von ICF-Codes allein keine hinreichend genaue Beschreibung der individuellen Merkmale und Auswirkungen einer Dysarthrie liefert und damit nur von eingeschränktem Nutzen für die Planung einer Dysarthriebehandlung ist.

Dennoch hat das ICF-Modell das Bewusstsein für die Bedeutung teilhabeorientierter diagnostischer und therapeutischer Verfahren in den Gesundheitsberufen, so auch in der Sprachtherapie/Logopädie, entscheidend geschärft.

In ▶ Tab. 6.2 wird die ICF-Ebene der Funktionsfähigkeit und Behinderung vereinfacht auf die Symptomatik und Diagnostik von Dysarthrien angewendet. Das der ICF zugrundeliegende biopsychosoziale Modell kann Sprachtherapeut*innen/Logopäd*innen einen konzeptuellen Rahmen bieten, in dem sich Störungen von Sprechfunktionen und deren Folgen vor dem Hintergrund theoretischen und klinischen Wissens über Dysarthrien betrachten lassen. Auf diese Weise können auch therapeutische Ziele definiert und klinische Maßnahmen geplant und reflektiert werden. Mögliche Fragen, die den Diagnostikprozess unter Berücksichtigung der ICF leiten, sind beispielsweise:

▶ **Welche diagnostischen Informationen benötigen wir und warum?** Nach dem Konzept der ICF genügt es nicht, diagnostische Informationen auf die Komponente der Funktionsstörungen zu begrenzen (im Fall der Dysarthrie also auf sprechmotorische Funktionsstörungen wie beispielsweise Störungen der Sprechstimme oder der Artikulation). Vielmehr legt das der ICF zugrundeliegende biopsychosoziale Modell nahe, dass die Diagnostik Informationen von allen Komponenten des Gesundheitsproblems integrieren sollte, d. h. auch die Komponenten von Aktivitäten (Kommunikationsparameter wie Verständlichkeit und Natürlichkeit) sowie Aspekte der kommunikativen Teilhabe, beispielsweise im Familien- und Freundeskreis.

▶ **Welcher Zusammenhang besteht zwischen den diagnostischen Informationen, die in den unterschiedlichen Komponenten der ICF gewonnen werden?** Die ICF stellt die teilhabebezogenen Folgen einer Erkrankung in den Mittelpunkt. An der ICF orientiertes Handeln verlangt von Therapierenden somit, Hypothesen darüber zu bilden, wie sich die kommunikativen Teilhabefähigkeiten einer Person mit Dysarthrie vermutlich am effektivsten beeinflussen lassen. Das wiederum setzt eine Reflexion darüber voraus, wie die verschiedenen ICF-Komponenten zusammenhängen und wie sich therapiebedingte Veränderungen einzelner sprechmotorischer Parameter auf andere Komponenten der ICF auswirken können. In neueren Studien wurden solche Zusammenhänge auch mit empirischen Methoden überprüft [83], [787]. Ein Beispiel, das den Sachverhalt auf einfache und verständliche Weise veranschaulicht, ist der nachgewiesene Zusammenhang zwischen beeinträch-

Tab. 6.2 Anwendung der ICF-Ebene von Funktionsfähigkeit und Behinderung auf die Symptomatik und Diagnostik von Dysarthrien.

Komponente	Funktionen		Aktivitäten	Partizipation
	Nichtsprachliche Vokaltraktfunktionen	Sprechmotorische Funktionen	Kommunikation	Kommunikative Teilhabe
Beispiele	artikul. Diadochokinese Vokal-/Frikativhaltedauer orofaziale Einzel- und Wechselbewegungen Maximalkraftaufgaben	Sprechatmung Stimmqualität, Stimmstabilität Artikulation, Resonanz Artikulationstempo prosodische Modulation	Verständlichkeit Natürlichkeit sprechmotorische Effizienz	Kommunizieren können in verschiedenen Sprechsituation (z. B. mit bekannten oder fremden Personen)
Erhebungsmethode	Analyse – visuell, auditiv, akustisch	Analyse – auditiv, akustisch	Schätzskalen Transkriptionsverfahren Fragebögen	Anamnesegespräch Fragebögen
Informanten	Sprachtherapeutische Expert*innen		Patient*innen Angehörige bzw. wichtige Kommunikationspartner*innen sprachtherapeutische Laien	Patient*innen Angehörige bzw. wichtige Kommunikationspartner*innen
Veränderungssensitivität	eher hoch			eher beschränkt

tigten artikulatorischen Leistungen (sprechmotorische Funktionen) und reduzierter Verständlichkeit (Kommunikationsfähigkeit), die ihrerseits prädiktiven Wert für kommunikative Teilhabefähigkeiten zu besitzen scheint (z. B. mit bekannten oder unbekannten Gesprächspartnern kommunizieren können [83], [603]). In Kap. 8.3 werden solche Zusammenhänge zwischen den Komponenten der ICF erneut aufgegriffen und genauer charakterisiert.

Beeinträchtigungen von Leistungen, die in keinem nachweisbaren Zusammenhang mit Sprechfunktionen und kommunikativen Fähigkeiten stehen, empfehlen sich dagegen nicht als diagnostische Marker für Sprech- bzw. Kommunikationsstörungen. Ein Beispiel dafür sind die traditionell durchgeführten Aufgaben, mit welchen nichtsprachliche Vokaltraktbewegungen (z. B. isolierte Bewegungen von Zunge, Lippen und Unterkiefer durch Aufforderung oder Imitation) geprüft werden. Der Einsatz solcher diagnostischer Aufgaben kann, wie in Kap. 8.2 gezeigt wird, zwar relevante diagnostische Informationen liefern (z. B. zum Bestehen von Hirnnervenparesen). Aufgrund der Verschiedenheit der motorischen Anforderungen und der neuronalen Verarbeitungsprozesse sind die Ergebnisse von nichtsprachlichen „mundmotorischen" Aufgaben jedoch nicht geeignet, um zuverlässige Aussagen zu Sprechfunktionen und kommunikativen Fähigkeiten zu treffen [739], [787]. Ebenso wenig ließe sich vor dem Hintergrund des ICF-Modells im Übrigen auch das therapeutische Beüben von Funktionen begründen, die nach theoretischen und klinischen Kenntnissen nicht zur Verbesserung der Kommunikationsfähigkeit und der kommunikativen Teilhabe beitragen.

► **Mit welchen Erhebungsmethoden lassen sich die diagnostischen Fragen zu den einzelnen Komponenten der ICF beantworten? Wer sind geeignete Informanten?** Mit der konzeptionellen Unterscheidung der Komponenten von Funktionen, Aktivitäten und Teilhabe fordert das ICF-Modell die Auseinandersetzung mit geeigneten Methoden zur Messung der unterschiedlichen Dimensionen des Gesundheitsproblems „Dysarthrie“. Dies führt zu der Erkenntnis, dass es spezifischer Beurteilungsmethoden bedarf, um die einzelnen Komponenten angemessen zu erfassen. Die Bewertung der Funktionsebene (d. h. die qualitative und quantitative Beschreibung beeinträchtigter respiratorischer, phonatorischer und artikulatorischer Prozesse sowie prosodischer Funktionen) erfordert beispielsweise die Anwendung von neurophonetischen (auditiven, akustischen) Analysemethoden und damit notwendigerweise sprachtherapeutische Expertise. Diese Informationen lassen sich direkt im Rahmen der diagnostischen Untersuchung und der nachfolgenden Analysen erfassen. Kommunikative Fähigkeiten, die sich z. B. in den Maßen von Verständlichkeit und Natürlichkeit widerspiegeln, lassen sich dagegen nicht zuverlässig durch das Ohr von sprachtherapeutischen Expert*innen bestimmen. Sie leiten sich idealerweise von Einschätzungen „natürlicher“ Personen (also sprachtherapeutischer Laien) ab, die in dieser Hinsicht sehr viel geeignetere Informanten für das Gelingen oder Misslingen von Alltagskommunikation darstellen. Fragen zu den Auswirkungen der Dysarthrie auf die kommunikative Teilhabe im Alltag wiederum lassen sich zuverlässig nur durch die Person mit Dysarthrie selbst und ihre wichtigen Bezugspersonen beantworten.

Informationen zu den Komponenten von Aktivität und Teilhabe lassen sich von Untersucher*innen also nicht direkt prüfen, sie beruhen auf den Aussagen und Urteilen Dritter. Daraus ergeben sich zahlreiche methodische Konsequenzen für die klinische Umsetzung, die in späteren Kapiteln dieses Buches noch ausführlicher behandelt werden (Kap. 8.3, Kap. 8.4).

Eine kritische Auseinandersetzung mit den verfügbaren Diagnostikinstrumenten zeigt, dass diese überwiegend die Komponente der Funktionen fokussieren, während weit weniger Verfahren eine Einschätzung der Kommunikationsfähigkeit und Teilhabe von Personen mit Dysarthrie zum Ziel haben. Viele Verfahren für die Dysarthriediagnostik eint zudem, dass sie die unterschiedlichen Dimensionen der ICF zu einem Gesamtkonstrukt „Dysarthrie“ vermengen und damit intransparent sind für die Zusammenhänge von funktionellen Beeinträchtigungen und ihren kommunikativen und sozialen Folgen (z. B. [182]).

► **Inwieweit sollten Kontextfaktoren in der Dysarthriediagnostik eine Rolle spielen?** Die ICF versteht sich als ressourcenorientiertes Modell. Als eine klinische Implikation lässt sich daraus ableiten, dass das Potenzial, das sich aus einer Verstärkung positiver und einem Abbau hemmender (umwelt- und personbezogener) Faktoren ergibt, bestmöglich ausgeschöpft werden sollte. Diese Faktoren sollten im Rahmen der Diagnostik und Anamnese (sowie begleitend im weiteren Behandlungsprozess) daher so umfassend wie möglich ermittelt werden.

> ✔ **Merke**
> Das ICF-Modell hat das Bewusstsein für die Bedeutung teilhabeorientierter Diagnostik- und Therapieverfahren geschärft. Auch wenn sich mithilfe der ICF-Codierung keine ausreichend konkreten Leitlinien für therapeutisches Handeln beschreiben lassen, so bietet die ICF doch einen umfassenden begrifflichen Rahmen und eine Basis für die Dokumentation der Folgen einer Dysarthrie. Die ICF kann somit als ein wichtiges Denk- und Handlungsmodell für die logopädische/sprachtherapeutische Rehabilitation angesehen werden, das die Zusammenhänge innerhalb des komplexen Gesundheitsgeschehens transparent macht und damit zu strukturiertem diagnostischen und therapeutischen Handeln verhelfen kann.

Im folgenden Kapiteln wird die ICF-Terminologie immer wieder zur Charakterisierung der verschiedenen diagnostischen und anamnestischen Informationen herangezogen.

7 Anamnese

7 Anamnese

Zusammenfassung

Das Kapitel geht auf die Inhalte und die praktische Durchführung der Anamneseerhebung ein.

Wie im vorangegangenen Kapitel dargestellt wurde, ist es für den therapeutischen Prozess unverzichtbar, diagnostische Informationen zu gewinnen, die über eine bloße Erfassung von Sprechsymptomen hinausgehen. Eine besondere Bedeutung kommt in diesem Zusammenhang der Anamnese zu, mit der nicht nur die medizinische und sprachlich-kommunikative Situation von Menschen mit Dysarthrie eruiert wird, sondern auch die psychosozialen Folgen der Sprechstörung erfragt und erfasst werden können. Die Anamnese bildet damit eine wichtige Grundlage für eine Therapieplanung, die die individuelle Situation der betroffenen Personen berücksichtigt.

7.1 Inhalte der Anamneseerhebung

▸ Tab. 7.1 gibt eine Übersicht über die Arten von Informationen, die im Rahmen der Anamnese erhoben werden können (s. [786]). Die Liste erhebt keinen Anspruch auf Vollständigkeit und die aufgelisteten anamnestischen Informationen sind auch nicht als obligatorisch anzusehen. Nicht immer sind alle Informationen für den spezifischen Fall relevant oder überhaupt verfügbar. Anamnestische Daten können aus einem Anamnesegespräch gewonnen und ggf. durch Informationen aus der Krankenakte ergänzt werden.

7.2 Durchführung der Anamneseerhebung

Grundsätzlich lassen sich zwei Formen der Anamneseerhebung unterscheiden: die Eigenanamnese und die Fremdanamnese. Bei der **Eigenanamnese** gibt die Person mit Dysarthrie auf gezielte Fragen der Untersucherin bzw. des Untersuchers selbst Auskunft zur medizinischen Vorgeschichte und den subjektiven Beschwerden beim Sprechen und Kommunizieren. Die Eigenanamnese stellt damit die direkteste Quelle für anamnestische Informationen dar. Die Durchführung einer Eigenanamnese kann jedoch erschwert sein, wenn die Befragten aufgrund von schweren mündlich-expressiven Beeinträchtigungen nicht mehr ausreichend in der Lage sind sich mitzuteilen. Bei eingeschränkter Verständlichkeit sollte das Verstandene bestmöglich durch Nachfragen und Paraphrasieren durch den Untersucher bzw. die Untersucherin abgesichert werden. Eventuell kann auf Schriftsprache ausgewichen werden. Auch sprachlich-rezeptive Beeinträchtigungen, die insbesondere bei assoziierten aphasischen Störungen bestehen können, können die Eigenanamnese erschweren oder unter Umständen sogar unmöglich machen.

✔ Merke

Aus der Eigenanamnese lassen sich Informationen gewinnen, die für die Behandlungsplanung wichtig sind. So liefert das Gespräch in der Regel einen ersten orientierenden Eindruck über die Art und Schwere der Sprechstörung und kann so die Wahl des diagnostischen Vorgehens leiten. Die Antworten können auch Aufschluss über das Bewusstsein und die Sorge der betroffenen Person um die Sprechstörung sowie über die persönliche Gewichtung gegenüber anderen (nichtsprachlichen) Krankheitsaspekten geben [175].

Ist die Durchführung einer Eigenanamnese aufgrund der oben genannten Einschränkungen nicht möglich, können einige der Informationen auch von Bezugspersonen (zumeist nahen Angehörigen) erfragt werden. Man spricht dann von **Fremdanamnese**. Die Sicht wichtiger Kommunikationspartner*innen auf Aspekte der Funktions- und Kommunikationsbeeinträchtigung (z. B. Wie gut gelingt die Kommunikation mit der betroffenen Person? Wie wird die sprachliche Interaktion erlebt?) besitzt darüber hinaus eine eigenständige, sehr relevante Bedeutung im Anamnese- und Diagnostikprozess.

Tab. 7.1 Inhalte der Anamneseerhebung in Anlehnung an das biopsychosoziale Modell der ICF [163].

ICF-Komponente	Erhobene Informationen
Persönliche Informationen	• Demografische Informationen • Berufs- und Sozialanamnese • Wohnsituation (z. B. mit Familie, alleinlebend, Heimunterbringung)
Körperstrukturen und -funktionen	Grunderkrankung und assoziierte Störungen: • Informationen zur Grunderkrankung und ggf. weiteren vorbestehenden neurologischen Erkrankungen • Erkrankungs-/Symptombeginn • Lokalisation der Schädigung • Sofern relevant: Medikation (z. B. Einnahme von L-Dopa) • Kognitiver Status (z. B. Aufmerksamkeits-/Gedächtnisstörungen, Sehstörungen, Neglect) • Psychischer Status (z. B. Antrieb, Stimmung, Affekt) • Weitere Sprach- und Sprechstörungen (Aphasie, Sprechapraxie) • Schluckstörungen (wenn ja, bei welchen Konsistenzen) • Weitere sensorische und motorische Beeinträchtigungen des Sprechbewegungsapparates (z. B. Paresen, Sensibilitätsstörungen, bukkofaziale Apraxie)
	Nicht primär mit der Grunderkrankung assoziierte Störungen: • Nichtneurologische Erkrankungen des Atem-, Stimm- und Sprechapparates (z. B. chronische Lungenerkrankungen) • Akute nichtneurologische Erkrankungen des Atem-, Stimm- und Sprechapparates (z. B. Erkältung, grippaler Infekt) • Prämorbid bestehende Störungen der Artikulation (z. B. Sigmatismus), der Stimme (z. B. hyperfunktionelle Stimmstörung) oder des Redeflusses (z. B. Stottern) • Hörstörung • Zahnstatus, Sitz/Funktion von Zahnprothesen
	Beeinträchtigungen des Sprechens im Zusammenhang mit der Dysarthrie: • Sprachtherapeutische Vordiagnosen • Beginn und Verlauf der Sprechstörung (z. B. Progredienz) • Subjektiv empfundene Symptome (z. B. Schwierigkeiten beim Artikulieren, Verlangsamung, veränderter Stimmklang) • Körperliche Beschwerden beim Sprechen (z. B. Anstrengung, „außer Atem kommen“, schnelle Ermüdung) • Vorangegangene sprachtherapeutische Maßnahmen • Behandlungsbedarf/-indikation
Aktivität und Partizipation	Auswirkungen der Sprechstörung auf die Alltagskommunikation mit vertrauten/unvertrauten Kommunikationspartner*innen im Hinblick auf: • die Verständlichkeit (z. B. häufiges Wiederholen, kommunikative Misserfolge) • Reaktionen und Einstellungen anderer auf die veränderte Sprechweise (z. B. Ablehnung, Ungeduld, Unterschätzen der kognitiven Fähigkeiten, Fehleinschätzungen bzgl. der emotionalen Befindlichkeit) • die sprechmotorische Effizienz (Dauer, Mühe bei der verbalen Inhaltsvermittlung)
	Auswirkungen der Sprechstörung auf die soziale Teilhabe, z. B.: • die Teilhabe an Gesprächen • am familiären Leben • im Beruf • im Freundeskreis • bei Freizeitaktivitäten

Tab. 7.1 Fortsetzung

ICF-Komponente	Erhobene Informationen
Umwelt- und personbezogene Kontextfaktoren	Ermittlung von fördernden oder hemmenden Faktoren, z. B. in Bezug auf: • die soziale und familiäre Situation • berufliche Anforderungen an die Kommunikationsfähigkeit (z. B. Kundenkontakte, Telefondienst, Vortragsaktivitäten) • den eigenen Umgang mit der Sprechstörung (z. B. Verhalten in schwierigen Sprechsituationen, Kompensations- oder Vermeidungsverhalten, emotionale Reaktionen) • Verhalten von wichtigen Bezugspersonen • Unterstützung durch Therapien (z. B. Ergotherapie, neuropsychologische Therapie) • weitere Unterstützungsangebote (z. B. Sozialdienst, Selbsthilfegruppen) • Einsatz von Hilfsmitteln (z. B. Unterstützte Kommunikation (UK))

Für das Anamnesegespräch sollte ein ruhiger Raum gewählt und ausreichend Zeit eingeplant werden. Zur Vorbereitung auf das Gespräch ist es hilfreich zu wissen, ob die Patientin/der Patient allein oder in Begleitung einer/s Angehörigen kommt. Der Verlauf des Gesprächs, bei dem es meist auch um ein erstes Kennenlernen geht, hängt nicht zuletzt von der Fähigkeit der/s Therapierenden ab, eine angenehme und wertschätzende Atmosphäre zu schaffen. Therapeut*innen sollten daher wichtige Kommunikations- und Gesprächsregeln beachten. Strategien und Reflexionshilfen zur Gesprächsführung und Kommunikationsfähigkeit mit direktem Bezug zum sprachtherapeutischen/logopädischen Alltag finden sich u. a. bei Lange [373], Büttner u. Quindel [108] und Herter-Ehlers [265].

Für das Anamnesegespräch kann ggf. auf strukturierte Selbstauskunftsbögen zurückgegriffen werden, wie sie im Kapitel „Selbstbeurteilung" (S. 166) ausführlicher beschrieben sind. Die Bögen erfassen – mit jeweils unterschiedlichen Schwerpunkten – Aspekte des subjektiven Erlebens von Sprech- und Kommunikationsstörungen und ihre psychosozialen Folgen.

8 Diagnostische Verfahren

8 Diagnostische Verfahren

Zusammenfassung

Das Kapitel gibt einen Überblick über verschiedene Verfahren zur Untersuchung dysarthrischer Störungen. Zunächst werden Verfahren beschrieben, die sich den Ebenen der Körperstrukturen und -funktionen zuordnen lassen, während im letzten Abschnitt des Kapitels die Untersuchung von dysarthriebedingten Einschränkungen der kommunikativen Aktivitäten und der Teilhabe im Vordergrund steht. Der Schwerpunkt liegt auf diagnostischen Methoden, die in den sprachtherapeutischen Aufgabenbereich fallen. Verfahren, die bislang vorwiegend in wissenschaftlichen Untersuchungen Verwendung finden sowie medizinische Untersuchungsverfahren werden nur skizziert.

8.1 Funktionsbezogene Diagnostik

Dieser Abschnitt geht auf die Diagnostik der Funktionsstörung Dysarthrie ein und beschreibt die verschiedenen Ebenen, auf denen sich die Dysarthrie als motorische Störung manifestiert. Von der ursächlichen Schädigung motorischer Kontrollprozesse im Gehirn („proximal") bis zum hörbaren Störungsmerkmal („distal") lässt sich eine Kette von Symptomen nachvollziehen, deren einzelne Glieder alle zum Gegenstand diagnostischer Untersuchungen werden können (▶ Abb. 8.1). Die klinische Dysarthriediagnostik ist, zumindest gegenwärtig, primär auf die Beschreibung der akustisch und auditiv analysierbaren Symptome von Sprechstörungen ausgerichtet; s. Kasten Welchen Stellenwert haben apparative Methoden in der klinischen Dysarthriediagnostik? (S. 129)

8.1.1 Apparative Methoden

Für die Untersuchung der körpernahen Vorgänge ist der Einsatz von Messapparaten erforderlich. Mit geeigneten Instrumenten kann es gelingen, die dem Auge verborgenen Strukturen des Körperinneren sichtbar zu machen oder Körperreaktionen und -bewegungen mit (invasiven oder nicht invasiven) Messaufnehmern zu registrieren und zu analysieren. Entlang der in ▶ Abb. 8.1 dargestellten Symptomkette werden im folgenden Abschnitt ausgewählte Verfahren aufgezeigt, die zur Analyse der (patho-)physiologischen Prozesse bei Dysarthrien herangezogen werden können. Die meisten dieser Verfahren sind jedoch in der Regel nicht Teil der klinischen Routinediagnostik bei Dysarthrie.

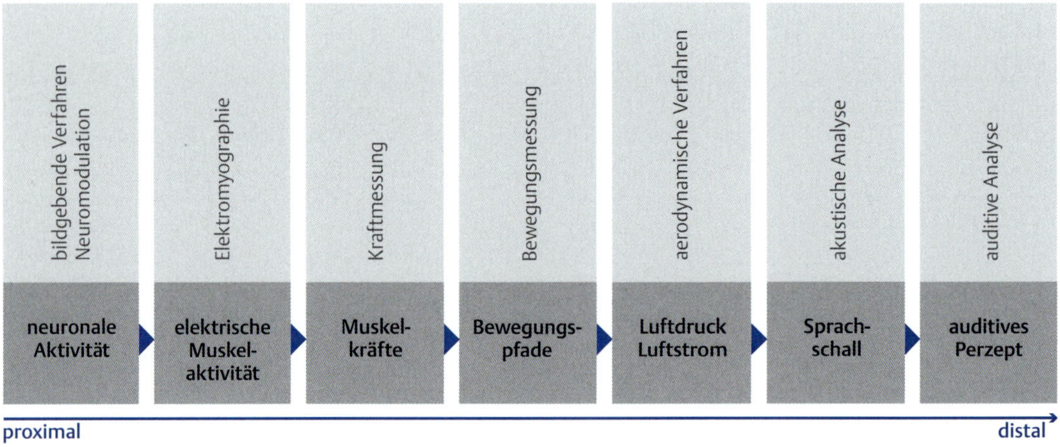

Abb. 8.1 Sprechmotorische Ereigniskette und zugeordnete neurophonetische Untersuchungsverfahren.

Bildgebende Verfahren und transkranielle Stimulation

Auf der obersten Ebene der Symptomkette geht es darum, die neuronalen Grundlagen einer dysarthrischen Störung unmittelbar zu erfassen. Nach der ICF-Klassifikation entspricht dies der Ebene der Körperstrukturen.

Studien zur Hirnbildgebung tragen wesentlich zum theoretischen Verständnis der sprechmotorischen Kontrollprozesse und ihrer Störungen bei [326]. Im klinischen Alltag kommen bildgebende Verfahren bei akut auftretenden oder langsam fortschreitenden Sprechstörungen in der Regel aufgrund von medizinischen Fragestellungen zur Grunderkrankung zum Einsatz. Strukturell-bildgebende Verfahren wie die Computertomografie (CT) oder die Magnetresonanztomografie (MRT; z. B. [705]) dienen dabei zur Lokalisation von Schädigungen des Gehirns. Der Nutzen der Verfahren für die Dysarthriediagnostik besteht insbesondere darin, sprachtherapeutische Verdachtsdiagnosen durch die Bildgebung zu stützen und gegebenenfalls zur Differenzierung von sprechmotorischen Syndromen beizutragen (Kap. 5). Allerdings lassen sich aus den Befunden der Hirnbildgebung keine zuverlässigen Vorhersagen über die Art und Schwere einer Sprechstörung ableiten.

Methoden der Neuromodulation, z. B. mit transkranieller Magnetstimulation (TMS), erlauben es, die funktionelle Integrität von Verbindungsbahnen zu prüfen [43]. Bei diesem Verfahren wird durch eine Magnetspule an der Oberfläche des Kopfes z. B. die Gesichts- und Mundregion des Motorkortex stimuliert, und mittels Oberflächenelektroden werden – etwa auf der Zunge – die Muskelantworten abgeleitet. Fehlende oder verzögerte Potenziale weisen auf eine Schädigung der absteigenden motorischen Bahnen hin. Durch geeignete Wahl des Stimulationsortes kann auch die Leitfunktion peripherer motorischer Hirnnerven selektiv geprüft werden. Das Verfahren wird inzwischen als Standard in der neurologischen Diagnostik von Erkrankungen motorischer Hirnnerven empfohlen [227], [698], [699]. Auch in der Diagnostik von zentralen Ventilationsstörungen und von Zwerchfellparesen spielt die TMS eine Rolle (z. B. [622]).

Verfahren der nicht invasiven Hirnstimulation werden zunehmend auch als Behandlungsoption bzw. als Adjuvans zur Dysarthrietherapie diskutiert. Überzeugende Wirksamkeitsbelege stehen derzeit allerdings noch aus (s. auch Kap. 13.2) [40].

Elektromyografie (EMG)

Außerhalb des zentralen Nervensystems ist das erste messbare Signal gestörter Sprechmotorik die für die Muskelkontraktion generierte elektrische Aktivität, die „Muskelaktionspotenziale" (MAP). Diese können mit der Methode der Elektromyografie (EMG) unter Verwendung von Nadelelektroden (intramuskulär) oder nicht invasiv mittels Oberflächenelektroden auf der Haut gemessen werden [723]. Verschiedene Funktionsstörungen können dazu führen, dass Muskelaktionspotenziale ausbleiben oder abgeschwächt werden, z. B. bei einer Schädigung des neuromuskulären Übergangs (wie bei der Myasthenia gravis), bei peripheren Neuropathien und anderen Erkrankungen der Hirnnerven oder bei Motoneuronerkrankungen wie der ALS (S. 77). Der elektromyografische Nachweis einer kompletten Denervierung z. B. der Lippen, der Zunge oder der Stimmlippen hat wichtige therapeutische Konsequenzen (S. 275).

Als Standardverfahren wird die EMG in der neurologischen Diagnostik von Erkrankungen der motorischen Hirnnerven verwendet, etwa bei Fazialisparesen [227] oder bei Hypoglossusparesen [698], wie auch in der Differenzialdiagnostik der ALS [98], [546]. Es gibt ferner auch evidenzbasierte Empfehlungen für elektromyografische Untersuchungen der Kehlkopfmuskulatur in der Diagnostik neurologisch bedingter laryngealer Funktionsstörungen, beispielsweise der laryngealen Dystonie [303].

Aufgrund ihres noninvasiven Charakters hat die Oberflächen-EMG auch im Bereich der Sprachtherapie/Logopädie zur Untersuchung der Stimme, des Sprechens und des Schluckens zunehmend an Popularität gewonnen [723]. Eine reliable und valide Messung von MAPs setzt jedoch ein fundiertes Wissen über die Faktoren voraus, die das EMG-Signal verfälschen können. Auch sind technische Grenzen sowie die anatomischen und physiologischen Besonderheiten der Muskulatur von Kopf und Hals bei der Platzierung der Elektroden und der Interpretation des Befunds zu berücksichtigen [647]. Beispielsweise muss beachtet werden, dass die Muskeln des Sprechapparates überwiegend sehr klein sind und überlappende Fasern besitzen. Daher ist es oft gar nicht möglich, die Aktivität einzelner Muskeln des Sprechens (oder des Schluckens) isoliert zu erfassen.

Messung von Muskelkräften

Durch die elektrisch ausgelösten Muskelkontraktionen entfalten sich Muskelkräfte, die zur Beschleunigung einer Bewegung beitragen oder gegen einen Widerstand (z.B. den harten Gaumen) wirksam werden. In der Gliedmaßenmotorik ist die Beurteilung von Muskelkräften ein wichtiger Bestandteil der Diagnostik von Paresen (S.82). Im Bereich der Dysarthriediagnostik sind Verfahren der Kraftprüfung nur eingeschränkt und allenfalls für die gut zugänglichen Organe (Lippen, Zunge, Unterkiefer) einsetzbar. Das von Masur herausgegebene Verzeichnis von Skalen und Scores in der Neurologie erwähnt einige Skalen zur Beurteilung der „willkürlichen Muskelkraft" der Gesichtsmuskulatur bei Fazialisparesen, die aber in Wirklichkeit eher den Bewegungsumfang von Mundbewegungen als die Kraft der Gesichtsmuskulatur messen (z.B. die Granger-Skala) [432]. Mit dem Fehlen von verlässlichen klinischen Urteilen über Muskelkräfte ist eine Unsicherheit in der Übertragung der Pathomechanismen gestörter Gliedmaßenmotorik, vor allem von Parese, Spastizität und Rigor, auf das Sprechen gegeben (Kap. 5.2).

Mit speziellen Kraftaufnehmern lassen sich Druckkräfte der Zungen-, Lippen-, Wangen- und Kiefermuskulatur apparativ messen (Dynamometrie). Ein inzwischen verbreitetes und in Studien erprobtes Instrument zur Messung der orofazialen Muskelkraft ist das Iowa Oral Performance Instrument (IOPI; [15]). Allerdings geht es bei diesem und anderen Verfahren nicht um die Messung der beim Sprechen üblicherweise auftretenden Muskelkräfte, sondern um Maximalkräfte oder die maximale Ausdauer bei der Aufrechterhaltung von konstanter Muskelaktivität (z.B. Aufforderung, die Vorderzunge so kräftig wie möglich gegen den Zahndamm zu pressen). Da die beim Sprechen auftretenden Kräfte nur etwa 20% der Maximalkräfte betragen [39], kann eine klinische Relevanz der Maximalkraftmessung für die Sprechfunktion nicht a priori vorausgesetzt werden. Tatsächlich ist der Zusammenhang zwischen den Ergebnissen von Kraftmessungen der orofazialen Muskulatur einerseits und dem Schweregrad einer Sprechstörung andererseits noch nicht ausreichend aufgeklärt. Uneinheitliche Befunde aus Studien lassen sich möglicherweise auf Unterschiede hinsichtlich der untersuchten orofazialen Strukturen sowie der eingeschlossenen klinischen Populationen (bzw. deren zugrundeliegenden Ätiologien) zurückführen. In einer Studie von Clark et al. war ein nur sehr schwacher Zusammenhang zwischen der orofazialen Muskelkraftmessung und dem Schweregrad der Dysarthrie nachweisbar, wenn Teilnehmende mit verschiedenen Dysarthriesyndromen in eine gemeinsame Analyse eingingen [129]. Stärkere Zusammenhänge zeigten sich dagegen in einer Analyse, in die nur Personen mit paretischen Dysarthrien (spastisch, schlaff oder gemischt spastisch-schlaff) und insgesamt ausgeprägterer Muskelschwäche (S.92) eingeschlossen wurden.

Ein spezieller Fall liegt bei der Bestimmung respiratorischer Muskelkräfte vor. Diese werden in manchen Anwendungen indirekt aus aerodynamischen Parametern wie der Vitalkapazität oder dem maximalen inspiratorischen oder exspiratorischen Druck geschätzt [415].

Messung von Bewegungsparametern (Kinematik)

In der phonetischen Forschung werden Apparaturen eingesetzt, mit denen sich die kinematischen Parameter des Sprechvorgangs, also die Bewegungspfade und die daraus abgeleiteten Maße der Auslenkung, Geschwindigkeit und Beschleunigung von Bewegungen der am Sprechen beteiligten Organe bestimmen lassen. Ein Vorteil der Verfahren ist, dass sich die spezifischen Aspekte von Sprechbewegungsabläufen *direkt* erfassen lassen [36]. Die Verfahren unterscheiden sich damit von auditiven und akustischen Analysen des Sprachsignals (S.130), welche nur indirekte Rückschlüsse auf Funktionsbeeinträchtigungen der am Sprechvorgang beteiligten Bewegungskomponenten zulassen.

Kinematische Parameter können auch für die Anwendung bei Dysarthrien relevant sein, z.B. wenn es darum geht, Bewegungseinschränkungen und -verlangsamungen aufgrund von Paresen oder

Akinese zu quantifizieren oder abweichende Bewegungspfade bei ataktischer oder hyperkinetischer Dysarthrie zu analysieren (Kap. 5). Der folgende Abschnitt gibt einen Überblick über die wichtigsten Methoden zur Messung von Sprechbewegungsparametern. Es wird auf das grundsätzliche Potenzial der Methoden zum Verständnis von Sprechstörungen eingegangen. Es werden aber auch die Limitierungen erörtert, die mit dem Einsatz solcher Methoden verbunden sind.

Untersuchung von Artikulationsbewegungen

Die instrumentelle Analyse von Aspekten des Sprechbewegungsprozesses kann diagnostische Informationen liefern, die sich der auditiven Analyse entziehen. Für alle Methoden gilt allerdings, dass sich die Ergebnisse aufgrund der natürlichen interindividuellen Unterschiede zwischen Sprechern nur schwer interpretieren lassen. Der Nutzen der Verfahren für die Sprachtherapie/Logopädie liegt daher am ehesten in der Erfassung intraindividueller Veränderungen (z. B. Veränderungen durch Therapie). Der Fokus ist dabei zumeist auf einzelne Fragestellungen gerichtet, beispielsweise auf spezifische Aspekte der Plosivartikulation.

Elektromagnetische Artikulografie (EMA)

Mit der elektromagnetischen Artikulografie (EMA) können die Bewegungen von Zunge, Lippen, Unterkiefer und Velum in ihrem räumlich-zeitlichen Verlauf beim Sprechen dargestellt werden [711]. Durch die simultane Darstellung der einzelnen Artikulatoren lassen sich zudem Aussagen zu deren Zusammenspiel beim Sprechen ableiten. Erweiterungen der Messmethode erlauben mittlerweile die Erfassung von drei Bewegungsdimensionen und zwei Rotationsdimensionen in Echtzeit und damit eine hohe räumliche und zeitliche Auflösung [292]. Das Verfahren ist nicht invasiv und die Proband*innen sind keiner Strahlung ausgesetzt.

Technisch beruht das Verfahren auf der Funktion von Senderspulen, die um den Kopf des/der Sprechenden herum positioniert sind. Die Spulen erzeugen magnetische Wechselfelder. Auf die Artikulatoren werden kleine Sensoren aufgeklebt, die über Drähte mit einem Computer verbunden sind. Wenn diese Sensoren beim Sprechen bewegt werden, entstehen Induktionsströme, aus denen sich die Bewegungspfade der Messaufnehmer rechnerisch rekonstruieren lassen.

Die EMA-Technik wird seit über 30 Jahren in der phonetischen Forschung eingesetzt. Es existieren auch zahlreiche neurophonetische Studien, in denen das Verfahren zur Beschreibung artikulatorischer Vorgänge bei Dysarthrie verwendet wurde (z. B. [61], [364], für einen Überblick s. auch [466]). Eine umfassende Übersicht über die technische Entwicklung und die Einsatzmöglichkeiten der EMA findet sich in van Lieshout [711].

Zungensonografie (Ultrasound tongue imaging, UTI)

Bei der Zungensonografie handelt es sich um ein nicht invasives Verfahren zur Visualisierung von Zungenbewegungen in Echtzeit [44]. Über den Schallkopf eines am Mundboden positionierten Ultraschallgeräts können die Bewegungen der Zunge, z. B. beim Sprechen, erfasst und auf einem Computerbildschirm sichtbar gemacht werden. Mit neueren Methoden können die Bewegungen und Verformungen der Zunge auch in 3D rekonstruiert werden [94]. Die Zungensonografie hat gegenüber anderen Verfahren wie z. B. der EMA den Vorteil, dass nicht nur die Bewegungen der Zungenoberfläche, sondern auch die des Zungenweichgewebes sichtbar gemacht werden können [465]. Aus methodischen Gründen ist es jedoch nicht möglich, Bewegungen der Zungenspitze aufzuzeichnen. Dass der Gaumen und die hintere Rachenwand mit der Methode nicht sichtbar gemacht werden können, verhindert zudem eine Beurteilung der *relativen* Zungenposition [649]. Methodische Erweiterungen des Verfahrens bieten mittlerweile aber die Möglichkeit zur Bestimmung eines Koordinatenraums für die Zungenbewegungen [131]. Der Kontakt des Schallkopfes mit dem Mundboden kann zu einer Beeinträchtigung der Artikulationsbewegungen führen. Anwendungen dieser Methode bei Personen mit Dysarthrie finden sich beispielsweise in Bressmann et al. [96]. Eine aktuelle Übersicht zu den Anwendungsmöglichkeiten der Methode findet sich in Cleland [131].

Echtzeit-Magnetresonanztomografie des Vokaltrakts

Die Echtzeit-Magnetresonanztomografie des Vokaltrakts ist eine relativ junge Methode der Echtzeit-MRT. Sie ermöglicht eine dynamische Darstellung der Bewegungsabläufe beim Sprechen im gesamten Vokaltrakt mit hoher räumlicher und zeitlicher Auflösung [113], [553]. Gegenüber Methoden, die Messpunkte über einzelne Sensoren aufzeichnen, besitzt die Echtzeit-MRT den Vorteil, dass sich alle Strukturen des Vokaltrakts über die Zeit hinweg beobachten lassen. Während der Untersuchung im MRT-Scanner liegen die Probanden auf dem Rücken. Das Sprechen erfolgt ohne mechanische Einwirkung auf die Artikulatoren durch Sensoren (wie bei der EMA) oder durch Druck auf den Mundboden (wie bei der Zungensonografie). Die Sprecher sind keiner Strahlung ausgesetzt. Mittlerweile ist es auch möglich, den Vokaltrakt in 3D darzustellen. Für die Segmentierung und quantitative Analyse der Bilddaten stehen neben manuellen Verfahren auch automatische Verfahren zur Verfügung. Die Methode erlaubt die Synchronisation mit Audiosignalen. Die mit der Methode verbundenen Möglichkeiten der Visualisierung und Quantifizierung von Sprechbewegungen eröffnen gänzlich neue Wege in der klinisch-phonetischen Forschung (z. B. [251]). In der klinischen Diagnostik spielt das Verfahren vor allem wegen des extrem hohen technischen Aufwands und der erheblichen Kosten allerdings noch keine Rolle. Auf der Internetseite des Max-Planck-Instituts für Multidisziplinäre Naturwissenschaften finden sich zahlreiche Beispiele von mit Echtzeit-MRT aufgezeichneten Sprechproben (www.mpinat.mpg.de/626786/real-time-mri#Oropharyngeal).

Elektropalatografie

Für die Beurteilung der Qualität der Konsonantenartikulation sind nicht nur die Pfade von Sprechbewegungen wichtig, sondern auch die bei der Artikulation auftretenden Kontakte zwischen Zunge und Gaumen oder Unter- und Oberlippe. Sie entscheiden z. B. darüber, ob Frikative wie Frikative und Plosive wie Plosive klingen. Einige dieser Aspekte der Artikulation können mit der Methode der Elektropalatografie (EPG) gemessen werden. Die EPG ist ein nicht invasives Verfahren, bei dem eine individuell angepasste Acryl-Gaumenplatte hergestellt wird, in die (je nach Gerätetyp) bis zu 124 kontaktsensitive Elektroden eingegossen sind [380]. Die Elektroden sind über dünne Drähte, die über den Mund des/der Sprechenden herausgeleitet werden, mit einem Computer verbunden. Das Gerät erfasst die Kontaktpunkte der Zunge am harten Gaumen von der alveolaren Zone bis zum palatovelaren Übergang und macht diese in Echtzeit auf einem Computerbildschirm sichtbar (das sog. Palatogramm). Mit der EPG lässt sich allerdings nicht darstellen, welche Teile der Zunge die Kontakte erzeugen. Neuere EPG-Verfahren erlauben eine 3-dimensionale Repräsentation des Gaumens. Auch ist es mit modernen Verfahren möglich, neben den räumlich-zeitlichen Informationen den Druck der Zunge gegen den harten Gaumen zu erfassen [466].

Auch die EPG ist in verschiedenen Studien bereits zur Untersuchung dysarthrischer Störungen eingesetzt worden (für einen Überblick s. [436], [466]). Im klinischen Alltag spielt das Verfahren jedoch bisher nur eine untergeordnete Rolle, was vor allem auf den damit verbundenen zeitlichen, technischen und finanziellen Aufwand zurückzuführen ist.

Ein inhaltlicher Nachteil ergibt sich daraus, dass der Anwendungsbereich der EPG auf Fragen zur lingualen Artikulation beschränkt ist (noch dazu ohne die Kontakte mit dem weichen Gaumen vollständig abzubilden). Schließlich bleibt auch ungewiss, welche Auswirkungen die veränderten räumlichen und sensorischen Bedingungen, die durch das Einsetzen des künstlichen Gaumens gegeben sind, im Einzelfall auf die Artikulation haben. Einen umfassenden Überblick über die Methode bietet Lee [378].

Untersuchung von Kehlkopfbewegungen

Der Kehlkopf ist das am wenigsten zugängliche Sprechorgan, weshalb die Kehlkopfbewegungen auch am schwersten zu beobachten und zu messen sind. Im Vordergrund der Diagnostik von Kehlkopffunktionen stehen Fragen nach der Vollständigkeit der Adduktion, der Spannung der Stimmlippen und der Symmetrie der Stimmlippenschwingung während der Phonationsphasen des

Sprechens. Viele Aspekte der Kehlkopffunktion werden nur indirekt, nämlich anhand von Darstellungen des Verlaufs der Stimmlippenschwingungen erfasst, und dies in der Regel auch nicht während des Sprechens, sondern während Vokalhalteaufgaben.

Laryngoskopie und direkte Glottografie

Im Rahmen einer phoniatrischen Untersuchung kommen unterschiedliche Verfahren der visuellen Beobachtung laryngealer Strukturen und Bewegungen sowie des Schwingungsvorgangs der Stimmlippen zur Anwendung [740]. Die **transorale Laryngoskopie** mit einem starren Endoskop ermöglicht mithilfe von Vergrößerung und Beleuchtung einen detaillierten Blick auf den Kehlkopf und den Hypopharynx in Ruhe und während der Phonation einzelner Vokale (insbesondere des Vokals /i:/). Mit der Methode lassen sich besonders gut Gewebeschädigungen am Kehlkopf erkennen, wie sie z. B. als Folge einer Intubation auftreten können. Das Verfahren ist auch geeignet, um neurologisch bedingte Lage- und Formänderungen, Asymmetrien, Hyperkinesen, Myoklonien oder Tremor der Stimmlippen festzustellen. Lupenlaryngoskopische Untersuchungen haben zu differenzierten Beschreibungen spastischer [457], hypokinetischer [646] oder hyperkinetischer Bewegungsstörungen des Kehlkopfs geführt [531]. Die Nachteile der Methode sind ihre Beschränkung auf nichtsprachliche laryngeale Aktivitäten, eine beschränkte Durchführbarkeit bei starkem Würgreflex und eine unnatürliche Phonationshaltung (Beugung des Nackens nach hinten, Herausstrecken der Zunge; [486]).

Heute stellt die **flexible transnasale Endoskopie** die häufigste Methode zur Inspektion des Kehlkopfs dar [486]. Bei der Methode wird ein dünnes, flexibles Endoskop durch die Nase eingeführt. Dies bringt den Vorteil, dass sich der Kehlkopf nicht nur bei isolierter Phonation, sondern auch während des Sprechens beobachten lässt. Dies kann spezifischen Aufschluss über laryngeale Funktionsstörungen beim Sprechen geben, z. B. darüber, ob ein in Ruhe beobachtbarer Tremor oder Myoklonus auch beim Sprechvorgang persistiert. Die Methode ermöglicht eine natürlichere Untersuchungsposition und sie ist auch bei ausgeprägtem Würgereiz anwendbar [562]. Mithilfe des flexiblen Nasenendoskops lassen sich auch weitere Strukturen der oberen Luftwege betrachten (Nasenhöhle, Rachen und obere Luftröhre).

Laryngoskopische Untersuchungen werden vorzugsweise mittels eines Videoaufnahmesystems für die spätere Analyse und die Dokumentation aufgezeichnet (Videolaryngoskopie). Um die hochfrequenten Stimmlippenschwingungen (die phonatorische Beweglichkeit) sichtbar zu machen, können Laryngoskope mit einer Stroboskoplichtquelle kombiniert werden. Die **Laryngostroboskopie** zeigt den Schwingungsablauf in einer „Pseudo-Zeitlupe“ und macht organische und funktionelle Beeinträchtigungen wie Unregelmäßigkeiten oder Asymmetrien im Schwingungsverhalten oder die Form und Vollständigkeit des Glottisschlusses sichtbar [562][4]. Allerdings ist die Methode bei schwereren Dysphonien nicht einsetzbar, da das Stroboskopprinzip an eine strenge Periodizität der Stimmlippenschwingungen geknüpft ist. In diesen Fällen kann eine **Hochgeschwindigkeitsglottografie** zum Einsatz kommen, die die Stimmlippenschwingungen in Echtzeit (4000–8000 Bilder/s) aufzeichnet und damit den „wahren“ Schwingungsablauf darstellt [497]. Die Hochgeschwindigkeitsglottografie kann auch für die sog. Videokymografie genutzt werden. Das Verfahren eignet sich besonders für die Darstellung der Symmetrie des Schwingungsverhaltens beider Stimmlippen. In Deutschland ist die Hochgeschwindigkeitsglottografie bislang allerdings noch nicht Gegenstand der phoniatrischen Routinediagnostik [65]. Eine Übersicht und Bewertung moderner bildgebender Verfahren in der Stimmfunktionsdiagnostik findet sich beispielsweise in Richter [562].

Elektroglottografie

Eine nicht invasive Methode, mit der sich die Bewegungen der Stimmlippen bei der Phonation qualitativ und quantitativ analysieren lassen, ist die Elektroglottografie (EEG; [121]). Dabei werden

---

[4] Bei der Stroboskopie werden durch kurze Belichtung Bilder der Stimmlippen in verschiedenen Phasen aufeinanderfolgender Schwingungszyklen aufgenommen. Das aus den Einzelbildern rekonstruierte Videobild ist eine Simulation der vibrierenden Stimmlippen in Zeitlupe.

zwei Oberflächenelektroden an der Hautoberfläche zu beiden Seiten des Schildknorpels platziert. Bei geschlossener Glottis kann zwischen den beiden Elektroden ein schwacher hochfrequenter Strom fließen. Je mehr sich die Glottis öffnet, desto geringer wird der Stromfluss. Auf diese Weise wird ein visuelles Signal erzeugt, das Rückschlüsse auf die Form und die Frequenz der Stimmlippenschwingungen erlaubt und die Berechnung einiger Stimmparameter ermöglicht, z. B. die Grundfrequenz oder auch Irregularitäten der Grundfrequenz, den sog. Jitter (S. 134). Zwischen diesen Parametern und den tatsächlichen physiologischen Vorgängen am Kehlkopf besteht allerdings nur ein indirekter Zusammenhang. Wichtige Details, z. B. die Frage, ob und in welchem Teil es zu einem Stimmlippenschluss kommt, lassen sich aus dem EGG-Signal nicht ableiten [65]. Es wurden bereits einige Anwendungen auf neurologisch bedingte Dysphonien beschrieben [271], [350], [544].

Messung von Atmungsbewegungen

Ein besonderes Messproblem bietet die Erfassung der Bewegungsfunktionen der Sprechatmung, da die respiratorische muskuläre Aktivität auf viele verschiedene und noch dazu wenig zugängliche Muskelgruppen verteilt ist. Für spezifische pulmonologische Fragestellungen, die differenzialdiagnostisch relevant sein können, eignen sich bildgebende Untersuchungen von Thorax und Zwerchfell, z. B. mittels Sonografie, Computertomografie oder Magnetresonanztomografie [133], [369].

Was der Bewegungsmessung leichter zugänglich ist, sind die indirekten Auswirkungen der Aktivität dieser Muskeln, nämlich die Anhebung und Absenkung von Thorax und Abdomen bei der Ein- und Ausatmung. Diese lassen sich durch Dehnungsmessstreifen (**induktive Plethysmografie**) oder durch ventral und dorsal angebrachte Magnetspulen (**Magnetometrie**) messen [281]. Mit beiden Verfahren können unabhängig voneinander die Veränderungen von Brust- und Bauchumfang und damit indirekt die abdominalen und thorakalen Volumenänderungen bei der Ein- und Ausatmung gemessen werden. Mit dieser Methode wurden beispielsweise die Sprech- und Ruheatmungsmuster von Patient*innen mit Parkinson-Erkrankung [714] oder mit zerebellär bedingten Dysarthrien [467] untersucht. Für genauere Messungen von Volumenänderungen während der Atmung haben sich mittlerweile **optoelektronische plethysmografische Methoden** etabliert, bei welchen die Bewegungen von reflektierenden Markern auf Thorax und Abdomen analysiert werden [429]. Die optoelektronische Plethysmografie hat den Vorteil, dass sich mit ihr auch Seitenunterschiede, z. B. bei einseitiger oder asymmetrischer Zwerchfellschwäche, erfassen lassen [85], [196].

Messung von aerodynamischen Parametern des Sprechvorgangs

Die Fähigkeit zu sprechen beruht maßgeblich auf aerodynamischen Kopplungen (S. 34) zwischen dem respiratorischen, phonatorischen und artikulatorischen System (s. auch ▶ Abb. 2.4), und alle bewegungsphysiologisch begründeten therapeutischen Ansätze müssen diese Zusammenhänge berücksichtigen (Kap. 12). Liegt der Verdacht einer eingeschränkten Atemfunktion vor, ist es wichtig, genaueren Aufschluss über die zugrundeliegenden respiratorischen bzw. aerodynamischen Bedingungen zu erhalten.

Es existiert eine Vielzahl von Systemen, mit welchen sich aerodynamische Messungen zur Bestimmung der Lungenfunktion durchführen lassen [281]. Mit der **Spirometrie** lassen sich statische und dynamische (d. h. vom zeitlichen Verlauf abhängige) Lungenfunktionsparameter unter Ruhebedingungen und bei forcierter Atmung bestimmen. Zu den Messparametern zählen Atemstromstärken und -volumina sowie zahlreiche daraus abgeleitete Parameter. Die spirometrischen Messungen werden entweder mit Volumenflusssensoren oder mit Strömungssensoren (z. B. über sog. **Pneumotachografen**) durchgeführt [144]. Für die Messung wird die Nase mit einer Nasenklammer verschlossen. Die Patient*innen nehmen ein Mundstück zwischen die Zähne und umschließen es fest mit den Lippen. Ein Nachteil ist, dass bei Personen mit eingeschränktem Lippenschluss (beispielsweise aufgrund einer Fazialisparese) ein Luftverlust entstehen kann, der die Messwerte verfälscht.

Ein wichtiges Lungenfunktionsmaß stellt die Vitalkapazität dar. Sie ist definiert als die Volumendifferenz zwischen maximaler Einatmung und maximaler Ausatmung (bis zum Residualvolumen; s. ▶ Abb. 2.1). Eine verminderte Vitalkapazität gibt Hinweise auf ein vermindertes Lungenvolumen. Um die Funktion des Zwerchfells spezifisch zu erfassen, wird vorgeschlagen, Messungen der Vitalkapazität im Liegen und in aufrechter Position durchzuführen. Beim Vorliegen einer Zwerchfellparese sind die Messwerte in liegender Position um bis zu 50% geringer als bei einer aufrechten Messung [220].

Es existieren auch Methoden, mit denen sich aerodynamische Parameter bei der Phonation (/a:/) und bei der Produktion von Silbenfolgen (z. B. /papapa…/) messen lassen. Das Phonatory Aerodynamic System der Firma Pentax Medical erfasst neben akustischen Maßen (z. B. Schalldruck, Grundfrequenz) auch aerodynamische Parameter wie beispielsweise die maximale und die durchschnittliche exspiratorische Strömungsgeschwindigkeit, das exspiratorische Volumen während der Phonation und den intraoralen Luftdruck bei der Produktion des Plosivs /p:/ [793]. Solche Messungen werden mit einer Gesichtsmaske durchgeführt, was manche Patient*innen allerdings als unangenehm empfinden.

Mit der Pressure-Flow-Methode kann der intraorale Luftdruck bei der Produktion von Plosiven und Frikativen mithilfe dünner, flexibler Katheter gemessen werden, die hinter den interessierenden Artikulatoren platziert werden und die mit einem Pneumotachografen sowie einem Differenzdruckwandler verbunden sind [771]. Ein Nachteil der Methode ist, dass die Platzierung der Katheter mit den Artikulationsbewegungen interferieren kann. Am zuverlässigsten lassen sich bilabiale Plosive messen; alveolare und velare Plosive sind, wie auch die Frikative, schwerer mit der Methode zu erfassen. Der nasale Luftdruck bei der Produktion von Nasalen (oder von oralen Lauten bei bestehender Hypernasalität) kann über Katheter bestimmt werden, die im vorderen Bereich der Nase platziert werden. Das Verfahren ist für die Anwendung bei sprechmotorischen Störungen erprobt [772].

Zusatzinfo

Welchen Stellenwert haben apparative Methoden in der klinischen Dysarthriediagnostik?

Die Aufeinanderfolge der Symptomebenen in ▶ Abb. 8.1 suggeriert, dass Dysarthriediagnostik auf einer Ebene nahe an der Störungsursache ansetzen sollte. Die akustischen und auditiven Merkmale repräsentieren schließlich nur oberflächliche Symptome, während elektrophysiologische oder kinematische Parameter die Bewegungsstörung direkt erfassen. Tatsächlich leisten apparative Methoden einen relevanten Beitrag zur physiologischen Aufklärung der hörbaren Eigenschaften von Dysarthrien. Sie können zur Beantwortung von klinischen Detailfragen herangezogen werden und sie sind unverzichtbar für die neurophonetische Forschung und das damit verbundene Verständnis der pathophysiologischen Grundlagen von Dysarthrien. Als Routineanwendungen in der klinischen Diagnostik von Dysarthrien haben sich die Methoden mit wenigen Ausnahmen bislang allerdings nicht durchgesetzt. Warum ist das so?

In den meisten Fällen überwiegen die Nachteile von apparativen Verfahren bislang ihren klinischen Nutzen. Zu den offensichtlichsten Nachteilen zählen ein häufig sehr hoher technischer Aufwand und erhebliche Anschaffungs- und Betriebskosten. Auch ist die Anwendung apparativer Methoden in der Regel zeitaufwendig und kann für Patient*innen belastend sein. Die sachgemäße Durchführung der Verfahren und die angemessene Interpretation der Ergebnisse erfordern ein hohes Maß an fachlicher Expertise, die nicht in jeder Klinik oder Praxis vorhanden ist.

Die Methoden sind jedoch auch mit einer Reihe von inhaltlichen Einschränkungen behaftet. Die Erwartung, dass sich aus der Kenntnis pathophysiologischer Mechanismen auditive Merkmale oder der Schweregrad der Sprechstörung ableiten lassen, erfüllt sich mit den beschriebenen Methoden zumeist nicht. Das liegt daran, dass die Beziehungen zwischen den aufeinanderfolgenden Symptomebenen so komplex sind, dass es nicht möglich ist, akustische oder auditive Merkmale aus physiologischen Daten vorherzusagen. Beispielsweise lässt die Geschwindigkeit von Lippenbewegungen keine Rückschlüsse auf den (hörbaren) Schweregrad einer Sprechstörung oder die Verständlichkeit der betroffenen Person zu, und auch die Messung von Muskelkräften erlaubt keine zuverlässigen Rückschlüsse auf das Ausmaß einer möglichen dysarthrischen Störung. Für viele Bewegungsparameter gibt es im Übrigen noch gar keine hinreichenden Kenntnisse darüber, was als normal oder als pathologisch einzustufen ist.

Daneben gibt es wichtige Gründe, warum in der klinischen Diagnostik Verfahren bevorzugt werden, die sich auf die Oberfläche der akustischen und hörbaren Dysarthriemerkmale beziehen. Einer dieser Gründe ist, dass die Bewegungsziele des Sprechens akustischer und auditiver Natur sind (Kap. 2.4), und dass Bewegungsparameter selbst unter ungestörten Bedingungen eine hohe Variabilität besitzen. Da das „Sprechwerkzeug" in seiner Funktion und im Zusammenspiel seiner Komponenten so komplex ist, liefert gerade das hörbare oder akustisch messbare Ergebnis all dieser Vorgänge klinisch bedeutsame Informationen. Dies gilt umso mehr, als akustische und auditive Verfahren – anders als viele apparative Verfahren, die überwiegend nur in Ruhe oder bei nichtsprachlichen Aufgaben angewendet werden können – den Sprechbewegungsapparat in der Aktion des Sprechens und damit unter relativ natürlichen Bedingungen untersuchen. Untersuchungen des Sprechens lassen sich also nicht durch eine apparative Diagnostik ersetzen, sondern höchstens ergänzen.

8.1.2 Akustische Analyseverfahren

Das aus den aerodynamischen Vorgängen bei der Phonation und Artikulation resultierende Schallereignis kann durch ein Mikrofon aufgenommen und in ein elektrisches Signal umgewandelt werden. Aus diesem Signal können mit Methoden der akustischen Signalanalyse Parameter extrahiert werden, die die akustische Qualität sprachlicher Äußerungen charakterisieren. Akustische Verfahren messen also nicht den Vorgang des Sprechens selbst, sondern das flüchtige Ergebnis dieses Vorgangs, den Sprachschall. Wie in Kap. 2 dargestellt, bildet das phonologisch interpretierbare akustische Signal die „Zielgröße" des Sprechvorgangs. Aus akustischen Messungen lassen sich Rückschlüsse darauf ziehen, ob und in welchem Maße eine Person mit Dysarthrie diese Ziele erreicht hat [602].

Wichtige Basisparameter der akustischen Phonetik sind Grundfrequenz und Schallpegel, die Dauern von Silben, Segmenten oder von noch kleineren Einheiten, die Resonanzfrequenzen von Vokalen oder die spektralen Eigenschaften des Stimmtons oder von Friktionsgeräuschen. Durch die Messung der Veränderung von Zeit-, Frequenz- und Intensitätsparametern im Verlauf einer Äußerung lassen sich außerdem auch prosodische Merkmale (S. 36) erfassen.

Für die Beschreibung von Dysarthrien wurde eine Vielzahl von akustischen Messparametern vorgeschlagen (z. B. [329], [332], [732]) und ihr Potenzial als Korrelate der Wahrnehmungsbeurteilungen von Störungsqualitäten, Dysarthrietyp und Verständlichkeit ausgelotet. Der folgende Abschnitt führt in einige wichtige Aspekte der akustischen Analyse ein und gibt einen Überblick über verschiedene akustische Standardparameter. Neben den Möglichkeiten, die die Verfahren für die Diagnostik von Dysarthrien bieten, werden auch Grenzen und häufige Fallstricke erörtert.

Technische Voraussetzungen

Die Aufzeichnung des Sprachsignals erfolgt über ein Mikrofon, das über den Mikrofoneingang oder über einen USB-Eingang des Aufnahmegerätes (Computer, digitaler Recorder) angeschlossen wird. Für hochwertige Sprachaufnahmen empfehlen Rusz et al. die Verwendung eines Headset-Kondensatormikrofons mit Kugelcharakteristik [578]. Das Mikrofon sollte über einen möglichst großen Frequenzbereich (60 Hz–8 kHz) eine annähernd lineare Charakteristik (± 3 dB) besitzen (ebd.). Allerdings sind auch höhere Frequenzgänge (> 8 kHz) durchaus verbreitet und sinnvoll. Um Luftstromgeräusche zu vermeiden, sollte das Headsetmikrofon seitlich (in einem Winkel von ca. 45–90° zur Mundöffnung) positioniert werden. Die durch starke Luftdruckänderungen bei der Plosivartikulation erzeugten Popgeräusche können mithilfe eines Popschutzes reduziert werden. Der Mikrofonabstand zum Mund sollte ca. 4–10 cm betragen und innerhalb einer Sprachaufnahme sowie zwischen den Aufnahmen möglichst konstant bleiben.

Als Referenzwert für die digitale Aufzeichnung, d. h. die Anzahl der aufgezeichneten Signalwerte pro Sekunde, ist eine Frequenz von 44,1 kHz bei einem Dynamikbereich von 16-bit etabliert.

Es ist zu beachten, dass sich auch die akustischen Raumbedingungen, wie Schallreflektionen an Wänden, und Umgebungsgeräusche auf das Sprachsignal auswirken. Je differenzierter die geplanten Analysen sind, desto mehr Wert muss auf die akustische Qualität der Aufnahme gelegt werden. Spektrale Analysen der Stimmqualität oder der Formantfrequenzen beispielsweise erfordern, dass die Aufnahmen in einem schallgedämmten Raum durchgeführt werden, während es für die Bestimmung robusterer Parameter, wie dem Sprechtempo, genügt, in einem ruhigen Raum mit geringem Hall zu untersuchen.

Akustische Analysen werden mittlerweile fast ausschließlich digital mithilfe von Computern durchgeführt. Es gibt zahlreiche Software-Angebote für die Aufzeichnung und Analyse von Sprachsignalen. Einige frei erhältliche Systeme sind für vielfältige Anwendungen geeignet, setzen aber Kenntnisse in akustischer Phonetik voraus (z. B. die Systeme WASP (www.phon.ucl.ac.uk/resource/sfs/wasp) und PRAAT (www.fon.hum.uva.nl/praat).

Für Einsteiger empfiehlt sich z. B. das deutschsprachige Handbuch „Phonetische Analysen mit Praat", das grundlegend und kleinschrittig in die Anwendung von Praat einführt [433].

Mit den Aachener Materialien zur Diagnostik neurogener Sprechstörungen (AMDNS) steht ein frei erhältliches Computerprogramm zur Verfügung, das in weiten Teilen auf akustischen Analysen beruht (s. Exkurs Aachener Materialien zur Diagnostik neurogener Sprechstörungen (AMDNS) (S. 139).

Daneben gibt es kommerzielle Systeme mit integrierten akustischen Analyseprogrammen, die für klinische Anwendungen spezialisiert sind, wie die Systeme Visipitch und Computerized Speech Lab der Firma Pentax Medical oder lingWAVES der Firma Wevosys. Die Systeme setzen allerdings teilweise spezielle Hardwarekomponenten voraus und sind um ein Vielfaches teurer als Lösungen mit frei erhältlicher Software.

Sprachsignal

▶ Abb. 8.2 zeigt das Sprachsignal für eine Satzäußerung eines Patienten mit zentral-paretischer Dysarthrie (rechts) im Vergleich mit der Äußerung

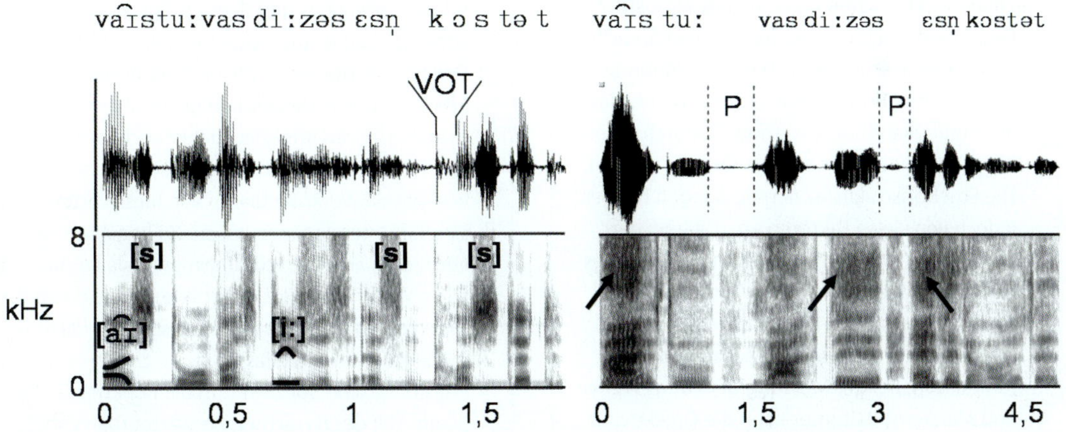

Abb. 8.2 Oszillogramm (oben) und Sonagramm (unten). Gesprochen wird der Testsatz: „Weißt du, was dieses Essen kostet?" [785]. *Links*: männlicher Sprecher ohne Sprechstörung. *Rechts*: männlicher Patient mit spastischer Dysarthrie nach schwerem Schädel-Hirn-Trauma. Im linken Oszillogramm ist die Voice Onset Time (VOT) für den Plosiv [k] markiert, im rechten Oszillogramm sind zwei Einatmungspausen gekennzeichnet („P"). In den beiden Sonagrammen ist die Energieverteilung zwischen 0 und 8 kHz dargestellt. Im linken Sonagramm sind die beiden ersten Formanten des Diphthongs [aɪ] und des Vokals [i:] durch Linien hervorgehoben. Bei den stimmlosen Frikativen (Beispiele durch [s] markiert) ist die Energiekonzentration im Spektralbereich über 4 kHz deutlich zu erkennen. Im Sonagramm des Patienten zeigt sich starke Geräuschenergie auch bei den Vokalen (Pfeile), was auf eine sehr geräuschhafte (gepresst-raue) Stimme hinweist. Dagegen zeigt sich kaum Friktionsenergie, stimmlose Frikative fehlen fast vollständig. Die Satzdauer beträgt im linken Beispiel 1,8 Sekunden, das entspricht fünf Silben pro Sekunde. Die Äußerung des Patienten ist mit 4,8 Sekunden deutlich länger, das Sprechtempo ist also stark verlangsamt (ca.1,9 Silben pro Sekunde).

eines gesunden Sprechers (links), dargestellt im Oszillogramm (oben) und im Sonagramm (unten).

Das **Oszillogramm** stellt die Schalldruckkurve im Zeitverlauf dar und lässt harmonische (d. h. stimmhafte) Signalanteile wie Vokale und Nasale, geräuschhafte Anteile (Frikative) oder Sprechpausen bzw. Verschlussphasen von Plosiven voneinander unterscheiden. Im **Sonagramm** wird die Signalenergie durch unterschiedliche Schwärzungsgrade über die Frequenz (senkrechte Achse) und im Zeitverlauf (waagrechte Achse) dargestellt. Dabei zeigen sich die harmonischen Signalanteile durch Schwärzung im unteren Bereich des Frequenzspektrums, mit den charakteristischen Formantverläufen für die Vokale. Frikative sind durch Geräuschenergie im oberen Bereich des Frequenzspektrums charakterisiert. Phonetisch geschulte Personen können aus dieser Darstellung noch eine Reihe weiterer Merkmale des Sprachschalls ablesen. Für die klinische Diagnostik kommt es darauf an, aus Oszillogramm und Sonagramm Parameter zu extrahieren, die sich zur Quantifizierung dysarthrischer Symptome eignen.

Zusatzinfo

Was erwarten wir von akustischen Parametern in der klinischen Dysarthriediagnostik?

- **Objektivität.** Mithilfe der akustischen Sprachschallanalyse sollen die subjektiven Befunde auditiver Diagnostikverfahren (S. 141) objektiviert und quantifiziert werden. Dadurch sollen diagnostische Aussagen zuverlässiger werden. Die Ergebnisse akustischer Messungen hängen jedoch von vielen Faktoren ab, u. a. von der Qualität der Aufnahme und vom Berechnungsalgorithmus des jeweiligen Analyseinstruments. Ungeeignete Einstellungen von Analyseparametern können zu Messartefakten führen (z. B. bei der Messung der F0 bei Frauen und Männern). Mitunter kann die Objektivität der Messung aber auch durch die Merkmale einer Dysarthrie selbst eingeschränkt sein, nämlich dann, wenn die Störungen so schwer ausgeprägt sind, dass die akustischen Analysealgorithmen versagen. Objektive Messergebnisse setzen voraus, dass die Parameter ausreichend robust und reliabel sind.
- **Sensitivität.** Akustische Messungen sind sensitiver als das menschliche Ohr. Sie ermöglichen es, auch geringfügige Veränderungen im Sprachsignal zu erfassen und zu quantifizieren. Mit akustischen Messungen können beispielsweise dezente Verbesserungen im Therapieverlauf dokumentiert werden, die sich in den relativ grob skalierten Bewertungskategorien auditiver Verfahren womöglich nicht widerspiegeln [602]. Bei neurodegenerativen Erkrankungen wie beispielsweise der Parkinson-Krankheit, in deren Verlauf sich mit hoher Wahrscheinlichkeit Sprechstörungen ausprägen, lassen sich mithilfe akustischer Messungen mitunter sogar präklinische Anzeichen einer sprechmotorischen Störung erkennen [630].
- **Perzeptuelle Validität.** Der Wert eines akustischen Parameters misst sich immer auch daran, wie gut er mit auditiven Bewertungen eines Störungsmerkmals korrespondiert. Parameter, die sich nicht auf hörbare Störungsmerkmale abbilden, besitzen keine ökologische Validität – d. h. wir wissen nicht genau, ob die gemessenen Änderungen überhaupt eine Bedeutung für die Wahrnehmungsqualität des Sprechens und damit möglicherweise kommunikative Konsequenzen haben [402]. Der oben formulierte Vorteil einer besseren Sensitivität von akustischen gegenüber subjektiven Verfahren impliziert daher auch, dass Untersucher*innen sehr genau wissen müssen, wie sich die Veränderungen von Messwerten sinnhaft interpretieren lassen. Zu beachten ist auch, dass auditive Störungsmerkmale komplexe Wahrnehmungskonstrukte sind, die sich selten durch einen einzigen akustischen Parameter quantifizieren lassen.
- **Physiologische Spezifität.** In der Funktionsdiagnostik der Dysarthrien erwartet man von akustischen Parametern, dass sie möglichst spezifisch auf sprechmotorische Defizite hinweisen. Physiologische Spezifität ist bei akustischen Parametern allerdings nur eingeschränkt möglich, da das Sprachsignal als Endresultat des Sprechvorgangs die Bewegungen aller beteiligten Organe untrennbar in sich vereint. Rhythmische Schwankungen des Schall-

pegels bei einem angehaltenen Vokal können beispielsweise aus einem Tremor der Atmungsmuskeln, der Stimmlippen, des Gaumensegels oder des Kiefers bzw. der Zunge resultieren – dem Sprachsignal ist nicht anzusehen, welches Organ die Oszillationen der Schallenergie verursacht. Allerdings lässt sich durch geeignete Aufgabenstellungen oder durch geeignetes Sprachmaterial die Spezifität akustischer Parameter in einigen Fällen erhöhen.

Sprech- und Artikulationstempo

Der eindrücklichste Unterschied der beiden Äußerungen in ▶ Abb. 8.2 betrifft das Sprechtempo, gemessen durch die Gesamtdauern der beiden 9-silbigen Sätze (Sprechrate = Anzahl Silben / Gesamtdauer der Äußerung). Das **Sprechtempo** des Patienten beträgt etwa zwei Silben/s, gegenüber fünf Silben/s bei dem gesunden Vergleichssprecher. Durch diesen sehr einfach bestimmbaren und robusten Parameter lässt sich eines der wichtigsten Dysarthriemerkmale, die Verlangsamung des Sprechens, zuverlässig messen. ▶ Abb. 8.3 zeigt, wie sich die Sprechtemporaten einer großen Gruppe von dysarthrischen Patient*innen im Vergleich mit gesunden Personen verteilen und wie die beiden Sprechproben aus ▶ Abb. 8.2 in dieser Verteilung abgebildet werden.

Im Sonagramm in ▶ Abb. 8.2 ist bei genauerem Hinsehen erkennbar, dass die Verlangsamung des Patienten einerseits durch gedehnte Lautübergänge bedingt ist (das zeigen die dunkel abgebildeten Formantverläufe), andererseits auch durch die Sprechpausen zwischen einzelnen Silben. Diese beiden Komponenten der Verlangsamung – verlangsamtes Artikulieren und unflüssiges, durch Pausen unterbrochenes Sprechen – lassen sich in einem globalen Maß der mittleren Silbenrate nicht voneinander trennen. Dazu sind aufwendigere Auswertungsschritte erforderlich, mit denen Artikulations- und Pausenzeiten separat erfasst werden. Das Tempomaß, das sich ausschließlich auf der Grundlage von gesprochenen Intervallen berechnet, wird als **Artikulationstempo** bezeichnet (Artikulationsrate = Anzahl Silben / Gesamtdauer der gesprochenen Intervalle). Setzt man Sprech- und Artikulationstempo miteinander ins Verhältnis, so lässt sich daraus auch ein einfacher prosodischer Parameter, der sogenannte **Redeflussquotient**, berechnen (Redeflussquotient = (Artikulationsrate – Sprechrate) / Artikulationsrate). Er ist ein Maß für den Grad von Redeunflüssigkeiten (z. B. Pausen und Zögerphänomene) in den sprachlichen Äußerungen.

Schallpegel

Der Schallpegel ist ein akustisches Maß für die Sprechlautstärke. Der Schallpegel des Sprachsignals einer Äußerung ist am höchsten für die beton-

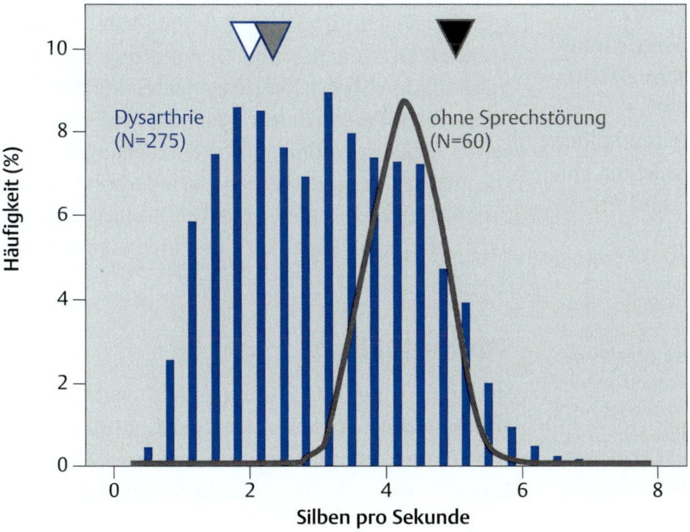

Abb. 8.3 Sprechtempo. Verteilung der Silbenraten für eine Gruppe von 275 Personen mit Dysarthrie (senkrechte Balken) und eine Kontrollgruppe von 60 Personen ohne Sprechstörung (Glockenkurve). Die Mehrzahl der Patient*innen ist im Vergleich zu den gesunden Proband*innen deutlich verlangsamt, nur wenige Patient*innen haben eine erhöhte Silbenrate. Das weiße Dreieck am Oberrand der Grafik zeigt das mittlere Sprechtempo des in ▶ Abb. 8.2 (*rechts*) dargestellten Patienten, das hellgraue Dreieck den gleichen Patienten nach 5-wöchiger Therapie. Das schwarze Dreieck zeigt den Kontrollsprecher aus ▶ Abb. 8.2 (*links*).

ten Vokale und erreicht ein Minimum während Sprechpausen oder während der Verschlussphasen von Plosiven. Absolute Pegelmessungen sind nur mit einem kalibrierten Schallpegelmesser möglich. Nichtkalibrierte Schallpegelmessgeräte bzw. computerbasierte Analyseverfahren liefern dagegen nur relative Schallpegelwerte, die durch die elektronischen Eigenschaften der verwendeten Geräte (Mikrofon, Computer) beeinflusst sind. Außerdem hängen die Messwerte entscheidend vom Mikrofonabstand ab. Sollen also die (relativen) Schallpegel verschiedener Patient*innen miteinander verglichen oder Verlaufsmessungen durchgeführt werden, muss für alle Messungen die gleiche apparative Ausstattung verwendet und die Mikrofonaussteuerung sowie der Mund-Mikrofon-Abstand konstant gehalten werden [578].[5]

Die apparative Messung des Schallpegels während des Sprechens hat mit der Verbreitung des Lee Silverman Voice Treatment – LSVT (S. 231) – an Bedeutung gewonnen, da bei diesem Therapieverfahren der Lautstärkekontrolle eine Schlüsselrolle zukommt [588].

Grundfrequenz

Die Sprechstimmlage einer Person wird durch die mittlere Grundfrequenz der stimmhaften Anteile des Sprachsignals bestimmt. Die Grundfrequenz (F0) steht in direktem Zusammenhang mit der Frequenz der Stimmlippenschwingungen und ist ein wichtiger Index der wahrgenommenen Tonhöhe. Sie lässt sich relativ sicher bestimmen, sofern nicht eine schwere Stimmstörung mit einer stark aperiodischen oder sehr geräuschhaften Sprechstimme vorliegt, da in diesen Fällen die Analysealgorithmen versagen können. Um repräsentative Werte für die mittlere Grundfrequenz zu erhalten, sollten längere Sprachäußerungen in die Auswertung einbezogen werden. Vokalhalteaufgaben sind für die Bestimmung der Sprechstimmlage weniger gut geeignet, da Sprecher*innen für solche Aufgaben typischerweise ein spezifisches laryngeales „Setting“ wählen. So liegt die Tonhöhe bei Vokalhalteaufgaben gewöhnlich 1–2 Halbtöne über der Sprechstimmlage.

Veränderungen der Sprechstimmlage können u. a. als Folge einer Veränderung der laryngealen Tonusregulation (S. 23) auftreten. Duffy erwähnt eine Absenkung der Sprechstimmlage als charakteristisches Merkmal der spastischen (zentral-paretischen) Dysarthrie [175]. Nach eigenen Erfahrungen tritt eine tiefe Stimme aber auch bei (vor allem weiblichen) Patient*innen mit einer peripher-paretischen Dysarthrie auf, während durch laryngeale Tonuserhöhung bei zentral-paretischer Dysarthrie (S. 82) ein Ansteigen der Sprechstimmlage eintreten kann. Bei Männern scheint eine Absenkung der Sprechstimmlage unter den Normbereich seltener vorzukommen als eine Anhebung, während bei Frauen Änderungen in beide Richtungen auftreten (▶ Abb. 8.4).

Da die Sprechstimmlagen neurologisch gesunder Personen über einen relativ breiten Frequenzbereich streuen, sind Abweichungen, die diesen Bereich überschreiten, bei Personen mit Dysarthrie insgesamt nicht sehr häufig (▶ Abb. 8.4). Für die Beurteilung, ob eine Veränderung der Sprechstimmlage stattgefunden hat, wäre es wichtig, die Stimmlage des Patienten oder der Patientin vor der Erkrankung zu kennen. Dies ist meist nicht der Fall. Durch die Nutzung von Smartphones liegen heutzutage jedoch immer häufiger gespeicherte Sprachaufzeichnungen (z. B. mündliche Sprachnachrichten) vor, die eine Orientierung bzgl. der prämorbiden Sprechstimmlage bieten können. Zudem sollten Personen mit Dysarthrie stets zu subjektiv wahrgenommenen Veränderungen der Stimmlage befragt werden. Wiederholte akustische Messungen der Sprechstimmlage können dazu beitragen, den Verlauf einer neurogenen Stimmstörung zu dokumentieren.

Stimmqualität

Hinter dem Begriff „Stimmqualität“ verbirgt sich ein mehrdimensionales Konstrukt. Mithilfe von akustischen Analysen versucht man, verschiedene Aspekte, die mit den Wahrnehmungsqualitäten

---

[5] Der gemessene Schallpegel hängt ferner auch davon ab, wie die verschiedenen Frequenzanteile des Sprachschalls bewertet und über welches Zeitfenster die Schallpegelwerte integriert werden. Zur Pegelbestimmung können unterschiedliche Frequenzbereiche verschieden gewichtet werden. Üblicherweise wird auf Schallpegelmessern die sogenannte „A-Einstellung“ gewählt, das ist eine Frequenzbewertung, die der frequenzabhängigen Empfindlichkeit des Gehörs ungefähr entspricht.

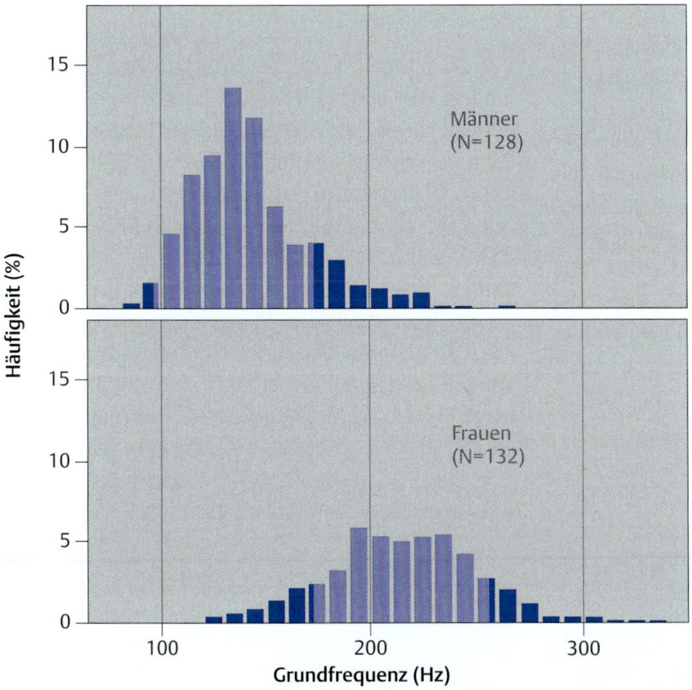

Abb. 8.4 Sprechstimmlage. Verteilung der mittleren Grundfrequenz für 260 Personen mit Dysarthrie anhand von fünf Testsätzen [785]. Die Wertebereiche für hirngesunde Proband*innen (26 Männer, 24 Frauen) sind durch hellere Balken markiert. Die meisten Patient*innen liegen mit ihren Tonhöhenwerten innerhalb des Bereichs der gesunden Kontrollpersonen. Bei den männlichen Personen mit Dysarthrie treten nahezu ausschließlich Abweichungen nach oben auf, bei den weiblichen Personen mit Dysarthrie gibt es Abweichungen nach oben wie unten.

veränderter Stimmqualität korrelieren, zu quantifizieren [774]. Die Messung von Stimmqualitätsparametern erfolgt typischerweise über Vokalhalteaufgaben [65]. Der Patient bzw. die Patientin wird dafür aufgefordert, einen Vokal – meist den Vokal /a/ – über mehrere Sekunden konstant zu halten. Es wurde bereits erwähnt, dass diese Aufgabenstellung ein besonderes laryngeales Setting evoziert, das für den eigentlichen Sprechvorgang nicht typisch ist. Dennoch geht man davon aus, dass die aus diesem Aufgabentyp gewonnenen akustischen Maße auch weitgehend repräsentativ für die Störungen der Stimmqualität beim Sprechen sind [515].

Die verschiedenen Algorithmen der Stimmqualitätsmessung zielen in erster Linie darauf ab, die geräuschhaften Anteile des Sprachsignals zu messen und Irregularitäten in der Dauer (sog. Jitter) oder der Amplitude (sog. Shimmer) in den Grundperioden des Oszillogramms zu erfassen. Die Harmonic-to-Noise Ratio (HNR) misst das Verhältnis zwischen periodischen (harmonischen) und nichtperiodischen Schallkomponenten und quantifiziert damit den Rauschanteil im Stimmsignal (das inverse Maß zur HNR ist die Noise-to-Harmonic Ratio, die sog. NHR). Auf diese Weise sollen akustische Korrelate von Wahrnehmungsqualitäten wie behaucht, rau, gepresst, heiser etc. extrahiert und quantifiziert werden [774]. Die Messung der genannten Parameter wird allerdings nur für höchstens mittelgradig auffällige Stimmen empfohlen [65]. Auch existieren bislang keine allgemein anerkannten Normwerte für die Stimmqualitätsparameter wie Jitter, Shimmer und HNR bzw. hängen berichtete Normwerte von der jeweils verwendeten Software ab. Als ein vielversprechendes und robusteres Maß für die Stimmqualitätsmessung, das sich auch anhand von Sprechaufgaben bestimmen lässt, wird mittlerweile die sog. Cepstral Peak Prominence (CPP) bzw. die Smoothed Cepstral Peak Prominence (CPPS) beschrieben [520]. Die klinische Anwendung der CPP ist allerdings auch noch durch ein Fehlen von verlässlichen Normwerten erschwert [470].

Für klinische Anwender*innen ist es schwer, aus dem großen Angebot an Parametern die für ihre Fragestellungen geeigneten auszuwählen. Kommerzielle Analysesysteme wie z. B. das Computerized Speech Lab (CSL) der Firma Pentax Medical, bieten einen festen Satz von Stimmqualitätsparametern für halbautomatisierte Standardanalysen an. Das in CSL implementierte Multi-Dimensional Voice Program (MDVP) etwa umfasst 30 Stimmparameter, deren Spezifität im Einzelnen allerdings noch nicht empirisch geklärt ist [24]. Es gibt dennoch zahlreiche Studien zu neurogenen Stimmstörungen verschiedener Ätiologien, in denen MDVP-Parameter verwendet wurden (für einen Überblick s. [125]). Empfehlungen und Protokollbögen zu technischen Aspekten, Aufgabenstellungen und Analysemethoden u. a. für die akustische Analyse der Stimmqualität bietet die American Speech-Language-Hearing Association [520]. Aktuelle Leitlinienempfehlungen europäischer phoniatrischer Gesellschaften zur Stimmqualitätsmessung finden sich in [377].

Stimmstabilität

Personen mit Dysarthrie, insbesondere mit einer ataktischen oder einer hyperkinetischen mit Dysarthrie, zeigen oft Merkmale einer Instabilität der Stimme, wie abrupte Änderungen der Stimmqualität, unkontrollierte Schwankungen der Tonhöhe oder der Lautstärke oder plötzliche Stimmabbrüche. Weitere Instabilitätszeichen sind der Stimmtremor oder auch beispielsweise das „Sinking-Pitch“-Phänomen der Myasthenia gravis (S. 85). Akustisch lassen sich diese Merkmale durch Messungen des Tonhöhen- oder des Intensitätsverlaufs einer Äußerung dokumentieren und quantifizieren.

▶ Abb. 8.5 (mittlere Grafik) zeigt ein Beispiel für unkontrollierte Tonhöhenänderungen bei einem

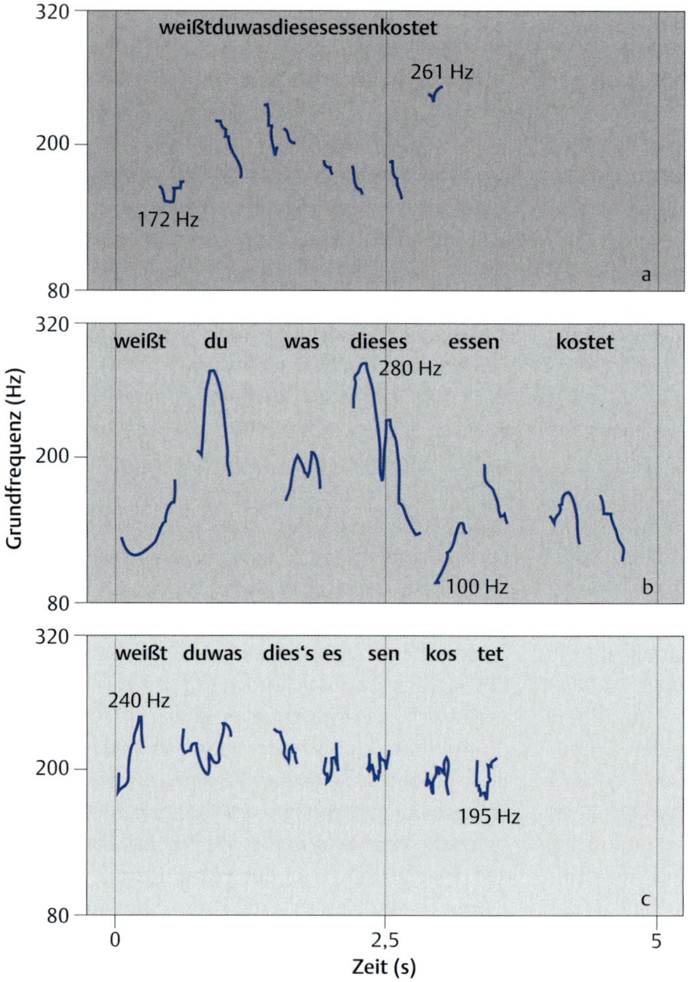

Abb. 8.5 Tonhöhenänderungen. Tonhöhenverlauf für den Testsatz „Weißt du, was dieses Essen kostet?“

a Bei gesunden Probanden beträgt die Tonhöhenvariation in diesem Satz etwa 6–10 Halbtöne, mit einem Tonhöhenanstieg am Satzende (Frageintonation). Bei der dargestellten weiblichen Versuchsperson variiert die Tonhöhe über fast neun Halbtöne.

b Unkontrollierte Tonhöhenänderungen bei einem Patienten mit ataktischer Dysarthrie. Die Tonhöhe variiert über 18 Halbtöne (1½ Oktaven).

c Monotones Sprechen bei einer Patientin mit Morbus Parkinson, mit sehr eingeschränkter Variation von weniger als vier Halbtönen. Die charakteristische Frageintonation wird von keiner der beiden Personen mit Dysarthrie realisiert.

Patienten mit einer ataktischen Dysarthrie nach einem Brückeninfarkt. Die Grafik bildet den Grundfrequenzverlauf in dem Testsatz „Weißt du, was dieses Essen kostet?" ab [785]. Während bei gesunden Sprecher*innen die Grundfrequenz in diesem Satz um maximal 8–10 Halbtöne variiert (mit einem charakteristischen Tonhöhenanstieg am Satzende; ▶ Abb. 8.5a) verändert sich die Stimme des Patienten (▶ Abb. 8.5b) über einen Bereich von 18 Halbtönen (1½ Oktaven). Dabei liegt das Tonhöhenmaximum nicht, wie in einem Fragesatz zu erwarten wäre, am Satzende, sondern in der Mitte der Äußerung, auf der Silbe „die".

Die Instabilität der Stimme lässt sich in diesem Fall also durch die Variationsbreite der Grundfrequenz messen. Im Abschnitt über Halteaufgaben (S. 159) werden noch weitere Anwendungsbeispiele für akustische Messungen von Stimminstabilitäten diskutiert.

Qualität der Vokal- und Konsonantenartikulation

Stimmhaft-stimmlos-Kontrast bei Plosiven: Voice-onset Time (VOT)

Die Voice-onset Time (VOT) kennzeichnet die Artikulation von Plosiven. Sie misst die Zeit zwischen der Lösung eines oralen Verschlusses (z. B. des Lippenschlusses beim Plosiv /p/) bis zum Einsetzen der Stimmlippenschwingung (Vokaleinsatz) und gilt als zentraler akustischer Parameter für den phonologischen Kontrast von stimmhaften und stimmlosen Plosiven (vgl. das Zeitintervall nach der Verschlusslösung von /k/ in dem Wort „kostet"; ▶ Abb. 8.2). Die stimmhaften Plosive des Deutschen (/b/, /d/, /g/) weisen kurze VOTs (0 bis etwa 25 ms) auf, die stimmlosen Plosive längere (zwischen 30 und 75 ms), wobei die absoluten Dauern in Abhängigkeit von verschiedenen Faktoren wie z. B. dem Sprechtempo oder der Sprechaufgabe variieren können. Die Realisierung der für einen Plosiv charakteristischen VOT wird im Allgemeinen als besondere Koordinationsleistung bei der zeitlichen Abstimmung von artikulatorischer Verschlusslösung und laryngealer Adduktionsbewegung angesehen. Diese besonderen zeitlichen Anforderungen der Plosivartikulation haben dazu geführt, dass VOT-Analysen mehrfach zur Prüfung der Hypothese einer zeitlichen Koordinationsstörung bei Patient*innen mit ataktischer Dysarthrie [3] oder hyperkinetischer Dysarthrie [267] eingesetzt wurden. In diesen Untersuchungen wird der VOT also eine gewisse physiologische Spezifität zugeschrieben.

Die Verwendung des Parameters VOT stößt in der Dysarthriediagnostik jedoch auf verschiedene Probleme. Bei vielen Patient*innen sind Voice-onset-Zeiten gar nicht zuverlässig bestimmbar, da sie aufgrund von unzureichenden Verschlüssen (z. B. bei einer Gaumensegelinsuffizienz oder bei fehlender Verschlusskraft von Lippen oder Zunge) keine akustisch messbaren Plosionsgeräusche („Burst") mehr erzeugen können [503], oder aber, weil der Beginn der Phonation nicht sicher bestimmt werden kann (z. B. wegen einer schweren Dysphonie). Die VOT ist also kein sehr robuster Parameter für Dysarthrie. Schließlich kann es auch in Fällen, in denen die Zeitpunkte der Verschlusslösung und des Stimmeinsatzes im Sprachsignal deutlich erkennbar sind, zu Problemen bei der Interpretation der gemessenen VOT-Werte kommen: Variable, verkürzte oder verlängerte VOT-Werte müssen bei dysarthrischen Patient*innen nicht notwendigerweise Anzeichen einer Dyskoordination sein, sie können auch durch Veränderungen des Anblasedrucks oder der Stimmlippenspannung oder durch supralaryngeale Veränderungen der aerodynamischen Verhältnisse hervorgerufen werden. Die VOT hat demnach bei dysarthrischen Patient*innen im Allgemeinen eine geringe physiologische Spezifität.

Formantfrequenzen

Bei der Vokalartikulation wird durch die Position der Zunge im Mundraum und den Öffnungsgrad des Vokaltrakts die Energie des Glottisschalls in bestimmten Frequenzbereichen verstärkt, in anderen Bereichen gedämpft (wobei der Öffnungsgrad mit dem 1. Formanten und die Zungenlage mit dem 2. Formanten korrespondiert). Die Bereiche verstärkter Resonanz nennt man Formanten, sie sind im Sonagramm des Sprachsignals als Bänder erhöhter Signalenergie erkennbar (▶ Abb. 8.2). Die Vokale des Deutschen lassen sich durch die Frequenzen der beiden ersten Formanten, F_1 und F_2, gut charakterisieren und voneinander unterscheiden. Je ausgeprägter die verschiedenen Vokale artikuliert werden, desto deutlicher sind die Unterschiede ihrer Formantfrequenzen. Umgekehrt gilt: Bei undifferenzierter Vokalartikulation verringern sich die Formantabstände zwischen den Vokalen oder überlappen sogar. Produziert ein/e Patient*in beispielsweise den Vokal /i/ mit ungenügender Anhebung der Zunge, so rücken /i/ und /e/ im Formantraum enger zusammen. Ähnlich die Lippenrundung: Bei Patient*innen mit eingeschränkter Lippenbeweglichkeit und wenig ausgeprägter Rundungs- und Protrusionsbewegung verringern sich die Unterschiede beispielsweise zwischen /i/ und /y/, der Abstand der beiden Vokale (gemessen durch die Lage des zweiten Formanten) wird kleiner. Auf diese Weise lassen sich Parameter gewinnen, die die Differenziertheit der Vokalartikulation bei Dysarthrie beschreiben (für einen Überblick s. [374]). Die Fläche (die sog. „vowel space area") zwischen den Eckvokalen (im Deutschen /a/, /i/ und /u/) in der F_1-F_2-Ebene ist ein solches Maß: Je größer diese Fläche ist, desto distinktiver werden diese drei Vokale von einer Sprecherin/einem Sprecher artikuliert. Solchen Maßen wird auch ein Potenzial als Prädiktoren für die Verständlichkeit und damit für die kommunikativen Folgen der beeinträchtigten Vokalproduktion beigemessen [672]. Der diagnostische Wert der Formantfrequenzen wird allerdings durch einige Nachteile eingeschränkt. Beispielsweise können die Formantfrequenzen durch andere dysarthrische Störungsmerkmale stark beeinflusst werden, vor allem durch Hypernasalität (s. unten). Bei Patient*innen mit Störungen der Gaumensegelfunktion sind Formantdaten daher nicht verwertbar.

Nasalanz

Insbesondere die paretischen Dysarthrien (S. 82) sind häufig durch das Merkmal der Hypernasalität charakterisiert. Hypernasalität entsteht aus einer gesteigerten Resonanz des Nasenraums gegenüber der oralen Resonanz, z. B. als Folge einer Gaumensegelparese. Ausgeprägte Hypernasalität beeinträchtigt den Stimmklang und die Artikulation erheblich und hat entsprechend weitreichende Auswirkungen auf kommunikative Parameter wie die Verständlichkeit und die Sprechnatürlichkeit. Daher besteht großes Interesse, dieses Merkmal akustisch zu erfassen und zu quantifizieren. Die Nasalierung von Vokalen wirkt sich drastisch auf die Formantstruktur der Vokale aus (s. oben); sie bewirkt u. a. eine Verschiebung der Lage der Formanten sowie die Ausbildung eines „nasalen Formanten" zwischen etwa 600 und 1000 Hz. Diese akustischen Effekte sind allerdings sehr variabel, was die akustische Quantifizierung von Resonanzveränderungen im Sprachsignal erschwert [379]. Neben der Hypernasalität können sich Resonanzstörungen auch in Form einer Hyponasalität ausprägen (wenngleich dieser Form üblicherweise kein dysarthrischer Pathomechanismen zugrunde liegt). Auch können gemischt hypernasal-hyponasale Störungen der Resonanz auftreten, wie beispielsweise bei der ataktischen Dysarthrie (S. 92).

Für die akustische Messung der Nasalität hat sich eine akustische Messapparatur bewährt, mit der über zwei durch eine Dämmplatte getrennte Mikrophone die von Mund und Nase abgestrahlten Schallsignale getrennt aufgezeichnet werden (z. B. [95]). Aus den beiden Signalen wird der Parameter der **Nasalanz** berechnet, also der Anteil der nasalen Schallenergie an der gesamten Schallenergie. Bei Sätzen mit ausschließlich oralen Lauten (z. B. „Die Schokolade ist sehr lecker") ergibt sich bei sprechgesunden Personen ein relativ niedriger Nasalanzwert (20–30 %), während für Sätze mit vielen nasalen Konsonanten (z. B. „Nenne meine Mamma Mimmi") sehr viel höhere Nasalanzwerte gemessen werden (ca. 70 %; [366]). Die Nasalanz ist daher ein relativ spezifisches Maß für die Gaumensegelfunktion bei Personen mit Dysarthrie und eignet sich speziell für die Messung der Effekte einer Gaumensegelprothese oder von Nasenventilen (S. 257): Patient*innen mit ausgeprägter Hypernasalität haben deutlich erhöhte Nasalanzwerte in Äußerungen mit ausschließlich oralen Konsonanten. Durch die Prothese/Ventile reduzieren sich diese Werte (▸ Abb. 8.6).

Kommerziell erhältliche Systeme zur Nasalanzmessung sind beispielsweise das Nasometer der Firma Pentax Medical oder das Nasalview-System von Tiger Electronics.

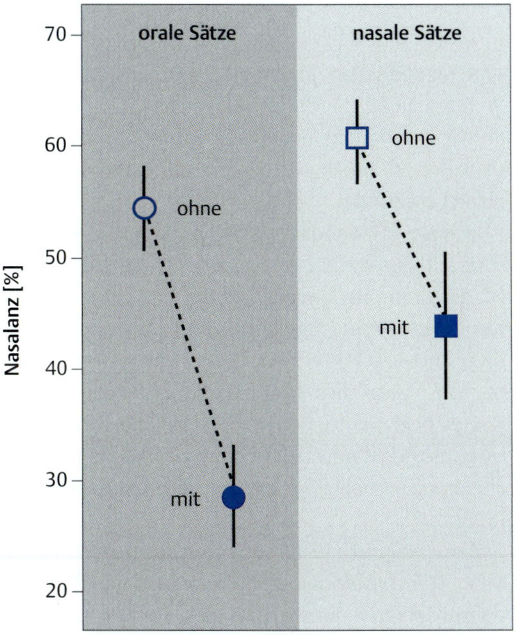

Abb. 8.6 Einfluss einer Gaumensegelprothese. Der Einfluss einer Gaumensegelprothese (S. 257) auf die Nasalanz von Sätzen mit ausschließlich oralen (*links*) und ausschließlich nasalen Lauten (*rechts*). Es sind die Mittelwerte von 15 Patient*innen dargestellt. Die Nasalanz der oralen Sätze ist in der Bedingung ohne Gaumensegelprothese (*offener Kreis*) viel zu hoch, durch die Prothese sinkt sie auf einen normalen Wert (*gefüllter Kreis*). Als (unerwünschter) Nebeneffekt sinkt auch die Nasalanz der nasalen Sprechproben (*Quadrate*), allerdings bleibt die Nasalanz auch in der Bedingung mit Prothese in einem für nasale Sätze akzeptablen Bereich.

Prosodische Parameter

Gesunde Sprecher*innen variieren Grundfrequenz, Schallpegel und auch die Dauern von Silben oder Segmenten im Verlauf einer Äußerung gezielt, um prosodische Merkmale (S. 36) wie Betonung oder Intonation auszudrücken. Betonte Silben haben meist eine höhere Grundfrequenz und einen höheren Schallpegel als unbetonte Silben, außerdem sind sie oft länger. Bei Sätzen mit Frageintonation steigt die Grundfrequenz am Äußerungsende an (▶ Abb. 8.5, obere Grafik), bei Deklarativsätzen sinkt sie zum Ende hin kontinuierlich ab. Bei monotoner Sprechweise, wie sie z. B. für die hypokinetische Dysarthrie (S. 94) charakteristisch ist, verflachen solche prosodischen Unterschiede. ▶ Abb. 8.5 (untere Grafik) zeigt ein Beispiel einer Patientin mit Parkinson-Krankheit mit einer monotonen Sprechweise, bei der die Grundfrequenzvariation über den Fragesatz hinweg stark abgeflacht ist; die Spanne beträgt nur vier Halbtöne, gegenüber fast neun Halbtönen in Beispiel a von ▶ Abb. 8.5. Der erwartete Grundfrequenzanstieg auf der letzten Silbe fehlt.

Der Wahrnehmungseindruck von monotonem, silbischem Sprechen kann auch durch reduzierte Akzentkontraste bedingt sein. Der sogenannte Pairwise Variability Index (PVI; [749]) ist ein Maß, das die relativen Dauern von Vokalen benachbarter Silben in mehrsilbigen Wörtern quantifiziert. Niedrige PVI-Koeffizienten reflektieren ähnlich lange Vokaldauern und damit eine Reduktion der natürlichen prosodischen Vokallängenunterschiede. Der PVI wurde auch in Studien zur Dysarthrie untersucht, beispielsweise zur Beschreibung der charakteristischen rhythmischen Auffälligkeiten bei ataktischer Dysarthrie [263].

▶ Abb. 8.5 (untere Grafik) liefert zwar eine anschauliche Illustration für monotones Sprechen, allerdings stehen einer Routineverwendung solcher Maße in der Dysarthriediagnostik einige Probleme entgegen. So genügt es nicht, sich auf nur einen der drei Messparameter Grundfrequenz, Schallpegel oder Silbendauern zu beschränken, da sich diese Parameter in ihrer prosodischen Funktion in komplizierter Weise gegenseitig ergänzen oder ersetzen können [518]. Außerdem ist es nicht allein das Ausmaß der Variation dieser Parameter, das über die Ausprägung der Prosodie einer Äußerung entscheidet, sondern auch die spezifische Form der Grundfrequenz- oder der Schallpegelkontur.

Ein robuster prosodischer Parameter, der Redeflussquotient, wurde bereits im Abschnitt zu Sprech- und Artikulationstempo (S. 133) beschrieben. Er gibt Auskunft über das Ausmaß von Redeunflüssigkeiten wie Pausen und Zögerphänomene beim Sprechen.

Exkurs

Aachener Materialien zur Diagnostik neurogener Sprechstörungen (AMDNS)

Mit den Aachener Materialien zur Diagnostik neurogener Sprechstörungen (AMDNS), steht ein Analyseprogramm zur Verfügung, das spezifisch für die Diagnostik neurogener Sprechstörungen (Dysarthrie, Sprechapraxie) entwickelt wurde und in weiten Teilen auf akustischen Analysen beruht [596]. Das Programm ist über die Internetseite www.sprechmotorik.de frei erhältlich.

Mit dem Verfahren können verschiedene Leistungen in den Funktionsbereichen Respiration, Phonation und Artikulation erfasst werden. In der PC-gestützten Version wird der/die Untersucher*in mithilfe einer speziellen Software durch die einzelnen Schritte der Untersuchung und der Analysen geleitet und anschließend ein Befund generiert. Für die akustischen Analysen ist vorbereitend eine manuelle Bearbeitung der zu analysierenden Bereiche erforderlich, die Analysen selbst erfolgen semi-automatisiert.

Die Aufgabenstellungen beinhalten das Lesen eines Textes in normalem und schnellem Tempo, das Singen eines Lieds sowie die laute und leise Produktion der Äußerung „Hallo". Daneben werden parasprachliche Funktionen des respiratorischen und phonatorischen Systems (Frikativ- bzw. Vokalhaltedauern) und des artikulatorischen Systems (artikulatorische Diadochokinese) geprüft. Die AMDNS schließen darüber hinaus eine spirometrische Untersuchung und eine Prüfung von Vokaltraktstrukturen in Ruhe und bei nichtsprachlichen Funktionen (z. B. Lippen spitzen, Unterkiefer hin- und her bewegen, schnalzen) ein.

Die Analysen der sprachlichen und parasprachlichen Aufgaben umfassen vorrangig akustische Parameter (z. B. Pausendauern, Grundfrequenzvariation, Lautstärkeumfang, Artikulations- und Silbenrate). Darüber hinaus werden subjektive Urteile zu Respiration, Phonation, nasaler Resonanz und prosodischen Merkmalen erhoben (z. B. zu Stimmqualität, Stimmstabilität, Nasalität, Wortakzent, Intonationsverlauf). Der Funktionskreis Artikulation ist auf akustisch gemessene Tempovariablen beschränkt.

Insgesamt ermöglichen die AMDNS die Erfassung einiger dysarthrierelevanter Parameter. Die PC-gestützte Navigation hilft bei der strukturierten Durchführung der einzelnen Untersuchungs- und Analyseschritte und liefert einen umfangreichen Untersuchungsbefund. Die akustisch gemessenen Leistungen können anhand von Leistungsprofilen dargestellt und mit geschlechts- und altersspezifischen Normwerten verglichen werden [596].

Dem Anspruch einer differenzierten Beschreibung sprechmotorischer Störungen anhand von objektivierbaren Daten wird das Testinstrument jedoch nicht vollständig gerecht. So bilden die gewählten akustischen Maße – über 75 % der Werte beziehen sich auf Tempo- und Dauermerkmale – nur einen Ausschnitt aus dem breiten Symptomspektrum der Dysarthrien und der Sprechapraxie ab. Die akustischen Analysen stützen sich zudem in weiten Teilen auf parasprachliche Aufgaben, deren Aussagekraft für Art und Umfang von Sprechstörungen infrage steht (s. Kap. 8.2). Für das Problem des Auftretens von Analyseartefakten, beispielsweise bei der Bestimmung der Grundfrequenz, wird keine Lösung angeboten. Solche Artefakte können aber zu einer erheblichen Verzerrung der Messwerte führen. Die ergänzenden subjektiven Beobachtungen, die zu einem differenzierten Bild der Sprechstörung beitragen sollen, gehen nicht in das sprechmotorische Profil ein. Sie sind zudem auf wenige Beobachtungsmerkmale beim Sprechen eingeschränkt. Qualitative Aspekte der artikulatorischen Funktionen (Lautbildung) bleiben gänzlich unberücksichtigt.

Zusatzinfo

Künstliche Intelligenz (KI) in der Dysarthriediagnostik

Inzwischen haben auch Methoden des maschinellen Lernens wie Support Vector Machines (SVM), Random Forests (RF) oder künstliche neuronale Netze (ANN) Einzug in die Dysarthriediagnostik gehalten [19], [775]. Die Ansätze zielen darauf ab, bestimmte Wahrnehmungskategorien wie den Dysarthrieschweregrad, das Dysarthriesyndrom oder andere klinische Konstrukte automatisiert aus dem Sprachsignal von Personen mit Dysarthrie vorherzusagen. Dafür wird die KI vorab anhand von Datensätzen vieler verschiedener dysarthrischer Sprecher*innen trainiert. Das Modell „lernt" damit die Zusammenhänge zwischen den aus den Sprechproben der Trainingsstichprobe gewonnenen, prä-definierten akustischen Merkmalen auf der einen Seite und klinisch-perzeptiven Urteilen von Logopäd*innen/Sprachtherapeut*innen auf der anderen Seite. Wie sich diese künstlichen Lernvorgänge genau vollziehen, bleibt allerdings im Verborgenen („Black Box"). Die Daten, auf denen die Modelle beruhen sind multidimensional und können verschiedenste zeitlich-dynamische und spektrale Eigenschaften des akustischen Sprachsignals umfassen.

Es hat sich allerdings gezeigt, dass viele maschinelle Ansätze bei der Vorhersage von klinischen Bewertungskategorien für Dysarthrie bislang weit hinter den Erwartungen zurückbleiben und mitunter sogar gänzlich versagen, wenn sie auf neue Fälle angewendet werden (fehlende Generalisierung; [60], [402]). Dies wirft unter anderem die Frage nach der Angemessenheit der akustischen Maße auf, anhand derer die Modelle die Beziehungen zu den Wahrnehmungskategorien der klinischen Beurteiler*innen gelernt haben. Vielfach ist die Validität dieser Parameter für Dysarthrie noch nicht ausreichend nachgewiesen und in manchen Ansätzen leitet sich die Wahl der akustischen Maße gar von ganz anderen Anwendungsfeldern, wie beispielsweise der automatischen Spracherkennung, ab.

KI-gestützte Methoden besitzen grundsätzlich ein großes Potenzial für die klinische Dysarthriediagnostik. Es ist aber die Aufgabe zukünftiger Studien, die Anwendungen an reale klinische Bedürfnisse anzupassen und die zugrundeliegenden Modelle anhand von validen, reliablen und interpretierbaren Sprechmaßen und an ausreichend großen und sorgfältig ausgewählten Stichproben zu trainieren. Nur unter diesen Voraussetzungen werden maschinengenerierte Aussagen zu Dysarthrie in Zukunft klinische Relevanz erlangen [402].

8.1.3 Auditive Verfahren

Die bisher beschriebenen apparativen und akustischen Verfahren liefern zwar objektive Messdaten, sind aber aufgrund der teils hohen technischen, methodischen, zeitlichen und finanziellen Anforderungen bei insgesamt eingeschränkter diagnostischer Aussagekraft bislang von untergeordneter klinischer Bedeutung. Diesen Methoden stehen Untersuchungsverfahren gegenüber, die auf der auditiven Analyse des Sprechens durch das menschliche Ohr beruhen. Diese Verfahren stellen die konventionellste Methode zur Beurteilung von Dysarthrien dar – (s. Darleys „Grandfather Passage"), (S. 142) und finden klinisch unter allen diagnostischen Methoden bislang die breiteste Anwendung. Sie kommen ohne großen apparativen Aufwand aus und erlauben die Untersuchung natürlicher gesprochener Sprache unter Bedingungen, die der Kommunikation im Alltag nahekommen. Während die apparativ-physiologischen Verfahren und zum Teil auch die akustischen Methoden kleine, isolierte Ausschnitte aus dem Sprechverhalten dysarthrischer Sprecher*innen analysieren und damit Detailinformationen liefern, bieten auditive Methoden einen „Panoramablick" auf das gesamte dysarthrische Störungsbild. Das bedeutet, es lassen sich Informationen von verschiedenen sprechmotorischen Funktionsebenen in einem einzigen Ansatz erfassen und zu einem umfassenden Bild klinisch bedeutsamer Störungsaspekte zusammenführen. Da auf diese Weise Aussagen generiert werden können, die für die sprachliche Kommunikation unmittelbar relevant sind, wird diesen Verfahren auch eine hohe ökologische Validität zugeschrieben.

Den vielen Vorteilen steht dabei jedoch der Nachteil einer geringen Objektivität mancher auditiver Verfahren gegenüber. So beruhen die auditiven Parameter auf subjektiven Urteilen, die anfällig für Ungenauigkeiten und Fehler sind und von der Erfahrung und Geübtheit der Beurteilenden abhängen. Je nach gefordertem Detail der auditiven Analyse können verschiedene Untersucher*innen bei der Beurteilung einer Sprechprobe zu sehr unterschiedlichen Ergebnissen kommen, vor allem dann, wenn kein standardisiertes Beurteilungsverfahren verwendet wird [706]. Durch Konsensbemühungen wie die des CAPE-V-Programms (Consensus Auditory-Perceptual Evaluation of Voice) der American Speech-Language-Hearing Association (ASHA) wird zunehmend versucht, zuverlässige Beurteilungsstandards für auditive Verfahren zu entwickeln [320]. Will man auf die Aussagen eines auditiv-perzeptiven Verfahrens für die Dysarthriediagnostik vertrauen, so muss die Zuverlässigkeit des Instruments unter anderem durch eine akzeptable Hörerübereinstimmung psychometrisch nachgewiesen sein. Im folgenden Abschnitt wird zunächst auf Voraussetzungen und Rahmenbedingungen eingegangen, die für den adäquaten Einsatz auditiv-perzeptiver Methoden erfüllt sein müssen. Weitere Abschnitte widmen sich Verfahren, die deutschsprachig publiziert und in Klinik und Praxis etabliert sind. Nur eines dieser Verfahren, die Bogenhausener Dyarthrieskalen – BoDyS (S. 144), beruht ausschließlich auf dem Prinzip der auditiv-perzeptiven Analyse sprachlicher Äußerungen [788]. Ihm kommt an dieser Stelle besondere Aufmerksamkeit zu. Weitere Verfahren wie die Frenchay Dysarthrieuntersuchung (FDA-2, s. unten; [182]) und die Untersuchung neurogener Sprechstörungen (UNS, s. unten; [91]) beziehen auditive Analysemethoden zumindest in einzelnen Untersuchungsteilen mit ein.

Zusatzinfo

Darleys Grandfather Passage

Das prominenteste Beispiel für die Methode der auditiven Beurteilung von Dysarthriemerkmalen ist die Mayo Clinic Studie von Darley et al., die heute noch als ein wichtiger Grundpfeiler der Klassifikation der Dysarthrien angesehen wird [146]. In dieser Studie wurde ein Lesetext von knapp 130 Wörtern Länge, die *Grandfather Passage*, verwendet, um Sprechproben von insgesamt 212 Patienten mit Dysarthrien unterschiedlicher Ätiologien auditiv zu beurteilen und zu klassifizieren. Für die Beurteilung wurden 38 auditive Merkmale herangezogen, wie „Stimmabbrüche", „behauchte Stimme", „Hypernasalität", „variables Sprechtempo" etc. Jedes Merkmal wurde auf einer 7-stufigen Skala bewertet (1 für unbeeinträchtigt, 7 für schwere Störung). Das Verfahren wurde zwar berühmt, aber es wurde nie ernsthaft als Standard in der klinischen Diagnostik verwendet. Die Gründe dafür sind vermutlich, dass eine Beurteilung von 38 Merkmalen im klinischen Alltag zu aufwendig wäre und sich die Methode außerdem als nicht sehr reliabel erwiesen hat [616], [795]. In einer Studie von Bunton [104] divergierten die Beurteilenden bei einigen Dysarthriemerkmalen in über 20 % der Fälle um drei Skalenpunkte oder mehr, das entspricht fast einer halben Skalenbreite. Die Klassifikationskriterien der Mayo-Klinik-Studie wurden außerdem in nachfolgenden Studien auch teilweise revidiert [344]. Dennoch finden sich viele der in der Mayo-Klinik-Studie eingeführten Merkmale bis heute in auditiven Verfahren, und einige der in Kap. 5 verwendeten Beschreibungskategorien stammen aus dieser Studie.

Voraussetzungen und Rahmenbedingungen

Die Anwendung von auditiv-perzeptiven Verfahren fällt in den Aufgabenbereich von logopädischen/sprachtherapeutischen Expert*innen. Sie erfordert besondere Fähigkeiten des phonetisch-analytischen Hörens, die durch ein intensives Training in der Aus- und Fortbildung erworben werden müssen. Während sprachtherapeutische Laien zwar recht genau darüber urteilen können, was als „ungestörtes“ oder „gestörtes“ Sprechen auffällt, sind nur Spezialist*innen in der Lage, den Höreindruck dysarthrischen Sprechens systematisch zu analysieren, Störungsmerkmale zu klassifizieren und das Muster der sprechmotorischen Auffälligkeiten vor dem Hintergrund theoretischen Wissens über die (patho-)physiologischen Abläufe beim Sprechen zu interpretieren.

► **Sprachmaterial und Aufgaben.** Um möglichst aufschlussreiche Informationen aus der auditiven Analyse zu erhalten, sollte das Sprachmaterial sorgfältig ausgewählt werden. Generell ist eine an phonetisch-phonologischen wie prosodischen Formen variantenreiche Zusammenstellung von Wörtern, Sätzen und/oder Texten als Bewertungsgrundlage für sprechmotorische Fragestellungen empfehlenswert. Je nach interessierendem Störungsaspekt kann zusätzlich eine systematische Selektion sprachlicher Stimuli nach phonetischen und prosodischen Kriterien vorgenommen werden (z. B. Äußerungslänge, prosodisches Muster, spezifische lautliche Eigenschaften).

Sprechproben können auf unterschiedliche Weise gewonnen werden. Jede Erhebungsmodalität ist dabei mit bestimmten sprachlichen und kognitiven Anforderungen verbunden und unterschiedlich sensitiv für die verschiedenen Merkmale dysarthrischer Störungen [789]. Es ist bekannt, dass sich Unterschiede in der Aufgabenstellung auf die dysarthrische Symptomatik auswirken können [790].

Spontansprache und Nacherzählung sind im Vergleich zum Nachsprechen, lauten Lesen oder Reihensprechen relativ natürliche Aufgaben. Sie sind dafür aber mit sehr viel höheren linguistischen Anforderungen (Textproduktionsleistung) verbunden. Eine Kontrolle der sprechmotorischen Anforderungen bei der Spontansprache und dem Nacherzählen ist kaum möglich. Diesen Vorteil bieten dagegen Aufgaben zum Lesen sowie zum Nachsprechen vorgegebener sprachlicher Äußerungen. Beispielsweise spielt die Kontrolle der Äußerungslänge eine wichtige Rolle, wenn es um die Prüfung von prosodischen und respiratorischen Fähigkeiten geht. Der Wert von Textleseaufgaben ist allerdings wieder dadurch gemindert, dass nicht wenige Personen leseungeübt sind oder sich die neurologischen Erkrankungen auch in visuellen und/oder linguistischen Einschränkungen der Lesefähigkeit manifestieren. Dies kann die zuverlässige Beurteilung von sprechmotorischen Parametern (z. B. das Auftreten von Sprechpausen) behindern. Ähnliche Einschränkungen gelten auch für längere Nachsprechaufgaben, die kritisch von der verbalen Arbeitsgedächtnisleistung abhängen.

► Tab. 8.1 listet die wichtigsten sprachlichen Aufgaben und ihre spezifischen Eigenschaften auf.

► **Analysemethoden.** In der Dysarthriediagnostik haben sich überwiegend Analyseverfahren durchgesetzt, die auf dem Prinzip der Skalierung beruhen. Dabei wird der Blick der Beurteilenden gezielt auf interessierende (respiratorische, stimmliche, artikulatorische und prosodische) Parameter gelenkt und die Reaktionen der untersuchten Person auf Schätzskalen (zumeist mehrstufige Intervallskalen, z. B. 0 = „Merkmal sehr schwer ausgeprägt“ bis 4 = „Merkmal nicht vorhanden“) festgehalten.

Da die Analysen in der Regel komplex und vielschichtig sind, muss das schnell vergängliche sprachliche Ereignis festgehalten werden. Eine unabdingbare Voraussetzung ist daher, die Sprechproben von Personen mit Dysarthrie mittels Video- oder Tonaufnahme aufzuzeichnen und damit die Möglichkeit zum wiederholten Abhören zu schaffen. Die Anforderungen an die Aufnahmequalität sind dabei nicht so hoch wie für manche akustischen Analysen. Sie müssen jedoch von hinreichend guter Qualität sein, damit es bei der Beurteilung nicht zu Verzerrungen (z. B. aufgrund einer schlechten Raumakustik) oder zu einer Maskierung interessierender auditiver Parameter kommt (z. B. durch laute Nebengeräusche). Videoaufnahmen bieten den zusätzlichen Vorteil einer visuellen Beurteilung von phonetischen Ereignissen wie beispielsweise Lippen- und Kieferbewegungen

Tab. 8.1 Modalitäten der Elizitierung von Sprechproben (nach Ziegler et al. [789]).

	Spontansprache (Gespräch, Interview)	Nacherzählung/ Bildergeschichten	Lautes Lesen von Texten	Nachsprechen von Sätzen und Wörtern	Automatisierte Reihen (Wochentage, Zahlenreihen etc.)
Ökologische Validität	hoch	hoch	eingeschränkt	gering	gering
Kognitive/ sprachliche Anforderungen	Textproduktionsleistung	Textproduktionsleistung, visuelles + semantisches Erfassen der Vorgabe	Lesefähigkeit (visuell, linguistisch), Lesegeübtheit	z. T. hohe Anforderungen an verbales Arbeitsgedächtnis, geringe Anforderungen an linguistische Planung	gering
Kontrolle über Äußerungslänge	Ausweichen auf kurze Äußerungen möglich	Ausweichen auf kurze Äußerungen möglich	Anzahl/Länge der Intonationsphrasen bestimmbar	nur durch verbale Behaltensleistung begrenzt	durch Wahl der Reihen kontrollierbar
Kontrolle über linguistische/phonetische Parameter	keine	keine	Satzlänge, Prosodie	Wort-/Satzlänge, phonolog. Struktur, Prosodie	teilweise durch Wahl der Reihen kontrollierbar

oder des Atemmusters beim Sprechen. Diese können den Hörbefund ergänzen und die Interpretation des auditiven Befunds unter Umständen unterstützen.

Bogenhausener Dysarthrieskalen (BoDyS)

Die BoDyS sind ein standardisiertes Verfahren für die auditive Dysarthriediagnostik bei erwachsenen Personen mit Hirnschädigung [788]. Sie sind das Ergebnis von mehr als drei Jahrzehnten intensiver Auseinandersetzung mit Fragen geeigneter Testdesigns und klinischer Anwendbarkeit.

Mit den BoDyS wurde ein Verfahren für die Klinik und die Forschung entwickelt, das sich systematisch an den Funktionskreisen des Sprechens orientiert und das eine Einschätzung des Gesamtschweregrads und der Störungsschwerpunkte einer Dysarthrie ermöglicht. Die BoDyS zielen nicht darauf ab, Dysarthriesyndrome zu klassifizieren, allerdings kann die Interpretation des BoDyS-Störungsprofils zu einem Verständnis der Funktionsstörung verhelfen und damit als Grundlage für die Therapieplanung dienen.

Die Materialzusammenstellung der jetzigen Version der BoDyS geht auf eine in der Entwicklungsgruppe Klinische Neuropsychologie durchgeführte Arbeit von Franziska Pflüger, ehem. Nicola, zurück [489]. Die BoDyS wurden in zahlreichen Forschungsarbeiten weiterentwickelt, psychometrisch evaluiert und auf verschiedene ätiologische Gruppen angewendet [788], [790].

Testaufgaben zur Elizitierung von Sprechproben

Eine Eigenschaft der BoDyS, die den Test von anderen auditiven Verfahren unterscheidet, ist die ausschließliche Verwendung von sprachlichen Testaufgaben und die konsequente Beurteilung des Sprechens mittels auditiv-perzeptiver Methoden. Bei der Standarddurchführung der BoDyS werden zwölf Sprechproben erhoben. Zur Elizitierung der Sprechproben werden vier verschiedene Typen von Aufgaben verwendet:

Tab. 8.2 Die zwölf Sprechproben der Bogenhausener Dysarthrieskalen.

Durchgang 1		Durchgang 2		Durchgang 3	
1	SPONT – 1	5	SPONT – 2	9	SPONT – 3
2	NACH – 1	6	NACH – 2	10	NACH – 3
3	LES – 1	7	LES – 2	11	LES – 3
4	BILD – 1	8	BILD – 2	12	BILD – 3

SPONT = Spontansprache, NACH = Nachsprechen von Sätzen, LES = Textlesen, BILD = Nacherzählen einer Bildergeschichte

- Beantworten einer offenen Frage (Spontansprache, SPONT)
- Nachsprechen von Sätzen (NACH)
- Lesen eines zusammenhängenden Textes (LES)
- Erzählen einer Bildergeschichte (BILD).

Der Test umfasst drei Aufgabenblöcke (Durchgänge) mit jeweils einer Aufgabe der vier sprachlichen Modalitäten, also insgesamt zwölf Sprechaufgaben (▶ Tab. 8.2).

Bei der Spontansprache werden Fragen zu einem Alltagsthema gestellt, beispielsweise „Was machen Sie beruflich / haben Sie beruflich gemacht?". Untersucher*innen sollten die Konversation durch Nachfragen oder Fragevarianten so leiten, dass möglichst natürliche und zusammenhängende Äußerungen elizitiert werden. Die fünf Nachsprechaufgaben eines Aufgabenblocks variieren systematisch hinsichtlich der Äußerungslänge (4–12 Silben) und dem Intonationsmuster (z. B. Aussagesätze, Fragesätze). Für das Lesen sind drei thematisch unterschiedliche Texte von etwa 80 Wörtern Länge vorgegeben. Die drei Bildergeschichten beinhalten jeweils vier Bilder, die eine zusammenhängende Geschichte (nach E.O. Plauen „Vater und Sohn") abbilden.

Untersuchung

Für die Durchführung der BoDyS sollte auf eine möglichst geräuscharme Umgebung geachtet werden. Die Untersuchung dauert zwischen 20 und 30 min. Die Sprachäußerungen müssen für die spätere Auswertung mit einem Audio- oder Videogerät aufgezeichnet werden.

Die drei Untersuchungsdurchgänge werden hintereinander durchgeführt, wobei stets die gleiche Aufgabenreihenfolge (SPONT, NACH, LES, BILD) eingehalten wird. Das Manual der BoDyS hält für alle Aufgabentypen Instruktionen und Hinweise für das genaue Vorgehen bereit [788].

In bestimmten Fällen empfiehlt sich die Durchführung von kürzeren Testvarianten. Ist die Durchführung aller zwölf Sprechaufgaben, z. B. aufgrund von mangelnder Belastbarkeit oder Aufmerksamkeit nicht möglich, so kann die Durchführung der BoDyS auf zwei Durchgänge reduziert werden (**BoDyS$_{kurz}$**). In diesem Fall wird der dritte Untersuchungsdurchgang weggelassen. Die Anzahl der zu beurteilenden Sprechproben verringert sich auf acht.

Nicht selten weisen Personen mit Dysarthrie Beeinträchtigungen der Lesefähigkeit auf, die eine Durchführung der Aufgabe oder eine zuverlässige Beurteilung der BoDyS-Skalen verhindern (z. B. Pausen, die nicht eindeutig als dysarthrische Symptome interpretierbar sind). In solchen Fällen sollte auf die Durchführung der drei Lesetexte verzichtet werden (**BoDyS$_{oL}$**). Die Anzahl der Sprechproben verringert sich entsprechend auf neun.

Auswertung

▶ Auswertungsstruktur. Mit den BoDyS sollen die wichtigsten dysarthrischen Störungsaspekte erfasst werden. Die Auswertung erfolgt auf zwei Ebenen: den BoDyS-Skalen und den BoDyS-Merkmalen.

Mit den BoDyS-Skalen werden der Schweregrad und die Ausprägung von neun physiologisch begründeten Dimensionen bewertet (▶ Tab. 8.3, linke Spalte). Für die drei Subsysteme der Atmung, der Phonation und der Artikulation sind jeweils eigenständige Skalen vorgesehen. Die Beurteilung der Phonation ist auf drei Skalen für unterschiedliche

Tab. 8.3 Die 9 Skalen der Bogenhausener Dysarthrieskalen (*links*) und die zugehörigen Bewertungsmerkmale (*rechts*).

Skala		Bewertete Merkmale
ATM	Sprechatmung	• erhöhte Einatmungshäufigkeit / inadäquate Zwischenatmungen • übermäßiges Unterschreiten der Atemruhelage • hör- / sichtbar angestrengte Einatmungen, Hochatmung
STL	Sprechstimmlage	• zu hoch • zu tief • zu laut • zu leise
STQ	Stimmqualität	• behaucht • gepresst • rau
STS	Stimmstabilität	• wechselnde Stimmqualität • Lautstärke-/ Tonhöhenschwankungen • Stimmzittern • Entstimmungen / Stimmschwund / Stimmabbruch / unwillkürliche Vokalisationen
ART	Artikulation	• offen • geschlossen • reduziert • übersteigert • wechselnde Artikulationsschärfe
RES	Resonanz	• hypernasal • intermittierend hyper-/oder hyponasal
TEM	Artikulationstempo	• niedrig • hoch
RDF	Redefluss	• Pausen • Iterationen
MOD	Modulation	• eingeschränkte Tonhöhen-/Lautstärkemodulation • Auffälligkeiten in Rhythmus/Betonungsmuster

Störungsaspekte verteilt (Sprechstimmlage, Stimmqualität, Stimmstabilität). Bei der Artikulation spielt die nasale Resonanz – resultierend aus der Gaumensegelfunktion – eine besondere Rolle (Skala Resonanz). Schließlich werden auch drei Aspekte der Prosodie auf jeweils eigenständigen Skalen berücksichtigt, nämlich das Artikulationstempo, der Redefluss und die prosodische Modulation (▶ Tab. 8.3).

Die neun Skalen werden nach einem einheitlichen 5-stufigen Schema beurteilt. Punktwert 0 wird vergeben, wenn das Sprechen durch Störungsmerkmale, die der jeweiligen Skala zuordenbar sind, in schwerster Ausprägung dominiert ist. Punktwert 4 bedeutet, dass es keine Hinweise auf das Vorhandensein von Störungsmerkmalen auf der jeweiligen Skala gibt. Die Zwischenstufen repräsentieren relative Ausprägungen zu den Endpunkten 0 und 4. Für die unterschiedlichen Skalen besitzen die Ausprägungsgrade jeweils unterschiedliche Bedeutungen, wie beispielhaft in ▶ Tab. 8.4 dargestellt wird. Das BoDyS-Manual bietet konkrete Anhaltspunkte für die Bewertung aller Skalen [788].

Aus den Bewertungen der Skalen allein lässt sich die Art der Beeinträchtigung nicht ablesen. Ein Punktwert von zwei auf der TEM-Skala zeigt beispielsweise nicht an, ob die Person mit Dysarthrie zu langsam oder zu schnell spricht. Daher wird für jede der 9 Skalen zusätzlich die wahrgenommene Störungsqualität durch Ankreuzen von BoDyS-Merkmalen markiert (▶ Tab. 8.3, rechte Spalte). Bei den Merkmalen handelt es sich um die wichtigsten auditiven Charakteristika, wie sie für die Beschreibung der Dysarthriesyndrome verwendet wurden (s. Kap. 5.1, S. 82). Die Dokumentation der

Tab. 8.4 Definitionen für die Endpunkte 0 und 4 am Beispiel der BoDy-Skalen Sprechatmung (ATM) und Stimmqualität (STQ) [788].

Punkte	Beschreibung
ATM-Skala	
4	Der Sprecher/die Sprecherin kann problemlos mehrere Phrasen auf einen Atemzug sprechen, ohne den Eindruck von Anstrengung zu vermitteln. Der Redefluss wird nicht merklich durch Einatmungspausen gestört. Atempausen treten nie innerhalb eines Wortes und äußerst selten innerhalb einer Phrase auf. Die Einatmungen erfolgen rasch und unauffällig. Sie können hörbar sein, werden jedoch nicht als angestrengt wahrgenommen.
0	Der Sprecher/die Sprecherin zeigt eines oder mehrere der Merkmale der ATM-Skala in schwerster Ausprägung. Beispiele: a) Der Sprecher/die Sprecherin atmet stets nach wenigen Silben ein. b) Selbst bei kurzen Exspirationsphasen und häufigem Einatmen zeigt sich ein massives Unterschreiten der Atemruhelage. Die Einatmungen sind sicht- und hörbar angestrengt.
STQ-Skala	
4	Die Stimme ist klar, kräftig und tragfähig. Stimmeinsätze sind weder zu hart noch zu weich. Der Stimmklang wird nicht von Nebengeräuschen (Rauschen, Luftfluss) überlagert. Eine dezente Veränderung der Stimmqualität gegen Äußerungsende, die als leichte Rauigkeit oder Gepresstheit wahrgenommen wird, ist als physiologisch anzusehen.
0	Eines oder mehrere Merkmale der Stimmqualitätsskala liegen in schwerster Ausprägung vor. Beispiele: a) Die Sprechstimme ist durchgehend sehr stark gepresst und klingt sehr angestrengt. b) Die Sprechstimme ist in schwerster Weise behaucht oder rau, einzelne Passagen werden flüsternd phoniert. c) Der Sprecher/die Sprecherin phoniert beinahe durchgehend stimmlos.

BoDyS-Merkmale erfolgt unabhängig von ihrem Ausprägungsgrad, d. h. es werden keine Punktwerte vergeben.

Ein zentrales Prinzip der BoDyS besteht darin, dass die Auswertung zunächst auf die hörbare „Oberfläche" des Sprechens gerichtet ist und nicht schon a priori die Interpretation von Symptomen miteinbezieht. Die Interpretation des resultierenden Störungsprofils erfolgt erst am Ende der Untersuchung. Beispiel: Bei einer Patientin, die häufige und inadäquate Zwischenatmungen zeigt, erfolgt der Punktabzug auf der Skala „Sprechatmung" auch dann, wenn vermutet wird, dass es sich nicht um eine primäre Störung der Sprechatmungsfunktion handelt, sondern die Störung ihre Ursache in einer Gaumensegelparese und dem daraus resultierenden velopharyngealen „Leck" hat. Die BoDyS bieten mit einem Begleitheft Hilfestellungen zur Interpretation des Störungsmusters, was für das Verständnis der zugrundeliegenden motorischen Defizite und ihrer Interaktionen sowie für die Ableitung von Therapiemaßnahmen von Bedeutung ist.

▶ Tab. 8.4 enthält zwei Beispiele für die Verwendung der Skalen. Aus den Beispielen wird ersichtlich, dass sich die Bewertung jeder der neun Skalen auf spezifische Merkmale stützt. Die Bewertung der ATM-Skala bezieht sich auf die drei Merkmale „erhöhte Einatmungshäufigkeit/inadäquate Zwischenatmungen", „übermäßiges Unterschreiten der Atemruhelage" und „hör-/sichtbar angestrengte Einatmungen, Hochatmung". Die Bewertung der STQ-Skala bezieht sich auf die Merkmale „behaucht", „gepresst" und „rau".

▶ Praktisches Vorgehen bei der Auswertung. Die Auswertung beginnt mit der ersten Sprechprobe (SPONT), wobei diese beliebig oft angehört werden kann. In einem ersten Schritt werden die BoDyS-Merkmale der ersten Skala (ATM) dokumentiert und ein Punktwert (0–4) für die ATM-Skala vergeben. Die Schritte werden anschließend für die noch verbleibenden 8 Skalen durchgeführt. Nach der Bewertung der letzten Skala (MOD) wird zur nächsten Sprechprobe (NACH) übergegangen. Das Vorgehen wird so lange fortgesetzt, bis alle zwölf Sprechproben hinsichtlich aller Skalen beurteilt sind.

Durch das Ankreuzen der Merkmale entsteht über die zwölf Sprechproben hinweg ein Häufigkeitsdiagramm, das die Bedeutung einzelner Merkmale im Rahmen des gesamten Störungsbildes erkennbar macht (▶ Abb. 8.7a). Die ermittelten Skalenwerte über die zwölf Sprechproben ergeben für jede Skala eine Gesamtpunktzahl zwischen 0 und 48. Diese Rohwerte werden in T-Werte übertragen und münden schließlich in ein Profildiagramm, das über die Störungsausprägung der einzelnen Dimensionen und damit über die individuellen Störungsschwerpunkte der Person mit Dysarthrie Auskunft gibt (▶ Abb. 8.7b).

Das in ▶ Abb. 8.7 dargestellte Beispiel zeigt die BoDyS-Auswertung einer Patientin, die in den Testaufgaben zu leise, hypernasal und verlangsamt gesprochen hat und deren Stimmqualität eher vom gepresst-rauen als vom behauchten Typ war ([788]). Das Störungsbild der Patientin lässt sich am ehesten als paretisch, und zwar vom zentralen (spastischen) Typ, interpretieren.

Zusatzinfo

Die auditive Analyse mit den Bogenhausener Dysarthrieskalen liefert zwar keine physiologischen Parameter der Sprechstörung, dennoch ist sie als funktionsorientiertes Verfahren zu bewerten. Die Beurteilung der Sprechproben durch Expert*innen liefert Aussagen über auditive Störungsmerkmale, die innerhalb gewisser Grenzen Rückschlüsse auf pathophysiologische Merkmale erlauben.

Testgüte

Ein besonders kritisches Gütekriterium für auditive Untersuchungsverfahren ist die **Auswertungsobjektivität**. Ein Vorteil der BoDyS besteht darin, dass sich jeder der neun Skalenwerte aus einer Summierung über zwölf Einzelurteile ergibt. Dies unterscheidet die BoDyS von anderen Instrumenten, wie beispielsweise der Frenchay-Dysarthrie-Untersuchung (s. u.), bei welchen der Wert jeder Testvariablen nur auf einem einzigen Urteil beruht. So lässt sich auch erklären, dass für alle BoDy-Skalen anhand einer Stichprobe von 90 Personen mit Dysarthrie hohe Beurteilerübereinstimmungswerte erzielt werden konnten (Krippendorffs α zwischen 0,78 und 0,91; [788]). Die beiden kürzeren Varianten mit acht bzw. neun Einzelurteilen pro Skala zeigten niedrigere, wenngleich noch sehr akzeptable Übereinstimmungskoeffizienten.

Anhand einer Stichprobe von 190 Personen mit Dysarthrie unterschiedlicher Ätiologien wurde zudem das Messmodell der BoDyS geprüft [790]. Dabei zeigte sich, vereinfacht ausgedrückt, dass sich mit den 9 BoDyS-Skalen tatsächlich unterschiedliche Dimensionen von Dysarthrie erfassen lassen (diskriminante Validität) und dass die vier Untersuchungsmodalitäten diese Dimensionen in ähnlicher Weise abbilden (konvergente Validität). Das den BoDyS zugrundeliegende Messmodell weist damit eine hohe **Konstruktvalidität** auf.

Mit statistischen Verfahren konnten auch plausible Zusammenhänge von BoDyS-Punktwerten und drei kommunikationsrelevanten Parametern nachgewiesen werden. So ließ sich die Verständlichkeit anhand einer Stichprobe von insgesamt 164 Personen mit Dysarthrie (gemessen durch ein Transkriptionsverfahren mit sprachtherapeutischen Laien) zu einem hohen Maß durch den Punktwert der Artikulationsskala vorhersagen. Die Natürlichkeit (gemessen durch Natürlichkeitsurteile von sprachtherapeutischen Laien) konnte je nach Ätiologie (fünf unterschiedliche Gruppen mit 25–50 Personen mit Dysarthrie) durch plausible Kombinationen von Atmungs-, Stimm- und Prosodieskalen aufgeklärt werden. Die Punktwerte der Tempo- und der Redeflussskala wurden anhand einer Stichprobe von 62 Personen mit Dysarthrie als starke Prädiktoren für die sprechmotorische Effizienz ermittelt (Bestimmung von Artikulationsrate und relativem Pausenanteil im Sprachsignal). Insgesamt zeigt sich damit, dass die BoDyS sprechmotorische Aspekte prüfen, die eine reale Bedeutung für die Kommunikation besitzen. Der Test besitzt damit **Kriteriumsvalidität**.

	Merkmal	Beobachtungshäufigkeit												Bemerkung (z. B. weitere auftretende Merkmale)
ATM	erhöhte Einatmungshäufigkeit/inadäquate Zwischenatmungen	X	X	X	X	X	X	X	X	X				
	übermäßiges Unterschreiten der Atemruhelage	X	X	X	X	X	X							
	hör-/sichtbar angestrengte Einatmungen, Hochatmung	X	X	X	X	X	X	X	X	X				
STL	zu hoch													
	zu tief	X	X	X	X	X	X	X	X	X	X			
	zu laut													
	zu leise	X	X	X	X	X	X	X	X	X	X	X	X	
STQ	behaucht	X	X	X										
	gepresst	X	X	X	X	X	X	X	X	X	X	X	X	
	rau	X	X	X	X	X	X	X	X	X	X	X	X	

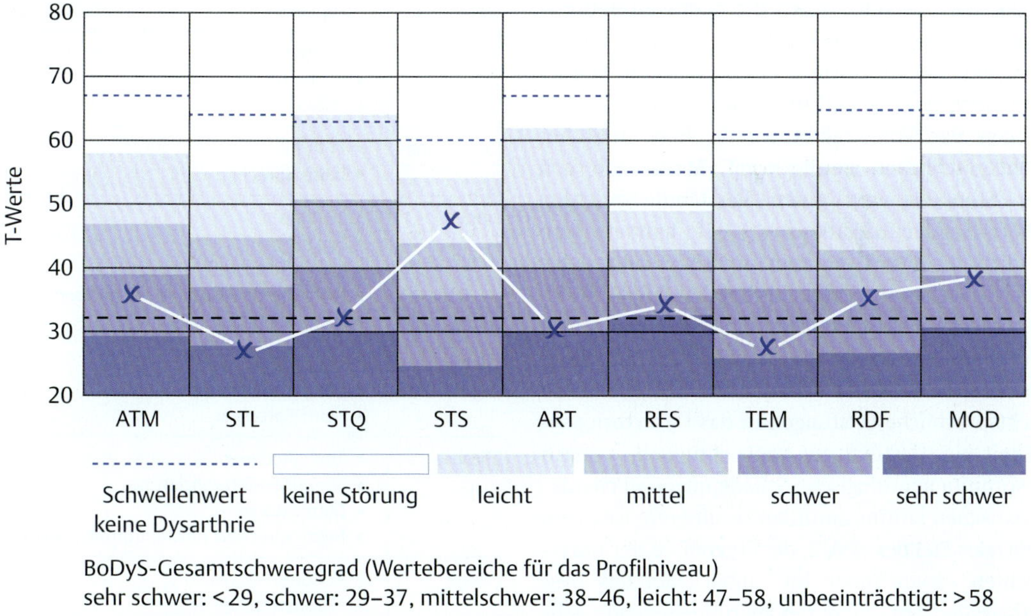

Abb. 8.7 BoDyS-Auswertung und Auswertungsbogen BoDyS$_{voll}$. (nach [788]) am Beispiel einer 48-jährigen Patientin mit Multipler Sklerose. *Oben*: Häufigkeit von Dysarthriemerkmalen (Ausschnitt). *Unten*: Störungsprofil (weiße Linie). Die schwarz gestrichelte Linie stellt das Profilniveau als Index für den Gesamtschweregrad der Dysarthrie dar. Das Störungsbild entspricht dem einer schweren Dysarthrie vom spastisch-paretischen Typ.

Normierung

Alle drei Testvarianten der BoDyS (Vollversion: BoDyS$_{voll}$, Kurzversion: BoDyS$_{kurz}$, Version ohne Lesen: BoDyS$_{oL}$) wurden anhand der Daten von 220 Personen mit Dysarthrie unterschiedlicher Ätiologien standardnormiert [788]. Vergleichswerte nichtdysarthrischer Proband*innen liegen für eine Stichprobe von 78 Personen aus unterschiedlichen Altersgruppen vor. Aus den Normwerttabellen lassen sich für alle Skalen die 5-stufigen Wertebereiche – von sehr schwer bis unbeeinträchtigt – ablesen. Durch die Standardnormierung ist es mit geeigneten Methoden zudem möglich, zufallskritische Profil- und Verlaufsanalysen durchzuführen. Auch lässt sich über die 9 BoDyS-Skalen hinweg die Profilhöhe als ein Maß für den Gesamtschweregrad (S. 171) der Dysarthrie ermitteln.

Frenchay-Dysarthrie-Untersuchung (FDA-2)

Das Frenchay-Dysarthria-Assessment (FDA; deutsch: Frenchay-Dysarthrie-Assessment) ist ein Untersuchungsinstrument für die Dysarthriediagnostik, das 1983 von Pamela Enderby entwickelt wurde und seit 2008 in einer überarbeiteten Version (FDA-2) vorliegt [181]. Für das Deutsche steht eine übersetzte Fassung des Verfahrens zur Verfügung [182].

Das FDA-2 vereint neben der auditiven Beurteilung von sprechmotorischen Teilleistungen noch eine Reihe anderer Urteile in sich, darunter Selbstauskünfte der Patient*innen, Verhaltensbeobachtungen der Vokaltraktorgane in Ruhe und bei nichtsprachlichen Bewegungen, Messungen mit der Stoppuhr und einen Verständlichkeitstest (Wort-/Satzidentifikationstest). Es handelt sich folglich nicht um ein rein auditiv-perzeptuelles Analyseverfahren. Anders als bei den BoDyS [788], bei welchen sich Aussagen über die Dysarthrie ausschließlich von Beobachtungen des Sprechens ableiten, bezieht das FDA-2 auch verschiedenste nichtsprachliche Leistungen in das Dysarthrieprofil mit ein. Gestützt auf Beobachtungen, wonach bestimmte neurologische Schädigungen in charakteristischen Störungsprofilen resultieren, ist es ein zentrales Ziel des FDA-2, die Ergebnisse der untersuchten Patient*innen im Hinblick auf das Dysarthriesyndrom und deren zugrundeliegende neuroanatomischen Korrelate zu klassifizieren.

Aufbau des FDA-2

Der Test umfasst sieben Untertests: Reflexe, Respiration, Lippen, Gaumensegel, Stimme, Zunge und Verständlichkeit. Der in der Vorgängerversion integrierte Untertest zum Kiefer ist in der aktuellen Version nicht mehr enthalten. In weiteren Teilen werden orientierend beeinflussende Faktoren (Gehör, Sehvermögen, Zahnstatus, Sprache, psychische Verfassung, Körperhaltung, Sprechgeschwindigkeit und kinästhetische Wahrnehmung) erfasst.

Jeder der sieben Untertests besteht aus 2–6 Aufgaben, in denen Teilaspekte des jeweiligen Bereichs geprüft werden. Im Untertest „Reflexe" beispielsweise wird

- nach dem Husten/Abhusten bei der Nahrungsaufnahme gefragt,
- die Personen mit Dysarthrie beobachtet, während sie ⅛ Liter Wasser trinkt und einen Keks isst,
- das Vorliegen von Speichelfluss abgefragt und während der Untersuchung beobachtet.

Tab. 8.5 Die Aufgaben des Frenchay-Dysarthrie-Assessments (FDA-2; [182]).

Untertest	Aufgaben
Reflexe	• Husten • Schlucken • Salivation
Respiration	• in Ruhe • beim Sprechen
Lippen	• in Ruhe • Breitziehen • Lippenschluss • alternierende Lippenbewegungen • beim Sprechen
Gaumensegel	• beim Essen • beim Phonieren von „Ah" • beim Sprechen
Stimme	• Tonhaltedauer • Tonhöhendifferenzierung • Stimmstärke • beim Sprechen (Intonation/Prosodie)
Zunge	• in Ruhe • Herausstrecken • Heben • laterale Bewegungen • alternierende Bewegungen • beim Sprechen
Verständlichkeit	• Wörter • Sätze • Spontansprache

Jede der 26 Einzelaufgaben, denen jeweils ein unbewerteter Übungsversuch vorausgeht, wird auf einer Punkteskala beurteilt. Die Skala ist nach 5 Hauptstufen (a–e) unterteilt, für deren Bewertung zu jeder Einzelaufgabe Anhaltspunkte angegeben sind. Stufe a steht dabei für „keine Störung", Stufe e für eine „schwere Störung". Zwischen jeder der Hauptstufen sieht die Beurteilung jeweils noch eine Zwischenstufe vor, woraus sich die Gesamtzahl von neun Stufen ergibt.

Für die Aufgabe „Breitziehen der Lippen" wird z. B. folgende Bewertung vorgeschlagen:

a) keine Störung
b) leichte Asymmetrie, nur durch den erfahrenen Beobachter feststellbar
c) das Lächeln ist beeinträchtigt, da nur ein Mundwinkel gehoben wird[6]
d) der Patient versucht, die Aufgabe zu bewältigen, aber Heben und Breitziehen gelingen ihm kaum
e) der Patient ist nicht in der Lage, die Lippen auf einer der beiden Seiten zu heben; Breitziehen der Lippen ist nicht möglich

Die Testwerte aller Einzelaufgaben werden in ein Diagramm übertragen, aus dem sich ein Profil der Leistungen ergibt.

Eines der Hauptmerkmale des FDA-2 ist, dass es einen sehr breiten Bereich von isolierten Leistungen prüft: drei Aufgaben beziehen sich auf die Nahrungsaufnahme, eine große Zahl von Aufgaben prüft verschiedene nichtsprachliche Bewegungsfunktionen (z. B. Breitziehen der Lippen, laterale Wechselbewegungen der Zunge), und nur 8 der 26 Aufgaben beziehen sich auf das Sprechen, davon drei auf die Verständlichkeit. Es handelt sich also weniger um eine Untersuchung des Sprechens im engeren Sinn, als vielmehr um eine Aufgabensammlung zur Prüfung von Schluckfunktionen, nichtsprachlichen Mundbewegungen, Maximalleistungen (z. B. „so lange wie möglich ‚Ah' sagen") und Sprechfunktionen. Hinter Leistungsbeeinträchtigungen anderer Funktionen als dem Sprechen können sich eigenständige Störungen verbergen (z. B. Schlucken: Dysphagie), die mit Dysarthrien assoziiert sein können, aber nicht müssen.

> **✔ Merke**
> Da das FDA-2 nur zu einem sehr geringen Teil auf Sprechaufgaben beruht, kann es nicht als spezifischer Test für die Sprechstörung „Dysarthrie" ausgewiesen werden.

Die diagnostische Breite wurde in der Vergangenheit von vielen Anwender*innen als Vorteil angesehen. Mittlerweile wird es aber kaum noch Therapeut*innen geben, die sich etwa bei der Untersuchung der Schluckfunktion auf die drei dafür vorgesehenen Aufgaben des FDA-2 verlassen. Wie in Kap. 8.2 noch genauer dargestellt werden wird, ist es auch wichtig für die Prüfung der Sprechfunktion, streng zwischen sprachlichen und nichtsprachlichen Aufgabenstellungen zu unterscheiden und der Bewertung des Sprechens größeren Raum zu geben.

Psychometrische Eigenschaften des FDA-2

Für den Test werden mittelhohe bis hohe Übereinstimmungswerte für unabhängige Untersucher*innen und für die Retest-Reliabilität berichtet. Außerdem wird der Test als valide im Hinblick auf die Syndromklassifikation beschrieben. Zur Prüfung der Validität wurden 85 Patient*innen aus fünf neuroanatomisch definierten Gruppen (Läsionen des oberen Motoneurons, des unteren Motoneurons, gemischte Läsionen des oberen und unteren Motoneurons sowie des extrapyramidalen und des zerebellären Systems) mit dem Test untersucht und die Ergebnisse mittels Faktorenanalyse klassifiziert. Mehr als 90 % der Patient*innen wurden dabei der richtigen Gruppe zugeordnet.

Die Klassifikation der Syndrome wurde in dieser Analyse vermutlich durch erhebliche Schweregradsunterschiede zwischen den Gruppen beeinflusst. So hatten die zerebellären Patient*innen und die Patient*innen mit einer Schädigung des 2. Motoneurons überwiegend nur gering ausgeprägte Dysarthrien, während die Gruppe der Pa-

[6] Wie in den vorherigen Kapiteln bereits beschrieben wurde, können bei Patient*innen mit schweren zentralen Fazialisparesen die emotionalen mimischen Ausdrucksbewegungen, etwa beim Lächeln, komplett erhalten sein. Dieses Kriterium ist für die Bewertung daher ungeeignet.

tient*innen mit gemischten Läsionen des 1. und 2. Motoneurons überwiegend sehr schwere Störungen hatten [182]. Solche Unterschiede sind jedoch nicht syndrombedingt (es gibt natürlich auch sehr schwere zerebelläre, d. h., ataktische Dysarthrien), sondern auf die besondere Zusammensetzung der Normierungsstichprobe zurückzuführen.

Untersuchung neurologisch bedingter Sprech- und Stimmstörungen (UNS)

Die Untersuchung neurologisch bedingter Sprech- und Stimmstörungen (UNS) wurde Ende der 1980er Jahre von Helga Breitbach-Snowdon als Aufgabensammlung für die Dysarthriediagnostik konzipiert und ist mittlerweile in 3. Auflage erhältlich [91].

Ziel des Verfahrens ist es, Untersucher*innen eine umfangreiche, phonetisch ausgerichtete Aufgabensammlung an die Hand zu geben, mit der sich ein orientierender Überblick über die einzelnen Funktionsbereiche des Sprechens sowie über nichtsprachliche Leistungen des Sprechbewegungsapparates gewinnen lässt und von deren Ergebnissen sich individuelle Behandlungsmaßnahmen ableiten lassen.

Anders als bei dem FDA-2 [182] oder den BoDyS [788] verbindet sich mit der Anwendung dabei nicht das Ziel, dysarthrische Beeinträchtigungen mittels Punktwerten zu quantifizieren und über ein qualitatives Bild hinausgehende Aussagen zu Gesamtschweregrad, Störungsprofil und/oder Dysarthriesyndrom abzuleiten. Für einzelne Aufgaben (z. B. artikulatorische Diadochokinese, Luftabgabe-/Tonhaltedauer) nennt das Untersuchungsinstrument Richtwerte.[7]

▶ Tab. 8.6 gibt einen Überblick über die verschiedenen Beobachtungsebenen und Beurteilungskriterien der UNS.

Tab. 8.6 Die Untertests und Beurteilungskriterien der Untersuchung neurologisch bedingter Sprech- und Stimmstörungen (UNS; [91]).

Beobachtungsebene	Beurteilungskriterien
Spontansprache	• Sprachproduktion • Kommunikationsverhalten • Verständlichkeit • Prosodie • Artikulation
Artikulation (unterschiedliche Modalitäten und Aufgaben)	• Zielbewegungen in Testwörtern • z. B. Lippenrundung bei /u:/ im Wort „Lupe“, Kieferöffnung bei /a:/ im Wort „Hase“
Diadochokinese mit alternierender / nicht-alternierender Silbenfolge	• Wiederholungsrate (Wiederholungen/s) • Artikulationsschärfe • Phonationsverhalten
Prosodie	• Wortakzent • Satzintonation • Textintonation • Lesegeschwindigkeit • Lautstärkevariation
Atmung (unterschiedliche Modalitäten und Aufgaben)	• Luftabgabe-/Tonhaltedauer für stimmlose Frikative und Vokal /a/ • Crescendo/Decrescendo auf Frikativ /s/ • Beobachtung von Ruheatmung und Sprechatmung • Vitalkapazität (Spirometrie) • subglottischer Druck (Strohhalm-Methode; [280])
Artikulatorische Muskulatur und Mundinnenraum	• Mundmotorik (u. a. nichtsprachliche Einzel-/Wechselbewegungen) • orale Sensibilität • Reflexe (vitale Reflexe, pathologische Reflexe) • Verhaltensbeobachtung von Gesicht und Mundinnenraum in Ruhe
Phonation (unterschiedliche Modalitäten und Aufgaben)	• Stimmqualität • Stimmstabilität • Stimmlage und Lautstärke • Stimmeinsätze • Stimmleistung • Nasalität

[7] Einzelne Richtwerte (Sprechtempo in der Spontansprache, Lesegeschwindigkeit), die in der UNS angegeben werden, leiten sich von sehr kleinen Stichproben (max. n = 13) mit sehr großem Altersbereich (z. B. 5–71 Jahre für das Sprechtempo) ab. Vor diesem Hintergrund sind die UNS-Untersuchungsergebnisse, insbesondere auch im Hinblick auf Alterseinflüsse, nicht interpretierbar.

8.2 Untersuchung nichtsprachlicher Bewegungsfunktionen

Als Ergänzung zu einer Untersuchung der Störungen von Sprechfunktionen kann es im Rahmen der funktionsbezogenen Dysarthriediagnostik sinnvoll sein, auch nichtsprachliche Bewegungsfunktionen der am Sprechen beteiligten Organe zu prüfen bzw. die Sprechorgane „in Ruhe“ zu beobachten. Auch einige der in diesem Kapitel beschriebenen apparativen Untersuchungen beziehen sich auf die Messung nichtsprachlicher motorischer Funktionen, wie beispielsweise die Laryngoskopie mit dem starren Lupenlaryngoskop, die Messung von Muskelkräften oder die Spirometrie.

Als Begründung, warum in der Dysarthriediagnostik nichtsprachliche Bewegungen geprüft werden sollen, wird mitunter genannt, dass nur so die einzelnen Bewegungskomponenten des Sprechens isoliert untersuchbar sind – der Sprechbewegungsablauf selbst sei dafür zu komplex [568]. Dieses Argument geht davon aus, dass Sprechbewegungen als Summe isolierter Bewegungselemente verstanden werden können. Es vernachlässigt dabei jedoch, dass der Sprechbewegungsablauf ganz wesentlich auf der gemeinsamen Aktion aller beteiligten Organe beruht und dass diese Funktionskomponenten z. T. biomechanisch und funktionell gekoppelt und über aerodynamische Prozesse vermittelt sind, um akustische Signale zu erzeugen. Dieses hoch überlernte und automatisierte Zusammenspiel der verschiedenen Akteure wurde in Kap. 2.2 ausführlich beschrieben. Das Isolieren einzelner Bewegungskomponenten löst diese „Synergismen“ auf und führt zu artifiziellen, ungewöhnlichen, ungeübten motorischen Aufgaben, die mit Sprechen nur noch gemeinsam haben, dass die gleichen Muskelgruppen beteiligt sind [787].

Dennoch spielt die diagnostische Prüfung nichtsprachlicher Vokaltraktbewegungen in der Diagnostik eine Rolle, da sie dazu beitragen kann, die neurologischen Ursachen der Sprechstörung abzuklären, indem z. B. Hirnnervenfunktionen wie die des N. fazialis oder N. hypoglossus geprüft werden. Untersuchungen nichtsprachlicher Bewegungen können ferner auch dazu beitragen, die „Arbeitsplattform“ zu untersuchen, auf der eine Person mit Dysarthrie ihre sprechmotorischen Funktionen rekrutiert, also die Tonisierung, Haltung und Symmetrie der Vokaltraktmuskulatur oder das Vorliegen von Hyperkinesen von Kopf und Rumpf. Nicht zuletzt können die Prüfverfahren Hinweise auf das Bestehen einer bukkofazialen Apraxie liefern [382]. Das Wissen über diese Voraussetzungen besitzt Relevanz für die Therapieplanung, da es die Rahmenbedingungen für das therapeutische Handeln mitbestimmt.

8.2.1 Prüfung nichtsprachlicher Bewegungen des Sprechbewegungsapparates („Mundmotorik“)

Im klassischen Fall der „Mundmotorik“ geht es um Aufgaben, die durch Instruktion vorgegeben und/ oder imitatorisch überprüft werden. Die Vokaltraktorgane können unter verschiedenen Bedingungen beobachtet werden: in Ruhe, bei Halteaufgaben und bei Bewegung. Solche Aufgaben finden sich klassischerweise in Lehrbüchern zu motorischen Sprechstörungen (z. B. [175]) sowie in Diagnostikbatterien wie der oben beschriebenen FDA-2 (S. 150) [182] oder der UNS (S. 152) [91]. Darüber hinaus gibt es verschiedene Aufgabensammlungen, die speziell für die klinisch-neurologische Prüfung der motorischen Hirnnerven (z. B. [701]) oder für die Untersuchung einer bukkofazialen Apraxie zusammengestellt wurden [69], [382].

In ▸ Tab. 8.7 ist eine Auswahl nichtsprachlicher Aufgaben aufgelistet, wie sie traditionell in der sprachtherapeutischen Diagnostik und Therapie Anwendung finden.

Wichtige Beurteilungskriterien sind:

- **Auslenkung:** Sind die Bewegungen reduziert/ überschießend? Erreichen sie das vorgegebene Ziel?
- **Tempo:** Sind die Bewegungen verlangsamt?
- **Genauigkeit:** Sind die Bewegung präzise ausgeführt?
- **Sicherheit:** Treten Bewegungsunsicherheiten auf (stockende Bewegungen, Suchen)?
- **Kraft:** Entsteht der Eindruck ungenügender Kraft?
- **Symmetrie:** Weichen axiale Bewegungen nach links/rechts ab? Gibt es Seitenunterschiede zwischen Bewegungen, die nach links/rechts ausgeführt werden?
- **Selektivität:** Treten Mitbewegungen anderer Muskelgruppen auf?
- **Wiederholbarkeit:** Können Wechselbewegungen (gleichförmig) wiederholt werden?

Tab. 8.7 Aufgaben zur Prüfung der am Sprechen beteiligten Muskulatur in Bewegung und bei Halteaufgaben.

Lokalisation	Zielbewegung/Haltung	Wechselbewegung
Lippen	• zusammenpressen • spitzen • vorstülpen • spreizen • Zähne zeigen • Wangen aufblasen	• spitzen – spreizen • öffnen – schließen
Unterkiefer	• Mund weit öffnen • Mund moderat öffnen • fester Biss	• seitwärts hin und her • öffnen – schließen
Zunge	• Protrusion: gerade, rechts, links • über Lippen kreisen • am Gaumen halten, vor, zurück • schnalzen • in Wangentasche rechts, links	• seitwärts hin und her • Protrusion – Retraktion
Kehlkopf	• husten • räuspern • Glottisschlag • Phonation auf /a::/, /he::/ • Luftstau laryngeal	
Atmung	• forciertes Einatmen, forciertes Ausatmen • Atem anhalten nach tiefer Einatmung • pusten • saugen	• hecheln • schnüffeln

Krafteinschränkungen können bei den verschiedenen Luftstauaufgaben beobachtet werden (Luft entweicht an den Lippen/den Alveolen/am Kehlkopf), Einschränkungen der respiratorischen Kräfte beim forcierten Ein- oder Ausatmen oder beim „Schnuppern“ [415]. Einzelne Aufgaben werden traditionell auch gegen Widerstand geprüft (z. B. Drücken der Zunge nach vorne gegen einen Spatel; [175]). Symmetrieaspekte sind vor allem im Hinblick auf die Hirnnervendiagnostik wichtig. Bei der Hypoglossusprüfung durch die Zungenprotrusionsaufgabe gelten (ipsilaterale) Abweichungen der Zunge zur Läsionsseite als Hinweis auf eine periphere Parese, (kontralaterale) Abweichungen zur kontraläsionalen Seite als Zeichen einer zentralen Parese. Bei der Prüfung der Nn. IX und X spielt die Beobachtung des sogenannten „Kulissenphänomens“ eine Rolle: Bei einer Schädigung des Nucleus ambiguus oder der motorischen Hirnnerven ist bei Phonation eine Abweichung der Uvula zur gesunden Seite beobachtbar.

Bei der Prüfung nichtsprachlicher Einzelbewegungen können auch andere diagnostisch wichtige Phänomene beobachtet werden, z. B. Hyperkinesen wie die „Chamäleonzunge“ bei Morbus Huntington (S. 99).

Wie ▶ Abb. 8.8 zeigt, beinhalten viele der traditionell vorgeschlagenen Aufgaben Bewegungskomponenten, die für das Sprechen gar keine Relevanz besitzen. Dazu zählen etwa übergroße Bewegungsamplituden („den Mund weit öffnen“, „die Zähne zeigen“), linguale Bewegungen außerhalb der Mundhöhle („die Zunge herausstrecken“), laterale Bewegungen („die Zunge in die linke Wangentasche drücken“). Auch alle Bewegungen, die ohne Luftstrommanipulation auskommen und denen kein akustisches Resultat folgt (z. B. „Zähne zeigen“) unterscheiden sich ganz fundamental von den Abläufen beim Sprechen.

Der Zusammenhang zwischen sprachlichen und nichtsprachlichen Bewegungen der orofazialen Muskulatur wurde kürzlich auch in einer Studie mit 130 Personen mit neurologischen Bewegungsstörungen (verschiedener Ätiologien) empirisch untersucht [787]. Hierbei zeigte sich unter anderem, dass die Fähigkeit nichtsprachliche Bewegun-

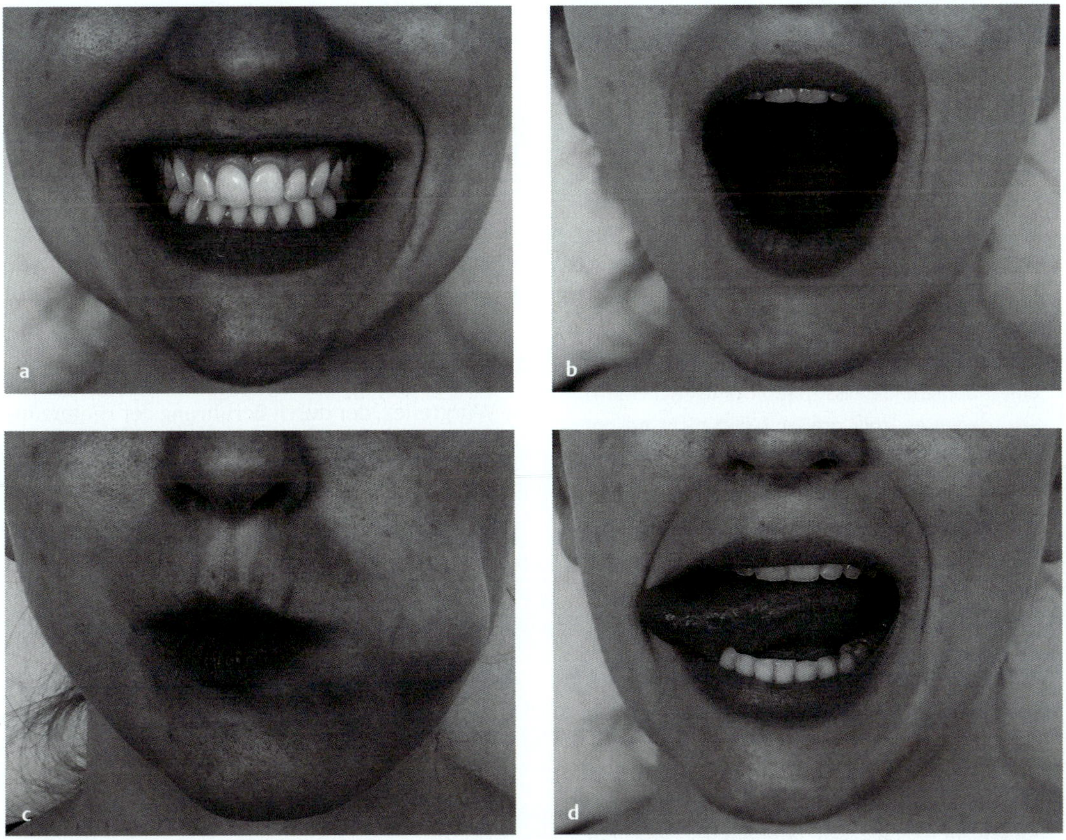

Abb. 8.8 Beispiele für traditionell untersuchte Bewegungskomponenten, die keine Entsprechung in der Artikulation deutscher Laute haben: (**a**) vollständige Okklusion; (**a**/**b**) übermäßig große Bewegungsamplituden der Lippen bzw. des Kiefers; (**c**) hoher Kraftaufwand; (**d**) linguale Bewegung außerhalb der Mundhöhle; (**c**/**d**) Bewegungen der Artikulatoren zur Seite). Die Aufgaben kommen ohne Manipulation des Luftstroms aus und erzeugen keine akustischen Resultate.

gen der Zunge und der Lippen akkurat auszuführen, weder eng mit den Leistungen bei der lingualen und labialen Konsonantenartikulation auf Wort- oder Silbenebene noch mit dem BoDyS-Artikulations-Score (S. 145) oder mit einem Maß für Verständlichkeit (S. 161) zusammenhing. Die Studie liefert einen Beleg dafür, dass dieselben Vokaltraktorgane in ihren verschiedenen Funktionen offensichtlich durch ganz unterschiedliche Kontrollmechanismen gesteuert werden (siehe Kasten „[h] wie „hauchen“).

✔ Merke

Die Übertragbarkeit von Beobachtungen nichtsprachlicher Bewegungsfunktionen auf das Sprechen ist in jedem Einzelfall zu hinterfragen. Während die Ergebnisse „mundmotorischer“ Untersuchungen klinisch-differenzialdiagnostische Bedeutung besitzen, so ist der prädiktive Wert dieser Aufgaben für die Fähigkeit zu sprechen gering.

Zusatzinfo

[h] wie „hauchen“

Der Musiker und Unterhaltungskünstler Helge Schneider behauptet in einem seiner Programme – natürlich in kabarettistischer Absicht – Franzosen könnten beim Reinigen einer Glasscheibe oder beim Putzen ihrer Brille das Glas nicht behauchen, da sie ja bekanntlich auch die hauchende Phonation des Lautes [h] im Deutschen nicht produzieren könnten. Der Witz dieser Äußerung ergibt sich daraus, dass sie auf eine frappierende Dissoziation hinweist: Franzosen, denen es trotz großer Mühe nicht gelingt, in einer Fremdsprache den Laut [h] zu produzieren, haben selbstverständlich keine Mühe, ihre Brillengläser oder Windschutzscheiben zu behauchen, obwohl Atmungs- und Kehlkopfmuskeln in beiden Fällen nahezu identische Bewegungen ausführen. „Hauchen“ als nichtsprachliche diagnostische Aufgabe hat also keine Vorhersagekraft für die Fähigkeit ein [h] zu produzieren.

Solche Dissoziationen lassen sich auch in die entgegengesetzte Richtung beobachten: So gelingt es Sprecher*innen in manchen Fällen nicht oder nicht angemessen „mundmotorische“ Aufgaben – beispielsweise rasche Wechselbewegungen der Lippen – auszuführen, obwohl ähnliche Bewegungen ohne Weiteres in sprachlichen Äußerungen realisiert werden können (man denke beispielsweise an die Artikulation der Zahl „751“, die einen raschen Wechsel von Rundungs- und Entrundungsgesten der Lippen erfordert). Besonders eindrucksvoll lassen sich solche Dissoziationen bei Personen mit bukkofazialer Apraxie beobachten, die keine begleitende Sprechstörung aufweisen [750]. Aufgrund ihrer Neuartigkeit, ihrer geringen Überlerntheit und aufgrund ihres artifiziellen Charakters können mundmotorische Aufgaben auch eine besondere Herausforderung für Personen mit kognitiven Beeinträchtigungen darstellen – und zwar selbst dann, wenn sich ähnliche Bewegungen in sprachlichen Äußerungen elizitieren lassen [606].

8.2.2 Prüfung von Reflexen

Bei entsprechender Fragestellung kann die Dysarthriediagnostik auch eine Prüfung von Reflexen der am Sprechen beteiligten Muskulatur einschließen [175]. Die Prüfung von Reflexen fällt primär in den ärztlichen Aufgabenbereich.

Die Reflexe lassen sich in normale und pathologische Reflexe unterteilen:

- Normale Reflexe: Ihr Auftreten kann als ein Zeichen intakter reflektorischer Funktionen gewertet werden. Zu den normalen Reflexen zählen der Hustenreflex, der Schluckreflex und der Würgreflex, der durch Berührung der Hinterzunge, der Rachenhinterwand oder der Gaumenbögen ausgelöst werden kann und sich in einer Kontraktion des Rachensphinkters sowie durch Zungenprotrusion und Anhebung des Velums manifestiert. Der Masseterreflex kann ausgelöst werden, indem bei leicht geöffnetem Kiefer mit einem Reflexhammer auf einen dem Kinn aufliegenden Finger des/der Untersuchenden geklopft wird. Dies führt bei der untersuchten Person zu einer Kontraktion des M. masseter und des M. temporalis, verbunden mit einer kurzen Anhebung des Unterkiefers. Der Masseterreflex ist nicht leicht und auch nicht bei allen gesunden Personen auslösbar, weshalb sein diagnostischer Wert infrage steht. Eine übersteigerte Reflexauslösung kann Hinweise auf eine Schädigung des ersten motorischen Neurons geben.
- Pathologische Reflexe: Zu den pathologischen Reflexen zählen der Saugreflex (Schürzen der Lippen ausgelöst durch Streichen über die Oberlippe von der Seite zur Mitte), der Orbicularis-Oris-Reflex (auch Schnauzreflex; Anhebung und Protrusion der Unterlippe bei Berührung des Philtrums) und der Palmomentalreflex (Kontraktion des Mentalismuskels bei Streichen über die Handinnenfläche). Das Auftreten pathologischer Reflexe kann Hinweise auf Schädigungen der Nervenfunktionen liefern. Da die Reflexe teilweise jedoch auch bei gesunden Personen (zunehmend mit höherem Alter) beobachtet werden können, ist eine Interpretation nur sehr eingeschränkt möglich.

Wie bereits in Kap. 3 erläutert wurde, kann die Beobachtung reflektorischer Bewegungen von differenzialdiagnostischem Nutzen sein, da die Reflexe (z. B. Masseter-, Schluck-, Würg-, Hustenreflex) bei supranukleären Läsionen in der Regel nicht aufgehoben, sondern manchmal sogar übersteigert sind.

8.2.3 Maximalleistungsaufgaben

Mit diesen Aufgaben wird von Patient*innen verlangt, eine motorische Leistung „möglichst schnell", „möglichst lange", „möglichst stabil", „möglichst kräftig" etc. zu erbringen. Ziel der Untersuchung ist es, die Grenzen der motorischen Leistung von Personen mit Dysarthrie auszuloten und auch milde oder sogar subklinische Störungen möglichst sensitiv zu erfassen. Mit den Aufgaben lassen sich zudem spezifische (differenzial-)diagnostische Fragestellungen adressieren, die den Sprechbefund unter Umständen ergänzen können.

Maximalleistungsaufgaben haben zwei wichtige Eigenschaften:

- Die Ergebnisse sind sehr stark motivationsabhängig.
- Sie unterliegen zunächst einem starken Lerneffekt und später einem raschen Ermüdungseffekt.

Ihre Validität als Maß für sprechmotorische Fähigkeiten ist fragwürdig, da Sprechen keine Maximalleistungen erfordert, sondern – ganz im Gegensatz dazu – auf möglichst ökonomischen Bewegungsabläufen beruht. Für das Erbringen von Höchstleistungen werden daher meist ganz andere motorische Einstellungen („Settings") gewählt als für das Sprechen (z. B. [746]).

Maximalleistungsaufgaben sind mit einem Sportwettkampf zu vergleichen: Wie in einem Wettkampf müssen die Patient*innen motiviert werden, um tatsächlich die optimale Leistung abzurufen. Dazu ist es wichtig, dass jede Aufgabe auch einmal mit der erwarteten Geschwindigkeit, Dauer, Stärke etc. vom Untersucher vorgeführt wird. Um einigermaßen zuverlässige Werte zu erhalten, müssen immer mehrere Versuche durchgeführt werden, der jeweils beste Versuch zählt.

> ✔ **Merke**
>
> Bei Maximalleistungsaufgaben kommt es entscheidend auf ein präzises Modell des/der Untersuchenden an. Es ist daher unbedingt darauf zu achten, die Aufgaben stets mit der geforderten Lautstärke und Dauer vorzuführen. Bei schnellen Silbenwiederholungen sollte die Vorgabe nicht rhythmisierend sein.

Artikulatorische Diadochokinese

Der Begriff Diadochokinese kommt aus der neurologischen Handfunktionsdiagnostik, wo er die Überprüfung rascher Wechselbewegungen, z. B. von Pronations- und Supinationsbewegungen des Handgelenks, bezeichnet. Eine Verlangsamung dieser Leistung, wie sie etwa bei Patient*innen mit einer Ataxie auftreten kann, wird als Bradydysdiadochokinese bezeichnet. In einer Übertragung der Diadochokineseanforderung auf die Vokaltraktmotorik werden die Patient*innen gebeten, eine vorgegebene Silbe oder Silbenfolge möglichst schnell zu wiederholen. Dabei werden rasche Öffnungs- und Verschlussbewegungen der labiomandibulären, der linguomandibulären und der velopharyngealen Muskulatur gefordert.

Die Aufgabe wird vorzugsweise digital aufgezeichnet, wonach die Dauer der Realisierung dann mittels eines Spracheditors bestimmt werden kann. Die jeweils erste und letzte Silbe wird nicht in die Messung mit einbezogen, da diese Silben oft eine längere Dauer haben als die dazwischenliegenden Silben. Die Silbenrate ergibt sich aus der Zahl der realisierten Silben dividiert durch die Realisierungsdauer. Für die Durchführung heißt das also, dass die Diadochokineseaufgabe mittels Audioaufnahme aufgezeichnet und die Anzahl der produzierten Silben durch die Anzahl der Sekunden geteilt wird.

Für möglichst zuverlässige Urteile zur Diadochokineseleistung sollte darauf geachtet werden, dass von den Patient*innen ausreichend viele (mind. acht) aufeinanderfolgende Silbenwiederholungen produziert werden. ▶ Tab. 8.8 listet eine Batterie von Silbenwiederholungsaufgaben auf, beschreibt die spezifischen Anforderungen und nennt Norm-

Tab. 8.8 Silbenwiederholungsaufgaben zur Prüfung der artikulatorischen Diadochokinese. Um Übungseffekte auszugleichen, müssen die Aufgaben 2-mal in unterschiedlicher Reihenfolge durchgeführt werden.

Silbenfolge	Anforderungen	Silbenrate (Normwerte*)
[bababa...]	rasche Öffnungs-/Verschlussbewegungen, Lippen/Kiefer	6,93 (1,02)
[dadada...]	rasche Öffnungs-/Verschlussbewegungen, Vorderzunge/Kiefer	7,03 (1,05)
[gagaga...]	rasche Öffnungs-/Verschlussbewegungen, Hinterzunge/Kiefer	6,45 (0,83)
[badabada...]	rasche Wechselbewegungen, Lippen/Vorderzunge	7,92 (1,78)

* *Mittelwerte und Standardabweichungen für gesunde Proband*innen verschiedener Altersstufen (n = 60)*

werte für die Silbendauern bei hirngesunden Proband*innen.

Die in ▶ Tab. 8.8 genannten Aufgaben prüfen die drei primären Artikulatoren Lippen, Vorderzunge und Hinterzunge und darüber hinaus die Fähigkeit, Bewegungen von Lippen- und Vorderzunge rasch zu alternieren ([bada]). Bei gesunden Proband*innen ist unter den drei primären Artikulatoren die Vorderzunge die schnellste und die Hinterzunge die langsamste (▶ Tab. 8.8, 3. Spalte). Bemerkenswerterweise erhöht sich die Silbenrate, wenn zwischen Lippen und Vorderzunge abgewechselt werden kann. Gesunde Sprecher*innen können hier offensichtlich die Möglichkeit nutzen, die Bewegungen der beiden Artikulatoren koartikulatorisch miteinander zu verschränken, also z. B. die Vorderzunge bereits anzuheben, während die Lippen sich gerade öffnen und umgekehrt, und damit den Vorgang zu beschleunigen.

Patient*innen nahezu aller Dysarthriesyndrome sind bei artikulatorischen Diadochokinese-Aufgaben verlangsamt. Besonders deutlich zeigt sich dies für Patient*innen mit ataktischer Dysarthrie – Personen mit zerebellären Erkrankungen zeigen oft eine ganz erhebliche Verlangsamung bei Silbenwiederholungsaufgaben, selbst wenn ihre Verlangsamung beim Sprechen nur geringfügig ausgeprägt ist [780], [784]. Die artikulatorische Diadochokinese scheint also ein sehr sensitiver Indikator für eine Kleinhirnerkrankung zu sein, allerdings kein sehr spezifischer Indikator für das Ausmaß der Dysarthrie oder die Reduzierung der Sprechgeschwindigkeit bei diesen Patient*innen. Auch die Tatsache, dass der Zusammenhang zwischen maximaler Silbenrate und Sprechgeschwindigkeit bei verschiedenen Dysarthriesyndromen ganz unterschiedlich ausfällt, legt nahe, dass kein kausaler Zusammenhang zwischen den unterschiedlichen Leistungen bestehen kann [642]. Die Silbenrate in der Diadochokineseaufgabe sollte aus den genannten Gründen auch nicht mit dem Parameter „Sprechtempo" verwechselt werden.

Personen mit Dysarthrie aller Syndrome zeigen im Übrigen auch das bei den gesunden Proband*innen beobachtbare Verhalten, dass die labiolinguale Wechselaufgabe [bada] rascher ausgeführt wird als jede der beiden beteiligten Einzelaufgaben, [ba] oder [da]. Sie scheinen also ebenso in der Lage zu sein, den Koartikulationsvorteil dieser Aufgabe zu nutzen. Dies unterscheidet sie von Personen mit Sprechapraxie, für die gerade die Wechselbewegungen eine besondere Herausforderung darstellen [152].

Silbenwiederholungsaufgaben werden auch als „quasisprachlich" bezeichnet. Die motorischen Anforderungen, die mit diesen Aufgaben verbunden sind, unterscheiden sich ganz deutlich von denen einer Sprechaufgabe. Um die Wiederholungsrate von [bababa...] oder [dadada...] zu optimieren, muss der Weg, den die Artikulatoren zurückzulegen haben, möglichst verkürzt werden – ein enger Kieferwinkel erweist sich dabei als günstig. Die Bewegungsgeschwindigkeiten von Lippen oder Zunge werden gleichzeitig ebenfalls sehr gering gehalten, um den Aufwand hoher Beschleunigungs- und Abbremskräfte zu vermeiden. Schnelle Silbenwiederholungsaufgaben erfordern also gar keine schnellen Artikulationsbewegungen; sie erfordern eher eine hohe Adaptationsfähigkeit an diesen besonderen Aufgabentyp. „Langsame Silbenwiederholer" müssen demnach nicht auch in ihrem Sprechen verlangsamt sein [787].

Halteaufgaben

Vokal- und Frikativhalteaufgaben finden sich in vielen Testbatterien – sie werden meist zur Prüfung der respiratorischen Kapazität und der Luftstromkontrolle herangezogen. Die Instruktion lautet: „Halten Sie den Laut /a/ (bzw. /f/, /s/, /z/) so lange und so konstant wie möglich an." Die Haltedauer kann mit der Stoppuhr oder im Editor einer Sprachverarbeitungssoftware auf dem Computer gemessen werden. Unabhängig vom gewählten Laut (Vokal, stimmloser oder stimmhafter Frikativ) wird die Haltedauer in erster Linie von der inspiratorischen Kapazität (also letztlich der Kraft und Effizienz der Inspirationsmuskulatur) und von der Fähigkeit zur respiratorischen Kontrolle der Luftabgabe bestimmt. Bei Vokalen wird die Luftabgabedauer durch die laryngeale Ventilfunktion bei der Phonation beeinflusst, bei stimmlosen Frikativen (im Unterschied zu Vokalen) durch die artikulatorische Engebildung der Zunge an den Alveolen (/s/) oder der Unterlippe an der oberen Zahnreihe (/f/). Bei stimmhaften Frikativen (z. B. /z/, /v/) ergänzen sich die Effekte von laryngealer Ventilfunktion und artikulatorischer Engebildung. Schließlich spielt auch das velopharyngeale „Ventil" eine Rolle, da eine Gaumensegelinsuffizienz bei allen erwähnten Aufgaben zu einem raschen Luftverlust durch die Nase und damit zu einer Verkürzung der Haltedauer führt. ▶ Tab. 8.9 enthält sehr konservative Normwerte.

Durch eine entsprechende Staffelung der erwähnten Aufgaben – Vokale, stimmhaftes /z/, /v/, stimmloses /s/, /f/ – kann versucht werden, die Einflussfaktoren zu isolieren, die zu einer Verkürzung der Haltedauern beitragen. Durch Verwendung einer Nasenklammer kann darüber hinaus auch der Einfluss der Velumfunktion getestet werden. Beachtet man dabei sorgfältig das Prinzip ausreichend häufiger Messwiederholungen und hinreichender Motivation des Patienten/der Patientin, so ergibt sich eine umfangreiche und sehr anstrengende Untersuchung. Führt man die Aufgaben dagegen weniger systematisch oder nur unvollständig durch, kann man die verschiedenen Einflussfaktoren nicht sicher voneinander trennen.

Tab. 8.9 Lauthaltedauern für Vokale und stimmlose Frikative nach [328].

Aufgabe	Normwerte	
	16–50 J.	> 50 J.
Vokale (i, u, a)	> 12 s	> 10 s
Frikative (f, s)	> 10 s	> 8 s

Zusatzinfo

Halteaufgaben evozieren motorische Einstellungen, die für den Sprechvorgang untypisch sind: Die kontrollierte Luftabgabe bei maximaler Einatmungstiefe basiert auf extremen biomechanischen Verhältnissen, beispielsweise sehr hohen Rückstellkräften. Solche Bedingungen treten bei der Sprechatmungskontrolle sonst nicht auf. Auch die Aufrechterhaltung einer kontinuierlichen Phonation über mehrere Sekunden ist für den Sprechvorgang ungewöhnlich und kann zu kompensatorischem laryngealem Pressverhalten und veränderter Tonhöhe führen.

Tonhalteaufgaben können trotz allem differenzialdiagnostische Bedeutung haben. In Zusammenhang mit der Myasthenia gravis (S. 78) wurde bereits auf das Phänomen der absinkenden Tonhöhe hingewiesen, das bei längerem Phonieren beobachtet werden kann und als Hinweis auf rasche Ermüdung gilt. Eine weitere sinnvolle Anwendung solcher Aufgaben besteht in der Aufdeckung und Analyse eines respiratorischen, laryngealen oder artikulatorischen Tremors. Stimmzittern ist in fließender Rede oft schwer zu entdecken, da sich die Frequenz des Tremors mit dem Wechsel von stimmhaften und stimmlosen Segmenten überlagert und der Tremor während der kurzen Vokalphasen gar nicht in Erscheinung tritt. Bei einem zerebellären Tremor von 3 Hz beispielsweise dauert ein Tremorzyklus mehr als 300 ms. Innerhalb eines vokalischen Intervalls von normaler Dauer ist demnach allenfalls die Hälfte eines Oszillationszyklus zu finden. Bei einer Vokalhalteaufgabe von nur 2 s Dauer treten dagegen etwa sechs Oszillationszyklen auf, die auditiv leicht zu erkennen sind [190]. Mittels einer akustischen Analyse des Sprachsignals von Halteaufgaben lässt sich zusätzlich auch die Tremorfrequenz bestimmen, was differenzialdiagnostisch bedeutsam sein kann. Die Instruktion „möglichst lange" ist für die genannten

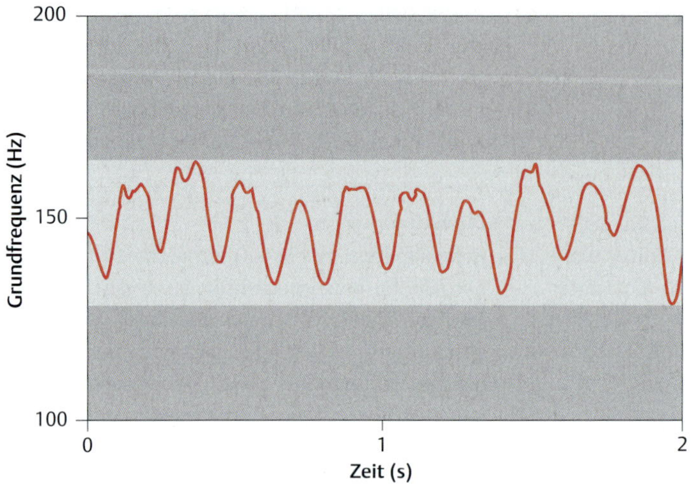

Abb. 8.9 Grundfrequenzkontur für eine Halteaufgabe auf [a::] bei einem Patienten mit spasmodischer Dysphonie. Der Patient hat einen Stimmtremor mit einer Frequenz von 5–6 Hz.

diagnostischen Ziele dabei gar nicht erforderlich. Eine Vokalhaltedauer von etwa 2–3 s ist ausreichend, um Tonhöhenfluktuationen oder einen Stimmtremor akustisch messen zu können.

Das Beispiel in ► Abb. 8.9 stammt von einem Patienten, der mit Verdacht auf das Vorliegen einer Kleinhirnerkrankung zugewiesen wurde. Die Grundfrequenzanalyse einer Vokalhalteaufgabe des Patienten zeigt über einen Zeitraum von 2 s 10–11 Oszillationen der Grundfrequenz an, dies entspricht einer Tremorfrequenz von mehr als 5 Hz. Bei Patient*innen mit zerebellären Ataxien treten typischerweise langsamere Tremores von ca. 2–3 Hz auf [8]. Der Patient wurde – u. a. aufgrund dieses Befundes – schließlich mit einer spasmodischen Dysphonie diagnostiziert und wurde daraufhin erfolgreich mit Botulinumtoxin behandelt.

8.3 Untersuchung kommunikationsbezogener Aspekte von Dysarthrien

Wir sprechen, um verstanden zu werden. Verständliches Sprechen ist damit eine unabdingbare Voraussetzung für eine funktionierende Kommunikation. Personen mit Dysarthrie können sich häufig nicht mehr in vollem Umfang verständlich mitteilen. Die Ursachen einer reduzierten **Verständlichkeit** sind dabei vielfältig. Sie können beispielsweise aus einer undifferenzierten Lautbildung, einer reduzierten Sprechlautstärke oder aus prosodischen Veränderungen resultieren, die es Gesprächspartner*innen erschwert, die Äußerungen zu zergliedern.

Als Folge der Verständlichkeitsminderung sind Personen mit Dysarthrie häufig gezwungen sich zu wiederholen und Missverständnisse hinzunehmen oder mühsam zu berichtigen. Manchmal können sie ihre Bedürfnisse und Anliegen, etwa aufgrund mangelnder Zeit bzw. fehlender Geduld des Gegenübers, auch gar nicht mitteilen. Ungestörte Kommunikation ist also nicht nur an das Verstehen sprachlicher Informationen per se gebunden, sondern auch an die Zeit, die Sprecher*innen und Hörer*innen in die Informationsübermittlung investieren müssen (s. auch Kap. 14.3). Diesem Sachverhalt wird mit dem Konzept der **sprechmotorischen** (oder kommunikativen) **Effizienz** Rechnung getragen [765]. Das Maß ist eine wichtige Ergänzung zur Messung der Verständlichkeit.

In der mündlichen Kommunikation geht es allerdings nicht nur um Inhaltsvermittlung. Mit dem sprachlichen Signal werden auch stets paralinguistische Informationen vermittelt, die Eigenschaften eines Sprechers oder einer Sprecherin widerspiegeln (u. a. physische Eigenschaften wie Alter und Geschlecht oder psychische Eigenschaften wie die emotionale Befindlichkeit). Trotz der großen Bedeutung, die der Verständlichkeit (und der damit verbundenen Effizienz) im Alltag zukommt, sollte der Grad der Verständlichkeitsminderung einer Person mit Dysarthrie nicht mit dem Schweregrad der allgemeinen funktionellen Beeinträchtigung durch die Sprechstörung gleichgesetzt werden [603]. Es gibt Personen mit Dysarthrie, die fast uneingeschränkt verständlich sind, aber dennoch unter der Sprechstörung leiden, weil sie beispielsweise stark verlangsamt, mit veränderter Stimmqualität oder mit auffälliger Prosodie sprechen. Diese Aspekte einer Sprechstörung werden häufig unter dem Begriff einer eingeschränkten **Natürlichkeit** („bizarreness") zusammengefasst. Eine „entstellte" Sprechweise kann dabei - wie eine Entstellung durch eine Gesichtsverletzung - ein schwerwiegendes kosmetisches Problem darstellen und das Persönlichkeitsbild der Betroffenen beschädigen. Ein weiteres Maß für Beeinträchtigungen der Kommunikation, das eng mit den bereits genannten Parametern der Verständlichkeit, der sprechmotorischen Effizienz und der Natürlichkeit verknüpft ist, ist die **subjektive Höranstrengung**. Das Maß spiegelt den Grad der Anstrengung wider, den Gesprächspartner*innen in der Verständigung mit der von einer Sprechstörung betroffenen Person empfinden. Eine Person mit Dysarthrie kann beispielsweise relativ gut verständlich sein. Eine hohe Höranstrengung würde in solch einem Fall jedoch reflektieren, dass sich die Hörer*innen erheblich anstrengen müssen, um den Sprecher oder die Sprecherin zu verstehen [384]. Solche Mühen können gegebenenfalls dazu führen, dass Gespräche seitens der Kommunikationsparter*innen vermieden werden.

Veränderte Sprecheigenschaften können im Übrigen auch zu Fehleinschätzungen des Geschlechts und des Alters einer/eines Sprechenden führen. Beispielsweise kann eine stark erhöhte Sprechstimmlage dazu führen, dass eine erwachsene Person am Telefon für ein Kind gehalten wird. Eine deutlich erniedrigte Stimmlage kann dazu führen, dass eine Sprecherin für einen Mann gehalten wird.

Hinzukommt, dass selbst dezente Abweichungen von einer (idealen) Sprechernorm bei Hörer*innen zu Irritation und Befremden und ganz unwillkürlich zu Unterstellungen gegenüber der Person mit Dysarthrie führen können, beispielsweise „diese Person macht einen gelangweilten Eindruck", „diese Person scheint betrunken zu sein" oder „diese Person hat vermutlich kognitive Probleme" [604].

Aus den genannten Beeinträchtigungen können sich erhebliche kommunikativ-soziale Einschränkungen und ein sozialer Rückzug der Patient*innen ergeben. Eine Berücksichtigung von Parametern beeinträchtigter Kommunikation stellt daher einen zentralen Aspekt in der Dysarthriediagnostik dar. Nach der eingangs beschriebenen ICF-Klassifikation können die kommunikationsbezogenen Parameter des Sprechens dem Bereich der Aktivitäten zugewiesen werden.

8.3.1 Methoden der Verständlichkeitsmessung

Wie kann man Verständlichkeit messen? Grundsätzlich lassen sich drei Klassen von Verfahren unterscheiden:

- Schätzskalen
- Transkriptionsverfahren
- Worterkennungsverfahren

Auf den ersten Blick erscheinen diese Methoden, die in der einen oder anderen Form in nahezu allen etablierten Diagnostikbatterien für Dysarthrie enthalten sind, als wenig aufwendig und einfach durchführbar. Eine zuverlässige Messung der Verständlichkeit entpuppt sich bei genauerer Betrachtung allerdings als große methodische Herausforderung.

Im Englischen wird bei der Verständlichkeitsmessung zwischen den Begriffen „intelligibility" und „comprehensibility" unterschieden, wobei ersterer angibt, wie gut ein/e Hörer*in den Inhalt einer Botschaft aus dem akustisch vermittelten Signal ohne kontextuelle Hilfen entschlüsseln kann, und letzterer, wie gut dies unter Einbeziehung von Kontextinformationen gelingt [175]. Zu solchen Kontextinformationen gehören u. a. die Vertrautheit mit dem Gesprächsthema, situative Redundanz und eine gewisse Vorhersagbarkeit aufgrund der im Sprachmaterial enthaltenen semantischen und syntaktischen Hinweise (z. B. „Ampeln leuchten grün, gelb und...“). Sie können der/dem Hörer*in helfen, entstellte oder fehlende akustische Informationen aus dem sprachlichen Signal zu rekonstruieren und tragen somit allgemein zu einer besseren Verständlichkeit bei.

Auch wenn sie kaum den Bedingungen realer Kommunikationssituationen entsprechen, spiegeln Verständlichkeitsmessungen, bei denen solche verständnisfördernden Informationen methodisch weitgehend unterdrückt werden, am ehesten die Auswirkungen der sprechmotorischen Beeinträchtigungen von Personen mit Dysarthrie wider. Ihnen wird daher eine besondere diagnostische Bedeutung beigemessen [785]. Die Untersuchung dieser Dimension von Verständlichkeit ist allerdings an methodische Voraussetzungen gebunden, die im klinisch-praktischen Alltag nicht einfach zu erfüllen sind. So sollte die Person, die die Verständlichkeitsprüfung durchführt, keine Kontextinformationen zu den sprachlichen Äußerungen der untersuchten Person haben (z. B. keine Kenntnis des Testmaterials oder biografische Vorinformationen bei Aussagen über die Verständlichkeit der Spontansprache). Sie sollte auch nicht mit der von Dysarthrie betroffenen Person vertraut sein, da sich mit der Zeit typischerweise Adaptationseffekte an dysarthrisches Sprechen einstellen [82]. Ein Vertrautheitseffekt ist besonders dann nachteilig, wenn Verständlichkeitsmessungen zu Beginn und am Ende eines Behandlungszeitraums durchgeführt werden, z. B. um den Therapieerfolg zu messen. Die Messergebnisse spiegeln dann möglicherweise nicht nur den Behandlungseffekt, sondern auch die gestiegene Vertrautheit der Therapeutin/des Therapeuten mit der betroffenen Person wider [757]. Hinzu kommt, dass Logopäd*innen/Sprachtherapeut*innen bereits aufgrund ihrer Erfahrung und Ausbildung bessere Verstehensleistungen als sprachtherapeutische „Laien“ mitbringen können. Die oben genannten Gründe machen deutlich, dass behandelnde Therapeut*innen keine zuverlässige Informationsquelle sind, wenn es um die Beurteilung der Verständlichkeit von Personen mit Dysarthrie geht.

In den folgenden Abschnitten werden die einzelnen Verfahrensklassen dargestellt und an gegebenen Stellen auf veröffentlichte deutschsprachige Instrumente hingewiesen.

Schätzskalen

Die Verständlichkeitsschätzung mittels einer Skala ist die Methode, die mit dem geringsten Aufwand verbunden ist. Im klinischen Setting sind besonders mehrstufige Skalen mit verbal bezeichneten Skalenstufen oder Zahlenwerten (z. B. 1–5) verbreitet, auf der die Beurteilenden die Ausprägung der Beeinträchtigung nach ihrer subjektiven Wahrnehmung einordnen. Eine vergleichsweise gut untersuchte Skala ist die **NTID-Verständlichkeitsskala** (▶ Tab. 8.10), die ursprünglich für die Beurteilung der Verständlichkeit bei hörgeschädigten Personen entwickelt wurde [584].

Auch die Aufgabe 7 der Frenchay-Dysarthrie-Untersuchung (FDA-2; s. ▶ Tab. 8.5) enthält neben weiteren Verständlichkeitsmaßen einen Teil zur Verständlichkeitsschätzung der Spontansprache [182].

Zuverlässige Aussagen zur Verständlichkeit des/der Sprechenden („intelligibility“) sind grundsätzlich an die Bedingungen gebunden, die einleitend formuliert wurden, also an die Unvertrautheit mit dem Sprachmaterial und der zu beurteilenden Person. Wird dieser methodische Aspekt außer Acht gelassen, kann es zu einer Überschätzung der Verständlichkeit kommen. Zu einer Unterschätzung der Verständlichkeit kann es dagegen kommen, wenn Beurteiler*innen – speziell bei schweren Sprechstörungen – die zu bewertende Dimension

Tab. 8.10 NTID-Verständlichkeitsskala (National Institute for the Deaf; nach [584]; vgl. [779]).

Punktwert	Beschreibung
1	Die sprachlichen Äußerungen sind unverständlich.
2	Die sprachlichen Äußerungen sind mit Ausnahme einiger Wörter/Phrasen unverständlich.
3	Die sprachlichen Äußerungen sind schwer zu verstehen, doch der Inhalt ist im Wesentlichen verständlich. (Die Verständlichkeit kann sich bei längerem Zuhören erhöhen.)
4	Die sprachlichen Äußerungen sind mit Ausnahme einiger Wörter oder Phrasen verständlich.
5	Die sprachlichen Äußerungen sind völlig verständlich.

der Verständlichkeit nicht von anderen Störungsmerkmalen der Dysarthrie trennen [300], [779]. Dies wäre z. B. der Fall, wenn aufgrund einer Verlangsamung oder einer Stimmstörung ein niedriger Schätzwert abgegeben wird, obwohl die Person mit Dysarthrie gut zu verstehen ist.

Ein weiterer Nachteil der Schätzskala aus ▸ Tab. 8.10 ist ihre geringe Sensitivität für kleinere Veränderungen der Verständlichkeit.

Transkriptionsverfahren

▸ **Wort- und Satztranskription.** Bei diesen Verfahren werden der zu untersuchenden Person Textvorlagen (i. d. R. Wörter oder kurze Sätze) zum Vorlesen vorgegeben und die Reaktionen von einer/m Hörer*in orthografisch niedergeschrieben. Danach wird das Transkript mit der Vorlage verglichen und die Anzahl der nicht oder falsch verstandenen Wörter oder Silben bestimmt.

Ein Beispiel für ein solches Verfahren ist die Aufgabe 7 des Frenchay-Dysarthrie-Assessments (FDA-2; s. ▸ Tab. 8.5), in der eine zufällige Auswahl von zehn Wörtern bzw. zehn Sätzen aus einer Grundgesamtheit von 116 Testwörtern bzw. 50 Testsätzen geprüft und von der untersuchenden Person transkribiert werden [182]. Das Prinzip der Unvertrautheit mit dem Wortlaut der gesprochenen Äußerungen ist hier allerdings nur eingeschränkt gewährleistet: So können sich nach mehreren Testanwendungen Vertrautheitseffekte einstellen, die das Verstehen der gesprochenen Wörter oder Sätze – trotz Zufallsauswahl – begünstigen. Auch die im FDA-2 im Regelfall vorgesehene Durchführung durch die behandelnde Therapeutin/den behandelnden Therapeuten kann aus den bereits genannten Gründen zu einer Überschätzung der Verständlichkeit führen.

Die Webapp KommunikationsParameter für Sprechstörungen (KommPaS) beinhaltet ein Worttranskriptionsverfahren, das auf der Methode des Crowdsourcings beruht [384]. Siehe das Kapitel KommPaS-Webapp (S. 165) für eine genauere Einführung.

▸ **Transkription von Spontansprache.** Ein Verfahren, in dem die Beurteilung der Verständlichkeit auf einem Transkriptionsverfahren für Spontansprache beruht, findet sich in Aufgabe 1 der Untersuchung neurologisch bedingter Sprech- und Stimmstörungen (UNS; s. ▸ Tab. 8.6) [91]. Hierzu werden jeweils 1–2 Äußerungen von Anfang, Mitte und Ende einer Spontansprachaufnahme transkribiert und das Verhältnis von unverständlichen/schwer verständlichen Wörtern zu der Gesamtzahl der produzierten Wörter bestimmt. Grundsätzlich sind Transkriptionsverfahren allerdings nicht gut für die Beurteilung von Spontansprache geeignet, da einzelne Wörter/Passagen aus dem Kontext vorhersagbar sein können. Eine weitere Einschränkung ergibt sich aus der Tatsache, dass die Transkripte nicht zweifelsfrei mit dem intendierten Wortlaut der beurteilten Äußerungen verglichen werden können [777].

Worterkennungsverfahren

Bei diesen Verfahren muss der/die Untersuchende die von einer Patientin oder einem Patienten gesprochenen Wörter in einer Multiple-choice-Bedingung unter ähnlich klingenden Wörtern identifizieren. Bei der Konstruktion der Auswahlmengen lässt sich die phonetische Ähnlichkeit der Auswahlwörter kontrollieren. Damit kann aus den Antworten abgeleitet werden, welche Lautklassen in besonderem Maße zur Verständlichkeitseinschränkung einer Person mit Dysarthrie beitragen. ▸ Tab. 8.11 gibt Beispiele für die Konstruktion von phonetisch kontrollierten Wortensembles für einzelne Ziellaute.

Tab. 8.11 Beispiele für phonetisch kontrollierte Wortensembles zu den Ziellauten/v/ und /y:/ (aus: [785]).

Ziellaut	Zielwort	Ziel	Auswahlmenge
/v/	wach	stimmhafter labiodentaler Frikativ /v/	wach, Bach, Fach, Schach, Dach, schwach
/y:/	fühlen	vorderer, gerundeter, gespannter Vokal /y:/	fühlen, füllen, fehlen, Fohlen, feilen, faulen

Ein Grundproblem aller Worterkennungsverfahren ist ihre geringe Sensitivität. Die Aufgabe des Hörers/der Hörerin besteht ja lediglich darin, das gesprochene Wort (ggf. in einem Trägersatz) unter wenigen Alternativen zu identifizieren. Das heißt, dass Hörer*innen das gesprochene Wort mit einer gewissen Wahrscheinlichkeit erraten können.

Ein deutschsprachiges Verfahren, das auf dem Wortidentifikationsprinzip beruht (und das systematisch für Kontext- und Vertrautheitseffekte kontrolliert wurde), ist das Münchner Verständlichkeitsprofil (MVP-Online) [785]. Mittlerweile wurde das Angebot des MVP-Online eingestellt. Mit der KommPaS-Webapp (S. 165) wurde ein neues Verfahren entwickelt, welches das MVP-Online abgelöst hat [384].

8.3.2 Messung der sprechmotorischen Effizienz

Mit dem Maß der sprechmotorischen Effizienz lässt sich die Geschwindigkeit ermitteln, mit der Sprecher*innen verständliche Informationen übermitteln können. Es trägt der Tatsache Rechnung, dass manche Personen mit Dysarthrie zwar relativ gut verständlich sind, ihre Kommunikationsfähigkeit aber trotzdem durch einen erhöhten Zeitbedarf bei der Vermittlung von Inhalten beeinträchtigt ist.

Für die Messung der sprechmotorischen Effizienz wird die Anzahl verständlicher Einheiten (z. B. die Anzahl korrekt transkribierter Silben) in Beziehung zur Produktionsdauer (z. B. Gesamtdauer der Äußerung) gesetzt. ▶ Abb. 8.10 gibt ein Auswertungsbeispiel für die Berechnung der Verständlichkeit und der sprechmotorischen Effizienz.

8.3.3 Methoden der Natürlichkeitsmessung

Das Konstrukt der Sprechnatürlichkeitist nicht einfach zu operationalisieren. Im weitesten Sinne bildet es den relativ unspezifischen Eindruck ab, inwiefern eine Sprechweise von Hörer*innen als „idealtypisch" empfunden wird [605], [779]. Als Gegenpol spiegelt das Attribut „unnatürlich" die subjektiv empfundene Abweichung von der lautsprachlichen Norm wider. Zur Charakterisierung unnatürlichen Sprechens finden auch Begriffe wie „auffallend", „ungewöhnlich", „merkwürdig" oder „bizarr" Anwendung [146]. Veränderungen sprechmotorischer Dimensionen, wie sie zum Beispiel durch eine Dysarthrie verursacht sein können, können zur Wahrnehmung einer unnatürlichen Sprechweise führen. Die Faktoren, die den Eindruck von „Unnatürlichkeit" erwecken, können dabei in Abhängigkeit von der Dysarthrieform variieren. Grundsätzlich können sich alle sprechmotorischen Dimensionen, seien es Auffälligkeiten der

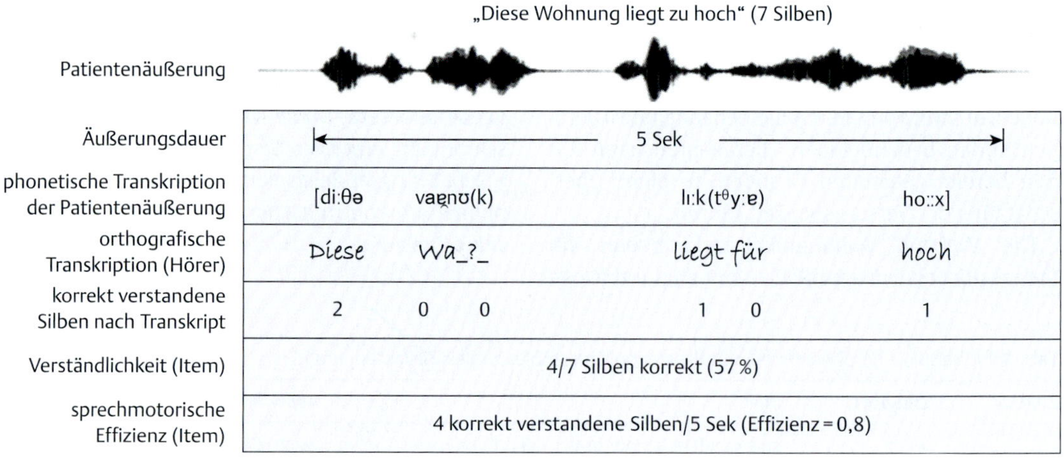

Abb. 8.10 Auswertungsbeispiel für Verständlichkeit (Transkriptionsverfahren) und sprechmotorische Effizienz anhand einer Sprechprobe von einer Patientin mit Dysarthrie.

Atmung, der Stimme, der Artikulation, der Resonanz oder der Prosodie in unterschiedlichen Gewichtungen auswirken [788].

Der Zusammenhang zwischen Verständlichkeit und Natürlichkeit wurde oben bereits erwähnt. Während Einschränkungen der Verständlichkeit nahezu immer auch mit der Wahrnehmung einer verminderten Natürlichkeit einhergehen, kann eine als unnatürlich empfundene Sprechweise nach wie vor verständlich sein, beispielsweise, wenn stimmliche Veränderungen im Vordergrund der Sprechstörung stehen.

Für die Untersuchung können Hörer*innen instruiert werden, das Ausmaß der Unnatürlichkeit oder Auffälligkeit von gehörten Sprechpassagen zu bewerten, beispielsweise auf einer diskreten Skala zwischen „1 = sehr natürlich“ und „5 = völlig unnatürlich“ oder auf einer kontinuierlichen visuellen Analogskala. Für die Zuverlässigkeit der Urteile gelten ähnliche Bedingungen wie für die Verständlichkeitsmessung. Sprachtherapeutische Expert*innen sind aufgrund ihrer Vorerfahrung mit Sprechstörungen im Allgemeinen und der Vertrautheit mit der individuellen Sprechweise einer einer Person mit Dysarthrie für eine möglichst realitätsnahe Beurteilung der Natürlichkeit in der Kommunikation ungeeignet. Hinzu kommt, dass die Fähigkeit sprachtherapeutischer Expert*innen zu analytischem Hören, systematischem Klassifizieren und Interpretieren der Beurteilung eines so globalen und intuitiven Parameters wie der Natürlichkeit sogar im Wege stehen kann [383].

Es ist darüber hinaus zu erwarten, dass die meisten Hörer*innen nicht nur sprecherbezogene Informationen zur Grundlage ihrer Natürlichkeitsurteile machen. Auch Auffälligkeiten der linguistischen Struktur (wie beispielsweise Wortfindungsschwierigkeiten oder grammatikalisch fehlerhafte Äußerungen) werden sehr wahrscheinlich Einfluss auf die Bewertung der Natürlichkeit nehmen. Es kommt also zum einen auf eine sehr genaue Instruktion bei der Untersuchung der Natürlichkeit an. Um unerwünschten Einflüssen auf die Natürlichkeitsurteile entgegenzusteuern, ist zum anderen auch die Wahl geeigneten sprachlichen Stimulusmaterials zu bedenken.

Ähnlich wie bei der Messung der Verständlichkeit ergeben sich durch diese Voraussetzung sehr hohe Anforderungen an die Durchführung einer validen Natürlichkeitsmessung im klinischen Setting. Das folgende Kapitel beschreibt, welche Möglichkeiten hier Crowdsourcing-Methoden bieten können. Mit der KommPaS-Webapp stehen unter anderem crowdbasierte Prozeduren zur Erhebung der Sprechnatürlichkeit zur Verfügung [384].

8.3.4 Crowdbasierte Methoden in der Diagnostik von Sprechstörungen und die KommPaS-Webapp

In den vorangegangenen Abschnitten wurde die Bedeutung von kommunikationsbezogenen Parametern in der Dysarthriediagnostik hervorgehoben und die hohen methodischen Anforderungen, die mit einer zuverlässigen Untersuchung verbunden sind, problematisiert.

Während sich in den letzten Jahrzehnten zahlreiche experimentelle Studien der Frage widmeten, welche Faktoren die Wahrnehmung dysarthrischen Sprechens bei naiven Hörer*innen beeinflussen (z. B. [340], [437]), gab es lange Zeit keine Ansätze für eine reliable und valide Untersuchung von kommunikationsbezogenen Parametern im realen klinischen Setting. Mit dem Münchner Verständlichkeitsprofil (MVP) [778] und seiner telediagnostischen Weiterentwicklung, dem MVP-Online [785], wurde schließlich ein Verfahren entwickelt, das technische Lösungen für das Problem der kontextbedingten Vorhersagbarkeit des sprachlichen Testmaterials bot und Vertrautheitseffekten durch die Zuweisung von Testhörer*innen, die die zu untersuchende Person nicht kennen, effektiv entgegenwirken konnte. Mittlerweile wurde das Angebot des MVP-Online eingestellt und durch eine technische und inhaltliche Weiterentwicklung abgelöst, die die Möglichkeiten des Crowdsourcings ausschöpft.

Unter Crowdsourcing versteht man allgemein die Verteilung von Aufgaben (auch Kleinstaufgaben, „Microtasks“) an unabhängige Internetnutzer*innen, die bereit sind, an einem gemeinsamen Projekt mitzuarbeiten (sog. „Crowdworker“). Für die Bearbeitung der Aufgaben, die über spezielle Online-Plattformen angeboten werden, ist in der Regel keine fachliche Expertise erforderlich („Laien“). Für die kommunikationsbezogene Diagnostik

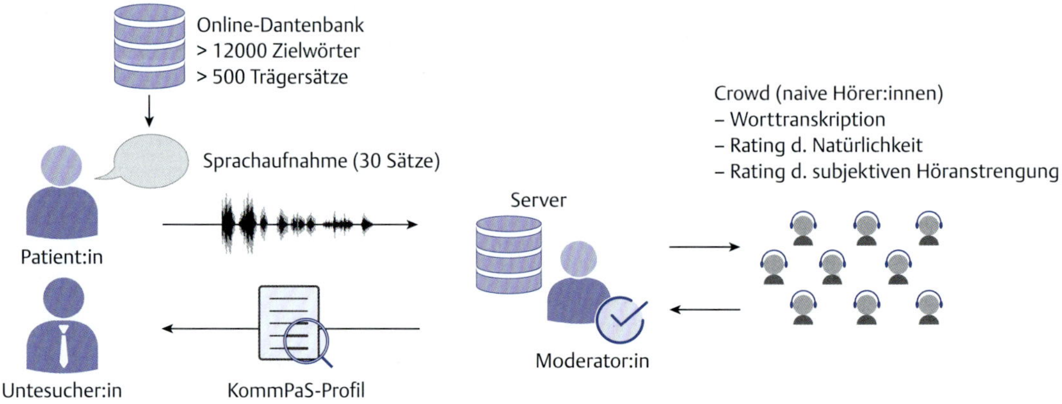

Abb. 8.11 Prinzipieller Ablauf des KommPaS-Verfahrens (nach [385]).

bei Dysarthrie bietet diese Technologie gänzlich neue Möglichkeiten, und mittlerweile beginnen sich erste klinische Anwendungen in diesem Bereich zu etablieren [383], [490].

Mit der deutschen Web-Applikation **KommPaS** (**Komm**unikations**Pa**rameter für **S**prechstörungen) steht ein gut evaluiertes Verfahren zur Verfügung, das auf Methoden des Crowdsourcings beruht. ▶ Abb. 8.11 veranschaulicht das Design und den prinzipiellen Ablauf des KommPaS-Verfahrens (kommpas-neurophonetik.de) [385].

Bei der Untersuchung produzieren die Patient*innen insgesamt 30 kurze, nach linguistischen Kriterien kontrollierte Sätze (kombiniertes Lesen/Nachsprechen). Die Satzvorlagen werden aus einer Wortdatenbank mit über 12 000 Zielwörtern und über 500 semantisch und syntaktisch neutralen Trägersätzen generiert (z. B. „*Sommer* ist leicht zu verstehen.“; Zielwort in kursiv). Zusätzlich werden drei bedeutungstragende Sätze aufgenommen. Die Sprechproben werden von der/dem Untersuchenden mit einem Mikrofon aufgezeichnet und pseudonymisiert über eine sichere Internetverbindung an einen Server übermittelt. Unter strenger Einhaltung des Datenschutzes und Überprüfung der Qualität werden die Sprechproben von einer Moderatorin/einem Moderator an eine Crowdsourcing-Plattform weitergeleitet und dort von neun Crowdworkern gegen Bezahlung bewertet. Die Bewertung umfasst

- eine Verständlichkeitsbeurteilung anhand einer Worttranskriptionsaufgabe der Testsätze im Lückensatz (z. B. „____ ist leicht zu verstehen.“),
- eine Einschätzung der subjektiven Höranstrengung beim Verstehen der Sätze auf einer visuellen Analogskala,
- Urteile zur Sprechnatürlichkeit der drei bedeutungstragenden Testsätze auf einer visuellen Analogskala.

Aus dem akustisch gemessenen Sprechtempo und der Anzahl verständlich produzierter Silben wird darüber hinaus die kommunikative Effizienz berechnet. Standardmäßig gehen die gewichteten Mittelwerte über neun Crowdworker pro Untersuchung in ein Profil, das sog. KommPaS-Profil, ein. Das KommPaS-Profil stellt auch einen Gesamtscore über die kommunikativen Parameter bereit. Die Ergebnisse lassen sich im Profil anhand von Referenzwerten einer Stichprobe sprechgesunder Personen interpretieren. Darüber hinaus ist das Verfahren T-Wert-normiert und erlaubt interindividuelle sowie intraindividuelle Profilvergleiche. In der Regel kann das KommPaS-Profil innerhalb eines Werktags von der untersuchenden Person abgerufen werden.

8.4 Selbstbeurteilung

Kommunikation ist in allen Lebensbereichen wichtig: in Bildung und Beruf, in der Selbstversorgung, in der Familie und im Freundeskreis, im Umgang mit Behörden, bei Arztbesuchen, bei verschiedensten Freizeitaktivitäten und vielem mehr. Die Bewältigung des Alltags hängt somit entscheidend davon ab, wie gut die Kommunikation mit anderen gelingt, auch wenn die Anforderungen individuell sehr verschieden sein mögen. Die Art und Weise, wie wir kommunizieren, prägt unser Selbstbild und beeinflusst, wie wir von anderen wahrgenommen werden.

Welche psychischen und sozialen Auswirkungen Beeinträchtigungen der Fähigkeit zu kommunizieren im Einzelfall haben und wie gut Personen mit Sprechstörungen wie einer Dysarthrie in Kommunikationssituationen zurechtkommen, lässt sich nicht auf der Grundlage von auditiven oder akustischen Befunden oder von Verständlichkeitsscores bestimmen. Über das subjektive Erleben des Alltags mit Dysarthrie kann letztendlich nur die Person mit Dysarthrie selbst Auskunft geben [505].

Instrumente zur Selbsteinschätzung, die die Perspektive von Patient*innen im Hinblick auf spezifische Gesundheitsaspekte direkt erfassen, werden als Patient-Reported Outcomes Measures (PROM) bezeichnet [97]. In der Dysarthriediagnostik zielt der Einsatz von PROMs auf die Erfassung der psychosozialen Folgen und der Auswirkungen auf die kommunikative Teilhabe unter besonderer Berücksichtigung der dysarthriebedingten sprechmotorischen Veränderungen ab [730]. Erhoben wird zum Beispiel die Einschätzung der Patientin/des Patienten, wie gut die Ausführung alltäglicher kommunikativer Aktivitäten (z. B. das Führen von Telefongesprächen mit fremden Personen) gelingt oder welche emotionalen Reaktionen in bestimmten Kommunikationssituationen (z. B. bei Nichtverstandenwerden) auftreten. Mit Bezug zur ICF-Terminologie lassen sich solche Aspekte von Gesundheit der Ebene der Partizipation und den Kontextfaktoren (Umweltfaktoren, personbezogene Faktoren) zuordnen.

Die Dokumentation der Patient*innenperspektive mittels PROMs wird heute als ein zentraler Bestandteil im Behandlungsmanagement bei Sprach- und Sprechstörungen gesehen [136], [505]. Die Ergebnisse der Fragebogenerhebungen liefern wichtige Informationen für die Ableitung von individuell bedeutsamen Behandlungszielen und dienen als Maß für die Beurteilung des Behandlungserfolgs. Zunehmend werden methodisch angemessene PROMs auch als Endpunktmaß für die Bewertung des medizinisch-therapeutischen Nutzens eines Behandlungsverfahrens in Therapiestudien gefordert [136], [210]. Dafür spricht, dass Behandlungseffekte, die mittels funktions- oder aktivitätsbezogener Untersuchungen belegt werden, nicht unbedingt mit den von der Person mit Dysarthrie wahrgenommenen Veränderungen übereinstimmen müssen. In einem aktuellen Artikel von Mitchell et al. wird ein Kernset von Ergebnismaßen („Core Outcome Set"; COS) für Personen mit Dysarthrie nach Schlaganfall vorgeschlagen, bei dem neben Verständlichkeitsmaßen die Aspekte der (kommunikativen) Teilhabe und des emotionalen und psychischen Wohlbefindens sowie das Zutrauen in die kommunikativen Fähigkeiten im Mittelpunkt stehen [454].

Der Einsatz von PROMs in der Diagnostik neurologischer Erkrankungen kann allerdings auch Probleme mit sich bringen: Patient*innen mit Hirnschädigung können aus kognitiven Gründen oder aufgrund einer Aphasie möglicherweise nicht mehr in der Lage sein, komplexe Fragen nach ihren Lebensumständen hinreichend zu verstehen oder zu beantworten. Mitunter sind auch die psychosozialen Folgen von Komorbiditäten, die mit Dysarthrie einhergehen (z. B. aphasische Beeinträchtigungen, Einschränkungen in der Gliedmaßenmotorik oder des Sehens) kaum von den Folgen der Dysarthrie zu trennen.[8]

In der Literatur werden verschiedene Selbstbeurteilungsinstrumente beschrieben, von welchen nicht alle ausschließlich auf die Anwendung bei Personen mit Dysarthrie beschränkt sind. ▶ Tab. 8.12 gibt einen Überblick über publizierte Fragebogeninstrumente. Die meisten dieser Bögen sind bislang nur englischsprachig verfügbar, können aber prinzipiell auf das Deutsche übertragen werden. Die Verfahren unterscheiden sich hinsichtlich ihres Anwendungsbereichs und der untersuchten Konstrukte zum Gesundheitsproblem „Dysarthrie".

---

[8] Bei manchen Personen mit Dysarthrie geht die Hirnschädigung mit einer Störung der Krankheitseinsicht oder der Bewertung von Einschränkungen und verbliebener Ressourcen einher. Dies kann mitunter dazu führen, dass Wahrnehmungen zu einzelnen gesundheitsbezogenen Dimensionen aus der Innenperspektive (Patient*innen) und der Außenperspektive (Therapierende, Angehörige) stark divergieren. Das spricht jedoch nicht gegen die Anwendung von PROMs, geht es doch gerade darum, das subjektive Erleben aus der Sicht der Patient*innen zu erfassen.

Tab. 8.12 Übersicht über veröffentlichte Selbstbeurteilungsinstrumente zur Anwendung bei Dysarthrie.

Autor*innen, Sprache	Instrument	Primärer Anwendungsbereich	Untersuchte Dimensionen	Kurzbeschreibung
Baylor et al. 2013 [51], Englisch	Communicative Participation Item Bank (CPIB)	Sprech-/Stimmstörungen, leichte bis mittelschwere Störungen der Sprache und/oder der Kognition	Beeinträchtigung der kommunikativen Teilhabe in verschiedenen Kommunikationssituationen	46 Urteile; Beispiel: „Beeinträchtigt Ihr Gesundheitszustand die Kommunikation, wenn Sie schnell etwas sagen müssen?"; Bewertung auf 4-stufiger Skala von „überhaupt nicht" bis „sehr stark"; Es existiert eine 10-Fragen-Kurzversion der CPIB.
Donovan et al. 2008 [170], Englisch	Communicative Effectiveness Survey (CES)	Dysarthrie bei Morbus Parkinson	Kommunikative Teilhabe in verschiedenen Kommunikationssituationen	8 Urteile; Beispiel: „Wie effektiv ist Ihr Sprechen in verschiedenen Kommunikationssituationen... Eine Konversation führen mit Angehörigen oder Freunden zuhause"; Bewertung auf 4-stufiger Skala von „überhaupt nicht effektiv" bis „sehr effektiv"
Hartelius et al. 2008 [257], Englisch	Living with Dysarthria (LwD)	Dysarthrie (verschiedene Ätiologien)	• Kommunikationsprobleme im Zusammenhang mit dem Sprechen • Kommunikationsprobleme im Zusammenhang mit Sprache und Kognition • Kommunikationsprobleme im Zusammenhang mit Fatigue • Effekte von Emotionen • Effekte von verschiedenen Kommunikationspartnern • Effekte verschiedener Situationen • Einschränkungen der basalen Kommunikationsfähigkeit und der kommunikativen Teilhabe • Gründe für die veränderte Kommunikationsfähigkeit • Art der kommunikativen Einschränkung • Strategien im Umgang mit der Sprechstörung	Fünf Urteile zu zehn Dimensionen (insges. 50 Items); Beispiel zu Dimension 4: „Meine Sprechprobleme werden schlimmer, wenn ich wütend oder traurig bin."; Bewertung auf 6-stufiger Skala von „definitiv unzutreffend" bis „definitiv zutreffend"

Tab. 8.12 Fortsetzung

Autor*innen, Sprache	Instrument	Primärer Anwendungsbereich	Untersuchte Dimensionen	Kurzbeschreibung
Jacobson et al. 1997 [309], Englisch; Nawka et al. 2003 [474], Deutsch (übersetzt)	Voice Handicap Index (VHI)	Dysphonien	• funktionelle, • physische und • emotionale Aspekte der Stimmstörung für die Kommunikation	Zehn Urteile pro Dimension (insg. 30 Items); Beispiel zu Dimension 1: „Wegen meiner Stimme neige ich dazu, größere Menschengruppen zu meiden."; Bewertung auf 5-stufiger Skala von „nie" bis „immer"
Walshe et al. 2009 [730] Englisch	Dysarthria Impact Profile (DIP)	Dysarthrie	• Auswirkungen der Dysarthrie auf das eigene Selbst • Umgang mit der Dysarthrie • Gefühle auf Reaktionen Anderer • Auswirkungen auf die Kommunikation mit anderen • andere Probleme im Verhältnis zur Dysarthrie	11–15 Urteile zu 4 Dimensionen (insges. 52 Items); Beispiel zu Dimension 2: „Ich versuche nicht, mein Sprechproblem zu verbergen."; Bewertung auf 5-stufiger Skala von „stimme vollkommen zu" bis „stimme überhaupt nicht zu"; Dimension 5: Freitext und Rangfolge bilden

Der Voice Handicap Index (VHI) [309], der auch in einer deutschen Version von Nawka et al. vorliegt [474], wurde für den Einsatz bei Personen mit Stimmstörungen entwickelt. Durch die Fokussierung auf einen Aspekt von Sprechstörungen (Störungen der Phonation) kann der Fragebogen bei entsprechender Fragestellung aber auch (gegebenenfalls in modifizierter Form) auf den Bereich der Dysarthrien angewendet werden.

Es existiert ein nicht publizierter aber mittlerweile gut evaluierter Fragebogen zu „Beeinträchtigungen der Kommunikation als Folge zentraler Sprechstörungen" in deutscher Sprache [595], [791]. Der Fragebogen zielt speziell auf Personen mit Dysarthrie ab und umfasst insgesamt 61 Fragen zu 7 verschiedenen Bereichen des kommunikativen Alltags. Der Bogen bezieht die subjektive Wahrnehmung der Funktionsstörung, den Umgang mit der Sprechstörung, Reaktionen der Umwelt und aktivitätsbezogene Fragen, wie nach der Verständlichkeit, mit ein. Die Antworten werden auf 3-stufigen Likert-Skalen (0, 1, 2) codiert, auf denen anzugeben ist, ob ein Merkmal häufig (2), selten (1) oder nie (0) auftritt oder ob eine Aussage gar nicht (0), ein wenig (1) oder voll (2) zutrifft etc. Der Summenscore über alle 61 Antworten liefert einen globalen Index der dysarthriebezogenen Beschwerden einer Person mit Dysarthrie. Dieser Wert zeigt nach den bisherigen Erfahrungen eine hohe Korrelation mit dem Summenscore der Bogenhausener Dysarthrieskalen (S. 144) [788], wenn auch bei einzelnen Personen erkennbar wird, dass sich die subjektiv empfundenen Auswirkungen der Sprechstörung (Innensicht) nicht in den Ergebnissen auditiver Analyseverfahren (Experten-/Außensicht) widerspiegeln müssen (z. B. [276]). In einer Evaluation des Fragebogens auf der Grundlage von 146 Datensätzen konnten die Konstruktionsmerkmale des Bogens empirisch validiert werden [595].

Mittlerweile liegt der Fragebogen in einer neu bearbeiteten, bislang jedoch noch nicht evaluierten Form von Lehner et al. vor [386]. Das Verfahren zur „Selbsteinschätzung der Kommunikationsfähigkeit bei Dysarthrie" beinhaltet eine reduzierte Anzahl von Items zu sechs verschiedenen Konstrukten, die sich auf die Auswirkungen von Dysarthrien beziehen. Die Antworten werden auf Likert-Skalen mit fünf verbal bezeichneten Stufen codiert. Eine Übersicht zu dem Fragenkatalog mit Beispielen findet sich in ▶ Tab. 8.13. Der Fragebogen steht über die Internetseite neurophonetik.de/selbstbeurteilung zum freien Download zur Verfügung.

Tab. 8.13 Fragebogen Selbsteinschätzung der Kommunikationsfähigkeit bei Dysarthrie [386].

Untersuchte Dimension	Beispiele für Aussagen und Bewertung
Stimmliche/artikulatorische Veränderungen (7 Fragen)	„Seit der Erkrankung... ... hat sich der Klang meiner Stimme verändert“ ... spreche ich durch die Nase“ Bewertung: „trifft nicht zu“ bis „sehr stark“
Kommunikative Aktivitäten (5 Fragen)	„Ich spreche jemanden an.“ „Ich telefoniere außer mit meinen Angehörigen auch mit anderen Leuten.“ Bewertung: „wie vorher“ bis „überhaupt nicht mehr“
Verständlichkeit bei verschiedenen Gesprächspartnern (6 Fragen)	„Mein(e) Partner(in) / meine nächsten Angehörigen verstehen mich...“ „Fremde bzw. Personen, mit denen ich selten Kontakt habe, verstehen mich...“ Bewertung: „immer“ bis „überhaupt nicht“
Verständlichkeit in verschiedenen Situationen (5 Fragen)	„Ich bin schlechter verständlich, wenn... ... ich mich in einer Gruppe unterhalte.“ ... ich in einer lauten Umgebung spreche.“ Bewertung: „überhaupt nicht“ bis „sehr stark“
Reaktionen anderer auf die Sprechstörung (10 Fragen)	„Wegen meiner Art zu sprechen... ... werde ich für aggressiv gehalten.“ ... unterschätzt man meine geistigen Fähigkeiten.“ Bewertung: „nie“ bis „immer“
Psychosoziale Folgen (6 Fragen)	„Die Sprechstörung schränkt mich ein... ... in meinen Kontakten zu Freunden/Bekannten.“ ... in meiner Selbständigkeit (Einkäufe, Erledigungen, Ämter, etc.).“ Bewertung: „überhaupt nicht“ bis „sehr stark“

✔ Merke

Es ist sinnvoll, einen Teil der für die Diagnostik vorgesehenen Zeit darauf zu verwenden, die Beschwerden und Einschränkungen der Patientin/des Patienten mithilfe eines Selbstbeurteilungsinstruments zu erfragen. Die „Innensicht“ der Störung, d. h. die Perspektive der Person mit Dysarthrie, ist ein wichtiger Ausgangspunkt für die Formulierung von Behandlungszielen und für die Beurteilung des Behandlungsergebnisses (Outcome). Das Wissen um die subjektive Einschätzung verschiedener Störungsaspekte durch die von Dysarthrie betroffene Person selbst kann die Wahl der Therapieschwerpunkte beeinflussen. Es ist auch absehbar, dass die Kostenträger in Zukunft verstärkt eine systematische diagnostische Erfassung von Teilhabeaspekten der Störung einfordern werden.

Zusatzinfo

Leicht – mittel – schwer: Bestimmung des Schweregrads von Dysarthrien

Die Einschätzung des Schweregrads einer Dysarthrie ist häufig Bestandteil des zusammenfassenden sprachtherapeutischen Befunds. Der Gesamtschweregrad wird auch verwendet, um Veränderungen im Erkrankungsverlauf zu dokumentieren oder um die Effekte therapeutischer Maßnahmen zu messen. Nicht zuletzt wird der Dysarthrieschweregrad in Studien als Ein- und Ausschlusskriterium oder zur Einteilung von Patient*innen in Schweregradkategorien eingesetzt.

Doch wonach bemisst sich der Schweregrad einer Dysarthrie? Auf diese scheinbar einfache Frage gibt es bei genauerer Betrachtung keine einfache Antwort. Aus dem in Kap. 6 dargestellten biopsychosozialen Modell der ICF (s. ► Abb. 6.1) geht in diesem Zusammenhang die Bedeutung der Erhebungsperspektive hervor [163]:

- Was liegt der Schweregradeinschätzung zugrunde? Bemisst sich der Schweregrad nach dem Ausmaß der funktionellen sprechmotorischen Beeinträchtigung, nach deren Auswirkungen auf kommunikative Aktivitäten wie Verständlichkeit und Natürlichkeit oder auf die daraus resultierenden Einschränkungen kommunikativer Teilhabefähigkeiten?
- Wer bestimmt den Schweregrad einer Dysarthrie? Der oder die untersuchende Expert*in, natürliche Kommunikationspartner*innen oder die von Dysarthrie betroffene Person selbst?

Daneben können auch methodische Aspekte Einfluss auf die Bestimmung des Schweregrads nehmen, zum Beispiel:

- Welche Aufgaben bzw. Maße werden verwendet? Wie sensitiv messen sie und wie zuverlässig bilden sie das Konstrukt „Dysarthrie“ ab?
- Welche Erfahrung bringen beurteilende Expert*innen mit? Mit welchen Schweregradausprägungen von Dysarthrien sind sie vertraut?

Der Schweregrad einer Dysarthrie stellt also ein multidimensionales Konstrukt dar, das sich je nach Erhebungsperspektive und methodischem Ansatz möglicherweise unterschiedlich ausprägen kann. In Studien wurde eine Vielzahl an diagnostischen Ansätzen zur Bestimmung des Dysarthrieschweregrads vorgeschlagen (für einen Überblick siehe z. B. [126], [648]).

Zu den häufig verwendeten Methoden, die sich der sprachtherapeutischen Perspektive zuordnen lassen, zählen mehrstufige Schätzskalen, die sich auf den Gesamteindruck der Sprechstörung stützen (z. B. „0 = unbeeinträchtigt“ bis „4 = schwerste Dysarthrie“). Studien konnten nachweisen, dass die subjektive Einschätzung des Gesamtschweregrads durch Sprachtherapeut*innen besonders stark mit der Verständlichkeit korreliert (z. B. [648], [657], [677]). Allerdings wirken sich auch weitere funktions- und kommunikationsbezogene Maße wie das Sprechtempo, die Sprechnatürlichkeit und die subjektive Höranstrengung auf die Einschätzung des Gesamtschweregrads von Dysarthrien aus.

Der Gesamtschweregrad einer Dysarthrie kann auch über die Profilhöhe verschiedener funktioneller Dimensionen des Sprechens bestimmt werden. Bei den BoDyS (S. 144) wird die Profilhöhe beispielsweise über neun Sprechskalen bestimmt, die die Dimensionen von Sprechatmung, Stimme, Artikulation, Resonanz und Prosodie umfassen [788]. Als sinnvoll interpretierbares Maß für den Gesamtschweregrad eignet sich die Profilhöhe allerdings nur, wenn sich keine reliablen Leistungsunterschiede zwischen den einzelnen sprechmotorischen Skalen zeigen. Sind beispielsweise eine oder zwei sprechmotorische Dimensionen herausragend betroffen, während die anderen Dimensionen unbeeinträchtigt sind, kann der Mittelwert über alle Skalen für den Schweregrad der Gesamtstörung wenig charakteristisch sein.

Als Maß für den Gesamtschweregrad einer Dysarthrie aus der Perspektive von Patient*innen können Ergebnisse von Selbstbeurteilungsinstrumenten herangezogen werden (z. B. [23]). Der Summenscore des oben beschriebenen Fragebogens zu Beeinträchtigungen der Kommunikation als Folge zentraler Sprechstörungen [791] liefert beispielsweise einen globalen Index der dysarthriebezogenen Beschwerden, der im Übrigen auch hohe Korrelationen mit dem BoDyS-Gesamtscore aufweist.

9 Dysarthriediagnostik mit Kindern

9 Dysarthriediagnostik mit Kindern

Zusammenfassung

Die Diagnostik von Dysarthrien im Kindesalter stellt Sprachtherapeut*innen aufgrund der speziellen Bedingungen vor besondere Herausforderungen. Im ersten Teil dieses Kapitels wird auf Entwicklungseinflüsse und die Komplexität der Erkrankungen eingegangen, in deren Rahmen kindliche Dysarthrien auftreten. Im darauffolgenden Abschnitt werden diagnostische Möglichkeiten beschrieben, die von einer Funktionsbeurteilung bis hin zu einer Einschätzung der kommunikativen Teilhabe reichen. Zuletzt werden praktische Empfehlungen für die Diagnostik kindlicher Dysarthrien ausgesprochen.

Aufgrund der hohen Prävalenzen von Erkrankungen wie der Zerebralparese (S. 68) oder dem Down-Syndrom sind Dysarthrien auch im Kindesalter häufig. Wie bei Erwachsenen gelten sie auch bei Kindern als häufigste neurologisch bedingte Kommunikationsstörung. Die Dysarthrie stellt für viele Kinder mit neurologischen Erkrankungen eine Herausforderung für die Alltagskommunikation dar, mit der sie über einen langen Zeitraum hinweg, oft sogar ein Leben lang, konfrontiert sind. Diese Aspekte unterstreichen die enorme Relevanz des Störungsbildes der kindlichen Dysarthrien für den Bereich der Sprachtherapie sowie die Notwendigkeit spezifische Diagnostik- und Therapiemöglichkeiten anbieten zu können. Während die Forschung bei erwachsenen Personen mit Dysarthrie eine lange Tradition hat, sind Dysarthrien bei Kindern jedoch erst in den letzten zehn Jahren vermehrt in den Fokus gerückt. Aus diesem Grund sind nicht nur viele grundlegende theoretische Fragen zu kindlichen Dysarthrien bislang unbeantwortet geblieben, auch besteht nach wie vor ein eklatanter Mangel an spezifischen und evaluierten Methoden für die Diagnostik und Therapie. Lange waren Sprachtherapeut*innen daher gezwungen, entweder eigenes Material zu entwickeln oder Methoden aus dem Erwachsenenbereich anzuwenden. Letzteres ist aus verschiedenen Gründen problematisch, worauf in diesem Kapitel noch ausführlicher eingegangen wird.

Zusatzinfo

Kindliche Dysarthrien: ein blinder Fleck in der Ausbildung sprachtherapeutischer Berufsgruppen

Die sprachtherapeutische Ausbildung im Bereich der neurogenen Sprechstörungen ist vorwiegend auf Personen im Erwachsenenalter ausgerichtet. So stellen spät erworbene Dysarthrien einen obligatorischen Bestandteil der Curricula an Logopädieschulen und in den meisten sprachtherapeutischen Studiengängen im deutschsprachigen Raum dar. Schüler*innen und Studierende erhalten ein fundiertes theoretisches sowie auch praktisch-therapeutisches Wissen, das sie auf die Behandlung erwachsener Personen mit Dysarthrie vorbereitet. Kinder mit Dysarthrie sowie die speziellen Herausforderungen, vor denen Therapierende bei ihrer klinischen Versorgung stehen, werden hingegen im Rahmen der Ausbildung zumeist wenig oder gar nicht thematisiert. Eine aktuelle Studie unter Personen, die mit Kindern mit neurologischen Grunderkrankungen sprachtherapeutisch arbeiten, zeigt, dass lediglich 22 % der Befragten in ihrer Grundausbildung über Dysarthrien bei Kindern informiert wurden. Damit verbunden ergab die Online-Umfrage eine große Unsicherheit unter den Behandelnden in Bezug auf das richtige therapeutische Vorgehen bei der Versorgung von Kindern mit Dysarthrien [365]. Eine fundierte Ausbildung (oder Weiterbildung) aller sprachtherapeutisch tätigen Personen in Bezug auf kindliche Dysarthrien ist jedoch äußerst relevant, nicht zuletzt da Kinder mit Dysarthrien aufgrund der Vielzahl der Grunderkrankungen in unterschiedlichsten therapeutischen Einrichtungen versorgt werden (u. a. Akutklinik, neurologische Rehabilitationsklinik, sprachtherapeutische Praxis, spezialisierte pädagogische Einrichtungen wie Frühförderung, Heilpädagogische Tagesstätte). Dies bedeutet, dass Behandelnde in ganz unterschiedlichen Arbeitsfeldern und mit verschiedensten Arbeitsschwerpunkten über fundierte Kenntnisse zu dem Störungsbild verfügen sollten.

In Kap. 6 wurden bereits die wichtigsten diagnostischen Fragestellungen genannt, die die klinische Untersuchung von Dysarthrien bei Erwachsenen leiten sollen. Prinzipiell gilt es bei der Diagnostik mit Kindern ähnliche Fragen zu adressieren, die letzten Endes die Ableitung von Therapiezielen erlauben. So muss zunächst auch bei Kindern mit neurologischen Erkrankungen geklärt werden, ob überhaupt eine (behandlungsbedürftige) Dysarthrie vorliegt. Hier ist eine Abgrenzung gegenüber entwicklungsbedingten Auffälligkeiten des Sprechens von äußerster Relevanz. Im diagnostischen Prozess sind außerdem der Schweregrad zu bestimmen und die möglichen Störungsschwerpunkte der Funktionsstörung zu identifizieren. Zuletzt sollten auch die Auswirkungen der Dysarthrie auf Aktivität und Teilhabe gemessen werden, um alltagsrelevante Therapieschwerpunkte festzulegen. Zur Beantwortung dieser Fragen sind von Beginn an verschiedene Aspekte zu berücksichtigen, die unter anderem die Grunderkrankung eines Kindes, sein Alter und seinen Entwicklungsstand betreffen.

9.1 Besondere Bedingungen bei der Diagnostik von Kindern mit Dysarthrie

Bis heute kommen sowohl in der Forschung als auch in der praktischen Arbeit mit Kindern mit Dysarthrie immer wieder Diagnostikverfahren zum Einsatz, die ursprünglich für Erwachsene konzipiert und auch evaluiert wurden. So geben beispielsweise einige US-amerikanische Studien zu kindlichen Dysarthrien an, dass die Frenchay-Dysarthrie-Untersuchung (FDA) als Diagnostikinstrument diente [110], [111], [140]. Dieses Vorgehen ist vor dem Hintergrund, dass bislang kaum spezifische Diagnostikverfahren für Kinder zur Verfügung standen, begründbar. Das diagnostische Ziel der FDA, Profile zur Differenzierung der verschiedenen Dysarthrieformen zu erstellen, geht jedoch an der Zielsetzung einer Diagnostik mit Kindern vorbei (s. „Dysarthriesyndrome bei Kindern“ (S. 105)). Grundsätzlich lassen Ansätze, bei denen Methoden aus dem Erwachsenenbereich auf die Untersuchung von Kindern angewendet werden, entscheidende Aspekte außer Acht. Die beiden in diesem Zusammenhang wichtigsten Punkte – der Einfluss der kindlichen (Sprech-)Entwicklung und das Vorliegen einer Mehrfachbehinderung – sollen im Folgenden näher erläutert werden.

9.1.1 Entwicklungseinflüsse

In Kap. 2.3 wurde die ungestörte Entwicklung sprechmotorischer Funktionen dargestellt. Aufgrund der anatomischen Gegebenheiten, der physiologischen Besonderheiten sowie dem engen Zusammenspiel mit anderen Entwicklungsdomänen unterscheidet sich typisches kindliches Sprechen auch an der auditiven Oberfläche deutlich vom Sprechen Erwachsener. So können in allen Funktionskreisen hörbare Unterschiede zwischen Kindern und Erwachsenen wahrgenommen werden [599].

Zu den auffälligsten Merkmalen des Sprechens gehören bei typisch entwickelten Kindern z. B. Phänomene, die die Sprechatmung (S. 38) betreffen. Kinder atmen beim Sprechen häufiger ein als Erwachsene, oftmals sogar innerhalb eines Wortes. Zudem tritt häufig ein übermäßiges Unterschreiten der Atemruhelage (d. h. Sprechen auf „Restluft“) auf. Diese Phänomene sind mit einer eingeschränkten respiratorischen Kapazität sowie einer noch unreifen Koordination abdominaler und thorakaler Muskelgruppen erklärbar. Die Stimmqualität sehr vieler typisch entwickelter Kindergarten- und Grundschulkinder ist behaucht oder rau, was sich auf die kindlichen laryngealen Gewebsstrukturen und die aus ihnen resultierenden Schwingungscharakteristika der Stimmlippen zurückführen lässt [521]. Zudem führen die anatomischen Verhältnisse sowie die Unreife bestimmter koordinativer Prozesse zu Auffälligkeiten im Bereich der Artikulation und Resonanz [324]. So fallen während der kindlichen Entwicklung eine reduzierte Artikulationsschärfe und teilweise eine gering ausgeprägte Hyponasalität auf. In Bezug auf prosodische Parameter spielen vermutlich vor allem Interaktionen mit kognitiv-sprachlichen Anforderungen eine Rolle. Sie führen bei Kindern u. a. zu einem langsameren Artikulationstempo, das sich erst etwa während der Pubertät dem Tempo erwachsener Sprecher*innen annähert. Vor allem artikulatorische, aber auch stimmliche Besonderheiten führen letztlich dazu, dass Kinder bis zu etwa einem Alter von fünf Jahren nicht vollständig verständlich sind [302], [597].

✔ Merke

Viele der Charakteristika ungestörten kindlichen Sprechens (z. B. erhöhte Einatmungshäufigkeit, reduzierte Artikulationsschärfe, langsames Artikulationstempo) überlappen auditiv mit Merkmalen, die bei der Diagnostik mit Erwachsenen als Dysarthriesymptome klassifiziert werden.

Im alltäglichen Kontakt mit einem typisch entwickelten Kind schenkt man als Kommunikationspartner*in den beschriebenen Merkmalen kaum Aufmerksamkeit – sie fügen sich in den Gesamteindruck kindlichen Sprechens ein. Ist also bereits bekannt, dass ein Kind neurologisch gesund ist und keine Entwicklungsauffälligkeiten zeigt, werden typische auditive Merkmale des Sprechens, die von denen erwachsener Sprecher abweichen, ganz selbstverständlich und intuitiv als entwicklungsbedingt eingeordnet.

Bei einem Kind mit einer neurologischen Grunderkrankung ist eine intuitive Einschätzung hingegen problematisch. Allein über den auditiven Eindruck kann kaum entschieden werden, ob es sich bei einem auftretenden Sprechmerkmal in einem gegebenen Alter um ein Entwicklungsmerkmal handelt oder ob eine Störung vorliegt.

An dieser Stelle lohnt sich eine allgemeinere Betrachtung des Vorgehens in der auditiven Dysarthriediagnostik (S. 143). Die heute übliche Klassifikation von Dysarthriesymptomen entstammt der Untersuchung und Beschreibung erwachsener Personen mit Dysarthrie [175]. Auffälligkeiten, die von der Sprechweise sprechgesunder Erwachsener abweichen, werden als Symptome einer neurologischen Sprechstörung interpretiert und kategorisiert. Atmet ein Erwachsener mit neurologischer Grunderkrankung beispielsweise beim Nachsprechen wiederholt innerhalb eines Satzes ein, gilt dies als Hinweis auf eine Sprechstörung (d. h. als ein Symptom), da ein entsprechendes Atemmuster bei sprechgesunden Erwachsenen nicht erwartet würde.

Werden nun Symptomkategorien, die ursprünglich in Abgrenzung zu einer Erwachsenennorm etabliert wurden, auf Kinder übertragen, droht die Gefahr entwicklungsbedingte Sprechmerkmale fälschlicherweise als Symptome zu klassifizieren. Im schlechtesten Fall kann dies dazu führen, dass therapeutische Maßnahmen an Sprechfunktionen ansetzen, bei denen rein entwicklungsbedingt (noch) keine Verbesserungen zu erwarten sind.

Dieses diagnostische Problem kann nur durch die Berücksichtigung altersspezifischer Normdaten gelöst werden. Das heißt, auftretende Auffälligkeiten müssen dem Sprechmuster, das im entsprechenden Alter zu erwarten ist, gegenübergestellt werden. Nur so können entwicklungsbedingte Sprechmerkmale von Symptomen kindlicher Dysarthrien differenziert werden.

In den letzten Jahren wurden vermehrt Anstrengungen unternommen, solche altersspezifischen Normdaten für sprechmotorische Parameter zu erheben und klinisch verfügbar zu machen. Die umfassendsten Daten dieser Art für den deutschsprachigen Raum wurden im Rahmen der Entwicklung des Diagnostikverfahrens Bogenhausener Dysarthrieskalen – Kindliche Dysarthrien, BoDyS-KiD (S. 179), erhoben [249], [601]. Im Zuge dessen wurde bestätigt, dass es im Alter von 3–9 Jahren erhebliche Überlappungen zwischen entwicklungsbedingten Sprechmerkmalen und bei Dysarthrien zu erwartenden hörbaren Symptomen gibt. So ist die Anwendung von Altersnormen z. B. in den Bereichen Atmung, Stimmqualität, Artikulation und Artikulationstempo sowie Redefluss für eine valide Feststellung einer Störung unabdingbar. Es hat sich jedoch auch gezeigt, dass einige der bei Kindern mit Dysarthrie (bei Zerebralparese) beschriebenen Symptome während der typischen Entwicklung üblicherweise nicht auftreten. Hierzu zählen eine gepresste Phonation, Tonhöhen- und Lautstärkeschwankungen, Hypernasalität, sowie dysrhythmisches silbisches Sprechen. Diese Merkmale stellen also spezifische Indikatoren für eine kindliche Dysarthrie dar [601].

Auch zu globaleren, kommunikativ relevanten Parametern, wie beispielsweise Verständlichkeit und kommunikative Effizienz, wurden in den letzten Jahren Normstudien durchgeführt [301], [597]. Die Ergebnisse dieser Studien sollten bei der kommunikativ orientierten Diagnostik (S. 182) von Kindern mit Dysarthrien berücksichtigt werden.

✔ Merke

Sprechmerkmale wie eine gepresste Phonation, Tonhöhen- und Lautstärkeschwankungen, Hypernasalität und dysrhythmisches silbisches Sprechen treten während der typischen sprechmotorischen Entwicklung üblicherweise nicht auf. Sie stellen somit unabhängig vom Alter spezifische Marker einer kindlichen Dysarthrie dar. Diagnostisch haben sie daher einen hohen Wert für die Identifikation kindlicher Dysarthrien.

9.1.2 Mehrfachbehinderung

Dysarthrien treten äußerst selten als isoliertes Symptom einer neurologischen Erkrankung auf. Die meisten Ätiologien verursachen vielmehr komplexe klinische Störungsbilder, die weit über Störungen des Sprechens hinausgehen. Dies gilt für erwachsene Personen mit Dysarthrie ebenso wie für Kinder (s. Kap. 4). Im Kindesalter spricht man, wenn mehr als eine Behinderung vorliegt (also beispielsweise neben einer kommunikativen Störung eine Behinderung in mindestens einem weiteren Bereich wie Körpermotorik, Kognition, Sensorik), von einer Mehrfachbehinderung. Kindliche Dysarthrien fügen sich fast immer in das Bild einer solchen Mehrfachbehinderung ein.

Für den diagnostischen Prozess und die Ausgestaltung einer sprachtherapeutischen Übungsbehandlung ergeben sich dadurch eine Reihe von Herausforderungen. Bereits bei der Frage, ob und wann eine Dysarthriediagnostik und -therapie erfolgt, müssen mögliche Begleitstörungen berücksichtigt werden. Beispielsweise kann der Behandlung der Dysarthrie bei einer gleichzeitig auftretenden Dysphagie eine nachrangige Bedeutung zukommen. Motorische, sensorische und kognitive Störungen können wiederum die Durchführung und Anwendbarkeit diagnostischer und therapeutischer Verfahren maßgeblich beeinflussen. Während dies selbstverständlich auch für einen Großteil der erwachsenen Personen mit Dysarthrien gilt, stellt es bei Kindern mit wenigen Ausnahmen den Standardfall dar.

Es liegen keine aussagekräftigen Zahlen darüber vor, wie häufig relevante Begleiterscheinungen innerhalb der gesamten Gruppe von Kindern mit Dysarthrien auftreten. Annäherungsweise können jedoch Prävalenzstudien zu Kindern mit Zerebralparese (CP) Informationen liefern, da die Zerebralparese (S. 68) die wichtigste Grunderkrankung im Zusammenhang mit einer kindlichen Dysarthrie ist.

Für die Planung von sprachtherapeutischer Diagnostik und Behandlung ist zunächst relevant, dass bei etwa 20 % der Kinder mit CP Dysphagien auftreten [512]. Noch deutlich häufiger sind Sprachentwicklungsstörungen, die bei den 5- und 6-jährigen Kindern mit CP eine Prävalenz von etwa 60 % aufweisen [443]. Diese Zahlen verdeutlichen, dass eine Dysarthriediagnostik oft nur einen Teil einer umfassenden sprachtherapeutischen Diagnostik darstellt. Insbesondere in einem sehr frühen Sprachentwicklungsstadium oder bei kritischen Fragen der Nahrungsaufnahme ist eine Dysarthriediagnostik vermutlich nicht das vorrangige Ziel einer sprachtherapeutischen Abklärung.

Zu den Begleiterscheinungen, die weniger über den Stellenwert der Dysarthrie im diagnostisch-therapeutischen Prozess entscheiden, jedoch die Anwendung sprachtherapeutischer Methoden massiv beeinflussen können, zählen vor allem kognitive und sensorische Auffälligkeiten. Etwa ¼ der Kinder mit CP erfüllt die Kriterien für die Diagnose einer geistigen Behinderung [641], bei etwa 50 % lassen sich Auffälligkeiten einzelner kognitiver Domänen, wie z. B. Aufmerksamkeit oder Gedächtnis feststellen [492]. Unter den sensorischen Störungen sind Sehstörungen am häufigsten (34–100 %; [272]), aber auch Hörstörungen treten bei etwa 40 % aller Kinder mit CP auf [738]. Nicht zuletzt können sich auch Störungen der Gliedmaßenmotorik, die bei CP per Definition vorliegen (s. Kap. 4.3), auf die Durchführung sprachtherapeutischer Aufgaben und Übungen auswirken, beispielsweise auf vorbereitende Haltungsübungen (S. 206).

Zusatzinfo

Kinder mit Zerebralparese: Wer erhält Sprachtherapie?

Die Gruppe der Kinder mit CP, denen Sprachtherapeut*innen in ihrer praktischen Arbeit begegnen, ist nicht unbedingt repräsentativ für die Gesamtpopulation aller Kinder mit CP. Vielmehr erhalten tendenziell vor allem Kinder eine sprachtherapeutische Versorgung, die komplexe Mehrfachbehinderungen haben bzw. eine insgesamt schwerere Ausprägung sowohl der motorischen Störung als auch möglicher Begleiterscheinungen zeigen. Im klinischen Alltag ist es also die Regel, dass z. B. kognitive und sensorische Auffälligkeiten in der Planung diagnostischer und therapeutischer Prozesse berücksichtigt werden müssen.

Das Elizitieren von Sprechproben, die eine systematische und fundierte Beurteilung sprechmotorisch relevanter Parameter erlauben, kann bei Kindern mit Mehrfachbehinderung erschwert sein. Aufgrund der beschriebenen Begleiterscheinungen kann es beispielsweise zu folgenden Schwierigkeiten kommen:

- Liegt eine **Sprachentwicklungsstörung** vor, können z. B. Instruktionen nicht verstanden und umgesetzt werden. Einschränkungen in den Bereichen Wortschatz und Syntax erschweren das Elizitieren von Wort- und Satzmaterial (z. B. beim Benennen oder Nachsprechen). Zusätzlich auftretende phonologische Aussprachestörungen können die Aufnahme von Sprachmaterial für eine phonetische Analyse artikulatorischer Vorgänge erschweren.
- Auch **kognitive Störungen** können das Verstehen von komplexeren Aufforderungen und Aufgabenstellungen (z. B. Bildbeschreibungen) stark beeinflussen. Einschränkungen des Arbeitsgedächtnisses können dazu führen, dass im Extremfall selbst sehr kurze Nachsprechsätze nicht wiedergegeben werden können. Kognitiv-linguistische Probleme können die Lesefähigkeit in einem Ausmaß beeinträchtigen, das die Verwendung von Leseaufgaben zur Elizitierung längerer zusammenhängender Äußerungen schwierig oder unmöglich macht.
- Kinder mit zerebralen **Sehstörungen** können ggf. visuelles Material nicht differenziert erfassen (z. B. Bildvorlagen bei Bildbeschreibungsaufgaben) und Geschriebenes bereits rein visuell nicht verarbeiten. **Hörstörungen** wiederum beeinflussen erneut das Verstehen von Instruktionen sowie die Leistung bei Nachsprechaufgaben.

Führt man sich die dargestellte Komplexität der Erkrankungen und Behinderungen bei Kindern mit Dysarthrie vor Augen, wird noch einmal deutlich, wie wenig sinnvoll der Einsatz von Diagnostikverfahren ist, die ursprünglich für Erwachsene konzipiert wurden. Testverfahren, wie beispielsweise die Frenchay Dysarthrie Untersuchung [182] oder die BoDyS [788] beinhalten beispielsweise lange, teils komplexe Nachsprechsätze (FDU: „Karl-Theodor kaut tagelang trockenes Kaugummi“; BoDyS: „Judith wünscht sich seit langem das tolle Auto“) sowie für Erwachsene erstellte Leseaufgaben. Auch die Bildergeschichten, die in der Erwachsenenversion der BoDyS zum Einsatz kommen, übersteigen bereits die kognitiven Fähigkeiten vieler typisch entwickelter Kinder und sind für Kinder mit zusätzlichen kognitiven oder Sehstörungen schlichtweg ungeeignet.

Eine alters- und entwicklungsgerechte Diagnostik für Kinder mit Dysarthrien erfordert neue diagnostische Konzepte und Anpassungsmöglichkeiten an die individuellen Fähigkeiten von Kindern mit Mehrfachbehinderung. In den letzten Jahren wurden erste Ansätze entwickelt, die im folgenden Kapitel genauer vorgestellt werden.

✔ Merke

Liegt bei einem Kind mit Dysarthrie eine Mehrfachbehinderung vor, sind nicht nur viele gängige Aufgabenstellungen und Methoden aus der Dysarthriediagnostik nicht ohne Weiteres durchführbar, die sprechmotorischen Leistungen können auch durch sprachlich-kognitive Einschränkungen verzerrt sein:

- Beispiel 1: Beim Lesen eines Textes treten aufgrund der hohen Anforderungen an die Lesekompetenz ein deutlich verlangsamtes Artikulationstempo und vermehrte Pausen auf, die oft nicht klar von dysarthrisch bedingten Symptomen abgegrenzt werden können.

- Beispiel 2: Phonologische Aussprachestörungen überlagern durch die Dysarthrie bedingte artikulatorische Fehler.

9.2 Auditive Dysarthriediagnostik mit Kindern

In Kap. 8 wurde bereits ein ausführlicher Überblick über das Methodenspektrum der Dysarthriediagnostik gegeben. In Bezug auf Kinder wird nun ausschließlich auf die auditive Analyse als zentrale Methode eingegangen. Ähnlich wie bei Erwachsenen spielen akustische und vor allem apparative Verfahren in der klinischen Versorgung von Kindern mit Dysarthrien bislang eine zu vernachlässigende Rolle.

Wie bereits erläutert wurde ist die Voraussetzung für eine umfassende auditive Beschreibung des Sprechens die Aufnahme geeigneter Sprechproben (S. 143), die die Analyse aller relevanten Parameter erlauben. Zum Beispiel verlangt die Beurteilung von Atmung und Prosodie längere, zusammenhängend gesprochene Passagen.

Ein Diagnostikinstrument für Kinder mit Dysarthrien, das praktikabel und valide sein soll, muss zusätzlich folgende zentrale Anforderungen erfüllen:

- Es bedarf alters- bzw. entwicklungsgerechten Testmaterials, das auch für mehrfachbehinderte Kinder geeignet ist.
- Für die Analyseparameter müssen altersspezifische Normdaten zur Verfügung stehen.

Im deutschsprachigen Raum erfüllen bislang nur die Bogenhausener Dysarthrieskalen – Kindliche Dysarthrien (BoDyS-KiD) diese Anforderungen [249].

9.2.1 Bogenhausener Dysarthrieskalen – Kindliche Dysarthrien (BoDyS-KiD)

Das Diagnostikinstrument Bogenhausener Dysarthrieskalen – Kindliche Dysarthrien (BoDyS-KiD) [249] orientiert sich in Aufbau und Konzeption an dem für Erwachsene mit Dysarthrie entwickelten Testverfahren BoDyS S. 144; [788]). Bei der Entwicklung der Version für Kinder wurden viele der bereits dargestellten Herausforderungen systematisch berücksichtigt. Erste Studien zeigen, dass das Verfahren reliabel und valide ist [601].

Sämtliche Materialien, Auswertungsunterlagen und Normdaten der BoDyS-KiD können über die Autor*innen bezogen und zum Teil online heruntergeladen werden (lernmodule-sprachtherapie.de/praktische-umsetzung).

Aufbau

Das Originalprotokoll der BoDyS sieht vor, das Sprechen einer Person mit Dysarthrie in vier unterschiedlichen Modalitäten (S. 144) zu prüfen. Da beispielsweise das Nachsprechen von Sätzen und das Lesen eines längeren Textes variierende sprachliche und kognitive Anforderungen stellen, kann so gewährleistet werden, dass Untersuchende ein umfassendes und valides Gesamtbild über die Sprechstörung erhalten. Um dieses Prinzip beizubehalten, werden bei BoDyS-KiD zwei Modalitäten erhoben, die in angepasster Form und unter Verwendung bestimmter Hilfestellungen auch von Kindern (mit Mehrfachbehinderung) elizitiert werden können, nämlich Nachsprechen von Sätzen und Spontansprache.

► **Nachsprechen von Sätzen.** Im Rahmen von BoDyS-KiD werden zwölf Sätze elizitiert. Sie formen in Anlehnung an die Erwachsenenversion der BoDyS drei Sets mit je vier Nachsprechsätzen und folgen auch in ihren phonetischen und linguistischen Konstruktionskriterien dem Vorbild der BoDyS. So variieren die Sätze innerhalb jedes Sets in ihrer Länge (6–12 Silben), enthalten verschiedene Intonationsmuster (Deklarativ-, Imperativ- und Interrogativsätze), Wörter unterschiedlicher Länge (1–4 Silben) und Komplexität (Anzahl Konsonantencluster). In jedem Set sind außerdem alle Artikulationsmodi und Artikulationszonen vertreten. Die drei Sets zu je vier Nachsprechsätzen sind in den genannten Kriterien untereinander vergleichbar.

► **Spontansprache.** Im Lauf der Testdurchführung werden an drei dafür vorgesehenen Stellen Spontansprachproben aufgenommen. Diese sollen aus mehreren zusammenhängenden Intonationsphrasen bestehen. Sollte ein Kind an den entsprechenden Stellen nur sehr wenige oder sehr kurze Äußerungen produzieren, ist es dem/der Untersuchenden überlassen, im weiteren Verlauf der Testung zusätzliche Fragen zu stellen. Insgesamt bietet das BoDyS-KiD Material zahlreiche Sprechanlässe und Anknüpfungspunkte, die hierfür genutzt werden können (s. u.).

✔ Merke

Auch bei Kindern sollte die Dysarthriediagnostik auf Basis sprachlicher Aufgaben erfolgen. Nichtsprachliche Bewegungsaufgaben des Vokaltrakts (z. B. mundmotorische Aufgaben) lassen keine Rückschlüsse auf das Vorhandensein einer Sprechstörung und spezifische Funktionseinschränkungen des Sprechens zu. Die Vorstellung, sprachliche Funktionen würden sich aus nichtsprachlichen heraus entwickeln (z. B. aus dem Saugen oder Kauen) ist überholt [404].

Durchführung

Die Elizitierung der Nachsprechsätze der BoDyS-KiD erfolgt im Rahmen eines eigens für das Testverfahren entwickelten Computerspiels. In einem an das Vorlesen angelehnten Setting hören die Kinder dabei kurze Abschnitte einer Geschichte und sprechen an den dafür vorgesehenen Stellen die zwölf Zielsätze nach. Zudem werden spontansprachliche Äußerungen aufgenommen.

Die erzählten Sequenzen wurden in Anlehnung an die Geschichte von „Michel aus Lönneberga" [401] erstellt und zu einer zusammenhängenden Rahmengeschichte zusammengefügt. Die Sequenzen bzw. Nachsprechsätze, die für eine standardisierte Vorgabe durch einen professionellen Sprecher aufgenommen wurden, werden jeweils durch Bildmaterial unterstützt (Björn Berg, Bildmakarna Berg). Die Originalzeichnungen wurden dabei so gewählt, dass jeweils ein Bild eine Aktion (einen Streich von Michel) zeigt und im darauffolgenden Bild ersichtlich wird, welche Folgen diese Aktion hat. Durch das Nachsprechen eines zur jeweiligen Episode passenden Satzes gelangt das Kind zur nächsten erzählten Sequenz bzw. zum nächsten Bild. Das Nachsprechen der Sätze wird durch dieses interaktive Vorgehen spielerisch gestaltet, der formale Testcharakter der Untersuchung tritt in den Hintergrund. Gleichzeitig werden zahlreiche Möglichkeiten für das Aufzeichnen von Spontansprache geboten. Beispielsweise kann das Kind zu eigenen Streichen, der eigenen Familie, seinem Tagesablauf oder seinen Lieblingsgeschichten befragt werden.

Die individuelle Untersuchungsdauer kann je nach Kind variieren, in der Regel beträgt sie 15–25 min.

Kindgerechtes Vorgehen und spezifische Anpassungen für Kinder mit Mehrfachbehinderung

Das bei BoDyS-KiD genutzte Bildmaterial sowie die Passagen der Rahmengeschichte sind für die Anwendung bei Kindern im Kindergarten- und Grundschulalter geeignet. Bei der Gestaltung des Tests wurde insbesondere auf den spielerischen Charakter sowie den Einsatz motivationssteigernder Elemente geachtet. So soll die Struktur der Geschichte (d. h. aus der Aktion eines Charakters folgt eine Reaktion) einen Spannungsbogen herstellen und somit das Interesse der Kinder sichern. Der Spielfortschritt ist zudem unmittelbar an das Nachsprechen geknüpft und wird am Spielfeldrand visualisiert, was die Motivation für die eigentliche Sprechaufgabe steigert. Außerdem sind die Nachsprechsätze immer in der direkten Rede einer der handelnden Figuren formuliert, das Kind kann sich so in die sprechende Person hineinversetzen. Die Implementierung als Computerspiel ist ebenfalls Anreiz für die Kinder und stellt eine standardisierte Untersuchung sicher.

Um die Durchführung des Tests außerdem für Kinder mit Mehrfachbehinderung zu erleichtern, wurden spezifische Aspekte berücksichtigt:

- Um **Aufmerksamkeitsprozesse** sowie das **Arbeitsgedächtnis** zu unterstützen, wurden verschiedene Elemente integriert. Das Kind wird z. B. auf jeden Stimulussatz aufmerksam gemacht, in dem eine Sprechblase als Trigger eingeblendet wird. Eine mehrfache Wiederholung der auditiven Vorgabe ist jederzeit möglich.
- Die Nachsprechsätze haben immer unmittelbaren Bezug zum gezeigten Bild, zudem werden sie auditiv vorgegeben. Diese multimodale Prä-

sentation der Zielsätze unterstützt ebenfalls Aufmerksamkeit und Arbeitsgedächtnis. Ebenso soll sie die Aufgaben für Kinder mit **Seh- oder Hörstörungen** erleichtern.

- Für Kinder mit **Sprachentwicklungsstörungen** oder **ausgeprägten kognitiven Einschränkungen** liegt eine vereinfachte Version des Tests vor. Diese Testversion enthält lediglich neun Sätze (d. h. drei Sets à drei Sätze), die kürzer und syntaktisch einfacher gestaltet sind. Auch die Rahmengeschichte wurde für diese Testvariante vereinfacht.

Praxistipp

Für eine umfassende und valide auditive Dysarthriediagnostik ist die Aufnahme und Beurteilung zusammenhängenden Sprechens (mindestens einiger Intonationsphrasen) Grundvoraussetzung. Im Rahmen von BoDyS-KiD müssen Kinder hierfür Nachsprechsätze wiederholen und dazu in der Lage sein, kurze spontansprachliche Äußerungen zu produzieren. Aufgrund komplexer Behinderungen ist dies manchen Kindern mit neurologischen Erkrankungen nicht möglich. Für Kinder, die beispielsweise nur Einzelwortäußerungen bilden, ist eine umfassende Dysarthriediagnostik allerdings auch häufig noch nicht angezeigt. Meist stehen zunächst andere sprachliche Fähigkeiten im Fokus der Sprachtherapie (z. B. Wortschatzaufbau, Kommunikation sichern).

Auch bei Kindern, die ausschließlich Einzelwortäußerungen produzieren, können aber im Einzelfall schon früh erste Hinweise auf eine sprechmotorische Störung wahrgenommen werden (z. B., wenn eine Hypernasalität schon bei den ersten Wörtern auftritt oder früh eine gepresste Phonation wahrgenommen werden kann). In einem solchen Fall sollte eine Dysarthriediagnostik zum frühestmöglichen Zeitpunkt anvisiert werden. Unter Umständen können auch therapeutische Maßnahmen ergriffen werden, wenn noch nicht alle Dimensionen des Sprechens untersuchbar sind.

Auswertung und Normierung

Im Rahmen von BoDyS-KiD werden sechs Sprechproben aufgezeichnet (drei Sets à vier Nachsprechsätze; drei Spontansprachproben). Für diese Aufnahmen werden, analog zum Vorgehen in der Erwachsenenversion, individuelle Einzelurteile abgegeben. Die Bewertungskriterien sind dabei mit denen der BoDyS für Erwachsene (S. 145) identisch, d. h. es werden dieselben Skalen (Atmung, Stimmlage, Stimmqualität, Stimmstabilität, Artikulation, Resonanz, Artikulationstempo, Redefluss, Modulation) auf einer 5-stufigen Schweregradskala (4 = unauffällig, 0 = schwerste Störung) beurteilt. Bei den Merkmalen wurden minimale Veränderungen vorgenommen, so wird beispielsweise auf der Atmungsskala auch inspiratorisches Sprechen bewertet, da dieses Merkmal bei Kindern im Vergleich zu Erwachsenen etwas häufiger auftritt.

Zusatzinfo

BoDyS-KiD in der (Differenzial-)Diagnostik kindlicher Sprechstörungen

Aktuelle Forschung beschäftigt sich vor allem mit der Frage, anhand welcher Merkmale kindliche Dysarthrien von anderen sprechmotorischen Auffälligkeiten im Kindesalter (z. B. Entwicklungsdyspraxie, Aussprachestörung) zu unterscheiden sind. Dabei scheinen vor allem respiratorische, phonatorische und prosodische Störungsmerkmale eine relevante Rolle zu spielen [307]. Mit BoDyS-KiD können Symptome in diesen Funktionsbereichen umfassend und spezifisch analysiert und durch einen Vergleich mit der Altersnorm von auditiv ähnlichen entwicklungsbedingten Merkmalen unterschieden werden. Das Verfahren kann somit Basis für eine differenzialdiagnostische Analyse sein.

Die Sprachaufzeichnungen der Kinder werden zunächst in Bezug auf eine intuitive Erwachsenennorm beurteilt. Das heißt, es werden dieselben Kriterien angelegt, nach denen auch die Schweregradbeurteilung erwachsener Personen mit Dysarthrie erfolgt. In einem zweiten Schritt werden die Urteile dann mit altersspezifischen Normdaten verglichen. So kann eine Abgrenzung zwischen

Dysarthriesymptomen und entwicklungsbedingten altersgerechten Sprechmerkmalen getroffen werden, was das folgende Beispiel verdeutlicht: Ein Kind mit einer neurologischen Grunderkrankung, vier Jahre und vier Monate alt, zeigt bei der Testung mit BoDyS-KiD ein auffällig niedriges Artikulationstempo, mit einem Mittelwert der Artikulationstemposkala über die sechs Sprechproben von 2,3. Der Vergleich mit Normdaten für das Alter 4;4 zeigt, dass diese Bewertung noch im Rahmen der Altersnorm liegt. Das niedrige Artikulationstempo ist demnach als Entwicklungsmerkmal zu interpretieren und stellt kein Anzeichen einer dysarthrischen Störung dar.

Für BoDyS-KiD stehen bislang Normdaten für einen Altersbereich von 3;0–12;11 Jahren zur Verfügung. Sie basieren auf Untersuchungen von über 200 typisch entwickelten Kindern [599] und können online frei abgerufen werden: lernmodule-sprachtherapie.de/praktische-umsetzung.

Zusatzinfo

Kindgerechte Elizitierung von Einzelwortäußerungen

Für Kinder, deren Sprachentwicklungsstand noch keine umfassende Dysarthriediagnose anhand zusammenhängender Phrasen erlaubt, kann es dennoch von klinischem Interesse sein, individuelle sprechmotorische Parameter, wie z. B. die Lautbildung oder die Betonung einzelner Wörter, zu analysieren, um erste Hinweise auf das Bestehen einer Dysarthrie zu erlangen. Zu diesem Zweck können beispielsweise einzelne Wörter elizitiert werden, die nach phonetischen Kriterien strukturiert sind.

Ein solches Vorgehen wird von Patel u. Connaghan vorgeschlagen [519]. Die Autorinnen haben die „Park Play Scene“ entwickelt, ein für Kinder ansprechendes Bild einer Parkszene, auf dem unterschiedliche Gegenstände und Handlungssequenzen dargestellt sind (u. a. spielende Kinder, eine Rutsche, ein Picknick). Die dargestellten Inhalte sollen benannt oder in kurzen Phrasen umschrieben werden. Auf diesem Weg wird eine Wortliste von insgesamt 52 Wörtern elizitiert, die phonetisch und linguistisch strukturiert sind, sich z. B. in Länge, artikulatorischen Anforderungen und Betonungsmuster unterscheiden.

Bislang haben die Autorinnen keine Angaben dazu veröffentlicht, nach welchen Kriterien die aufgenommenen Einzelwörter oder Phrasen ausgewertet werden sollen, es handelt sich bei der „Park Play Scene“ also derzeit lediglich um eine kindgerechte Möglichkeit (Einzelwort-)Äußerungen zu stimulieren. Da es sich um englische Zielwörter handelt, ist das Bildmaterial nicht ohne Weiteres ins Deutsche zu übertragen. Allerdings weist der Ansatz einen Weg auf, wie auch von Kindern mit schwereren Sprachentwicklungsauffälligkeiten zumindest auf Wortebene standardisiertes Sprachmaterial aufgenommen werden kann. Das Grundprinzip der „Park Play Scene“ – aussagekräftiges Wortmaterial kindgerecht zu elizitieren – kann mithilfe von gezielt ausgewähltem Bildmaterial übertragen werden. So können erste Hinweise auf das Vorliegen einer sprechmotorischen Störung gesammelt werden, auch wenn noch keine systematische Dysarthriediagnostik möglich ist.

9.3 Beurteilung von Kommunikation und Teilhabe

Die auditive Beurteilung von Symptomen in allen Funktionsbereichen des Sprechens stellt das Kernstück der Dysarthriediagnostik mit Kindern dar. Für eine aussagekräftige und individuelle Einschätzung der Bedeutung der Sprechstörung für den Alltag müssen jedoch insbesondere ihre Auswirkungen auf Aspekte der Kommunikation und der gesellschaftlichen Teilhabe in der Diagnostik adressiert werden. Dieses Vorgehen wird nicht zuletzt auch den Anforderungen einer ICF-orientierten Diagnostik (S. 114) gerecht.

9.3.1 Messung kommunikationsbezogener Aspekte

Um einzuschätzen, wie sich eine Dysarthrie auf die Alltagskommunikation eines Kindes auswirkt, können unterschiedliche Maße und Ratingverfahren herangezogen werden. Dabei stehen sowohl Verfahren zur Verfügung, die die generelle Kommunikationsfähigkeit bemessen sollen, als auch solche, die auf spezifische Kommunikationsparameter, vor allem die Verständlichkeit des Sprechens, abzielen. Im Folgenden wird aus beiden Verfahrensgruppen je ein Beispiel genauer vorgestellt.

Communication Function Classification System (CFCS)

Beim Communication Function Classification System (CFCS) handelt es sich um ein Ratingsystem, das die generelle Kommunikationsfähigkeit in Alltagssituationen abbildet [275]. Es wurde in einem Delphi-Verfahren entwickelt, bei dem Fachpersonen ebenso wie Menschen mit CP und deren Angehörige mit einbezogen wurden. Ursprünglich spezifisch an Personen mit Zerebralparese ausgerichtet, wird das CFCS mittlerweile für Personen aller Behinderungsformen eingesetzt. Die Reliabilität des Ratingschemas wurde geprüft, es liegen Validierungsdaten für Kinder und Jugendliche mit CP von 2–18 Jahren vor. Die deutsche Version des CFCS ist online frei verfügbar: cfcs.us/about/cfcs_german.

Das CFCS sieht eine Einstufung in 5 Level vor (▶ Tab. 9.1). Für die Beurteilung liegt ein Entscheidungsbaum vor, der folgende Parameter berücksichtigt:

- die **Wirksamkeit** der stattfindenden Kommunikation
- die Ausführung der **Sender- und Empfängerrolle** in der Kommunikation
- der Umgang mit **vertrauten vs. unvertrauten Kommunikationspartnern**
- das **Tempo** der Kommunikation

Die Zuordnung in eine der Stufen erfolgt durch eine sorgeberechtigte Person oder eine Fachkraft, die mit der Kommunikation des Kindes vertraut ist. Um die Klassifikation vorzunehmen, muss keine spezielle kommunikative Situation beurteilt oder ein spezielles Setting geschaffen werden, das Urteil bezieht sich vielmehr generell auf die Alltagskommunikation. Dabei werden alle vom Kind genutzten Kommunikationskanäle berücksichtigt, beispielsweise kann so auch die Qualität der Kommunikation mit einem elektronischen Sprachausgabegerät (Talker) in die Bewertung miteinbezogen werden. Zwar erlaubt dies eine valide Einschätzung der Kommunikation im Alltag, jedoch kann der Einfluss spezifischer Sprach- und Sprechstörungen, auch der Einfluss einer Dysarthrie, vom Ergebnis der CFCS-Bewertung nicht spezifisch abgelesen werden. Eine Beurteilung als „Gelegentlich wirksamer Sender und/oder Empfänger mit vertrauten Partnern" (Level 4) kann beispielsweise durch eine schwere Dysarthrie oder eine ausgeprägte Sprachentwicklungsstörung zustande kommen, aber auch durch kognitive Beeinträchtigungen, die sich z. B. auf pragmatische Fähigkeiten auswirken.

Skala zur Verständlichkeit im Kontext (ICS-G)

Die Skala zur Verständlichkeit im Kontext (ICS-G) [484] ist eine Übersetzung der englischsprachigen Intelligibility in Context Scale (ICS) [441]. Sie ist ebenfalls online frei verfügbar: www.csu.edu.au/research/multilingual-speech/ics.

Anders als das CFCS zielt die ICS-G spezifisch auf die Verständlichkeit der mündlichen Kommunikation von Kindern im Alltag ab. Die Verständlichkeit wird dabei in sieben Items, die sich auf Personengruppen unterschiedlichen Vertrautheitsgrads (von Sorgeberechtigen/Eltern über Familienkreis, Bekannte und Lehrer bis hin zu Fremden)

Tab. 9.1 Die 5 Level des Communication Function Classification System (CFCS) [275].

Level	Beschreibung
1	Wirksamer Sender und Empfänger mit unvertrauten und vertrauten Partnern.
2	Wirksamer, aber langsamer Sender und/oder Empfänger mit unvertrauten und/oder vertrauten Partnern.
3	Wirksamer Sender und wirksamer Empfänger mit vertrauten Partnern.
4	Gelegentlich wirksamer Sender und/oder Empfänger mit vertrauten Partnern.
5	Selten wirksamer Sender und Empfänger auch mit vertrauten Partnern.

beziehen, auf einer 5-stufigen Skala beurteilt [484]. Die Auswahl der Personengruppen folgt dabei dem Vorschlag der ICF-CY, des ICF-Rahmenwerks für Kinder und Jugendliche [751]. Die Einschätzung wird durch eine sorgeberechtigte Person vorgenommen.

Bislang liegen für die ICS-G Validierungsdaten für Kinder mit Aussprachestörungen, Lippen-Kiefer-Gaumen-Spalten sowie mit Stottersymptomatik im Alter von 3;0–5;11 Jahren vor. Zudem wurden Daten von 151 typisch entwickelten Kindern zwischen 3;0 und 5;11 erhoben, wobei sich Mittelwertsunterschiede zu den Kindern mit Aussprachestörungen zeigten [484]. Altersnormen existieren jedoch bislang nicht. Auch wurden noch keine Untersuchungen mit Kindern mit Dysarthrien anhand der ICS-G durchgeführt.

9.3.2 Einschätzung der (kommunikativen) Teilhabe

Für die Einschätzung der kommunikativen bzw. der allgemeinen gesellschaftlichen Teilhabe von Kindern mit Dysarthrie existieren verschiedene Fragebögen. All den im Folgenden erwähnten Verfahren ist dabei gemeinsam, dass sie jeweils von einer sorgeberechtigten oder anderweitig mit dem Kind vertrauten Person ausgefüllt werden; es handelt sich also um Instrumente der Fremdeinschätzung. Selbsteinschätzungsbögen für Kinder sind den Autor*innen nicht bekannt (für Erwachsene s. Kap. 8.4).

Einige Fragebögen zur Prüfung von Teilhabeaspekten sind in deutschen Übersetzungen verfügbar:

- Fokus auf den Erfolg der Kommunikation für Kinder unter sechs Jahren (FOCUS©-G, [485]); englisches Original von Thomas-Stonell et al. [671].
- Participation and Environment Measure for Children and Youth (PEM-CY) [141].
- Children's Assessment of Participation and Enjoyment and Preferences for Activities of Children (CAPE/PAC) [192].

Am spezifischsten zielt dabei der FOCUS©-G auf **kommunikative Teilhabe** ab. Im Rahmen des Fragebogens werden 50 Items überprüft, die wiederum an die Beschreibung kommunikativer Teilhabe innerhalb der ICF-CY angelehnt sind. Es werden sprachliches Verhalten (z. B. „Mein Kind zeigt Bereitschaft mit anderen zu sprechen") und dabei benötigte Hilfestellungen bewertet. Der FOCUS©-G untersucht neun Profilbereiche, die sich über sprachliche (z. B. „Rezeptive Sprache"), sprechmotorische (z. B. „Sprechen", „Verständlichkeit") und emotional-soziale (z. B. „Spiel", „Unabhängigkeit") Bereiche erstrecken.

Für den FOCUS©-G liegen Daten von Kindern mit Kommunikationsstörungen (Aussprachestörung, Lippen-Kiefer-Gaumenspalte, Stottersymptomatik) sowie von typisch entwickelten Kindern zwischen 3;0 und 5;11 Jahren vor. Die Kinder mit Kommunikationsstörungen zeigten in einer Studie von Neumann et al. über alle Bereiche des Fragebogens hinweg signifikant schlechtere Ergebnisse [485]. Eine Normierung im engeren Sinne ist jedoch anhand der verfügbaren Daten noch nicht möglich. Zudem liegen für Kinder mit Dysarthrien noch keine Ergebnisse vor.

Über die genannten Instrumente hinaus gibt es Fragebögen zur Einschätzung der allgemeinen Gesundheit (The KIDSCREEN Group; siehe www.kidscreen.org; hier ist auch ein Selbsteinschätzungsbogen für Kinder verfügbar) sowie der gesundheitsbezogenen Lebensqualität (z. B. [355]), die im Einzelfall hinzugezogen werden können.

Zusammenfassend lässt sich sagen, dass Ratingskalen und Fragebögen zur Einschätzung von Kommunikation und Teilhabe eine notwendige Ergänzung zu einer funktionsorientierten Dysarthriediagnostik darstellen. Sie können eine umfassende Analyse der sprechmotorischen Funktionsstörung jedoch niemals ersetzen. Viele der verfügbaren Instrumente sind nicht spezifisch für Kinder mit Dysarthrien, meist lassen die Ergebnisse keine unmittelbaren Rückschlüsse auf die dysarthrische Symptomatik zu.

Zudem ist zu beachten, dass es sich in der Regel um Einschätzungen enger Bezugspersonen handelt, mit der die Perspektive des Kindes höchstens annäherungsweise abgebildet werden kann. Die Urteile von engen Bezugspersonen, wie den Eltern eines Kindes, unterliegen immer auch Einflüssen von anderen Faktoren, wie der Vertrautheit mit der Sprechweise des Kindes, Erwartungen ans Kind oder eigene und gesellschaftliche Einstellungen.

Die verfügbaren Verfahren erlauben bisher keine Altersnormierung. Auch ist ihre Änderungssensitivität aufgrund der wenig ausdifferenzierten Skalen fraglich, was sie nur bedingt nützlich für eine Verlaufsdiagnostik macht.

Praxistipp

Wie kann eine gezielte Diagnostik kindlicher Dysarthrien vor dem Hintergrund des Mangels an spezifischen Untersuchungsverfahren derzeit aussehen? Die wichtigsten Punkte zusammengefasst:

- Grundlage sind möglichst umfangreiche Sprechproben. Zur Elizitierung können Materialien aus anderen Bereichen der Sprachtherapie verwendet werden (z. B. Wortkarten, Satzmaterial, Bilderbücher zur Aufnahme von Spontansprache). Sie sollten kindgerecht sein, in ein spielerisches Setting eingebettet werden und die Kinder zum Sprechen motivieren. Aspekte der Mehrfachbehinderung, wie z. B. kognitive und sensorische Auffälligkeiten, sollten berücksichtigt werden (z. B. indem Bildvorlagen vergrößert, Instruktionen vereinfacht und vermehrt Hilfestellungen gegeben werden).
- Auditive Kategorien, die für erwachsene Personen mit Dysarthrie etabliert sind, können auf Kinder übertragen werden. Dabei ist jedoch eine Abgrenzung zur Altersnorm entscheidend.
- Bei gleichzeitig bestehender Kau- oder Schluckstörung kann eine ergänzende Untersuchung nichtsprachlicher mundmotorischer Funktionen angezeigt sein. Durch sie lassen sich jedoch keine gültigen Rückschlüsse auf die Funktionen des Sprechens ziehen. Die Beurteilung des Sprechens sollte ausschließlich über die Bewertung sprachlicher Aufgaben erfolgen.
- Kommunikationsorientierte Skalen stellen eine bedeutsame Ergänzung zur Funktionsdiagnostik dar. Auch Fragebögen zur Erfassung von Teilhabeaspekten können relevant für die Bestimmung von Therapiezielen und die Dokumentation des Therapietransfers in den Alltag des Kindes sein. Sie können allerdings eine fundierte, systematische Testung der Sprechfunktionen nicht ersetzen.

10 Dysarthrietherapie mit Erwachsenen: Konzepte

10 Dysarthrietherapie mit Erwachsenen: Konzepte

Zusammenfassung

Kapitel 10 geht auf übergeordnete Fragen zur Behandlung von Personen mit Dysarthrie ein. Es werden unterschiedliche Ebenen der Wirksamkeit von Behandlungsmaßnahmen eingeführt und die derzeitige Evidenzbasierung der Dysarthrietherapie skizziert. Des Weiteren werden Fragen nach der Bestimmung von Therapiezielen und der Intensität und Dauer therapeutischer Maßnahmen diskutiert.

10.1 Wirksamkeit von Dysarthrietherapie

10.1.1 Wirkebenen

In klinischen Studien wird die Frage nach der Wirksamkeit einer therapeutischen Intervention bevorzugt anhand von möglichst alltagsrelevanten Erfolgsmaßen entschieden. Diese können zum Beispiel auf die Verbesserung der kommunikativen Partizipation oder auf eine Verbesserung der Lebensqualität abzielen. Dabei wird angestrebt, nach Möglichkeit die Therapierten selbst über den Erfolg oder Misserfolg einer Maßnahme entscheiden zu lassen; man spricht von „patient-reported outcome measures“ (PROMs), also Erfolgsmaßen, die auf Selbstbeurteilungen der Patient*innen beruhen [50].

Solche alltagsrelevanten Therapieerfolge können in der neurologischen Rehabilitation auf ganz unterschiedlichen Wirkebenen erzielt werden; das reicht von der effektiven „Reparatur“ der geschädigten Funktionen bis hin zu individuellen Anpassungen der Umwelt. In der Rehabilitationsliteratur werden vier Ebenen der Wirkung von Behandlungsmaßnahmen unterschieden [230]:

- **Restitution:** Die Wiederherstellung der durch die Hirnschädigung verloren gegangenen physischen und psychischen Funktionen. In der Dysarthrietherapie bezieht sich Restitution (S. 200) auf die erfolgreiche Wiederherstellung sprechmotorischer Fähigkeiten.
- **Kompensation:** In der Dysarthrietherapie können beispielsweise sprechmotorische Alternativen für die Bildung von Lauten, Silben oder prosodischen Mustern erarbeitet werden; Nutzung des Prinzips der „motorischen Äquivalenz“ (S. 36).
- **Substitution:** Also die Unterstützung oder der Ersatz einer beeinträchtigten Leistung durch externe Hilfsmittel. Eine leise Stimme kann beispielsweise durch einen portablen Lautsprecher verstärkt werden.
- **Adaptation:** Das sind Maßnahmen, die dazu dienen, eine möglichst selbstbestimmte Interaktion der Patient*innen mit ihrer Umwelt unter den Bedingungen ihrer Beeinträchtigung zu ermöglichen [725]. In der Dysarthriebehandlung kann es beispielsweise darum gehen, Lärm- und Geräuschquellen am Arbeitsplatz abzustellen, Kolleg*innen anzuhalten, Gespräche möglichst mit Blickkontakt zu führen oder Angehörige mit einem Hörtraining zur Verbesserung des Sprachverstehens zu schulen [81] (s. ► Abb. 14.1).

In den Kapiteln 12–15 werden therapeutische Maßnahmen auf allen vier Ebenen beschrieben. Die spezifische Bedeutung von Restitutions- und Kompensationsmechanismen in der sprechmotorischen Übungsbehandlung von Dysarthrien wird in Kap. 11.1 diskutiert.

10.1.2 Evidenzbasierung der Dysarthrietherapie

Konzepte der evidenzbasierten Medizin

Wie in allen Bereichen der Rehabilitation spielt auch in der Dysarthriebehandlung die Forderung nach einer evidenzbasierten Vorgehensweise eine zunehmend größere Rolle. Evidenzbasierte Medizin (EBM) erfordert eine „gewissenhafte, gezielte und sorgfältige Nutzung der aktuell besten Evidenz bei der Entscheidungsfindung über die Versorgung eines/r Patient*in“ und „die Integration von individuellem klinischem Fachwissen mit den besten verfügbaren externen klinischen Erkenntnissen aus der systematischen Forschung.“ ([579], S. 71; übersetzt durch die Autor*innen). Die Kernpunkte evidenzbasierter Praxis sind

- die Berücksichtigung von Forschungsergebnissen („externer Evidenz“) in der therapeutischen Praxis [445],

- eigene klinische Expertise („interne Evidenz"), die es ermöglicht, externe Evidenz korrekt zu interpretieren und im individuellen Fall sachgerecht anzuwenden [579] und
- die Berücksichtigung der Präferenzen, Werte und Bedürfnisse von Patient*innen und ihren Bezugspersonen („soziale" Evidenz) [63].

Evidenzbasiertes Therapieren erfordert Transparenz in Bezug auf die Herkunft und Qualität der im Einzelfall verwendeten Nachweise sowie ethisches Handeln bei deren Anwendung.

Praxistipp

In der evidenzbasierten Praxis hilft das **PICO**-Modell (**P**atient*in/Problem, **I**ntervention, **C**omparison/Control, **O**utcome), präzise klinische Fragestellungen zu formulieren, die die Grundlage für die Suche nach relevanter Evidenz bilden [561]. Jede PICO-Komponente kann als Suchbegriff bei der Suche nach relevanten Studien oder Artikeln in medizinischen Datenbanken benutzt werden.

Beispiel 1

- **P**: Person mit Dysarthrie und Amyotropher Lateralsklerose (ALS)
- **I**: Training der respiratorischen Kräfte
- **C**: konventionelle Sprechübungen
- **O**: Verbesserung der Lautstärke und Verständlichkeit

PICO-Fragestellung: Profitieren Personen mit Dysarthrie infolge einer ALS mehr von einem Training respiratorischer Kräfte als von konventioneller Sprechtherapie?

Beispiel 2

- **P**: Patientin mit Dysarthrie infolge eines Schädel-Hirn-Traumas (SHT)
- **I**: Dysarthrietherapie in der Gruppe
- **C**: Sprech- und Kommunikationsübungen in Einzeltherapie
- **O**: Verbesserung der kommunikativen Fähigkeiten

PICO-Fragestellung: Führen Gruppensitzungen mit dysarthrischen Erwachsenen mit SHT zu größeren Verbesserungen der kommunikativen Fähigkeiten als Einzeltherapie?

Evidenzstufen

Die Qualität und Verlässlichkeit der verfügbaren Evidenz therapeutischer Wirksamkeit wird durch Zuordnungen zu Evidenzklassen bewertet. Der Goldstandard für höchste wissenschaftliche Evidenz (Klasse I) sind randomisierte kontrollierte Studien (RCT). In RCT-Studien kann die Hypothese der Überlegenheit eines Therapieverfahrens gegenüber einer Kontrollbedingung (häufig Placebo oder ein alternatives Therapieverfahren) nach strengen methodischen und statistischen Kriterien geprüft werden (z. B. [313]).

Ein weiteres Qualitätskriterium klinischer Evidenz ist die Verfügbarkeit von Metaanalysen, also systematischen Zusammenfassungen der Ergebnisse mehrerer Therapiestudien. Metaanalysen führen zu einer umfassenden statistischen Bewertung der Wirksamkeit eines Therapieverfahrens. ▸ Tab. 10.1 zeigt am Beispiel des Klassifikationssystems des Oxford Center for Evidence-Based Medicine (OCEBM), dass aber auch weniger gut kontrollierte Studien, Fallstudien oder dokumentierte Expertenmeinungen zur Beurteilung der Wirksamkeit einer therapeutischen Intervention beitragen können.

✔ Merke

Mit dem RCT-Design lassen sich Unterschiede zwischen zwei Behandlungen (oder zwischen einer Behandlung und einer Scheinbehandlung) feststellen und der Nachweis erbringen, dass eine Behandlungsoption einer anderen überlegen ist. „Kontrolliert" bedeutet dabei, dass die Ergebnisse einer Experimentalgruppe mit denen einer Kontrollgruppe (z. B. Therapieansatz A im Vergleich zu Kontrollgruppe mit Therapieansatz B oder zu einer Gruppe ohne Behandlung/Scheinbehandlung) verglichen werden. „Randomisiert" bedeutet, dass die Zuordnung der Studienteilnehmer*innen zu einer der Gruppen nach dem Zufallsprinzip erfolgt.

Die Cochrane-Stiftung, die sich der Erstellung, Pflege und Verbreitung von systematischen Übersichtsarbeiten zu Gesundheitsfragen widmet und Zusammenfassungen wissenschaftlicher Evidenz für verschiedene Bereiche der Medizin und der Re-

Tab. 10.1 Evidenzklasseneinteilung des Oxford Center for Evidence-Based Medicine (OCEBM; adaptiert nach [540]).

Evidenzklasse	Beschreibung
Ia	Metaanalysen von mehreren randomisierten kontrollierten Studien (RCTs)
Ib	Mindestens eine randomisierte kontrollierte Studie
IIa	Gut durchgeführte kontrollierte Studien ohne Randomisierung
IIb	Gut durchgeführte quasi-experimentelle Studien (bspw. Studien mit Vergleichsgruppen, die jedoch nicht zufällig zugeteilt wurden)
III	Nichtexperimentelle, beschreibende Studien wie vergleichende Studien, Korrelationsstudien und Fallkontrollstudien
IV	Berichte von Expertenkomitees oder Meinungen und klinische Erfahrung von anerkannten Autoritäten ohne explizite kritische Bewertung oder basierend auf physiologischen Studien oder Grundlagenforschung
V	Fallberichte oder Expertenmeinungen, ohne systematische Untersuchung oder umfassende Datenanalyse

Tab. 10.2 Cochrane GRADE-System für die Vertrauenswürdigkeit klinischer Evidenz.

Stufe	Qualität	Beschreibung
1	hoch	Es ist gesichert, dass das Studienergebnis dicht am wahren Effekt liegt.
2	moderat	Das Studienergebnis kommt dem wahren Effekt nahe.
3	niedrig	Das Studienergebnis kommt dem wahren Effekt vermutlich nahe, aber weitere Studien können das Ergebnis auch noch merklich verändern.
4	sehr niedrig	Der geschätzte Effekt unterscheidet sich wahrscheinlich deutlich vom wahren Effekt. Weitere Studien werden das Ergebnis wahrscheinlich noch verändern.

habilitation publiziert, verwendet das in ▶ Tab. 10.2 dargestellte 4-stufige Bewertungssystem für die Vertrauenswürdigkeit der Evidenz einer klinischen Studie (wissenwaswirkt.org/die-vertrauenswuerdigkeit-von-evidenz-nach-grade).

Die Kriterien, die dabei zur Anwendung kommen, sind methodologische Strenge (s. ▶ Tab. 10.1), Stichprobengröße und Effektstärke, Vollständigkeit der Berichterstattung und Nachhaltigkeit der Therapieeffekte.

Leitlinien

Die Arbeitsgemeinschaft der Wissenschaftlichen Medizinischen Fachgesellschaften e. V. (AWMF) beschreibt Leitlinien als systematisch entwickelte Hilfen für Ärzte und Ärztinnen, Therapeut*innen und andere im Gesundheitswesen tätige Personen, die der Entscheidungsfindung in spezifischen Situationen der Gesundheitsversorgung dienen. Leitlinien basieren auf aktuellen wissenschaftlichen Erkenntnissen und klinischer Erfahrung und zielen darauf ab, die Qualität der medizinischen Versorgung zu verbessern und zu sichern (www.awmf.org/leitlinien).

Leitlinien stellen eine Orientierungshilfe dar und haben keinen rechtlich bindenden Charakter. Sie sollen helfen, auf Basis des besten verfügbaren Wissens und unter Berücksichtigung individueller Umstände und Präferenzen der Patient*innen die bestmögliche Entscheidung zu treffen. Sie geben Empfehlungen ab, die das therapeutische Handeln leiten und standardisieren sollen, ohne dabei den individuellen klinischen Ermessensspielraum einzuschränken.

Die AWMF unterscheidet Leitlinien nach ihrem Entwicklungsaufwand und der Methodik in vier Stufen:

- **S 1-Leitlinien:** Konsensbasierte Leitlinien, die in einem informellen Verfahren von einer Expertengruppe entwickelt werden.
- **S 2k-Leitlinien:** Konsensbasierte Leitlinien, die in einem formalen Konsensverfahren entwickelt werden.
- **S 2e-Leitlinien:** Evidenzbasierte Leitlinien, die auf einer systematischen Literaturrecherche und -bewertung basieren.
- **S 3-Leitlinien:** Evidenz- und konsensbasierte Leitlinien, die sowohl auf systematischen Literaturrecherchen als auch auf formalen Konsensprozessen basieren und daher den höchsten methodischen Anforderungen genügen.

Evidenznachweise in der Dysarthrietherapie

Die von der Deutschen Gesellschaft für Neurologie (DGN) erstellte S 1-Leitlinie „Neurogene Sprechstörungen (Dysarthrien)" fasst die bis 2018 vorliegende Evidenz zur Wirksamkeit von Dysarthrietherapie zusammen [2]. Auf diese Leitlinie, die von Fachvertreter*innen aus Deutschland, Österreich und der Schweiz konsentiert wurde, beziehen sich auch die Deutsche Gesellschaft für Neurorehabilitation (DGNR) und die Deutsche Gesellschaft für Phoniatrie und Pädaudiologie (DGPP). Die DGPP hat ferner eine Leitlinie zur „Funktionsdiagnostik und Therapie von Kommunikationsstörungen bei neurogenen Sprech- und Stimmstörungen im Erwachsenenalter" erstellt, die sich eng an der S 1-Leitlinie der DGN orientiert und sich explizit an Hausärzte wendet (dgpp.de/cms/media/download_gallery/LL_Neurogene_Sprech-und_Stimmstoerungen; PDF).

Darüber hinaus können auch internationale Leitlinien zu Rate gezogen werden, etwa die der American Speech-Language-Hearing Association (ASHA) oder der Royal College of Speech and Language Therapists (RCSLT; www.rcslt.org/members/clinical-guidance), die auf den Webseiten dieser Gesellschaften veröffentlicht sind. Die Academy of Neurologic Communication Disorders and Sciences (ANCDS; www.ancds.org/home) erstellt außerdem sehr informative evidenzbasierte Praxisrichtlinien, die in Form von Zusammenfassungen auf den Seiten der ASHA zugänglich sind (apps.asha.org/EvidenceMaps).

Die in den genannten Leitlinien zusammengefasste Evidenz zur Wirksamkeit von Dysarthrietherapie ist zum gegenwärtigen Zeitpunkt noch relativ begrenzt. Insbesondere mangelt es an Studien der höchsten Evidenzklassen (▶ Tab. 10.1) und an systematischen Reviews. In der Cochrane Library beispielsweise sind nur wenige Berichte zur Dysarthrietherapie abrufbar. Dabei geht es u. a. um die Behandlung von Dysarthrien bei Kindern mit Schädel-Hirn-Traumen (z. B. [459]), Parkinson-Kranken (z. B. [264]), und Erwachsenen mit hereditären Ataxien [717] oder mit nicht progredienten erworbenen Hirnschädigungen [453], mit Fragestellungen zur Wirksamkeit spezifischer Ansätze oder zum Vergleich unterschiedlicher Therapiemethoden. In den meisten dieser Übersichtsarbeiten wird fehlende Evidenz aufgrund methodischer Mängel oder zu geringer Fallzahlen der berichteten Studien festgestellt. Studien, die der höchsten Evidenzstufe zugeordnet werden können, liegen nach diesen Berichten ausschließlich für die Stimmtherapie bei Parkinson-Krankheit nach dem Lee Silverman Voice Treatment Konzept – LSVT LOUD (S. 231) – vor. Darüber hinaus werden in den Leitlinien Empfehlungen niedrigerer Evidenzgüte für die Botox-Behandlung bei spasmodischer Adduktor-Dysphonie (S. 271) und die Anpassung einer Gaumensegelprothese bei Veluminsuffizienz (S. 257) ausgesprochen.

> ✔ **Merke**
> Aus dem Fehlen wissenschaftlicher Evidenz für die Wirksamkeit einer Intervention lässt sich allerdings nicht ableiten, dass die Intervention unwirksam ist. Es fehlt vielmehr an methodisch hochwertigen Nachweisen für ihre Wirksamkeit.

Es zählt zu den Aufgaben sprachtherapeutischer Fachzeitschriften, Therapierende durch aktuelle Übersichtsarbeiten über die verfügbare Evidenz zur Dysarthrietherapie zu informieren. In einer solchen Arbeit haben beispielsweise Krämer et al. die Studienlage zur Dysarthrietherapie zwischen 2016 und 2021 systematisch zusammengetragen [353]. Dabei wurden unter 308 Studien nur drei randomisierte kontrollierte klinische Studien identifiziert, von denen nur eine – eine LSVT-LOUD-

Studie bei Personen mit Parkinson-Krankheit – hohen Qualitätsstandards genügte.

Perry et al. erstellten eine aktualisierte Übersicht zur übungstherapeutischen Behandlung respiratorisch-phonatorischer Funktionsstörungen bei Personen mit neurodegenerativen Erkrankungen [534], in erster Linie mit Parkinson-Syndromen, aber auch mit zerebellären Ataxien, Chorea Huntington, Multipler Sklerose und anderen Erkrankungen (s. Kap. 4). Eine Analyse von 88 Studien, die den Einschlusskriterien genügten, ergab nur für eine Intervention eine hinreichend starke Evidenz, nämlich für das Lee Silverman Voice Treatment (LSVT LOUD) bei Personen mit Parkinson-Krankheit. Kein anderer Behandlungsansatz und keine andere Personengruppe, die in diese Analyse einbezogen wurde, wies mehr als eine begrenzte Evidenz auf.

Zusatzinfo

Was bedeutet der Mangel an evidenzbasierten Therapieverfahren für die klinische Praxis?

Für die Entscheidungen, die Therapierende in ihrer täglichen therapeutischen Arbeit mit Personen mit Dysarthrie zu treffen haben, fehlt es weitgehend an Empfehlungen hoher Evidenzgüte. Dennoch stehen Therapeut*innen nicht mit leeren Händen da, denn erfolgreiches therapeutisches Handeln beschränkt sich nicht ausschließlich auf den Einsatz von Therapieverfahren mit erwiesener hoher Evidenz, sondern es beruht auch auf therapeutischer Erfahrung und Expertise. Aus der Kenntnis sensomotorischer Grundlagen des Sprechens und der Einsicht in die Pathomechanismen dysarthrischer Störungen lassen sich zielgerichtete therapeutische Ansätze herleiten. Therapeutische Erfahrung mit den Krankheitsbildern verschiedener Patientenpopulationen und mit unterschiedlichen Behandlungskonzepten befähigen dazu, solche Ansätze in patientenorientierte und individualisierte therapeutische Vorgehensweisen umzusetzen. Eine kontinuierliche Überprüfung des Behandlungserfolgs sollte dazu beitragen, dass unwirksame Behandlungspfade zeitig erkannt und vermieden werden können.

Trotz des bestehenden Evidenzmangels ist allen Leitlinien und Übersichtsarbeiten gemeinsam, dass sie eine – wenn auch schwach begründete – Empfehlung für die sprachtherapeutische Übungsbehandlung aussprechen. Es bleibt jedoch die dringende Forderung, die Wirksamkeit dysarthrietherapeutischer Ansätze durch methodisch hochwertige klinische Studien zu prüfen.

10.2 Therapieziele

10.2.1 Globalziel

Dysarthrietherapie zielt im weitesten Sinne auf die Erhaltung oder Verbesserung der Kommunikationsfähigkeit der Patient*innen als Voraussetzung selbstbestimmter Teilhabe am gesellschaftlichen Leben. Im Zentrum steht dabei naturgemäß das Ziel die sprechmotorischen Symptome zu reduzieren, um eine möglichst verständliche und natürliche Sprechweise zu erreichen. Die globale Zielformulierung weist aber über den motorischen Vorgang des Sprechens hinaus und schließt alle kommunikativen Kanäle, alle kompensatorischen Möglichkeiten sowie den Einsatz von Hilfsmitteln und adaptiven Maßnahmen ein (s. Kap. 10.1). Die Wirksamkeit der Behandlung darf also nicht ausschließlich nach den sprechmotorischen Fertigkeiten beurteilt werden, denn das Ausmaß der Sprechstörung bestimmt selten allein, wie die betroffene Person in ihrem sozialen Umfeld zurechtkommt. Ein globales Behandlungsziel ist es daher, Patient*innen zur flexiblen Verwendung aller ihnen verfügbaren Mittel der Verständigung – auch mit Unterstützung ihrer Bezugspersonen – zu befähigen.

Diese Zielsetzung kann individuell sehr unterschiedlich spezifiziert werden: Für Personen mit nur gering ausgeprägter Sprechstörung kann es darum gehen, dass sie auch in beruflichen Kontexten, die ein weitgehend ungestörtes, ausdauerndes und ausdrucksvolles Sprechen voraussetzen, wieder bestehen können. Am anderen Ende des Schweregradspektrums kann es bei Personen mit schwer ausgeprägten Dysarthrien erforderlich sein, den Fokus der Zielsetzung etwa auf den Umgang mit technischen Hilfsmitteln zur unterstützten Kommunikation und auf Anpassungen der Umwelt zu legen.

10.2.2 Konzepte der Zielfindung

ICF-Konzept

Die Formulierung von Behandlungszielen sollte sich an dem ganzheitlichen, an Partizipation ausgerichteten Modell der ICF orientieren. Wie in Kap. 6.1 ausgeführt wurde, bietet das ICF-Konzept eine Klassifikation der Folgen einer Erkrankung auf den Ebenen der Körperstrukturen und -funktionen, der Aktivitäten und der Teilhabe. Die Merkmalslisten des ICF-Manuals bilden allerdings nur ein Gerüst für die Zielformulierung. In der therapeutischen Arbeit ist es erforderlich, die Probleme und Ressourcen der Patient*innen viel konkreter und detaillierter zu erfassen, um sinnvolle und überprüfbare Zielsetzungen (S. 114) zu entwickeln.

Therapieziele auf der ICF-Ebene der **Körperfunktionen** richten sich auf die Wiederherstellung beeinträchtigter sprechmotorischer Funktionen. Im Falle einer Patientin mit schweren, vorwiegend artikulatorischen und respiratorischen Störungen, könnten solche Ziele zum Beispiel lauten:

- Vordere Vokale bei isoliert gesprochenen Silben differenziert artikulieren.
- Diphthonge in Einsilblern möglichst vollständig ausformen.
- 4-silbige Testsätze ohne Zwischenatmung sprechen.

Zielsetzungen auf der Ebene der **Aktivitäten** richten sich auf grundlegende kommunikative Fähigkeiten, beispielsweise die Fähigkeit verständlich, möglichst natürlich, effizient und anstrengungsfrei zu kommunizieren. Auf den erwähnten Fall einer Patientin mit vorherrschend die Artikulation und Sprechatmung betreffenden Symptomen angewendet, könnten die formulierten Ziele etwa kompensatorische Techniken zur Erhöhung der Verständlichkeit adressieren, also beispielsweise:

- Auf Inhaltsfragen mit kurzen, einfachen Sätzen antworten.
- Nach jeder Sinneinheit eine Atempause machen.
- In lauter Umgebung eine Buchstabentafel bereithalten und sie für Anlauthilfen in Gesprächen einsetzen.

Ziele auf der Ebene der **Partizipation** orientieren sich an der individuellen sozialen Situation des/der Betroffenen, zum Beispiel ob sie allein, in einer Einrichtung oder in der Familie lebt oder ob sie sich in einer beruflichen Wiedereingliederung befindet, und sie beziehen auch ihre kognitiven und körpermotorischen Fähigkeiten, ihre Motivation und ihre individuellen Bedürfnisse mit ein. Für die Entwicklung solcher Ziele sind Therapierende auf Selbstauskünfte der Patient*innen in der Anamnese (z. B. mithilfe von Fragebögen) oder auf Auskünfte ihrer engsten Bezugspersonen angewiesen (s. ▶ Tab. 7.1). Falls es die manuellen Fähigkeiten ermöglichen, ein Smartphone oder das Internet zu nutzen, kann Telefonieren oder Chatten ein Punkt des Zielekatalogs sein. Auch Freizeitaktivitäten oder berufliche Anforderungen können Partizipationsziele definieren, etwa das Beherrschen eines Repertoires an Schlüsselbegriffen und -phrasen, die für das Mitmachen bei Spielen (Schach: „Du bist dran! Schachmatt.“) oder für einen Kaufhausbesuch („Bitte! Wo geht's zur Toilette?“) wichtig sind.

Für die Bewältigung bestimmter Alltagssituationen (z. B. Telefonieren) können die Ziele – wie im Fall der erwähnten Patientin – zusätzlich zu den sprachlichen auch die Körperhaltung und handlungsorientierte Aspekte (Bedienen des Telefons, Notizen machen) beinhalten:

- Mögliche Probleme (z. B. aufgrund einer Ataxie oder visueller Einschränkungen) beim Telefonieren antizipieren, Lösungen dafür finden und Handlungsschritte vorbereiten.
- Wissen, wie benötigte Gegenstände (z. B. Telefon, Schreibgerät) im Greifraum vorher so angeordnet werden, dass diese leicht erreichbar und bedienbar sind, nicht wegrutschen können und dass etwa Notizen (zur Vorstrukturierung des Gesprächs) vorher geschrieben werden. (Es hat sich bewährt, wenn möglich interdisziplinär mit der Ergotherapie die einzelnen Handlungsabschnitte durchzuspielen und einzelne Handgriffe fraktioniert zu üben.)
- Relevante Phrasen verständlich äußern, um telefonische Aufträge zu vergeben (z. B. einen Termin vereinbaren/bestätigen, den Fahrdienst anrufen, Essen bestellen bzw. nach einem bestimmten Menü fragen).

Fallbeispiel

Herr W., Schauspieler und professioneller Sprecher und Rezitator, hatte nach einem rechtsseitigem Hirninfarkt eine leichte linksseitige Parese der Extremitäten sowie der Lippen, der Zunge und der Stimmlippen. Er war verständlich, seine Sprechweise war für nicht geschulte Ohren nicht unnatürlich. Labiale und apikale Konsonanten zeigten geringfügige phonetische Entstellungen. Die Stimme war modulationsfähig, aber leicht rau-behaucht und hatte seit dem Schlaganfall an Dynamik und Dauerbelastbarkeit eingebüßt. Außerdem hatte sie ihren charakteristischen Klang, die Herrn W. den Spitznamen „The Voice" eingetragen hatte, verloren.

Die artikulatorischen Auffälligkeiten waren kaum, die stimmliche Veränderung für die, die ihn kannten, hingegen deutlich wahrzunehmen. Für den Betroffenen bedeuteten die Veränderungen das vorläufige Ende seiner bis dato sehr erfolgreichen beruflichen und künstlerischen Tätigkeit.

Herr W. erhielt bereits kurz nach dem Schlaganfall über mehr als ein Jahr regelmäßig Sprachtherapie. Für die Therapieplanung wurden folgende Ziele formuliert:

- Auf der Ebene der **Körperfunktionen**: Wiederherstellung der artikulatorischen Funktionsfähigkeit von Lippen und Zunge sowie eines möglichst breiten Spektrums stimmlicher Ausdrucksformen.
- Auf der Ebene der **Aktivitäten:** Schrittweise Steigerung der Sprechanforderungen mit professionellen Texten; Akzeptanz der „neuen" Stimme.
- Auf der Ebene der **Partizipation:** Vertrauen wiedergewinnen, dass bei Studioaufnahmen oder Bühnenauftritten keine sprecherischen Defizite wahrzunehmen sind; Bewältigung kleiner Produktionen.

Die artikulatorischen Ziele wurden zufriedenstellend erreicht. Das stimmliche Ziel galt insofern als erreicht, als Herr W. in Sprachaufnahmen die Stimme als die Seine wiedererkannte und akzeptierte, obwohl sie nicht mehr ganz so tief wie vor dem Ereignis klang. Die hörbaren Folgen der orofazialen und laryngealen Hemisymptomatik waren überwunden und Herr W. hatte auch die Selbstsicherheit wiedergewonnen, dass seine sprecherischen Fähigkeiten und Ausdrucksmittel den Anforderungen eines Berufssprechers und Ausdruckskünstlers genügen würden.

SMART-Konzept

SMART ist ein praktikables Verfahren der Erstellung personalisierter und spezifischer Therapieziele in der Rehabilitation [87]. Das SMART-Konzept kann helfen, eine Therapiemaßnahme zu planen und zu evaluieren. Dabei werden für einen festgelegten Zeitrahmen Ziele definiert, die folgenden Kriterien genügen:

- Spezifisch (specific): In der Zielplanung sollten spezifische Einzelschritte mit schrittweiser Steigerung der Anforderungen definiert werden. Ein Ziel könnte lauten, aktiv an Gesprächen teilzunehmen. Das schrittweise Hinarbeiten auf dieses Ziel könnte beinhalten, für das nächste Arztgespräch bestimmte Gesprächsinhalte bzw. Begriffe entsprechend der sprechmotorischen Leistungsfähigkeit einzuüben und in weiteren Schritten die trainierten Wörter zu kurzen Phrasen, Fragen etc. zusammenzubinden, in Rollenspielen auszuprobieren und schließlich in realen Situationen anzuwenden.
- Messbar (measureable): Ziele müssen messbar sein; andernfalls können nur vage Aussagen darüber gemacht werden, ob echte Fortschritte zu verzeichnen sind, ob Korrekturen nötig sind und ob das Übungspensum ausreicht. Ein Ziel könnte lauten, mehrfach pro Woche jemanden zu grüßen oder jemanden um einen Gefallen zu bitten. Der/die Patient*in kreuzt die täglichen Aktivitäten in einem Protokollbogen an.
- Attraktiv (achieveable): Ziele müssen erreichbar sein. Sie müssen im Rahmen der eigenen Möglichkeiten liegen und motivierend wirken. Wir treffen Annahmen auf der Grundlage anamnestischer Daten und der in der Diagnostik gezeigten Limitierungen und Potenziale.

- Relevant (relevant): Ziele sollten mit den Bedürfnissen und den langfristigen Perspektiven des/der Betroffenen im Einklang stehen. Dabei sind auch Faktoren wie Antrieb, Motivation, Aufmerksamkeit, Konzentration, körperliche Belastbarkeit oder Wahrnehmung zu beachten.
- Terminiert (time-bound): Der letzte Buchstabe in SMART steht für den Aspekt der Therapiezeit. Angestrebte Ziele sollten in einem festgesetzten Zeitrahmen erreicht werden. Wird das Ziel vorzeitig erreicht, stellte es wohl eine Unterforderung dar. Wird es nicht erreicht, war das Ziel zu hoch gesteckt.

Ein SMART-Ziel für die Dysarthrietherapie könnte wie folgt aussehen:

„Innerhalb der nächsten vier Wochen soll der Patient/die Patientin bei Reihensprechaufgaben die Anzahl der Silben pro Exspirationsphase (S. 214) von zwei auf sechs Silben steigern."

Dieses Ziel ist spezifisch (konzentriert sich auf die Länge einer Äußerung), messbar (Anzahl der Silben), erreichbar (realistisch angesichts der aktuellen Vokalhaltedauer von 8 s), relevant (wichtig für die Verbesserung der Verständlichkeit) und zeitlich begrenzt (Zeitrahmen von vier Wochen).

✔ Merke

Die Defintion von Therapiezielen ist Ausdruck sorgfältiger Therapieplanung und ein Qualitätsmerkmal evidenzbasierter Praxis.

10.2.3 Gemeinsamer Prozess der Zielfindung

Die Therapieziele bestimmen die Therapierenden nicht im Alleingang. Der Prozess der Zielbestimmung kann nur mit der Beteiligung der Patient*innen und gegebenenfalls auch ihren Bezugspersonen gelingen. Dies gilt am offensichtlichsten für die Ebene der Partizipation: Partizipationsorientierte Ziele müssen sich an der aktuellen und der zukünftigen sozialen oder beruflichen Situation der Betroffenen orientieren und ihre individuellen Bedürfnisse und Wünsche in den Vordergrund stellen. Dafür sind die Patient*innen selbst und ihre Angehörigen die besten Informanten. Aber auch auf der Ebene der sprechmotorischen Funktionsstörung und ihrer Auswirkungen auf die Verständlichkeit und Natürlichkeit des Sprechens oder auf die Anstrengung, mit der die sprachliche Kommunikation verbunden ist (s. Kap. 8.3), sind gemeinsame Abstimmungen der Zielsetzung wichtig. Auch diese Symptome unterliegen individuellen Bewertungen, die nicht immer mit den Bewertungen der Therapierenden übereinstimmen müssen.

Der gemeinsame Prozess der Zielfindung sorgt für Transparenz und ist Teil der Aufklärung und Beratung (S. 288) der Patient*innen und ihrer Angehörigen. Gespräche über Therapieinhalte und -ziele sollen dem Gefühl der Entmündigung durch die Fachleute entgegenwirken und die Einsicht in die Notwendigkeit bestimmter Schritte fördern. Die gemeinsame Auseinandersetzung über die Ziele und den Weg zur Zielerreichung unterstützt den Prozess der Krankheitsverarbeitung, dient dem Abbau unerfüllbarer Erwartungen und trägt zur Aufrechterhaltung der Motivation im Verlauf des Behandlungsprozesses bei.

Ziele sollten daher so formuliert und erklärt werden, dass die Betroffenen und ihre Angehörigen verstehen, um was es geht. Sie sollten in die Lage versetzt werden, die angestrebte Leistungsveränderung selbst zu erkennen und verstehen, warum beispielsweise das Üben zuhause, das Einsetzen bestimmter Verhaltensweisen oder Anpassungen im alltäglichen Umfeld zur Zielerreichung erforderlich sein können.

Die Betroffenen sind nicht selten einem Wechselbad divergierender Ansichten zu den Inhalten, dem Stellenwert und der Erreichbarkeit von Therapiezielen ausgesetzt, wenn sie in eine andere Klinik wechseln oder von wechselnden Sprachtherapeut*innen betreut werden. Um solche Brüche abzumildern, ist eine sorgfältige Dokumentation der vereinbarten Ziele und ihrer Begründungen in den Therapieberichten wichtig.

10.3 Therapiedauer und -intensität

Auf die Frage, wie viele Tage, Wochen oder Monate eine Dysarthrietherapie angeboten werden soll, kann man mit Duffy antworten: so lange wie nötig, so kurz wie möglich ([175], S. 370). In dieser wenig konkreten Formel drückt sich der mangelhafte aktuelle Wissensstand aus: Es gibt keine allgemein verbindlichen Empfehlungen wie lange (in Wochen oder Monaten) und wie häufig pro Tag oder Woche eine Dysarthrietherapie stattfinden soll, was angesichts der Heterogenität von Grunderkrankungen, Dysarthriesyndromen und Störungsschweregraden auch nicht verwundert. Es gibt allerdings einen weitgehenden Konsens, dass eine hohe Therapiefrequenz eine entscheidende Variable für den Therapierfolg darstellt und auch die Therapiedauer verkürzen kann [64], [32], [662].

10.3.1 Orientierung an Physio- und Ergotherapie

Anhaltspunkte zur Dauer und Frequenz motorischer Therapien finden sich in der S2k-Leitlinie zur Rehabilitation sensomotorischer Störungen [477]. Die Empfehlungen dieser Leitlinie beschränken sich zwar auf die Bereiche der Physio- und Ergotherapie, aber einige der Grundprinzipien sollten sich auch auf die Behandlung sprechmotorischer Störungen übertragen lassen. Im Grundsatz heißt es darin, dass es für eine therapieinduzierte Funktionsverbesserung darauf ankommt, „ausreichend spezifisches und intensives" restitutives Training anzubieten ([477], S. 18). Die Empfehlung betont besonders die Prämisse, dass sensomotorische Rehabilitation in den Gesamtrahmen der individuell indizierten Neurorehabilitation integriert werden und „mit der individuell erforderlichen zeitlichen Perspektive" stattfinden soll ([477], S. 6). Die Dosierung (also die Anzahl der Übungswiederholungen während einer Therapieeinheit oder die Anzahl der Therapieeinheiten pro Tag) und die Frequenz der Therapie werden dabei individuell angepasst.

Konkret empfiehlt die Leitlinie Untergrenzen, was Therapiefrequenz und -intensität hinsichtlich verschiedener Erkrankungen betrifft. So werden nach Schlaganfall für konventionelle Physiotherapie mindestens drei Therapieeinheiten à 45 min pro Woche mit einer Dauer von mindestens acht Wochen angesetzt, bei Ataxie 3 × 60 min wöchentlich über mindestens vier Wochen. Eine grundsätzliche Unterscheidung zwischen (teil-)stationärer und ambulanter Behandlung wird in der Leitlinie nicht getroffen. Fragen bezüglich Intervalltherapie und Verlaufskontrolle werden nicht thematisiert.

10.3.2 Welche Faktoren beeinflussen die Therapiedauer und -intensität?

Art und Schwere der Grunderkrankung

Bei Patient*innen mit schweren neurologischen Erkrankungen oder in der akuten Phase nach einem Schlaganfall oder Schädel-Hirn-Trauma können Einschränkungen der physischen und kognitiven Belastbarkeit, der emotionalen Befindlichkeit oder des Antriebs Anpassungen der Dauer einzelner Therapieeinheiten und deren Frequenz erfordern. Durch eine verringerte Intensität kann sich die Therapiedauer dann entsprechend erhöhen. Speziell in fortgeschrittenen Stadien neurodegenerativer Erkrankungen können Anpassungen der Therapiephasen notwendig werden, z. B. eine Kürzung therapiefreier Intervalle. Kognitive und affektive Störungen können außerdem auch die Lerndynamik und das Erreichen von Therapiezielen verlangsamen und damit auch längere Therapiedauern erfordern.

Innerhalb des größeren Rahmens neurorehabilitativer Maßnahmen muss sich die Dysarthrietherapie die verfügbaren Therapiezeiten mit anderen Funktionstherapien teilen. Bei Personen, die beispielsweise ein schweres Schädel-Hirn-Trauma erlitten haben, konkurriert die Sprechtherapie häufig mit Physio- und Ergotherapie und mit der Therapie zur Rehabilitation von Gedächtnis- und Aufmerksamkeitsstörungen oder von Störungen exekutiver Funktionen oder der räumlichen Wahrnehmung [477]. Nicht selten räumen Patient*innen dem Wiedererwerb motorischer Funktionen selbst hohe Priorität ein, was sich im Wunsch nach möglichst viel Physiotherapie äußert und die Kapazitäten für eine ausreichend intensive Dysarthrietherapie schmälert. Auch Therapiemüdigkeit kann dazu führen, dass sich Patient*innen frühzeitig mit einem therapeutischen Zwischenerfolg zufriedengeben, wie das nachfolgende Fallbeispiel demonstriert.

> **Fallbeispiel**
>
> **Individuelle Priorisierung**
>
> Der Fall eines 70-jährigen, schwer dysarthrischen Schlaganfallpatienten in der Postakutphase steht beispielhaft dafür, wie eine individuelle Priorisierung von Therapiezielen die Therapiedauer beeinflussen kann. Er entließ sich nach nur einer Therapiesitzung selbst aus der teilstationären Behandlung, weil er mit dem angebotenen Hilfsmittel eines Taktbretts (S. 265) spontan und ohne weitere Anleitung verständlich sprach. Die mündliche Kommunikation hatte für ihn zwar einen hohen Rang, aber dennoch war er nicht für mühsame und zeitraubende Sprechübungen motiviert.

Behandlungsansatz

Die einzige verbindliche Angabe zur Quantität von Dysarthrietherapie findet sich für das bereits mehrfach erwähnte, hoch standardisierte Programm des Lee Silverman Voice Treatment (LSVT LOUD) für Personen mit Parkinson-Krankheit (S. 231). Das LSVT-Protokoll sieht mit vier wöchentlichen Therapieeinheiten à 60 min über vier Wochen sowie täglich etwa 15-minütigen häuslichen Stimm- und Sprechübungen eine hohe Therapieintensität vor [555]. Solche Vorgaben haben den Vorteil, dass die Intervention zeitlich gut planbar ist, aber auch gleichzeitig den Nachteil, dass der vorgegebene Zeitrahmen und die erforderliche Therapiefrequenz nicht immer mit den zeitlichen Ressourcen der Behandelnden oder der Patient*innen vereinbar oder wegen unvorhergesehener Ereignisse (z. B. einer Erkrankung) oder kognitiver Defizite nicht realisierbar sind.

Die klare zeitliche Strukturierung von LSVT LOUD (S. 231) basiert auf verschiedenen Voraussetzungen: Die Indikation des Verfahrens ist klar definiert, es hat einen klaren Fokus auf einer als bedeutsam erkannten Zielvariable (hier: die Lautstärke), es folgt einem inhaltlich streng festgelegten Protokoll mit engmaschigen Kontrollen des therapeutischen Fortschritts und sein voraussichtliches therapeutisches Potenzial (hier: die Stimulation von Lautstärkesteigerung) wird bereits in der ersten Therapiesitzung orientierend abgeklärt [555].

Einige dieser Kriterien können als Modell für eine zeitökonomische und strukturierte Vorgehensweise auch bei anderen therapeutischen Ansätzen dienen. Dazu zählt in erster Linie das Prinzip der Fokussierung auf eine Schlüsselvariable, die therapeutisch beeinflusst werden soll. Das kann beispielsweise eine Reduktion des Sprechtempos (S. 265) sein oder ein „Überartikulieren" (S. 237) von Silben und Wörtern. Das grundsätzliche Potenzial eines/r Patient*in, dass solche Variablen therapeutisch beeinflussbar sind, lässt sich in einer Art „diagnostischer Therapie" oft bereits mit wenigen Übungen und innerhalb relativ kurzer Zeit ausloten. Im positiven Fall kann dann ein Behandlungsplan mit einem intensiven Training der als bedeutsam erkannten Zielvariablen erstellt werden, um die verfügbare Therapiezeit möglichst effizient zu nutzen.

Strukturelle Faktoren

Auf der institutionellen Seite stellt die Verfügbarkeit von neurologisch qualifizierten Therapeut*innen oft einen limitierenden Faktor für das Angebot einer hohen Therapieintensität und ausreichenden Therapiedauer dar. Eine nach Möglichkeit hohe Behandlungsfrequenz und die Verordnung von Eigenübungen helfen nach Expertenmeinung die Behandlungsdauer zu verkürzen [64]. In der postakuten/chronischen Phase ist entscheidend, ob ein wohnortnaher Zugang zu Therapieangeboten (ambulante Praxen oder Tageskliniken) besteht. Mit telemedizinisch angebotener Sprechtherapie [205] könnten in Zukunft Kapazitätsprobleme abgemildert und die Bedürfnisse der Patient*innen nach mehr Flexibilität berücksichtigt werden [664], [461]. Telemedizinische Leistungen sind in Deutschland mit dem GKV-Spitzenverband (§ 125 SGB V) geregelt und werden als gleichwertig mit Therapien in Präsenz anerkannt.

Gründe für die Beendigung der Therapie

Ein Therapieintervall kann beendet werden, wenn das vereinbarte Therapieziel erreicht ist, ein Lernplateau zu beobachten ist oder der/die Patient*in eine Beendigung der Therapie wünscht.

Ein mangelnder Lernfortschritt kann sich darin zeigen, dass die Bearbeitungszeiten für therapeutische Aufgaben nicht kürzer werden oder keine Verbesserungen mehr zu beobachten sind. Eine stagnierende Dynamik oder ein Lernplateau muss nicht unbedingt auf eine Erschöpfung des Restitutions- oder Kompensationspotenzials hinweisen. Vielmehr sollte geprüft werden, ob ein neuer Behandlungsansatz, andere Übungen oder ein Therapeut*innenwechsel neue Anreize für weitere Entwicklungen schaffen können [175]. Auch Therapiemüdigkeit oder Bedingungen, die außerhalb der Therapiesituation zu suchen sind, können eine längere Therapiepause notwendig und sinnvoll erscheinen lassen.

Bei progredienten neuromuskulären Erkrankungen (S. 77) oder Multipler Sklerose (S. 69) sind die Defizite und Verlaufsformen und somit auch die Dauern von Therapieintervallen jeweils sehr unterschiedlich. Ein besonderes Problem können Ermüdbarkeit oder Erschöpfung (fatigue) darstellen. Fatigue tritt vor allem bei MS ausgeprägt auf, aber sie kann auch bei anderen neurologischen Störungsformen, z. B. nach Schlaganfall, Schädel-Hirn-Trauma vorkommen [523]. Sie kann dazu führen, dass Patient*innen am Ende einer Therapieeinheit eine Verschlechterung ihrer Leistung erleben. Das kann die Motivation für die Therapie senken und im schlechtesten Fall zu dem Wunsch führen, eine Therapie zu beenden.

✔ Merke

Am Ende eines Therapieintervalls sollte Patient*innen und ihren Angehörigen die Option einer Wiederaufnahme der Behandlung nach einer angemessenen Therapiepause vermittelt werden.

11 Grundlagen der sprechmotorischen Behandlung

11 Grundlagen der sprechmotorischen Behandlung

Zusammenfassung

Dieses Kapitel geht auf motorische Grundlagen der Dysarthrietherapie ein. Zunächst werden die Konzepte der Restitution und der Kompensation in ihrer spezifischen Bedeutung für die motorischen Therapieansätze diskutiert. Dabei wird auch das Problem von Fehlanpassungen berücksichtigt, die als spontane Kompensation nach einer Hirnschädigung auftreten können. In einem weiteren Abschnitt werden Prinzipien des motorischen Lernens und der lernabhängigen Plastizität als theoretische Grundlage motorischer Therapieverfahren diskutiert. Den Abschluss bildet eine kritische Diskussion über nichtsprachliche orofaziale Therapieansätze.

11.1 Motorische Restitution und Kompensation

Die Wirkebenen von Sprachtherapie (S. 188) – insbesondere die Konzepte der Restitution und der Kompensation von Funktionen – lassen sich auch auf die motorische Übungsbehandlung im engeren Sinne übertragen. Unter motorischer Restitution ist dabei zu verstehen, dass Sprechbewegungsabläufe nach erfolgreicher Therapie mehr oder weniger wie vor der Erkrankung ausgeführt werden. Kompensation bedeutet hingegen, dass für die Erreichung der Behandlungsziele neue, adaptive Bewegungsabläufe geübt werden müssen [392]. Auch kommunikationsbezogene Zielsetzungen wie z. B. bessere Verständlichkeit oder eine natürlichere Prosodie können sowohl auf dem Weg der Restitution, also durch Wiederherstellung der neurotypischen phonetischen Mechanismen, als auch kompensatorisch, also durch ähnlich wirkende alternative Mechanismen erreicht werden. Beispielsweise lässt sich eine Verbesserung der Verständlichkeit idealerweise restitutiv durch eine Verbesserung der Artikulation erreichen, oder aber kompensatorisch durch eine Verlangsamung des Sprechens (S. 265) oder eine Beeinflussung des Sprechrhythmus mittels eines Taktbretts (S. 265).

In der therapeutischen Praxis sind vermutlich immer beide Prozesse, Restitution und Kompensation, wirksam. Eine komplette Wiederherstellung der ursprünglichen Bewegungsfunktionen gelingt wohl nur in Ausnahmefällen. Im Besonderen bei progredienten Dysarthrien wird man bestrebt sein, nach kompensatorischen Maßnahmen zu suchen, um die verbale Kommunikation möglichst lange zu erhalten. Dafür ist es wichtig, den typischen Verlauf einer degenerativen Erkrankung und die unterschiedliche Dynamik der Bewegungskomponenten abzuschätzen, um frühzeitig diejenigen Bewegungsfunktionen zu stärken, die kompensatorisch eingesetzt werden können.

Die Übernahme kompensatorischer Techniken erfordert Akzeptanz durch die Patient*innen und eventuell auch aktive Unterstützung durch ihre Bezugspersonen. Es hat sich beispielsweise bewährt, Patient*innen, die zu laut, zu leise oder zu schnell sprechen, zu instruieren im häuslichen Umfeld leiser oder lauter oder langsamer zu sprechen. Ihre Gesprächspartner*innen sollten beraten werden, wie sie durch adäquate Rückmeldung die Übernahme von wirksamen Verhaltensweisen unterstützen können (s. auch Kap. 15).

11.2 Fehlanpassungen

Beeinträchtigungen sprechmotorischer Funktionen nach einem akuten Ereignis oder im Verlauf einer progredienten Erkrankung führen in fast allen Fällen auch ohne therapeutisches Eingreifen zu spontanen kompensatorischen Reaktionen. Bei einseitig akzentuierter Fazialisparese ist beispielsweise zu beobachten, dass sich die muskuläre Aktivität zunehmend auf die weniger betroffene Seite verlagert und potenzielle Restbewegungen der paretischen Seite immer weniger in Erscheinung treten. Eingeschränkte Lippenbewegungen können in der Folge mandibuläre Anpassungsreaktionen (S. 242) auslösen. Dies ist zum Beispiel der Fall, wenn die Lippen zu wenig, nur einseitig oder zu langsam abduzieren, um bei Kieferokklusion, wie sie zur Bildung von Vorderzungenkonsonanten obligatorisch ist, eine Schallöffnung zu gewährleisten. Eine spontane Anpassungsreaktion des Unterkiefers führt dann zu „offenem Artikulieren“

(S. 86), also zu einer Artikulation mit unnatürlich weiter Kieferöffnung, was sich wiederum abträglich auf die Feinmotorik der Zunge und der Lippen auswirkt. Weitere Beispiele solcher Mechanismen werden im Zusammenhang mit respiratorischen und velopharyngealen Funktionsstörungen sowie artikulatorischen Störungen von Zunge und Lippen in Kap. 12 besprochen.

Solche spontanen Reorganisationen sprechmotorischer Prozesse sind aus therapeutischer Sicht häufig als maladaptiv zu betrachten, weil sie zu einer Überaktivierung relativ erhaltener Bewegungsfunktionen und einer Vernachlässigung des Gebrauchs und somit einer Verhinderung der Erholung geschädigter Funktionen führen. Wir sprechen dann von Fehlanpassungen, die durch therapeutisches Eingreifen vermieden werden sollten. In der Rehabilitation von Handfunktionen bei hemiparetischen Patient*innen hat die Sorge vor Fehlanpassungen beispielsweise zur Entwicklung eines Therapieansatzes (Constraint-induced Movement Therapy – CIMT) geführt, bei dem der Gebrauch der geschädigten Extremität „erzwungen" wird, um das Restitutionspotenzial des paretischen Arms nicht zu gefährden (z. B. [367]). Auf die Dysarthriebehandlung im oben erwähnten Beispiel angewandt würde es bedeuten, das kompensatorische offene Artikulieren mit einem Beißblock zu hemmen und so mehr Aktivität der primären Artikulatoren, Lippen und Zunge zu erzwingen.

Fallbeispiel

Frau P. hatte infolge eines Schädel-Hirn-Traumas eine ataktisch-spastische Dysarthrie. Die vorherrschenden Symptome waren offenes Artikulieren, eine auf nur zwei Silben verkürzte Exspirationsdauer, sowie eine gravierende velopharyngeale Insuffizienz. Infolge der Störung der Gaumensegelfunktion war sie unfähig, den für die Artikulation von Plosiven erforderlichen oralen Druck aufzubauen. Die Mobilität des Zungenkörpers war dagegen so weit intakt, dass die Patientin sich spontan eine kompensatorische Technik angeeignet hatte, die velaren Plosive (/k/, /g/) durch einen Kontakt zwischen Zungengrund und Rachenhinterwand zu realisieren und dadurch den nasalen Luftverlust zu vermeiden. Die alveolaren Plosive (/t/, /d/) artikulierte sie mit einem simultanen pharyngealen und präpalatalen Zungenkontakt („doppelte Artikulation") bei gleichzeitig übermäßig weiter Kieferöffnung. Dieses mit exzessiver Kraft ausgeführte kompensatorische Manöver führte zu explosiven Verschlusslösungsgeräuschen und unterbrach jedes Mal den Artikulationsfluss in sehr auffälliger Weise.

Durch Anpassung einer Gaumensegelprothese konnte bei Frau P. der transnasale Luftverlust gestoppt und in der Folge dieser Maßnahme dann auch die kompensatorische Fehladaptation der Hinterzunge korrigiert werden.

Der Fall ist insofern außergewöhnlich, als bei Frau P. eine seltene Dissoziation von teilweise intakter Zungenmobilität bei gleichzeitig kompletter velopharyngealer Insuffizienz vorlag. Das „doppelte Artikulieren" von lingualen Plosiven ist zwar ein prinzipiell mögliches artikulatorisches Manöver, es gehört aber nicht zum gelernten Repertoire unserer Sprache. In diesem besonderen Fall fand das sprechmotorische System, vermutlich nach dem Prinzip der motorischen Äquivalenz (S. 35), einen Weg, Verschlusslösungsgeräusche – wenn auch in ungewöhnlicher Weise – zu erzeugen.

✔ Merke

Ein frühzeitiger Beginn sprachtherapeutischer Behandlung nach einem Schlaganfall oder einem Schädel-Hirn-Trauma ist erforderlich, um Fehlanpassungen entgegenzuwirken und stattdessen geeignetere Kompensationsmechanismen zu fazilitieren.

11.3 Motorisches Lernen

11.3.1 Grundsätze motorischen Lernens

Sprechmotorisches Üben in der Dysarthrietherapie setzt darauf, durch motorisches Lernen Verbesserungen zu erzielen. Die Grundlagen motorischen Lernens sind in Bereichen wie der Sportwissenschaften oder der neurologischen Rehabilitation körpermotorischer Störungen bereits intensiv erforscht (z. B. [333]), während es im Bereich der sprechmotorischen Störungen, insbesondere der Dysarthrien, kaum explizit begründete Anwendungen motorischer Lernprinzipien gibt [416], [212]. Implizit werden solche Prinzipien jedoch in verschiedenen Therapieansätzen verfolgt.

Zu den wichtigsten Prinzipien motorischen Lernens zählen:

- **Aufgabenspezifität:** Die motorischen Handlungen, die verbessert werden sollen, müssen auch spezifisch geübt werden. Für die Dysarthrietherapie heißt das: Sprechaufgaben sollten im Vordergrund der therapeutischen Übungen stehen, und sie sollten dem angestrebten Behandlungsziel möglichst nahekommen [682]. Aufgabenspezifität kann auf einer höheren Ebene auch beinhalten, dass Sprechübungen in einen relevanten sozialen Kontext eingebettet werden, z. B. im Café eine Bestellung aufgeben, über die eigenen Interessen sprechen, an einem Spiel teilnehmen, sich am Telefon verabreden.
- **Vom Einfachen zum Komplexen:** Die motorischen Anforderungen müssen in den Übungen schrittweise gesteigert werden. Beim Sprechen kann das z. B. die Äußerungslänge, die phonetische Komplexität oder spezifische Anforderungen an Sprechlautstärke, Deutlichkeit der Artikulation oder Sprechtempo betreffen. Auf die Ebene kommunikativer Aktivitäten bezogen, könnten Anforderungen von einfachen funktionalen Phrasen („Hallo, wie geht's?") über Rollenspiele (z. B. Einkaufen) bis zu Gesprächen in der Therapiegruppe gesteigert werden.
- **Externes Feedback:** Es muss klare und eindeutige Rückmeldungen über das Ergebnis („knowledge of result", KR), aber auch über die Güte der Ausführung motorischer Übungen („knowledge of performance", KP) geben. Solche Rückmeldungen vermitteln den Patient*innen eine Einschätzung, wie ihre Fortschritte sind und wie weit sie noch von den gesteckten Zielen entfernt sind, und können ihre Motivation steigern. Rückmeldungen sollten, wenn möglich, quantitativ gegeben werden, z. B. „sieben von zehn Zielwörtern wurden korrekt artikuliert", oder „fünf Silben wurden ohne Atempause gesprochen". Rückmeldungen zur Ausführung (KP) könnten lauten „Sie werden immer schneller", „Die Stimme wird jetzt rauer.", „Sie werden zunehmend leiser".

Experimente zum motorischen Lernen haben gezeigt, dass die Lernleistung davon profitiert, wenn nicht in 100 % aller Übungsaufgaben und nicht immer unmittelbar nach der Ausführung der Aufgabe eine Rückmeldung erfolgt [416]. Für die therapeutische Praxis lassen sich aus diesen Ergebnissen aber bislang keine genaueren quantitativen Vorgaben ableiten.

Die Anwendung der Prinzipien (sprech-)motorischen Lernens sind ein wesentlicher Bestandteil des Lee Silverman Voice Treatments (S. 231), das zur erfolgreichen Therapie der hypokinetischen Dysarthrie eingesetzt wird.

11.3.2 Lernabhängige neuronale Plastizität

Motorisches Lernen hat eine wichtige neurophysiologische Grundlage, nämlich die der neuronalen Plastizität (S. 59): Durch erfolgreiches motorisches Lernen verändern sich die strukturellen und funktionellen neuronalen Grundlagen der geübten Bewegungsfunktionen auf vielfältige Weise, beispielsweise dehnen sich die zuständigen kortikalen Repräsentationsareale aus oder es finden Veränderungen der Konnektivität motorischer und sensorischer Netze oder der Stärke synaptischen Übertragung in diesen Netzen statt [447]. Kleim u. Jones beschreiben unter anderem folgende Prinzipien lernabhängiger neuronaler Plastizität [336]:

- **„Use it or lose it", „Use it and improve it":** Die neuronalen Substrate sensorischer und motorischer Funktionen beginnen zu degenerieren, wenn sie nicht genutzt werden. Bei regelmäßiger Nutzung werden sie dagegen gestärkt.
- **Wiederholung und Intensität:** Nur durch häufiges Wiederholen einer motorischen Aufgabe und bei hoher Trainingsintensität wird neuronale Plastizität in Gang gesetzt.
- **Übertragung:** Durch motorisches Lernen induzierte neuronale Plastizität wirkt sich verstärkend auf das Erlernen ähnlicher motorischer Funktionen aus. Variables Lernen bestimmter Funktionen fördert deren flexible Verfügbarkeit.

Man geht davon aus, dass das Wiedererlernen motorischer Fertigkeiten in der neurologischen Rehabilitation auf ähnlichen Plastizitätsmechanismen und ähnlichen Lernprinzipien beruht wie das motorische Lernen neurotypischer Personen. Allerdings ist vermutlich eine höhere Lernintensität erforderlich [333], [337] und es wird selten eine vollständige Erholung erreicht [392]. Zudem muss man davon ausgehen, dass eine Schädigung bestimmter Hirnregionen auch die neuronalen Mechanismen des motorischen Lernens selbst beeinträchtigen und damit die Prognose eines übungstherapeutischen Erfolgs vermindern kann. Dies gilt beispielsweise vermutlich für Personen, die eine Kleinhirnschädigung erlitten haben [333].

11.4 Nichtsprachliche Behandlungsansätze

Eines der Grundprinzipien motorischen Lernens ist, wie bereits erwähnt, die Aufgabenspezifität [682]: Um Verbesserungen sprechmotorischer Funktionen zu erzielen, sollen nach diesem Prinzip sprachliche Aufgaben trainiert werden, die dem gewünschten Therapieziel möglichst nahekommen (s. o.). In der therapeutischen Praxis werden allerdings vielfach nichtsprachliche mundmotorische Übungsaufgaben verwendet, die diesem Prinzip offensichtlich widersprechen. Nichtsprachliche orofaziale Behandlungsansätze beruhen auf Aufgabenstellungen, in denen Bewegungen der am Sprechen beteiligten Muskulatur geübt werden, die nicht zu sprachlichen Äußerungen führen. Solche auch als **indirekte Maßnahmen** bezeichnete Übungstechniken werden meist mit der Absicht eingesetzt, die Ruhelage und den Muskeltonus von Unterkiefer, Lippen und Zunge zu normalisieren, die Kraft und die Bewegungsauslenkung zu steigern sowie die Bewegungskontrolle zu verbessern [574]. Indirekte Maßnahmen stehen im Gegensatz zu **direkten** Ansätzen, die ausschließlich sprachliche Übungsaufgaben beinhalten und das Sprechverhalten gezielt durch Variieren phonetischer Inhalte (z. B. der Äußerungslänge, der Silbenkomplexität, der beteiligten Vokale und Konsonanten oder prosodischer Merkmale) zu beeinflussen.

Der Anwendung nichtsprachlicher Übungsaufgaben liegen oft folgende Annahmen zugrunde:

- Die Bewegungsabläufe beim Sprechen sind sehr komplex. Um diese Komplexität zu reduzieren wird versucht, die sprechmotorischen Vorgänge durch das Üben von Teilbewegungen anzubahnen (z. B. das isolierte Runden der Lippen als Teilbewegung einer mit Lippenrundung produzierten Silbe wie „du"). Dieses Prinzip wird auch als „Fraktionieren" bezeichnet: Man zerlegt einzelne Sprachlaute in kleinere motorische Bausteine und übt diese in Isolation, mit der Hoffnung, dass sich die Übungserfolge auf das Sprechen übertragen.
  Dem steht allerdings entgegen, dass komplexe sprachliche Bewegungsfolgen nicht einfach als eine Summe isolierter Vokaltraktbewegungen verstanden werden können. Die Sprechbewegungen von Lippen, Zunge, Unterkiefer und Gaumensegel überlappen sich zeitlich und räumlich, beeinflussen sich gegenseitig und sind immer mit laryngealen und respiratorischen Aktionen verknüpft. Die Methode des fraktionierten Übens besitzt daher eine nur geringe Spezifität für das Wiedererlernen sprechmotorischer Prozesse [198].
- Nonverbale Bewegungsaufgaben sollen dazu dienen, die Verknüpfung zwischen gezielten Vokaltraktbewegungen und ihren jeweiligen sensorischen Effekten zu stärken.
  Auch dies kann allenfalls näherungsweise gelingen, da sich die mit isolierten Vokaltraktbewegungen verbundenen sensorischen Ereignisse von denen des Sprechvorgangs stark unterscheiden. Stumm ausgeführten nichtsprachlichen Aufgaben fehlt beispielsweise der für das Sprechen entscheidende auditive Bezugsrahmen (S. 45). Ihre Zielvorgaben (z. B. „runden Sie die Lippen") können Bewegungen provozieren, die sehr unnatürlich sind und mit den akustisch definierten Lippenrundungsbewegungen beim Sprechen kaum übereinstimmen. Außerdem sind nichtsprachliche mundmotorische Aufgaben auch nicht mit den aerodynamischen Vorgängen verbunden, die beim Sprechen auftreten und dadurch spezifische somatosensorische Wahrnehmungen auslösen wie etwa die Wahrnehmung der dynamischen Luftdruck- und Luftstromänderungen bei der Artikulation von Frikativen und Plosiven. Diese somatosensorischen Vorgänge (S. 40) spielen für die Kontrolle der Sprechmotorik eine entscheidende Rolle.
- Nonverbale Bewegungsübungen sollen als „mundmotorische Gymnastik" oder als „Aufwärmübung" das Ausführen von Sprechbewegungen günstig beeinflussen können.
  Für dieses unspezifische Vorgehen gibt es – au-

ßer einer Analogie zum sportlichen Trainieren – keine schlüssige Begründung. Im Übrigen gibt es auch keine Wirksamkeitsnachweise.

- Mit mundmotorischen Kräftigungsübungen soll sich die Muskelkraft steigern lassen.
  Fehlende Muskelkraft ist als ein Faktor für Beeinträchtigungen des Sprechens selten relevant, da der Kraftaufwand, der fürs Sprechen aufgebracht werden muss, weniger als 20 % der normalerweise verfügbaren Maximalkraft (S. 92) beträgt. Da auch Kräftigungsübungen möglichst aufgabenspezifisch durchgeführt werden müssen um wirksam, zu werden [128], kann man nicht davon ausgehen, dass sich ein Zuwachs an Muskelkraft auch gewinnbringend auf die sprechmotorischen Fähigkeiten auswirkt. Eine spezifische sprechmotorische Anforderung besteht darin, die Muskelkräfte innerhalb kurzer Zeitintervalle gezielt zu aktivieren und dabei sehr präzise zu dosieren. Eine spezifische Indikation für Kräftigungsübungen ist für Personen mit Dysarthrie bei Myasthenia gravis (S. 78) vorstellbar, einer Erkrankung, die durch rasche Ermüdbarkeit und Zunahme an Muskelschwäche charakterisiert ist. In Wirksamkeitsstudien zum Training der Kräfte von Arm- und Beinmuskulatur bei Personen mit MG konnte tatsächlich eine Kraftzunahme nachgewiesen werden, allerdings nur bei sehr hoher Trainingsintensität und Behandlungsdauer [496]. Eine Verbesserung feinmotorischer Fertigkeiten, etwa der Hände und Finger, die für eine Übertragung solcher Maßnahmen auf die Sprechtherapie relevant wäre, wurde in diesen Studien nicht geprüft. Respiratorische Kräftigungsübungen führten zu einer Steigerung der körperlichen Fitness von Personen mit MG, über positive Effekte auf Stimme und Sprechen wurden dabei allerdings nicht berichtet [203].

Aus den genannten Gründen stellen nonverbale Bewegungsübungen keinen zielführenden Ansatz in der Dysarthrietherapie dar. Ihre Anwendung ist nur dann zu begründen, wenn unmittelbar nach einer erarbeiteten Einzelbewegung oder Bewegungssequenz die Einbettung des Geübten in eine sprachliche Trainingsaufgabe erfolgt. Wenn z. B. die Aufgabe lautet, Luft durch die geschlossenen Lippen zu pressen bzw. ein anhaltendes Lippengeräusch zu bilden, kann die nachfolgende Aufgabe lauten, „Lassen Sie wieder die Luft durch die geschlossenen Lippen fließen und lösen Sie die Lippen, wie wenn Sie das Wort ‚Pfau' sagen wollen“. Die nichtsprachlichen Aufgaben wirken hier nach dem Prinzip der phonetischen Ableitung oder des phonetischen Platzierens als Anbahnungshilfe (S. 234).

✔ Merke

Es herrscht Konsens, dass ein eigenständiges, aus nichtsprachlichen Aufgaben bestehendes Übungsprogramm (z. B. alternierendes Spitzen und Spreizen der Lippen) keinen Beitrag zur Verbesserung des Sprechens leistet [235]. Nonverbale Bewegungsübungen stellen kein eigenständiges Behandlungsziel dar, sondern dienen in Kombination mit Sprechaufgaben als Vorbereitung, artikulatorische Zielbewegungen verfügbar zu machen.

12 Funktionskreisspezifische Übungsbehandlung

12 Funktionskreisspezifische Übungsbehandlung

Zusammenfassung

Kapitel 12 beschreibt funktionskreisspezifisch konkrete Behandlungsansätze, dem Prinzip koordinierter Strukturen folgend. Die Reihenfolge der Themen ist nicht als Vorgabe einer Behandlungsabfolge zu verstehen. Im konkreten Fall ist es angebracht, an den einzelnen Funktionsbereichen parallel, aber gemäß dem Fähigkeits- und Störungsprofil mit Schwerpunkten zu arbeiten. Dem Behandlungsschwerpunkt „Sprechatmung" vorgeschaltet sind Empfehlungen, wie die Atembewegungen durch Korrektur der Sitzhaltung günstig beeinflusst werden können.

Trotz aller berechtigten Kritik an der traditionellen Nosologie wird auf die Unterscheidung der Dysarthrieformen nach paretisch, nicht paretisch bzw. ataktisch, hypokinetisch und hyperkinetisch eingegangen, um auf grob unterscheidbare übungstherapeutische Herangehensweisen zu verweisen.

12.1 Haltung

12.1.1 Therapierelevante Aspekte

Rumpf

Bei Patient*innen mit neurologisch bedingten motorischen Defiziten spielen haltungsverbessernde Maßnahmen aufgrund des engen Zusammenhangs von Haltungsfehlern des Rumpfs und der Atmung sowie von Haltungsschwächen der Halswirbelsäule (HWS) und der Mandibula oft eine wichtige Rolle. Bezogen auf die Atmung kann eine Veränderung der Körperhaltung sogar wichtiger sein als atemtherapeutische Teilmaßnahmen. Maßnahmen wie Dehnen und Entspannen verkürzter Muskeln, gezieltes Beüben schwacher Muskeln, gezielte Selbstmobilisation steifer Wirbelsäulensegmente, Gleichgewichtsübungen und spezielle Atemübungen leiten sich aus dem krankengymnastischen Befund ab und sind normalerweise Physiotherapeut*innen vorbehalten. Die Maßnahmen in der sprechtherapeutischen Praxis beschränken sich in der Regel darauf, zu beachten, dass der/die Patient*in eine möglichst gute Sitzhaltung einnimmt.

Haltung ist nicht statisch zu verstehen. „Halten" dient dazu, sich während eines Bewegungsablaufs zu stabilisieren und das Gleichgewicht herzustellen [206]. Jede Arm- oder Kopfbewegung löst antizipatorisch eine Gleichgewichtsreaktion aus. Eine wichtige Voraussetzung für ein möglichst freies Bewegen der oberen Extremitäten und des Kopfes ist die Extensionsstellung der Wirbelsäule. Eine potenziell bewegliche Halswirbelsäule braucht eine Rumpfstabilität mit annähernd vertikaler Längsachse der HWS.

▶ Abb. 12.1 veranschaulicht eine idealtypische Sitzhaltung als Voraussetzung für physiologische Bewegungen: Strecken der Halswirbelsäule, Retro-

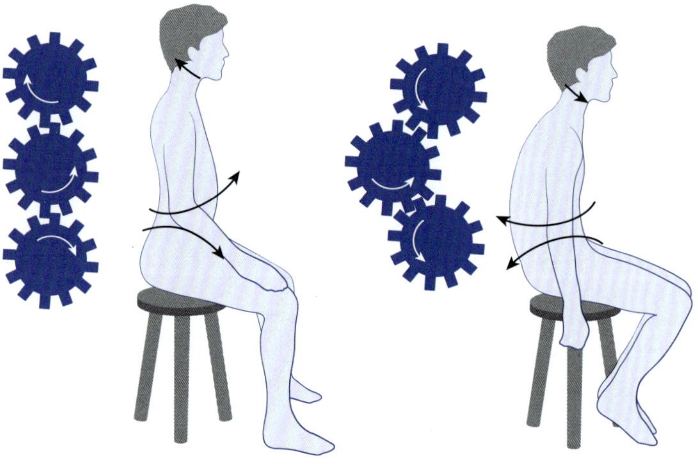

Abb. 12.1 Schematische Darstellung der aufrechten und der krummen Sitzhaltung.
Links: Strecken der HWS, Retroposition des Schultergürtels, Aufrichtung des Thorax, Einstellung der thorakolumbalen Lordose, Kippen des Beckens, Abduktion der Oberschenkel im Hüftgelenk.
Rechts: Umkehrung der Merkmale beim krummen Sitzen.

position des Schultergürtels, Aufrichtung des Thorax, Einstellung der thorakolumbalen Lordose, Kippen des Beckens, Abduktion der Oberschenkel im Hüftgelenk. Allerdings ist dabei zu berücksichtigen, dass bei älteren Menschen mehr oder weniger habituierte und/oder unfallbedingte sowie neurologisch bedingte Haltungsstörungen vorliegen können, die – wenn überhaupt – oft nur eine Annäherung an physiologische Haltungsbedingungen erlauben.

✔ Merke

Abweichungen von der physiologischen Haltung führen zu einem Verlust an differenzieller Beweglichkeit und zu inadäquater Beanspruchung der Muskeln.

Kopf

Eine gute Haltung begünstigt die Beweglichkeit der Halswirbelsäule, als Voraussetzung für einen intakten, flüssigen und fein auf die artikulatorischen Zielbewegungen von Lippen und Zunge abgestimmten Öffnungs- und Schließmechanismus des Unterkiefers. Die mandibulären und hyoidalen Muskelketten tragen dazu bei, die für die Vokalartikulation entscheidenden, „balancierten Kontraktionen" der Zungenheber und -senker zu gewährleisten [255]. Auch aus diesen theoretischen Erwägungen heraus sind Maßnahmen zur Haltungskorrektur sowie Mobilisierungs- und Dehnübungen im Schulter- und Halsbereich indiziert.

✔ Merke

Schädel, Unterkiefer, Schultergürtel und Halswirbelsäule (HWS) bilden eine funktionelle Einheit [285].

Die Position des Unterkiefers ändert sich mit der Kopfstellung (▶ Abb. 12.2). Insbesondere die (Hyper-)Extension der oberen Halswirbelsäule, die bei neurologischen Patienten öfter zu beobachten ist, verursacht eine Verschiebung des Kopfes nach anterior und des Unterkiefers nach posterior. Die Translation des Unterkiefers ist nicht nur beim Kauen wichtig, um Mahlbewegungen zu ermöglichen. Bei gesunden Sprechern wirken symmetrische Translationsbewegungen des Unterkiefers bei der Bildung von labialen und alveolaren Obstruenten mit. Der Grad der Beteiligung ist individuell verschieden. Bei dysarthrischen Sprechern kann sich die Situation kompliziert und widersprüchlich darstellen. Trotz einer Hyperextension der HWS und der daraus entstehenden Verlagerung der Mandibula nach dorsal kann eine übermäßige Protrusion des Unterkiefers beobachtet werden. So-

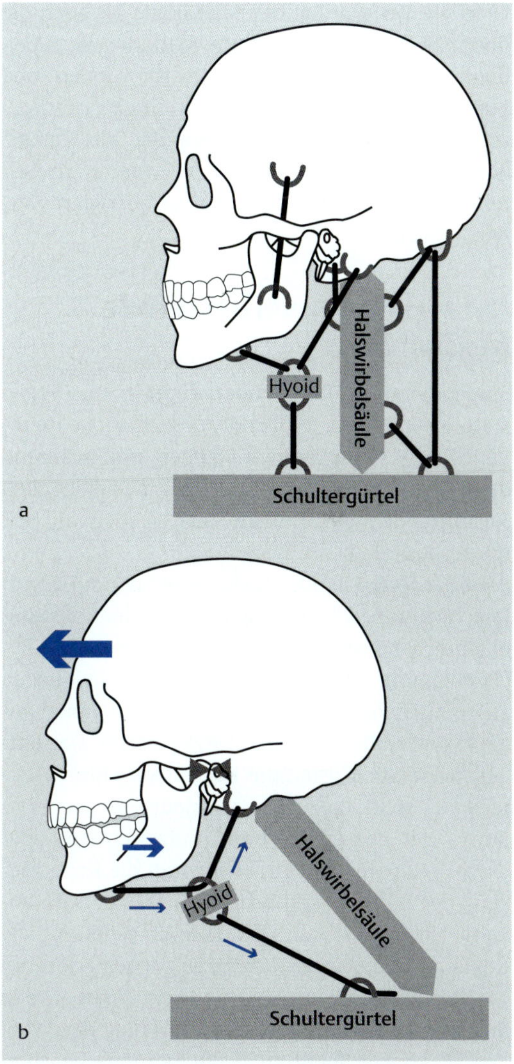

Abb. 12.2 Dorsale Verschiebung der Mandibula bei HWS-Extension. (**a**): normale Okklusion bei aufrechter Kopfhaltung. (**b**): Fehlerhafte Kopfstellung hat dorsale Verschiebung der Mandibula und veränderte Okklusion zur Folge (nach [285]).

wohl die Verlagerung der Mandibula als auch die übermäßige Protrusion beim Artikulieren bilden ungünstige Ausgangsstellungen für Lippen und Zunge. Im konkreten Einzelfall ist durch systematisches Verändern der Beckenkippung, des Rumpfaufbaus und der Kopfhaltung zu eruieren, ob Unterkieferposition und -bewegungen korrigiert werden können.

12.1.2 Haltungsverbessernde Maßnahmen

Sprechtherapie findet überwiegend im Sitzen statt, obwohl es gute Gründe gäbe, manche therapeutischen Aktivitäten im Stehen und während des Gehens auszuüben (s. u.). Die nachfolgenden Ausführungen beschränken sich jedoch auf die Körperposition beim Sitzen.

Ist das Sitzen in 90°-Flexionsstellung im Hüftgelenk nicht möglich, sollte der Stuhl (oder Rollstuhl) entsprechend angepasst werden können. Die Beckenkippung kann durch ein den individuellen anatomischen Verhältnissen der Patient*innen angepasstes Keilkissen unterstützt werden. Das entgegengesetzte Muster, die Beckenaufrichtung (Extension), sollte möglichst vermieden werden. Das Sitzen mit Beckenextension (aufgerichtetes oder dorsal gekipptes Becken) begünstigt die Kyphosierung der Lenden- und Brustwirbelsäule. Differenzierte Haltereaktionen sind dadurch gehemmt, die Kopfaufrichtung sowie Kopfbewegungen erfordern zusätzlichen Kraftaufwand und der Tonus in den betroffenen Regionen nimmt zu. Außer der Wahl des Sitzkissens sollte auch die Sitzhöhe beachtet werden. Manchen Patient*innen ist es aus verschiedenen Gründen (z. B. Muskel- und Sehnenverkürzungen, Tonuserhöhungen in den Beinen, verknöcherte Gelenke) nur eingeschränkt möglich, die Beine in Flexionsstellung zu bringen, ohne dass das Becken sich aufrichtet. Bei Problemen mit der Flexion im Knie- oder Hüftgelenk kann eine erhöhte Sitzposition der Beckenextension und Kyphosierung der Wirbelsäule entgegenwirken. Die Patient*innen sollten befragt werden, wie sie bezüglich der für sie besten Sitzhaltung durch Physio- und Ergotherapie instruiert worden sind und welche Lagerungen Schmerz oder Ermüdung verursachen bzw. vermeiden.

Praxistipp

In gravierenden Fällen können motorische Einschränkungen und Haltungsanomalien viel motorische und kognitive Kapazität mit negativen Auswirkungen auf die Sprechleistung und begleitende Handlungen binden. Ausgangspunkt für einen ökonomischen Einsatz der motorischen Fähigkeiten sollte ein sorgfältig eingerichteter Sitzplatz sein, mit einer möglichst großen Unterstützungsfläche mit mindestens drei Auflagepunkten: Füße, Unterarm, Sitzbeinhöcker (▶ Abb. 12.3).

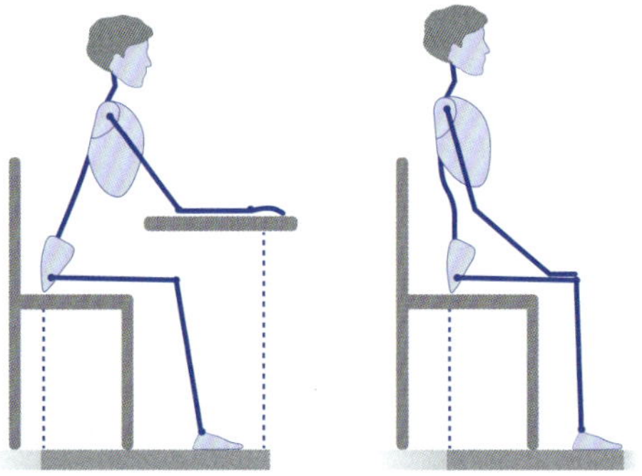

Abb. 12.3 Unterstützungsfläche *links* größer als *rechts*. Je größer die Unterstützungsfläche und die Auflageflächen (unterstützende Flächen) sind, desto niedriger ist der Haltungstonus.

Die beschriebenen Probleme der Rumpfkontrolle treffen oft und in besonderem Maß auf Personen mit einer **spastischen Bewegungsstörung** (spastisches Syndrom) zu. Häufig bestehen bei schweren motorischen Beeinträchtigungen noch asymmetrische Tonusverhältnisse im Rumpf, die dazu führen, dass die betroffene Person auf der schwächeren Seite in der Hüfte einknickt und im schlechtesten Fall nur von der Armlehne gehalten wird. Auf längere Sicht entwickelt sich aus dieser Schiefhaltung eine Lordose. Es sollte daher darauf geachtet werden, dass die betroffene Seite ausreichend gestützt wird, was nicht zuletzt der Zwerchfellaktivität sowie der Ausdehnung des Brustkorbs nützt.

Patient*innen mit **Rumpfataxie** und **Gleichgewichtsproblemen** tendieren zu kompensatorischen Gleichgewichtsreaktionen, indem sie die kritischen Bereiche Hüftgelenk und Halswirbelsäule durch Kokontraktionen und erhöhte Muskelanspannung fixieren. Je geringer die Anforderungen zur Gleichgewichtserhaltung, desto geringer auch die Anspannung. Patient*innen mit Ataxie neigen zu Anspannung auch im Schultergürtel- und Halsbereich und infolgedessen zu gepresster Stimme. Als Gegenmaßnahme kann eine möglichst große Unterstützungsfläche hergestellt werden, um das Körpergewicht über die angebotenen Unterlagen abzugeben. Dazu sollte die Beinstellung breitspurig (Abduktion der Oberschenkel im Hüftgelenk) sein, und die Kniegelenke sollten in 90°-Flexion gebracht werden, damit die Fußsohlen einen möglichst vollständigen Kontakt mit dem Untergrund haben, während die Unterarme auf einem Tisch oder Armlehnen abgelegt werden können sollten.

Bei Patient*innen, die keine markanten Gleichgewichtsprobleme haben, aber deren Sitzhaltung, z. B. durch ein gekipptes Becken, verstärkte Halslordose, nach vorn gezogene Schultern, abstehende Schulterblätter und verstärkte Kyphose im Brustwirbelsäulenbereich gekennzeichnet ist, können Übungen zur Gleichgewichtsschulung in Kombination mit Stimm-/Sprechübungen zu einer aktiven Haltung beitragen. Als Hilfsmittel hat sich ein Pezziball bewährt, um die Auflagefläche systematisch zu verändern. Ein geringer Aufblasdruck bewirkt eine größere Auflagefläche, mit höherem Aufblasdruck verkleinert sie sich und stimuliert eine aktive Rumpfaufrichtung. Gleichzeitig müssen die Beine so platziert werden, dass die Unterstützungsfläche nicht zu klein wird und der Körperschwerpunkt immer über ihr liegt.

Praxistipp

Sprechübungen sollten, wenn die Voraussetzungen für ein sicheres Gleichgewicht gegeben sind, hinsichtlich einer alltagsrelevanten Aktivität auch zwischendurch im Stehen oder im Gehen stattfinden. Allein die Vertikalisierung kann sich günstig auf das allgemeine Aktivationsniveau, den Kreislauf und die Tonussituation auswirken. Während des Sprechens zu stehen oder zu gehen stellt höhere körperliche und kognitive Anforderungen. Das Risiko einer Überforderung und vorzeitigen Erschöpfung sollte beachtet werden.

Andererseits sind manche Übungen, z. B. rhythmische Aufgaben (Beispiele in ► Tab. 12.3 oder ► Abb. 12.4) besser umsetzbar, wenn sie beim Gehen mit dem Rhythmus der Schrittfolge synchronisiert werden.

12.2 Sprechatmung

Sprecher*innen mit Dysarthrie referieren eher selten explizit auf die Sprechatmung, wenn sie ihre Probleme mit dem Sprechen beschreiben sollen. Es werden respiratorische Einschränkungen dann bewusst wahrgenommen, wenn gravierende Kurzatmigkeit beim Sprechen besteht oder Atemnot (Dyspnoe) auftritt, z. B. während sie sprechen und gleichzeitig gehen.

Hinweise auf eine mögliche Störung der Sprechatmung können sich in unterschiedlichen Symptomen zeigen:

- verkürzte Exspirationsphasen mit häufigen und oft inadäquat platzierten Einatmungspausen
- häufiges Unterschreiten der Atemruhelage, oft gefolgt von hörbar angestrengten Einatmungen
- Störungen der Lautstärkekontrolle, also zu leises oder zu lautes Sprechen, oder auch unwillkürliche Lautstärkeschwankungen (S. 146).

Bevor mit einer gezielten Übungstherapie der Sprechatmung begonnen wird, muss abgeklärt werden

- ob solche Symptome durch vorhandene medizinische Befunde zur Atemfunktion erklärbar sind,
- ob sie durch eine ungünstige Rumpfhaltung bedingt sind und
- ob sie möglicherweise sekundäre Folge von Störungen anderer Funktionskreise des Sprechens sind.

Die Auswirkungen von Haltungsstörungen bei Personen mit motorischen Erkrankungen auf die Atmung, insbesondere die Sprechatmung, wurden in Kap. 12.1 bereits ausführlich beschrieben.

✔ Merke

Isoliert auftretende respiratorische Funktionsstörung verursachen selten signifikante Sprechprobleme. Erst im Zusammenspiel mit Störungen der anderen sprechmotorischen Subsysteme kann die respiratorische Komponente wichtig werden.

Atemtherapie gehört primär in das Aufgabengebiet der Physiotherapie, aber auch Sprachtherapeut*innen sollten sich diesbezüglich ein theoretisches und praktisches Wissen aneignen, wenn sie eine Verbesserung der Atemtätigkeit zum Ziel haben.

12.2.1 Therapierelevante Aspekte

Primäre Störungen der Sprechatmung

Bevor eine spezifische Übungsbehandlung der Sprechatmung beginnt, sollte die medizinische Befundlage gesichtet werden, um zu klären, ob ärztlicherseits eine **primäre** Atemfunktionsstörung festgestellt wurde, z. B. im Zusammenhang mit einem Schlaganfall, einem Polytrauma, einer Rückenmarksverletzung oder einer neurodegenerativen Erkrankung. Mit Auswirkungen auf die Sprechatmung ist z. B. infolge einer restriktiven (verminderte Ausdehnungsfähigkeit der Lunge, Thoraxdeformationen, z. B. durch Traumata, Skoliose) oder einer obstruktiven Ventilationsstörungen (erhöhte Strömungswiderstände, z. B. durch COPD, Asthma, Lungenemphysem) zu rechnen. Falls eine Störung der Sprechatmung auf dem Hintergrund einer Ventilationsstörung vorliegt, sollte die sprachtherapeutische Atemtherapie erst nach Einleitung der medizinischen Abklärung begonnen bzw. übungstherapeutische Maßnahmen zur Verbesserung der Sprechatmung nach Rücksprache mit den ärztlichen Behandler*innen präzisiert werden. Je nach Art und Ausmaß der Ventilationsstörung könnten bestimmte Atmungstechniken medizinisch kontraindiziert sein. Der Arzt oder die Ärztin sollten deshalb darüber in Kenntnis gesetzt werden, inwieweit die dysarthrische Person die respiratorischen Anforderungen an die Sprechatmung nicht erfüllt und mit welchen übungstherapeutischen Maßnahmen die oder der Therapierende beabsichtigt, die Sprechatmung zu verbessern. Für Therapierende, die Patient*innen mit Schluckstörungen behandeln oder die Sprachtherapie bereits während der Akut- oder Postakutphase durchführen, dürfte die Zusammenarbeit und Abstimmung (z. B. bezüglich Belastbarkeit der Patient*innen) mit dem Personal auf Intensiv- und Akutstationen oder mit Pulmolog*innen ohnehin zum professionellen Alltag gehören.

Es sollte immer bedacht werden, dass Atemstörungen vielerlei Ursachen organischer, internistischer und psychischer Art zugrunde liegen und Fehlatmungen sowie daraus resultierende Stimm- und Sprechatmungsstörungen bereits vor dem neurologischen Ereignis bestanden haben können.

Primäre Störungen der Sprechatmung treten bei allen Dysarthriesyndromen (S. 82) auf. Sie resultieren aus einer Schwäche der In- oder Exspirationsmuskeln (peripher-paretische oder zentral-paretische Dysarthrie), Koordinationsstörungen (ataktische Dysarthrie), durch Rigor bedingte reduzierte Lungenvolumina (hypokinetische Dysarthrie), unwillkürliche Zwerchfellkontraktionen (hyperkinetische Dysarthrie).

Sekundäre Störungen der Sprechatmung

Bevor mit einer spezifischen Therapie der Sprechatmung begonnen wird, muss weiterhin abgeklärt werden, ob die vorliegenden Symptome einer gestörten Sprechatmung primär auf eine Funktionsstörung der respiratorischen Muskulatur (S. 20) zurückzuführen sind oder ob sie **sekundäre** Folge von Störungen anderer Funktionskreise sind. Die Funktionskreise sind unter anderem aufgrund von aerodynamischen Prozessen (S. 34) eng miteinander verknüpft. Daher können „Lecks“ entlang des Ansatzrohrs, die durch insuffiziente Ventilfunktionen entstehen, zu respiratorischen Anpassungsreaktionen führen und bestehende respiratorische Symptome verstärken oder Symptome erst entstehen lassen (s. ► Abb. 2.4).

> ✔ **Merke**
> Störungen der Sprechatmung können teilweise oder überwiegend durch laryngeale oder supralaryngeale Störungen sekundär verursacht sein. In solchen Fällen sollten diese Störungsquellen schwerpunktmäßig therapeutisch bearbeitet werden.

Verkürzte Exspirationsphasen und häufiges Einatmen, insbesondere auch innerhalb einer syntaktischen Phrase oder sogar innerhalb eines Wortes, können Folge zu geringer Einatmungstiefe und eines reduzierten inspiratorischen oder exspiratorischen Luftvolumens sein, also Symptome einer primären Sprechatmungsstörung. Allerdings ist es auch möglich, dass die Atemluft beim Sprechen zu rasch entweicht, weil die muskulären Ventilmechanismen an der Glottis, an der velopharyngealen Pforte oder an den artikulatorischen Engstellen der Zunge und der Lippen aufgrund von Paresen oder Hypokinesie versagen (s. ▶ Abb. 2.4). Vergleichbar einem durchlöcherten Fahrradschlauch muss sehr häufig durch Einatmen „nachgepumpt" werden, um die Sprechfunktionen aufrechtzuerhalten.

Auch Symptome, die mit der Kontrolle der **Sprechlautstärke** verbunden sind, wie etwa zu leises Sprechen, übermäßig lautes Sprechen oder unwillkürliche Lautstärkeänderungen, können auf ein primär respiratorisches Problem hinweisen, können aber ebenfalls sekundär bedingt sein. Die Sprechlautstärke ist eine Funktion des subglottischen Drucks, der in erster Linie durch einen ausreichend hohen und möglichst konstanten exspiratorischen Luftstrom hergestellt wird, der aber gleichzeitig vom Adduktionsgrad der Glottis und der Spannung der Stimmlippen (S. 23) abhängt. Bei einem insuffizienten Glottisschluss kann selbst ein forcierter Ausatemstrom nicht wirksam in einen Glottisschall ausreichender Schallintensität transformiert werden, und umgekehrt kann eine Hyperadduktion der Glottis zu einem überhöhten subglottischen Druck mit zumindest phasenweise erhöhter Sprechlautstärke führen.

Wie lässt sich entscheiden, ob die beschriebenen Symptome Folge einer primären Störung der Sprechatmung sind und spezifisch atmungstherapeutische Maßnahmen erfordern, oder ob sie sekundär aus Störungen laryngealer oder supralaryngealer Funktionen resultieren?

Erste wichtige Hinweise lassen sich aus der Symptomatik der Sprechstörung selbst ableiten. So führt ein insuffizienter Glottisschluss nicht allein zu einer Reduktion der Sprechlautstärke und einer erhöhten Einatmungsfrequenz, sondern auch zu einer behauchten und/oder rauen Stimme (S. 23). Solche Veränderungen der Stimmqualität können also ein Indiz für ein laryngeales „Leck" als (zumindest teilweise) Ursache der respiratorischen Symptomatik sein. In ähnlicher Weise gibt Hypernasalität einen Hinweis auf einen velopharyngealen Luftverlust, und reduzierte Artikulationsschärfe kann einen erhöhten Luftverlust bei der Konsonantenartikulation anzeigen; in beiden Fällen ebenfalls mit der möglichen Konsequenz einer Beeinträchtigung von Sprechatmungsparametern.

Welchen Anteil diese sekundären Ursachen am Ausmaß der Sprechatmungsstörung haben, kann man durch experimentelle „therapeutische Diagnostik" annäherungsweise abschätzen. Dabei werden die möglichen Quellen eines Luftverlusts durch spezifische Aufgabenstellungen ausgeschaltet oder umgangen.

- **Einfluss laryngealer Funktionsstörungen:** In kontrastiven Lauthalteaufgaben sollen Vokale (z. B. /a/, /i/) und stimmlose Frikative (z. B. /f/, /s/) über einen längeren Zeitraum gehalten werden. Symptome, die ausschließlich bei den Vokalaufgaben und nicht bei den stimmlosen Frikativen auftreten, etwa besonders kurze Haltedauern, eine besonders geringe oder sehr hohe Lautstärke oder starke Schwankungen der Lautstärke, weisen eher auf ein laryngeales als auf ein respiratorisches Problem hin. Bei einem ursächlich respiratorischen Problem würden ähnliche Symptome auch bei den Frikativaufgaben beobachtet werden.
- **Einfluss velopharyngealer Funktionsstörungen:** Die beschriebenen Vokal- oder Frikativhalteaufgaben werden nacheinander mit und ohne Nasenklammer durchgeführt. Alternativ können auch Testsätze mit ausschließlich oralen Konsonanten mit und ohne Nasenklammer nachgesprochen oder gelesen werden. Wenn die Symptome verkürzter Exspirationsphasen und häufiger Einatmungspausen ausschließlich in der Bedingung „ohne Nasenklammer" auftreten, weist dieses Ergebnis auf ein velopharyngeales Leck als Ursache der respiratorischen Symptomatik hin. Durch die Nasenklammer wird das Abfließen der Luft durch die Nase verhindert, was bei intakter Atmungskontrolle zu einer Verlängerung der Exspirationsphasen führt.
- **Einfluss insuffizienter artikulatorischer Konstriktion:** Bei unbeeinträchtigter Artikulation wird der Exspirationsstrom durch die Konstriktionsbildung bei sogenannten „obstruenten" Konsonanten, das sind Plosive und Frikative, gebremst. Wenn Plosive mit einem unvollständigen Verschluss und Frikative mit insuffizienter Engebildung artikuliert werden, entweicht Luft und es muss häufiger eingeatmet werden. Kontrastive Frikativhalteaufgaben können Auf-

schluss geben, ob verkürzte Exspirationsdauern beispielsweise durch insuffiziente Konstriktionsbildung eines spezifischen Artikulators bedingt sind. Wenn beispielsweise die Haltedauer für den Frikativ /f/ wesentlich kürzer ist als für /s/, kann dies auf ein labiales Artikulationsproblem als Ursache häufiger Einatmungspausen hinweisen.

✔ Merke

Es bedarf spezifischer Aufgaben, die über die Standarduntersuchung hinausgehen, um die wechselseitige Beeinflussung der Funktionskomponenten zu differenzieren, um das Ausmaß der Beeinflussung genauer zu bestimmen und daraus eine Therapieentscheidung abzuleiten.

12.2.2 Behandlungsoptionen

Eine unangemessen **leise Sprechstimme** und **häufige Atempausen** sind vorrangig mit einer gestörten Kontrolle des Exspirationsdrucks bzw. mit reduzierten Atemvolumina in Verbindung zu bringen, wenn nicht, wie oben beschrieben, die Subsysteme oberhalb des Atemapparats interferieren. Die motorischen Anforderungen an die Sprechatmung sind im Vergleich mit nichtsprachlichen Atemaktivitäten sehr viel höher, was die Präzision, Geschwindigkeit und Komplexität betrifft. Verbesserungen der Sprechatmung, die darauf abzielen, den exspiratorischen Druck zu erhöhen oder zu reduzieren, lauter bzw. leiser zu sprechen, das Atemvolumen zu steigern, schneller einzuatmen und die Ausatmungsphasen zu verlängern sowie die Atempausen an Sinneinheiten anzupassen, basieren auf sprachlichen Übungsaufgaben. Es ist nicht zu erwarten, dass mit konventioneller Atemtherapie (Atemgymnastik, Atemschulung) motorische Muster für Phonations- oder Sprechatmung in ausreichender Differenziertheit trainiert werden, weil die entscheidenden physiologischen Größen – wechselnde Luftströmungswiderstände im Ansatzrohr und akustische Kontrolle – fehlen.

Praxistipp

Das praktische Vorgehen orientiert sich bei den nachfolgend beschriebenen Übungen zur Sprechatmung an dem allgemeinen sprachtherapeutischen Prinzip, die Anforderungen niedrig anzusetzen und in hierarchischer Reihenfolge stufenweise zu erhöhen (Vokale und Frikative halten, Reihensprechen, Sätze mit wachsender Länge und Komplexität sprechen, Texte laut lesen, strukturierte und dann freie Dialoge). Selbstverständlich wird man je nach Fähigkeit der Patient*innen von diesem Schema abweichen.

Die Übungen sollten möglichst so angelegt werden, dass sie sich auch für ein Eigenübungsprogramm eignen.

Zu geringer Exspirationsdruck

Ein schwacher Exspirationsdruck geht mit einer leisen Stimme einher. Es sollte an der **Steigerung der Exspirationskraft** oder an der **Steigerung des Relaxationsdrucks** bzw. des Inspirationsvolumens (Erhöhung der elastischen Rückstellkräfte) oder an beiden Funktionen angesetzt werden. Es bietet sich als erster Schritt an, zu lauterem Sprechen aufzufordern. Wenn die Person mit Dysarthrie in der Lage ist, diese Aufforderung ohne weitere Instruktionen umzusetzen, wird sie unwillkürlich vor Sprechbeginn tiefer einatmen sowie durch aktive Steigerung der Exspirationskraft (S. 20) den Ausatemdruck und den laryngealen Widerstand erhöhen. Bleibt eine wesentliche Lautstärkesteigerung aus, wird versucht, mit differenzierterer verbaler Stimulation („einen tiefen Atemzug nehmen" „Bauch und Brust ausquetschen") eine kraftvolle Ausatmung zu erreichen.

Falls sich die inspiratorischen Muskelfunktionen nur eingeschränkt oder nur kurzfristig, aufgrund von Muskelschwäche, Ermüdbarkeit oder gewohnheitsmäßiger Minderaktivität, zu einer tieferen Einatmung stimulieren lassen, käme ein gezieltes Training in Betracht. Während der Ausführung sollte eine Beteiligung der Atemhilfsmuskeln (z. B. das Hochziehen der Schultern ggf. mit „hemmender" Therapeut*innen-Hand) vermieden werden. Als Variante zum Fazilitieren der Flankenatmung bietet es sich an, zwischendurch mit Rumpfbeugung zur Seite (Lateralflexion) oder Rumpfrotation bewusst tief einzuatmen.

Kommt auf diesem Weg in akzeptablem Zeitrahmen keine Lautstärkesteigerung zustande, wird man auf traditionelle Techniken (▶ Tab. 12.1) zurückgreifend versuchen, das inspiratorische Volumen zu vergrößern, um den Relaxationsdruck von Abdomen und Thorax zu erhöhen. Übungen wie das „sakkadierte" Einatmen (evtl. unter Einsatz eines olfaktorischen Reizes oder mit Nasenstenose einatmen) gehören zum atem- und stimmtherapeutischen Standard-Repertoire (s. Praxistipp oben). Sie haben sich auch deshalb bewährt, weil sie problemlos in ein Eigenübungsprogramm integriert werden können.

Sollten die oben genannten Maßnahmen in angemessenem Zeitrahmen keine Wirkung zeigen, so stehen weitere kompensatorische Atemmanöver zur Verfügung, z. B. der Einsatz der Atemhilfsmuskeln, oder die Patientin / der Patient drückt mit der Hand kräftig auf den Bauch und presst dadurch die Luft heraus. Kognitiv anspruchsvoller ist die Strategie, die **Atemgruppen** kurz bzw. die Anzahl der Silben oder Wörter pro Ausatmung klein zu halten, um so die Lautstärke innerhalb einer Atemgruppe stabil zu halten. Es lassen sich beide Techniken kombinieren, wenn die kognitiven Voraussetzungen (Teilung der Aufmerksamkeit) gegeben sind.

Definition

Atemgruppe

Eine Atemgruppe besteht aus einer oder mehreren Silben oder Wörtern, die zusammen eine phonetische Einheit bilden und in einem Atemzug gesprochen werden. Die Länge und Struktur einer Atemgruppe können je nach Sprechtempo, individueller Atemkapazität und dem Inhalt der gesprochenen Sprache variieren.

In der Regel entspricht eine Atemgruppe einer sinnvollen sprachlichen Einheit, wie einem Satzteil, einer Phrase oder einem vollständigen Satz. Die Atemgruppe ist somit eng mit der prosodischen Struktur der Sprache verbunden, da sie die rhythmische und intonatorische Gestaltung der gesprochenen Sprache beeinflusst, siehe das Kapitel zum respiratorischen Funktionskreis (S. 20). Für eine Vertiefung der Thematik siehe Pompino-Marschall [543].

Manche Sprecher*innen mit schweren Störungen der Sprechatmung (leise Stimme, kurze Exspirationsphase), meist infolge eines schweren SHT oder Multiinfarktsyndroms, entwickeln spontan ein kompensatorisches Sprechatmungsmanöver, indem sie den Rumpf und die HWS überstrecken und durch die daraus resultierende Anhebung des Brustkorbs das Volumen vergrößern. Dabei lassen

Tab. 12.1 Steigerung der inspiratorischen Kräfte und der Exspirationsdauer.

Symptom	Behandlungsziele	Behandlungsoptionen
geringes inspiratorisches Volumen	• tiefe Einatmung • abdominale (diaphragmale) Beteiligung verstärken	• manueller Druck (Therapeut*innen-Hand auf Abdomen oder untere Rippenbögen) + verbale Stimulation („langer und tiefer Atemzug") • sakkadiertes (ruckartiges) Einatmen („Schnuppern", zwischen den Sakkaden die inspiratorische Spannung halten) • inspiratorischen Widerstand über Nasenstenose erhöhen (z. B. wechselnd mal das eine, dann das andere Nasenloch zuhalten)
zu kurze Exspirationsdauer	• inspiratorische Spannung halten • gleichmäßig dosiert Luft abgeben	• Mundstenose (Lippenbremse, Luftstau in den Backen, leises Blasen bei locker geschlossenen Lippen) • Tonübungen (Vokale, Halbvokale, Sonoranten) • Frikative: f, s, sch (druckfreies Ausströmen, ohne ein Empfinden von Widerstand) • sakkadierte Ausatmung auf p-p-p-... oder t-t-t-... (die Verschlussphase von P oder T wird kurz gehalten; Pressatmung vermeiden!)

sich grob zwei verschiedene Formen unterscheiden: Zum einen ein Verharren in der Hyperextension während der gesamten Exspirationsphase, mit lauter und gepresster Stimme und längeren Atemgruppen, zum andern ein seufzerartiges Zusammensinken des Rumpfes beim Äußerungsbeginn und anfänglich zu lauter Stimme, mit eher kurzen Dauern der Atemgruppen. Unter Anleitung lernen manche Patient*innen, die Überstreckung beizubehalten und so die Lautstärke über die gesamte Exspirationsphase auszudehnen. Sprecher*innen mit schwer gestörter Sprechatmung, die nicht spontan eine effektive Kompensation entwickeln, könnten zu dieser Atmungsform angeleitet werden, wenn sonst keine Behandlungsalternativen zur Verfügung stehen.

Kurze Exspirationsdauer

Inspiratorisches Volumen

Kurze Exspirationsdauern können die Folge kleiner Atemvolumina sein. Wie im vorigen Abschnitt beschrieben, lässt sich in einem ersten Schritt diese Annahme überprüfen, indem die Person mit Dysarthrie aufgefordert wird, vor Sprechbeginn tiefer als sonst einzuatmen oder laut und lang auf /a/ zu phonieren. Kann sie diese Aufforderung erfolgreich umsetzen, sollte es durch entsprechende Anleitung und Übung möglich sein, diesen respiratorischen Aufwand in natürlichen Sprechsituationen zu etablieren.

Praxistipp

Die im vorigen Abschnitt beschriebene Übung des sakkadierten Einatmens kann noch intensiver und differenzierter eingesetzt werden, um die elastischen Zwerchfellbewegungen (und gleichzeitig die Brustkorbhaltekraft) zu verbessern. Man achtet dabei auf gleichförmig rhythmische, gleichmäßig im Zug geführte, ruckartige Einatmungen. Es wird mit der Unterteilung in zwei gleiche, durch eine kurze Pause unterbrochene Atemzüge begonnen. Ziel der Übung ist es, eine Inspirationsphase in immer noch kleinere Züge zu unterteilen. Zwischen jedem Atemzug werden kurze Pausen, ohne dabei Luft abzugeben, eingelegt, wobei die Dauer der Pausen allmählich auf etwa 1 s ausgedehnt wird. Pausen und Atemzüge pro Inspiration sollen dabei konstant gehalten werden. Um die Kontraktion des Zwerchfells zu verstärken, kann man den Einatmungswiderstand durch inspiratorische Stenoseverstärkung („Nasenstenose“, s. ▶ Tab. 12.1) erhöhen.

Die Wahrnehmung für die Bewegungsvorgänge spielt eine wichtige Rolle. Netsell u. Hixon beschreiben eine Technik („inspiratory checking“), die bei Problemen mit der Exspirationsdauer und der Luftstromdosierung helfen kann [481]. Die Patient*innen werden dazu angehalten, etwa 50 % ihrer maximalen Kapazität einzuatmen, um dann die Luft während des Sprechens bewusst langsam abfließen zu lassen. Eine Hand auf dem Abdomen kontrolliert die Einatmungstiefe und die bewusst langsame Ausatembewegung.

✔ Merke

Änderungen der Strömungswiderstände während des Einatmens (Nasenstenose) führen zu einer Entfaltung der unteren Thoraxapertur und zu einem entscheidenden Anstieg der Aktivität des Zwerchfells.

Exspiratorisches Volumen

Eine kurze Exspirationsdauer kann trotz tiefer Einatmung durch unzureichende Zügelung der passiven Rückstellkräfte verursacht sein. Der Einstieg in das Training einer effizienten Ausatmung beginnt mit Halteaufgaben (Vokale, Frikative) zur dosierten Luftabgabe (▶ Tab. 12.1). Einfache Aufgabenstellungen erleichtern es, die Aufmerksamkeit während der Ausführung auf eine oder zwei Variablen (z. B. auf das akustische Ergebnis) zu begrenzen. Wenn die Bildung eines /f/ oder /s/ nicht gut möglich ist, kann ersatzweise ein beliebiger Zischlaut, z. B. eine beliebig geformte bilabiale Lippen- oder Zungenstenose, eingesetzt werden, um dem Luftstrom einen konstanten Widerstand zu bieten.

Die Sprechaufgaben lassen sich gezielt entsprechend dem Luftverbrauch stellen und variieren, um so schrittweise die Anforderungen zu steigern. Der Luftverbrauch ist umso geringer, je mehr so-

Tab. 12.2 Beispiele für sonorante und obstruente Sätze.

	Beispielsätze	Lautmaterial
Sonorant	„Wir wollen nie lange jammern."	stimmhafte Frikative, Liquide, Nasale, Vokale
	„Nonnen nehmen immer neue Namen an."	nur nasale Konsonanten, Vokale
Obstruent	„Der Stift ist zu kurz." „Es kocht, es zischt." „Aus Spaß spuckt Sepp aufs Pflaster."	stimmhafte/stimmlose Plosive, stimmlose Frikative, Vokale

norante Laute eine Äußerung enthält, umgekehrt steigt der Luftverbrauch, wenn sie viele stimmlose Konsonanten enthält (▶ Tab. 12.2).

Mit **Reihensprechaufgaben** sowie mit komplexeren Aufgaben (▶ Tab. 12.3) lassen sich gezielt respiratorische Anforderungen einüben, die für **Atemgruppen** und die prosodischen Aspekte innerhalb einer Atemgruppe (z. B. ungefüllte Pausen, Wort-/Satzakzent) relevant sind. Die Dauer von Atemgruppen und die Anzahl der Wörter sind abhängig von der syntaktischen Struktur normalerweise höchst variabel.

Es empfiehlt sich, die Anforderungen in hierarchischer Reihenfolge zu steigern:
1. Reihensprechen, Sätze mit zunehmender Länge und Komplexität.
2. Texte laut lesen.
3. Strukturierte und dann freie Dialoge.

Ziel dieser hierarchisch strukturierten Aufgabenstellungen ist es, die Portionierung der sprachlichen Einheiten zu steigern oder an die physiologischen Limitierungen anzupassen. Innerhalb einer Atemgruppe können ungefüllte Pausen zwischen Wörtern eingeübt werden, um Wortgrenzen deutlich zu signalisieren und so die Verständlichkeit zu erhöhen.

Bei verkürzter Exspirationsdauer kann mit der Auswahl der Sprechaufgaben eine Anforderungshierarchie organisiert werden. Man kann beispielsweise mit Aufgaben beginnen, bei denen die Luftstromkontrolle noch am besten gelingt. Das können stimmhafte Laute und Lautverbindungen (Vokale, Halbvokale, Nasale) sein, wenn mit dem Glottisschluss der effizienteste Luftwiderstand bzw. Luftstromdosierung möglich ist (Beispiele s. ▶ Tab. 12.2). Es können auch vorzugsweise stimmlose Konsonanten (Frikative, Plosive) sein, wenn mit diesen Lauten oder Lautkombinationen die Luftstromkontrolle im Sinne von Exspirationsverlängerung, Intensitätsmodulation und Pausieren ohne Inspiration (entspricht der ungefüllten Pause beim Sprechen) am effektivsten trainiert werden kann. Im konkreten Fall muss man mit den verschiedenen Aufgabentypen experimentieren.

Je länger die Exspiration ausgedehnt werden kann, desto größer ist der (prosodische) Gestaltungsspielraum innerhalb einer Atemgruppe und desto mehr Wörter können innerhalb einer Gruppe artikuliert und Sinneinheiten ohne Unterbrechung geäußert werden, s. Definition „Atemgruppe" (S. 213). Dies könnte wiederum zu besserer Verständlichkeit beitragen.

Praxistipp

Da es keine Evidenz für einen Transfer der Effekte von Halteübungen auf die Sprechatmung gibt, sollte man immer zuerst prüfen, ob die Variablen Atemtiefe, Timing, Exspirationsdauer, gleichmäßige Lautstärke, Pausieren mit und ohne Zwischenatmung auch mit Sprechaufgaben und entsprechenden Anweisungen trainiert werden können. Geeignet sind anfangs Reihensprech- und Zählaufgaben. Die Exspirationslänge bzw. Silbenzahl wird entsprechend dem Zuwachs an Atem- und Koordinationsleistung gesteigert. Natürlich können weder Therapeut*in noch Patient*in auf alle Aspekte des Atmens gleichzeitig achten. In der Regel wird man eine Reihenfolge planen, die sich an den physiologischen Gegebenheiten orientiert. Eine Zielhierarchie könnte folgendermaßen aussehen:
1. auf die Einatmungstiefe,
2. auf das Stoppen bei Erreichen der Atemruhelage,
3. auf die Gleichmäßigkeit (Lautstärke),
4. zuletzt auf die Steigerung der Exspirationsdauer achten.

Tab. 12.3 Anpassen der Atemkapazität an die Erfordernisse von Atemgruppen.

Symptom	Behandlungsziel	Behandlungsoptionen
Häufige Atempausen aufgrund von exspiratorischem Luftmangel	längere Exspirationsphasen bzw. Atemgruppen	• Reihensprechen als Single-Task: zählen, Abzählreime, Alphabet, Wochentage oder Monate aufsagen • Reihensprechen als Dual-Task: z. B. zählen und gleichzeitig gehen oder zählen und dabei auf Gegenstände, Bilder etc. zeigen • Variationsmöglichkeiten: statt monotonem Aufsagen, bestimmte Teile einer Reihe rhythmisch betonen oder willkürlich hervorheben, Intonation und Lautstärke modulieren
Syntaktisch inadäquate Atempausen	syntaktisch adäquate Atempausen	• vorgegebene Sätze wortweise aufbauen, z. B.: „also/ also diese/ also diese Anna/ .... // Also diese Anna, was die sich nur einbildet!/" • die Sonorität der Sätze als Übungsvariante mit geringem bzw. hohem Luftverbrauch (Beispiele ▶ Tab. 12.2) • Gedichte und Liedtexte gesungen und gesprochen, Texte mit Zeichen für Atempausen lesen, schrittweise auf Atemzeichen verzichten • strukturierte Dialoge, z. B. geschlossene oder offene Fragen stellen, wobei der/die Patient*in mit seiner/ ihrer Antwort die Frage wiederholt • freier Dialog

Strategien zur Anpassung der Atemkapazität an syntaktische Erfordernisse werden im Kontext wechselnder Aufgaben und Kontextbedingungen eingeübt. Personen mit neurologischen Störungen mag es schwerfallen, unter wechselnden Bedingungen die entscheidenden Faktoren wahrzunehmen, die der Steuerung der Atmung dienen. Es ist daher unerlässlich, einen systematischen Aufgabenkatalog unter Single-Task- und wenn möglich auch unter Dual-Task-Bedingungen (Beispiele in ▶ Tab. 12.3) zusammenzustellen. Ein tägliches Eigenübungsprogramm ist zur Konsolidierung auch dieser Leistungen obligatorisch.

Praxistipp

Wenn die laryngealen und vor allem die artikulatorischen Zielbewegungen verlangsamt oder nicht phasengerecht aufeinander abgestimmt sind, sollte die Fähigkeit erarbeitet werden, vor Sprechbeginn die eingeatmete Luft über die inspiratorische Muskulatur und durch einen Verschluss im Ansatzrohr kurz zu halten. Diese Fähigkeit kann mit einer einfachen Aufgabe erlernt werden.

- Dazu soll tief über die Nase eingeatmet und die Luft an den geschlossenen Lippen für einige Sekunden gestaut werden. Personen mit schweren Dysarthrien werden für das Erlernen dieser Koordination in kleinen Schritten an die Aufgabe herangeführt, indem zuerst der feste Lippenschluss erarbeitet wird.
- Der nächste Lernschritt sollte leichter fallen. Dazu atmet man über den Mund ein, hält den Atem an, schließt den Mund und staut wieder die Luft an den Lippen.
- Der dritte Schritt beinhaltet den vorherigen Ablauf, nur wird jetzt der labiale Verschluss mit einem so lang wie möglich ausgehaltenen /f/ gelöst.

Falls das Luftstauen mit der Zunge leichter fällt als mit den Lippen, beginnen die Übungen zur Ausatemverlängerung natürlich mit dem alveolaren Frikativ. Mit diesen Aufgaben wird die Brustkorbhaltekraft mittrainiert, die eine kritische physiologische Größe für die Ausatemverlängerung darstellt.

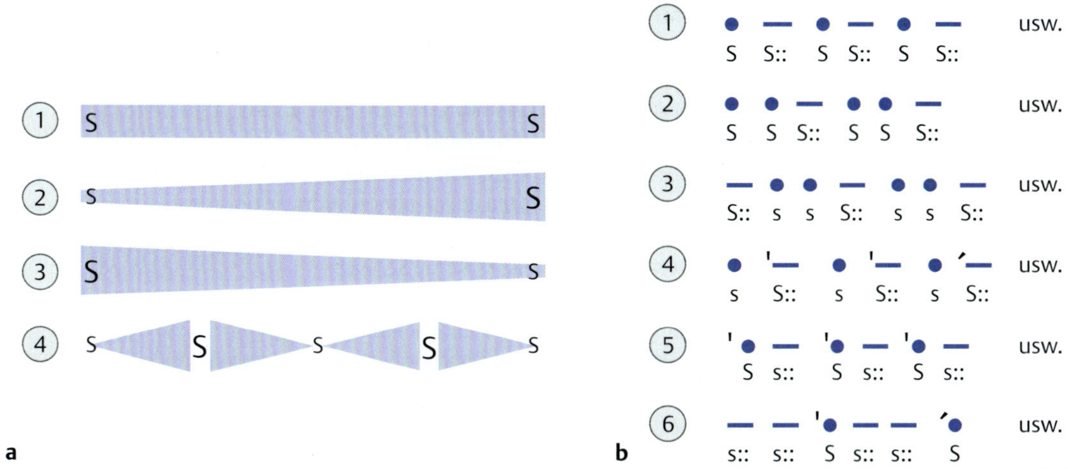

Abb. 12.4 Beispiele für dynamische Übungen mit Frikativen zur Ausatemverlängerung. (**a**) Halteaufgaben mit (1) konstanter, (2) anschwellender, (3) abschwellender und (4) alternierend anschwellender und abschwellender Lautstärke. (**b**) Rhythmische Aufgaben. Die rhythmischen Muster werden ohne Unterbrechung bzw. ohne Zwischenatmung so oft wie möglich wiederholt. Zeichenerklärung: • kurzer, - langer bzw. :: extra lang gezogener Frikativ.

Aufgaben zur Ausatemverlängerung mit Vokalen und Frikativen (bzw. Lippenstenose) sind geeignet, die dynamischen bzw. muskulären Anforderungen von prosodischen Ausdrucksformen zu üben. In ▸ Abb. 12.4 sind einfache Beispiele dargestellt, die beliebig nach rhythmischer Form und Frikativ (s, f, sch) variiert werden können. Erfahrungsgemäß können solche Aufgaben nach kurzer Vorübung mit einer entsprechenden grafischen Vorlage zuhause weitergeführt werden.

Zu hoher Exspirationsdruck

Ungezügelter Relaxationsdruck oder überschießende Kontraktion der abdominalen oder der thorakalen Muskeln steigern unwillkürlich die Lautstärke. Auch in diesem Fall sollte vorab versucht werden, ob verbale Stimulation („Leiser sprechen!“ „Nicht so tief Luft holen!“) eine Verhaltensänderung bewirkt.

Falls die einfache verbale Stimulation nicht zum Erfolg führt, sollte die Verbesserung der respiratorischen Kontrolle über spezifische Aufgabenstellung versucht werden. Wie schon unter „Inspiratorisches Volumen“ (S. 214) beschrieben, wird über bewusst geführte Einatmungen (zur Wahrnehmungsverstärkung optional mit der Hand auf dem Abdomen) das inspiratorische Volumen variiert und jeweils mit einfachen Frikativ-/Vokalhalte- und Reihensprechaufgaben auf seine Wirkung bezüglich Lautstärke beurteilt.

Ein anderer Weg, den Exspirationsdruck kontrollieren zu lernen, beinhaltet, nach der Einatmung die Luft zu halten und bewusst langsam abfließen zu lassen. Entsprechend der oben beschriebenen Aufgabenhierarchie wird erst mit gehaltenen Frikativen und dann mit Vokalen das „Zügeln“ der Relaxationskräfte eingeübt, bevor zu anspruchsvolleren Sprechaufgaben weitergegangen wird.

Eine Variante der geführten Ausatmung ist das sakkadierte Ausatmen. Dazu wird die Exspirationsphase in kurzen Abständen von etwa 1 s unterbrochen. Die Unterbrechungen sollten etwa 2 s dauern. Während dieser Pausen soll keine Luft fließen. Als Einstieg in diese Übungstechnik wird mit Frikativ-/Vokalhalte-, Silbenwiederholungs- und Reihensprechaufgaben begonnen. Bei den beiden letztgenannten Aufgabentypen werden die (ungefüllten) Pausen je nach Bedarf nach einer oder mehreren Silben vorgegeben. Bei erfolgreicher Umsetzung dieser Aufgaben kann die Exspirationskontrolle in Form von ungefüllten Pausen mit komplexen Ausdrücken (Sätze, Reime etc.) trainiert werden.

Weitere Optionen zur Reduktion des Exspirationsdrucks bzw. zur Lautstärkekontrolle werden in Kap. 12.3 („Stimme") beschrieben.

12.2.3 Instrumentelles Feedback und Trainingshilfen

Instrumentelles Feedback versorgt die übende Person mit Informationen über ihr Atmungsverhalten, die ihr sonst nicht zugänglich sind. Theoretisch kommen für den Einsatz von instrumentellen Feedbackmethoden die drei Variablen **Luftdruck**, **Volumen** und **Atemmuster** in Betracht. Verfahren zur Darstellung des oralen Luftdrucks werden hier nicht behandelt, weil sie in der ambulanten und klinischen Praxis so gut wie nie verfügbar sind.

Die Auswahl der Verfahren sollte sich daran orientieren,

- ob die Voraussetzungen patient*innenseits erfüllt sein werden,
- ob der Arbeitsaufwand eines instrumentellen Verfahrens in einem sinnvollen Verhältnis zum angestrebten Ziel steht,
- welche Variable der Sprechatmung (Lungenvolumen, Atembewegungen der Brust und/oder des Abdomens, Luftdruck) erfasst werden soll und
- ob die Variable mit nichtsprachlichen oder sprachlichen Aktivitäten trainiert werden soll.

Die meisten Instrumente, die zum Atem-Feedbacktraining verwendet werden, wurden zur klinischen Untersuchung der Atmung (S. 128) oder für die Forschung (z. B. respiratorische induktive Plethysmografie RIP, Pneumotachometer) entwickelt und eingesetzt. Die als Atemfeedback eingesetzten Geräte sollten die Möglichkeit bieten, die Parameter Atemtiefe, -frequenz, Ein-/Ausatmungsdauer, Haltephasen und Atempausen als Zielvorgaben für die Patient*innen darzustellen. Mit den im Handel angebotenen Atemgürteln oder berührungslosen Infrarotsensoren (z. B. Respitrace, eSense Respiration) lassen sich die genannten Parameter erfassen.

Das **Biofeedback der Atembewegungen** gilt als wirkungsvolle Methode, wenn es um die Veränderung kritischer Variablen wie Lungenvolumen und Bewegungsauslenkung von Brust und Bauch geht [279]. Am Monitor kann die Person mit Dysarthrie ihre Atembewegungen in Echtzeit verfolgen und versuchen, therapeutische Vorgaben, die am Monitor markiert sind, zu erfüllen. Es wird von Fall zu Fall zu entscheiden sein, ob das Training unter ständiger Anleitung durchgeführt werden sollte. Hierarchisch angeordnete Anforderungen sind in der Regel sinnvoll, wie nachfolgend skizziert wird. In den Fallberichten von Murdoch et al. [468] und Yorkston et al. [765] machen sich die Patient*innen während der Ruheatmung mit ihren Atembewegungen vertraut, lernen die Atemruhelage als „Anker" zu benutzen, bevor zu gehaltener Phonation und zu Sprechaufgaben übergegangen wird. In den zitierten Fällen setzten die Patient*innen nach dem Training ein größeres Atemvolumen bzw. größere thorakale Bewegungen beim Sprechen ein.

Es gibt zahlreiche Studien, die belegen, dass ein Training der inspiratorischen und exspiratorischen Muskulatur mit einem handelsüblichen Atemtrainer, wie er von Patient*innen mit Lungenerkrankungen und nach Operationen verwendet wird, bei Gesunden sowie bei Patient*innen verschiedener Krankheitsbilder die Muskulatur kräftigt und damit auch die Bewegungsgeschwindigkeit und -ausdauer steigert. Grundsätzlich wird deshalb von Expert*innen dieser Trainingsansatz auch für die Behandlung der Sprechatmung für Personen mit Dysarthrie vorgeschlagen. Es gibt jedoch kaum Daten, die die spezifische Auswirkung eines solchen Trainings auf die Sprechatmung von Personen mit Dysarthrie belegen (s. [279], S. 231–241 für einen Überblick).

Ein 4-wöchiges, häusliches Training erhöhte bei einer Gruppe von Personen mit Dysarthrie den exspiratorischen Fluss um 70 % [29]. Die Verständlichkeit verbesserte sich ebenfalls deutlich. Einschränkend ist zu bemerken, dass die Gruppe sehr klein und heterogen zusammengesetzt war, es keine Placebogruppe gab und dass die Effekte der Therapie nur auf Wortebene, aber nicht hinsichtlich längerer Äußerungen untersucht wurden.

Nicht nur deshalb ist vermutlich instrumentelles (Bio-)Feedback in der Sprechatmungstherapie bisher wenig verbreitet. Die Gründe für die geringe Verbreitung sind vermutlich vielfältig: Die Verfahren sind meist mit hohen Kosten und Gerätewartung verbunden, die Anwendung setzt je nach Technik Spezialwissen voraus, und es fehlen ausgearbeitete Programme.

12.2.4 Syndromspezifische Behandlungsaspekte

Zentral-paretische (spastische) Dysarthrie

Die Sprechatmung ist bei zentral-paretischer (spastischer) Dysarthrie nicht immer ein so marginales Problem, wie es von manchen Autoren (z. B. [175], [201]) verallgemeinernd dargestellt wird. Bereits Emil Fröschls hat darauf hingewiesen, dass Störungen der Sprechatmung häufig übersehen oder unterbewertet werden [208]. Die Kombination spastisches Syndrom und Dysarthrie führt bei manchen Betroffenen dazu, dass im Verlauf des Sprechens die Atemgruppen zunehmend kürzer werden. Als Gegenmaßnahme kann man den/die Patient*in dazu anzuhalten, sich am Ende einer Atemgruppe mehr Zeit für die Atempausen zu nehmen, indem bewusst auf den nächsten Einatemimpuls gewartet wird. Die eigene Hand auf dem Abdomen sorgt für einen Moment der Entspannung und hilft, den Impuls intensiver wahrzunehmen.

Falls sich das Sprechen mit kleinen Volumina bereits als festes Verhaltensmuster etabliert hat oder die Wahrnehmung der/des Patient*in für eine Korrektur des Verhaltens nicht ausreicht, wäre der Einsatz eines Biofeedbacks der Atembewegungen (S. 218) das Mittel der Wahl. Mit dieser Technik lassen sich differenziert Volumenausdehnung der Brust- oder Bauchatmung und Atempausen am Ende oder zu Beginn eines Atemzyklus kontrolliert steuern.

Eine ursprünglich für die Behandlung von Stimmstörungen entwickelte Methode, die unter der Bezeichnung „Accent Method“ bekannt wurde, hat sich einer Studie von Shimizu et al. zufolge besonders bei spastischer Dysarthrie bewährt [619]. Ein Schwerpunkt dieser Methode beruht auf der Entspannung des Schultergürtels und der Verlagerung der Atemarbeit auf den abdominalen Bereich.

Peripher-paretische (schlaffe) Dysarthrie

Nicht jede respiratorische Funktionsminderung wirkt sich auf das Sprechen hörbar aus. Selbst eine bilaterale Schädigung im Bereich der spinalen und thorakalen Nerven muss ausgedehnt sein, bevor Auswirkungen auf die Sprechatmung manifest werden [279].

Bei respiratorischer Schwäche kommen Übungen in Anwendung, wie sie unter „Behandlungsoptionen“ (S. 212) beschrieben sind. Sie zielen auf Erhöhen des subglottischen Drucks und Verlängerung der Exspirationsphase beim Phonieren und Sprechen. In besonders schweren Fällen schwerer respiratorischer Einschränkung kann bei ausreichender bulbärer Funktion die kompensatorische Atemtechnik der glossopharyngealen Atmung („Froschatmung“) eingeübt werden, um das Inspirationsvolumen zu erhöhen. Dazu wird die Luft im Rachenraum mit der Zunge in die Lunge gedrückt. Dabei entsteht ein schnalzendes Geräusch. Diesen Vorgang so oft wiederholen, bis die Lunge gefüllt ist (für eine Beschreibung dieser Methode, z. B. [243].

Der verstärkte Einsatz der Atemhilfsmuskeln und das Überstrecken (Einatmen) und Beugen des Rumpfs (Ausatmen) kann ebenfalls gezielt trainiert werden, sofern diese Technik nicht von den Betroffenen spontan bereits entwickelt worden ist.

Bei an ALS erkrankten Personen sollte schon beim Auftreten erster sprechmotorischer Symptome – am besten noch bevor die Atemmuskulatur selbst betroffen ist – eine kontinuierliche logopädische Behandlung beginnen und durch tägliches Eigentraining ergänzt werden, um von Anfang an kompensatorische Kräfte aufzubauen [73]. Die Maßnahmen zur Sprechverbesserung zielen weniger auf eine Reduktion der Störung (Normalisierung) als auf Kompensation (Ausschöpfen residualer Fähigkeiten).

Zu Beginn der Erkrankung sollten weniger betroffene Funktionen (Haltung, Atmung) gestärkt werden, so können die stimmlichen (z. B. die Überwindung eines inspiratorischen Stridors) und artikulatorischen (z. B. Ausgleich des nasalen Luftverlusts, längere Atemgruppen trotz langsamen Sprechtempos) Symptome, die meist früher als die respiratorischen Symptome manifest werden, abgemildert werden. Ein Atemmuskeltraining kann frühzeitig und evtl. vorbeugend zuhause mit Atemtrainern unterstützt werden. Atemtrainer (z. B. Tri-Ball) sind kleine, tragbare analoge Geräte, die in der medizinischen Rehabilitation routinemäßig eingesetzt und im Handel kostengünstig angeboten werden.

Die Progredienz der Erkrankung bei der bulbären ALS bedingt eine zunehmende Verschlechterung der sprechmotorischen Fähigkeiten und führt im Verlauf zu Veränderungen des Behandlungsansatzes. Die bislang vorherrschende Skepsis gegenüber aktiven Bewegungsübungen scheint der Erkenntnis zu weichen, dass zumindest im frühen Stadium der Erkrankung moderates (ermüdungsfreies) physikalisches Training zu Leistungszuwächsen bzw. langsamerem Funktionsverlust führen kann [510], [542], [334].

Im Zusammenhang mit generalisierter **Myasthenie** wird bei einer erheblichen Anzahl von Betroffenen (40 %) eine Abnahme der respiratorischen Muskelkräfte und der Ausdauer beschrieben [262]. Für diese Gruppe wurden mit spezifischem inspiratorischem Muskeltraining und mit Aufgaben zur Verlängerung der Ausatmung (Lippenbremse) Zuwächse bezüglich respiratorischer Kraft, Ausdauer, Atemvolumina, Beweglichkeit der Thoraxwände sowie eine Reduktion der Atemzüge pro Minute erreicht [149]. Um einer unerwünschten muskulären Ermüdung vorzubeugen, wurden jeweils nach einem 10-minütigen Übungsintervall Pausen von 5 min eingelegt. Insgesamt dauerte eine Therapiesitzung 45 min.

Bei muskulärer Schwäche der Abdominalmuskeln können Hilfsmittel (z. B. elastische Gürtel) ausprobiert werden, die einer Exkursion der Abdomenwand entgegenwirken und so die Wirkung der thorakalen Exspirationskraft beim Sprechen unterstützen bzw. eine paradoxe Abdominalbewegung hemmen [279]. Die Wirksamkeit dieser Intervention kann einfach überprüft werden, indem die Hand weit gespreizt fest auf den Bauch gedrückt wird und gleichzeitig der oder die Patient*in phoniert oder einige Äußerungen produziert. Wenn die Stimme unter dieser Bedingung lauter ist, ist das eine Indikation für einen elastischen Gurt, der im Orthopädiehandel in verschiedenen Größen und Ausführungen angeboten wird.

Ataktische Dysarthrie

Verkürzte Exspirationsdauer, zu tiefes oder zu flaches Einatmen, Überziehen der Atemruhelage, präphonatorisches Ausatmen („Atemvorschub“) oder unwillkürliche Lautstärkeänderungen sind alles Merkmale der ataktischen Atemstörung, die auf instabile sensomotorische Steuerungsmechanismen sowie Störungen des Timings, der Koordination und der Propriozeption zurückgeführt werden [175]. Halteaufgaben (Vokale und Frikative) stellen Vorübungen dar, um die motorischen Fertigkeiten zur Regulation der Atemtiefe, der Exspirationsdauer sowie der Erzeugung eines gleichmäßigen akustischen Signals beim Sprechen zu verbessern. Ein gezieltes Trainieren zur Verlängerung der Ausatmungsdauer ist dann angezeigt, wenn die Atempausen die Sinneinheiten zerstückeln. Meist liegt es zusätzlich am langsamen Sprechtempo, dass eine komplexe Äußerung nicht auf eine Exspiration gelingt.

Nach Duffy sollte der Ausgangspunkt für Atem-/Sprechübungen bei Personen mit ataktischer Dysarthrie die Anleitung zur Gleichgewichtserhaltung sein, indem auf ein bestmögliches Verhältnis zwischen Unterstützungsfläche und unterstützender Fläche geachtet wird (vgl. ▸ Abb. 12.3) [175].

Als Sprechatmungsübungen kommen Aufgaben in Betracht, wie sie im Kapitel „Behandlungsoptionen“ (S. 212) und in ▸ Tab. 12.3 beschrieben sind.

Hypokinetische Dysarthrie

Als vorherrschende Merkmale der hypokinetischen Dysarthrie (S. 96) bei Parkinson gelten Beeinträchtigungen der Stimme und der Prosodie in Bezug auf Stimmqualität, Lautstärke und Akzentuierung. Eine verminderte Kontrolle der Sprechlautstärke – ein wesentliches Merkmal der hypokinetischen Dysarthrie – könnte außer durch laryngeale

Funktionsstörungen auch durch respiratorische Defizite bedingt sein [266]. Offenbar beeinträchtigen die im Zusammenhang mit Parkinson betroffenen neuronalen Strukturen vorrangig den respiratorisch-phonatorischen Apparat. Störungen der Atemfunktion bzw. restriktive Lungenfunktionsstörungen (bedingt u. a. durch die Kyphoskoliose, Akinese und Rigidität der Atemmuskulatur) gehören zum Erscheinungsbild zumindest bei fortgeschrittener Erkrankung [26]. Neben den genannten ursächlichen Zusammenhängen der restriktiven Lungenfunktionsstörungen werden noch zentrale Regulationsstörungen angenommen.

Das beschriebene Störungsmuster erklärt zumindest teilweise den Erfolg von Behandlungsansätzen wie des LSVT, die schwerpunktmäßig eine (motorische) Verhaltensänderung des Stimmgebrauchs (laut tönen) und der Atemarbeit (maximal anstrengen) verfolgen und dadurch auch eine Verbesserung der artikulatorischen und prosodischen Symptome erreichen.

Eine schwerpunktmäßig auf Atmung beschränkte Therapie kann Verbesserungen der Stimme und des Sprechens erzielen. Die Effekte bleiben jedoch hinter denen der intensiven Stimmtherapie zurück, wie Vergleichsstudien zeigten [554]. Pichler u. Mallien merken an, dass das LSVT keine Verbesserung der Atemmuster, sondern vorrangig den Kraftaufwand im Blick hat und damit eine quantitative, jedoch keine qualitative Verbesserung der Atmung erzielt würde [537]. Sie plädieren deshalb dafür, eine konventionelle Atemtherapie (z. B. nach Middendorf) ergänzend anzubieten. Die Autorinnen machten die Erfahrung, dass sich nach wenigen Atembehandlungen eine Verbesserung der Atemmuster, eine Atemvertiefung bei geringerer Beteiligung der Atemhilfsmuskeln einstellte.

Hyperkinetische Dysarthrie

Störungen der (Sprech-)Atmung sind bei hyperkinetischen Dysarthrien vorwiegend im Zusammenhang mit abrupten Lautstärkeänderungen beschrieben [175]. Entsprechend gibt es nur spärliche Hinweise oder Empfehlungen, die sich auf die Übungsbehandlung der Atmung beziehen.

Für Chorea Huntington sind plötzliche Ein- oder Ausatmungsbewegungen, Luftschlucken oder intermittierender inspiratorischer Stridor beschrieben, die zu abrupten Lautstärkeänderungen bzw. zu verlangsamter oder erschwerter Einatmung führen.

Giddens et al. berichten über ein Atemtraining mit fünf leicht- bis mittelschwer betroffenen Chorea-Huntington Patient*innen, das auf eine kontinuierliche Ausatmung beim Sprechen und die Kräftigung der inspiratorischen und exspiratorischen Muskulatur zielte [221]. Bei drei Patient*innen wurde nach 4-wöchigem häuslichen Training ein Zuwachs der Exspirationsdauer, der Silbenzahl pro Atemgruppe und seltenere Lautstärkeänderungen registriert.

12.3 Stimme

12.3.1 Therapierelevante Aspekte

Der therapeutische Zugang zur Kehlkopffunktion ist weniger direkt als zu den anderen Sprechorganen. Die Atemfunktion ist immer unmittelbar an der Stimmgebung beteiligt und damit immer auch im Fokus der Behandlung. Außerdem werden je nach den individuellen Gegebenheiten Einflussgrößen wie Körperspannung und Haltung sowie die supralaryngealen Tonus- und Bewegungsverhältnisse in die Behandlung einbezogen.

Die Behandlungsziele richten sich vorrangig nach den Grundtypenmotorischer laryngealer Störungen: Hyper- und Hypoadduktion der Stimmbänder, eingeschränkte Tonhöhen- und Lautstärkevariation, Aperiodizität und Instabilität der Stimmbandschwingungen sowie Störung der Koordination. Daneben sind häufig periphere, durch Langzeitintubation bedingte Schädigungen der Stimmbänder, Schleimauflagen oder Speichelansammlungen zu berücksichtigen, die die Schwingungsfähigkeit der Stimmbänder beeinträchtigen. Die Behandlung sollte auf der Basis einer soliden perzeptiven und möglichst einer laryngoskopischen Diagnostik aufbauen. Aus der perzeptiven Symptomatik (S. 141) allein ist die primär zugrunde liegende Bewegungsstörung nicht zuverlässig abzuleiten.

Die Ansätze zur Übungsbehandlung von neurologisch bedingten Stimmstörungen leiten sich überwiegend von Verfahren zur Behandlung funktioneller Stimmstörungen ab. Sie können bei Personen mit Dysarthrie angewendet werden, wenn sie an die besonderen Bedingungen einer Dysarthrie angepasst werden.

12.3.2 Behandlungsoptionen

Sensorische Stimulation

Es gibt Berichte, die zur Phonationsanbahnung und zur Verstärkung der Adduktionskraft manuell applizierte Stimulationsformen erfolgreich eingesetzt haben [53]. Zu den adäquaten Reizformen gehören die Vibration oder kreisende Massage am Schildknorpel, das seitliche und vertikale Verschieben des Kehlkopfs sowie der Druck mit Daumen und Zeigefinger am Schildknorpel zur Verengung der Glottis. Es sollte dabei auf die Synchronisation mit der Atmung geachtet werden, sodass mit der Stimulation phonatorische Aktivitäten verbunden oder direkt angeschlossen werden.

Auch bei laryngealer Hyperadduktion zählen Vibrationsreize und manuelle Kehlkopfstimulation zu den adäquaten Reizformen [708]. Sie dienen der Lockerung der extrinsischen laryngealen Muskulatur und der Verbesserung der Wahrnehmung für die Kehlkopfaktivität.

Auch bei Stimmübungen mit Resonanzröhren (S. 228) kommt es durch die im Wasser sprudelnden Luftblasen zu einem Vibrationseffekt, den Patient*innen als eine Art wohltuende Massage des Gewebes im Kehlkopf und angrenzender Umgebung beschreiben und der zu stimmlichen Verbesserungen führen kann [246].

Behandlung der Hypoadduktion

Eine unzureichende oder aufgehobene Adduktionsfähigkeit der Stimmlippen äußert sich durch Behauchtheit oder Aphonie. Hypoadduktion muss nicht zwangsläufig Symptom eines schlaffen Muskeltonus sein. Sie kann sowohl durch Überaktivität der Abduktoren als auch durch Schwäche der Adduktoren verursacht sein. In den meisten Fällen von Hypoadduktion haben sich aktivierende Maßnahmen, wie sie in ▶ Tab. 12.4 in loser Reihenfolge aufgezählt sind, bewährt. Manchmal ist jedoch eine Kombination aus primär aktivierenden, aber auch hemmenden therapeutischen Interventionen notwendig. Die hemmenden Maßnahmen richten sich darauf, wenn die Personen mit Dysarthrie versucht, die eingeschränkte Glottisfunktion mit unspezifischer physischer Anstrengung, Hyperextension der Rumpf- und Kopfhaltung oder übermäßigem Einsatz der supralaryngealen Konstriktoren zu überwinden. Es kann daher eine vorrangige Aufgabe sein, solche Fehlkompensationen und Überaktivitäten relativ erhaltener Muskelfunktionen zu hemmen. Es sollte der Person mit Dysarthrie das Risiko der Fehlanpassung erklärt werden, damit sie ihr Sprechverhalten darauf einstellt. Ferner sollte auf die Notwendigkeit hingewiesen werden, die Stimme zu schonen, also nicht gegen lautes Hintergrundgeräusch, nicht mit großem Abstand zum Zuhörer und nicht unangemessen viel zu sprechen.

Die physiologische Steigerung der Adduktions- und Stimmkraft erfolgt in möglichst kleinen Schritten über die **Variation der Atemtiefe und des Anblasedrucks**. Die für den oder die Patient*in angemessene Atemtiefe wird über die Wirkung auf den Stimmeinsatz und die Stimmqualität herausgefunden. Zusätzlich zu einer Mobilisierung und Verstärkung der respiratorischen Kräfte können Techniken zur ganzkörperlichen Anspannung, Press- und Stoßübungen vorsichtig und gezielt eingesetzt werden.

Zur differenzierten Kontrolle des Glottisschlusses haben sich **glottale Stauübungen** (nach erfolgter Einatmung das Entweichen der Luft durch den Glottisschluss verhindern) bewährt. Sie dienen

Tab. 12.4 Maßnahmen zur Verbesserung der Stimmlippenadduktion.

Symptome	Maßnahme (Aufzählung in loser Reihenfolge)
• Aphonie • behauchte und leise Stimme • zu hohe Sprechstimmlage • Stimmschwund	• Haltungskorrektur, aktive Körperhaltung, tiefere Inspiration, Verstärken des Anblasedrucks, zu lauter Phonation, z. B. auf /a: :/, auffordern • nichtsprachliche laryngeale Funktionen zur Phonationsanbahnung ausprobieren • Techniken zur ganzkörperlichen Anspannung, Press- und Stoßübungen, taktile Stimulation zur Verbesserung der Wahrnehmung oder zur Tonussteigerung, glottales Stauen, Übungen mit Resonanzröhre/Lax Vox (S. 228)

schwerpunktmäßig der Verbesserung der präphonatorischen Einstellung, der selektiven, tonischen Kontraktionsfähigkeit der Adduktoren und der Abstimmung mit dem subglottischen Druck. An das subglottische Stauen der Luft können direkt Sprechübungen mit anlautenden Vokalen angeschlossen werden. Auch die artikulatorische Funktion der Glottis bei der Kontrastierung stimmhafter und stimmloser Konsonanten und bei der Markierung der Silbengrenze zwischen aufeinanderfolgenden Vokalen (z. B. beˀachten) kann mit Stauübungen angebahnt und verbessert werden. Das glottische Stauen, zwischendurch in Flüsterphonation durchgeführt, bringt das Ventiltönchen stärker zur Geltung und ermöglicht es der Person mit Dysarthrie, dieses differenzierter zu kontrollieren.

Begleitend zu konventionellen Stimmübungen kann die **Resonanzröhrenmethode** eingesetzt werden. Dazu summt bzw. phoniert die übende Person kurz und stoßartig in eine Glasröhre, die an einem Ende in Wasser getaucht ist. Zur Verbesserung des Glottischlusses wird eine Eintauchtiefe von 5–10 cm empfohlen. Die Stimmübungen beschränken sich nicht auf das Phonieren eines Tons, sondern sie können um Intonationsübungen, Singen von Tonintervallen und Melodien erweitert werden. Eine genauere Beschreibung der Methode erfolgt im Kapitel „Instrumentelles Feedback und Hilfsmittel“ (S. 228).

Bei aufgehobener Adduktionsfähigkeit (Aphonie) können zur Phonationsanbahnung **nichtsprachliche laryngeale Funktionen** wie Räuspern, Husten, Pressen, Stöhnen oder inspiratorisches Phonieren versucht werden. Ein auf diesem Umweg erreichter Glottisschluss soll gehalten werden, um dann schrittweise die richtige Adduktionseinstellung und -kraft daraus abzuleiten.

In Fällen, in denen der willentliche Zugriff auf die Stimmbandadduktion mit den beschriebenen Vorgehensweisen erfolglos bleibt, kann zur Phonationsanbahnung der Glottisschluss als assoziierte Reaktion auf eine besondere Kraftaufbietung (auch als „Valsalva-Versuch“ beschrieben) probiert werden, indem der/die Patient*in versucht, z. B. einen schweren Gegenstand hochzuheben oder wegzuschieben.

Im Zusammenhang mit der Fähigkeit zum willentlichen Glottisschluss sollte auch dessen laryngeale Reinigungsfunktion in der Stimmbehandlung berücksichtigt werden, da zu viel Schleim und Speichel die Stimmqualität und Lautstärke erheblich beeinträchtigen können. Auch eine andere Funktion kann von der Stimmtherapie profitieren: Für manche Patient*innen kann das Wiederverfügbarmachen der Bauchpresse und des Glottisschlusses (evtl. durch Valsalva-Versuch herbeigeführt) eine spürbare Erleichterung für die Verdauung und damit verbundene Austreibungsvorgänge (S. 24) bringen.

Behandlung der Hyperadduktion

Hyperadduktion äußert sich durch gepressten und oft auch rauen Stimmklang und im Extremfall durch Aphonie. Sie kann sekundär durch Sprechanstrengung oder primär durch pathologische Tonuserhöhung der Adduktoren entstehen. Bei sekundär verursachtem Pressen (durch nasalen Luftverlust, schwache Atmung) müssen die Ursachen außerhalb des Kehlkopfs gesucht und entsprechend behandelt (S. 210) werden. Eine phoniatrische (stroboskopische) Funktionsbefundung ist zur Therapieplanung unerlässlich, um eventuelle Kompensationsmechanismen (Einspringen der Taschenfalten) von einer glottischen Pathophysiologie (Hyperadduktion, Schwingungsfähigkeit oder einseitige Phonationsstellung der Stimmlippen etc.) zu unterscheiden.

Bei primär bedingter Hyperadduktion besteht das Bündel der Maßnahmen (▶ Tab. 12.5) aus allgemeiner oder auf die Gesichts- und die Sprechmuskeln fokussierter Entspannung [99], [438], Haltungskorrektur zur Tonusminderung und Verbesserung der Atmung [482] sowie Modifikation der Atemmuster [468]. Zur aktiven Lockerung werden auch Kauübungen und Gähn- und Seufzübungen vorgeschlagen [80], [33].

Auf Entspannungsmaßnahmen sollten ohne Verzögerung Aufgaben für die Stimme folgen. In Anlehnung an die funktionale Stimmtherapie (vgl. [360]) haben sich Übungen, die die Aktivierung des einatmungsgesteuerten Sphinktersystems und einen Kehlkopftiefstand begünstigen, bewährt. Dementsprechend sind als erste Therapieschritte Entspannungsübungen und Stimmübungen auf Vokalbasis, gefolgt von flexiblem Aufbau von Körperhaltung und Bewegung zu wählen [134].

Tab. 12.5 Maßnahmen zur Reduktion laryngealer Hyperadduktion.

Symptom	Maßnahme (Aufzählung in loser Reihenfolge)
• gepresste Stimme • zu tiefe oder zu hohe Sprechstimmlage	• passive und aktive Entspannung, taktile Stimulation des Kehlkopfs, Haltungskorrektur, Fixierungen auflösen • Inspirationsvolumen und Anblasedruck variieren • Flüsterphonation als Umwegstrategie • systematisches Vorschalten von /h/ • mit Resonanzröhre üben
• durchgehende Stimmhaftigkeit	• systematische Variation des phonetischen Materials • Wechsel zwischen stimmhafter und Flüsterphonation

Eine Ergänzung zur konventionellen Stimmtherapie bietet das Üben mit Resonanzröhren. Anders als bei insuffizientem Glottisschluss sollte bei gepresster Stimmgebung die Eintauchtiefe nur 1–2 cm betragen.

Die Veränderung der Atemmuster wird in Bezug auf eine gepresste Stimme als besonders effizient bewertet, wenn die abdominale Beteiligung erhöht werden kann [468]. Smitheran u. Hixon erklären diese positive Wirkung dadurch, dass sich mit der Kontraktion des Zwerchfells der Kehlkopf absenkt, wodurch die Stimmlippen passiv abduziert werden [636]. In der konventionellen Stimmtherapie wird dieser Zusammenhang prinzipiell berücksichtigt. Nach Coblenzer u. Muhar wirkt eine Vertiefung der Atemtätigkeit auf die laryngealen und supralaryngealen Strukturen auch deshalb entlastend, weil unnötige und störende Atemaktivität aus den oberen Bewegungsabschnitten herausgenommen wird [134]. Dies dürfte einer der Gründe sein, weshalb die Anwendung der Prinzipien einer konventionellen Atem- und Stimmtherapie als sinnvoll und wirksam beurteilt wird [175].

Übungen zur Vertiefung der Inspiration sollten nach Netsell u. Hixon mit exspiratorischen Aufgaben kombiniert werden [481]. Diese Autoren setzten die schon erwähnte Methode des „inspiratory checking“ (S. 214) in Verbindung mit Aufgaben zur dosierten, langsamen Luftabgabe erfolgreich bei Patienten mit spastischer Dysphonie ein. Es wird vermutet, dass durch einen verstärkten Einsatz der inspiratorischen Muskeln, die während der Exspirationsphase antagonistisch zu den passiven Rückstellkräften wirken, der subglottische Druck effizienter gesteuert wird. Durch einen feiner und gleichmäßiger dosierten subglottischen Druck würden die Adduktoren entlastet.

Phonetische Einflussnahme auf die Adduktionseinstellung geschieht durch systematisches **Vorschalten von /h/** im Anlaut von Vokalen, wie es von Aten schon vorgeschlagen wurde [33]. Dieser Ansatz kann noch erweitert werden, indem in jeder Konsonant-Vokal-Verbindung ein /h/ eingeschoben wird (z. B. „sie“ wird [s:hi:]) oder wenn zwischen /s/ und /z/ fließend [s::z::] gewechselt wird. Die Adduktionsspannung verringert sich, wenn stimmhafte Konsonanten (z. B. /v/, /l/ wie in „Wolle“) artikuliert werden. Die sog. intrinsische Wirkung stimmhafter Konsonanten auf die Stimmqualität (Reduktion der rauen und gepressten Anteile im Stimmton) kann im Übungsaufbau systematisch ausgenutzt werden.

In hartnäckigen Fällen kann es sogar notwendig sein, noch basaler anzusetzen und leises, schwach hauchendes **Flüstern** einzuüben. Oft gelingt auch das Flüstern nicht auf Anhieb, was ein Zeichen dafür sein kann, dass die Steuerung der Kehlkopfmuskulatur keine Zwischenstellungen zwischen offener und fest geschlossener Glottis erlaubt. Die Flüsterstellung der Glottis kann über ein mit ganz schwachem Anblasedruck produziertes „s“ oder „f“ angebahnt und weich in einen geflüsterten Vokal überführt werden. Gelingt das Flüstern auch so nicht, versucht man es mit einfachen Pusteübungen (z. B. wie beim Kerzeausblasen), die mit einem Vokal (/u/ oder /o/) kombiniert werden. Im nächsten Schritt wird dann vorsichtig wieder zur stimmhaften Phonation übergegangen.

Eine besondere Form der Hyperadduktion ist das durchgehend stimmhafte Sprechen (Durchschleifen der Phonation), d. h. es findet bei stimmlosen Konsonanten keine Abduktionsgeste statt. Der Wechsel zwischen phonierten (stimmhaften) und nichtphonierten (stimmlosen) Segmenten ist aufgehoben. In vielen Fällen handelt es sich um ein sekundäres Symptom, das durch insuffiziente Ventilfunktionen der supralaryngealen Strukturen verursacht wird. Im Kapitel zur zentral-paretischen Dysarthrie (S. 86) werden die Entstehungsmechanismen genauer beschrieben.

Das systematische Ausprobieren und Variieren des Übungsmaterials mit stimmlosen Konsonanten – vor allem mit Reibelauten und kombiniert mit Flüsterphonation – unterstützt die Wiederherstellung der phasischen Bewegungsfähigkeit der laryngealen Abduktions- und Adduktionsmuskeln.

Auch ausgeprägter laryngealer Tremor (S. 101) kann mit laryngealem Pressen einhergehen. Vermutlich ist es als kompensatorische Reaktion zu erklären, um den Tonhöhenschwankungen entgegenzuwirken. Die Behandlungsmöglichkeiten sind, in Abhängigkeit von der zugrundeliegenden Erkrankung, vorrangig medikamentös (S. 271) oder neurochirurgisch (S. 274).

Behandlung der Lautstärke- und Tonhöhenkontrolle

Einschränkungen der Tonhöhen- und Lautstärkevariation treten meist als Folge einer kombinierten Störung der Adduktion und Spannungsregulation der Stimmlippen auf. Es sind bei Lautstärkeproblemen meist auch exspiratorische Störungen beteiligt. Je nach der vermuteten Bewegungspathologie kann eine Modifikation entweder mehr über die respiratorischen Kräfte oder mehr über die laryngeale Spannungskontrolle versucht werden (▸ Tab. 12.6).

Eine Dysarthrie geht meist mit einer leisen, gering modulierten Tonhöhe und Lautstärke einher. **Unangemessen lautes Sprechen** oder überschießende Modulationen geschehen eher auf dem Hintergrund einer ataktischen (S. 92) oder hyperkinetischen (S. 94) Bewegungsstörung. Diese Symptome können kommunikativ sehr störend sein. Selbst Angehörige, denen die Ursache mehrfach erklärt worden ist, missdeuten die Zeichen als absichtsvoll oder als emotionalen Ausdruck. Bedauerlicherweise nimmt die betroffene Person ihre Stimme – trotz normaler Hörschwellen – selbst oft nicht als unangemessen laut oder schwankend wahr. Die Konfrontation mit einer Audio- oder Videoaufnahme wird nicht selten mit Unverständnis und Ablehnung quittiert. Bessere Störungseinsicht kann erzielt werden, wenn der/die Therapierende die Symptome selbst übernimmt und sie so der therapierten Person widerspiegelt oder wenn sie mittels eines Schallpegelmessers objektiviert werden.

Tab. 12.6 Kontrolle der Tonhöhe und Lautstärke.

Symptom	Maßnahme
zu laute Sprechstimme	• Dosieren des exspiratorischen Luftstroms über artikulatorische und vokalische Luftabgabeübungen, Reihensprechübungen (Zählen, Wochentage etc., Reime), dialogische Gesprächsübungen • Lautstärkekontrolle über den Umweg der Flüsterphonation aufbauen • Feedbacktraining mit Schallpegelmessgerät
zu leise Sprechstimme	• inspiratorisches Volumen vergrößern, bewusste Kontrolle der Atemtiefe • häufigere Atempausen • Reihensprechübungen (Zählen, Wochentage etc., Reime, Texte lesen) • dialogische Gesprächsübungen • Kompensation durch exakteres Artikulieren und kontrastreiches Akzentuieren; „Impedanzübung" (S. 227)
zu geringe Lautstärkemodulation	• inspiratorisches Volumen vergrößern • ganzkörperliche Bewegungsdynamik einsetzen
zu geringe Tonhöhenmodulation	• vokalische Tonhöhenübungen • Kompensation über Lautstärkevariation

Praxistipp

Lautstärke- und Tonhöhenkontrolle

Bevor ein Training zur Lautstärkekontrolle begonnen wird, hat es sich bewährt, eine „Kalibrierung" vorzuschalten. Dazu spricht die/der Therapeut*in mit verschiedenen Lautstärken bei 100 cm Abstand in das Mikrofon des Messgeräts, während der/die Patient*in die Schallpegel am Messgerät abliest. Im nächsten Schritt darf der/die Patient*in die Messwerte nicht mehr ablesen, sondern soll sie schätzen. Anschließend bekommt er/sie den Messwert mitgeteilt. Schon nach wenigen Trainingseinheiten liegen die meisten Patient*innen mit ihrer Schätzung in der Nähe des Messwerts. Es hat sich gezeigt, dass dieses Wahrnehmungstraining dazu verhilft, die eigene Sprechlautstärke treffender zu bewerten. Das eigentliche Training zur Lautstärkekontrolle kann z. B. so aussehen, dass der/die Patient*in verschiedene Lautstärken imitieren und dabei jeweils die Schallpegel schätzen soll. Sobald eine Trefferquote von etwa 70 % erreicht ist, wird das Messgerät weggelassen und der/die Patient*in soll nur noch auf einer 2-stufigen Skala zeigen, ob er/sie eher zu laut oder zu leise imitiert. Der/die Therapeut*in misst die tatsächliche Stimmintensität, wobei ein Pegel bis zu 75 dB (bei 100 cm Mund-Mikrofon-Abstand) als nicht unangemessen laut akzeptiert wird.

Mit dieser Methode können Patient*innen effektiv lernen, ihre Lautstärke zu kontrollieren. Leider automatisiert sich dieses Verhalten selbst in Fällen starker sozialer Kontrolle selten. Die betroffenen Patient*innen sind jedoch nach dem Training eher in der Lage, nach einem Hinweis auf eine angemessenere Lautstärke umzuschalten. Jedoch kann schon eine geringe emotionale Erregung eine überschießende Lautstärke zur Folge haben.

Die **Steuerung der Lautstärke** erfolgt wesentlich über die Atmung (S. 212) bzw. den subglottischen Druck. Es bieten sich **vokalische Übungen** (gehaltene Vokale, affektgeladene Ausrufe) an, um die Wirkung von Haltung, Atmung und Mundstellung auf die Lautstärke zu vermitteln. Lautstärkemodulationen beeinflussen meist auch die Tonhöhe, Stimmqualität und Phonationsdauer. Auch das **Reihensprechen**, Reime und kurze Texte lesen sind geeignete Aufgaben, um einen gleichmäßigen subglottischen Druckaufbau zu trainieren.

Das Lautstärketraining sollte auch das **Flüstern** einschließen bzw. dieses gegebenenfalls wieder etablieren. (Flüstern ist übrigens eine Fertigkeit, auf die man in der Therapie immer wieder zurückgreifen kann, z. B. bei der Arbeit an der Artikulation oder Prosodie.) Beim Trainieren der Lautstärkekontrolle lässt sich mit Flüsterstimme die untere Stufe der Intensitätsskala bestimmen, um die Person mit Dysarthrie quasi zu kalibrieren, was leise ist. Oft hilft ein stimmloser Frikativ als Ausgangspunkt, z. B. „Fuß" als /f::u:s::/ gesprochen. Die Anweisung beinhaltet, nur die Konsonanten zu artikulieren und das /u/ nur als transitorische Lippengeste zum /s/ zu gestalten.

Wenn in hartnäckigen Fällen Patient*innen die zu laute Stimme nicht oder nur schwer unter Kontrolle bringen können, kann mit ihnen vereinbart werden, dass beide (Therapeut*in und Patient*in) während der Therapiesitzung zeitweise flüstern. Dasselbe Vorgehen hat sich auch im häuslichen Umfeld, z. B. wenn alle beim Essen zusammensitzen („Aktivitätsebene"), bewährt.

Eine **leise Sprechstimme** kann die Folge einer reduzierten Atemtätigkeit bzw. eines geringen inspiratorischen Volumens sein. Behandlungsoptionen sind im Abschnitt „Sprechatmung" (S. 212) beschrieben. Interventionsmöglichkeiten, die im Fall einer hypokinetischen Dysarthrie (S. 230) besonders wirksam sein können, beschreibt auch das LSVT-LOUD-Verfahren. LSVT LOUD in Fällen mit anderem pathophysiologischem Hintergrund bzw. bei nicht progredienten neurologischen Erkrankungen bewirkte eine Steigerung der Sprechlautstärke, jedoch nicht immer auch Zuwächse bezüglich der Lautstärkemodulation [742], [743].

Die Fähigkeit zur **Lautstärkesteigerung** und **-modulation** lässt sich mit konventionellen Stimmübungen oder, wenn es die artikulatorischen Fähigkeiten erlauben, ergänzend durch **Luftstromübungen mit Frikativen** trainieren. Je nach Leistungsfähigkeit können solche Übungen spielerisch nach prosodischen Anforderungen verfeinert werden (Beispiele in ► Abb. 12.4). Die dynamischen Fähigkeiten, die sich durch solche Übungen entwickeln, lassen eine Abschätzung der Möglichkeiten und Grenzen des respiratorischen Beitrags zur Lautstärke zu.

An die genannten Übungen werden unmittelbar Aufgaben, wie das **Reihensprechen**, Reime und kurze Texte lesen und kurze Dialoge angeschlossen, um die erlernte Lautstärke auf natürliche Sprechaktivitäten zu übertragen.

> **Praxistipp**
>
> Die **„Impedanzübung"** kann die Selbstwahrnehmung unterstützen. Dazu sitzt/steht die übende Person ganz dicht mit dem Gesicht einer glatten, schallharten Wand zugewandt. Sie sitzt so nah an der Wand (es kann auch ein Schrank oder ein großer Spiegel sein), dass sie diese fast mit der Nase berührt. Entweder sie selbst oder der/die Therapeut*in richtet mit den Händen ihre Ohrmuscheln trichterförmig zur Wand. Der Klang der eigenen Stimme wirkt voller und lauter. Man könnte nun annehmen, dass der Effekt zu nachlassender Anstrengung führt, aber meist tritt die gegenteilige Wirkung ein: Die phonierende Person möchte die positive Veränderung der eigenen Stimme noch verstärken und wird lauter. Diese Wirkung hält eine Zeit lang an, selbst wenn die Hände wieder weggenommen werden. Die Impedanzübung schafft eine motivierende Atmosphäre für weitere intensive Stimmübungen.

Während der Übungen zur Steigerung der Lautstärke sollte auch die automatische Anpassung der Lautstärke an Umgebungsbedingungen einbezogen werden, indem der Abstand zwischen Patient*in und Zuhörer*in variiert wird sowie Geräuschquellen (eventuell auch über Kopfhörer) zugeschaltet werden.

Die Fähigkeit zur **Lautstärke-** und **Tonhöhenmodulation** wird anfangs mit vokalischen Stimmübungen trainiert. Sinnvollerweise sollten sie unmittelbar in Übungen zur Wort- und Satzbetonung integriert werden. In die Modulation der Tonhöhen spielen erfahrungsgemäß das Sprechtempo, die Sprechstimmlage und die Phrasenlänge hinein. Man sollte mit diesen Variablen experimentieren, um eine günstige Ausgangslage für eine mühelose Intonation herauszufinden. Langwierige und nicht notwendigerweise erfolgreiche Übungen zur Tonhöhenvariation können in manchen Fällen durch angemessenen Einsatz der Lautstärkemodulation ersetzt werden.

> **Praxistipp**
>
> **Fazilitieren der Tonhöhenmodulation**
>
> Bei gravierender Einschränkung des Tonhöhenumfangs kann versucht werden, die Variationsfähigkeit der Tonhöhe mit einzelnen Vokalen zu stimulieren. Bei rein vokalischen Übungen kann die intrinsische Tonhöhenänderung (S. 33) der verschiedenen Vokale ausgenutzt werden. Dementsprechend würde ein Tonhöhenanstieg z. B. mit der Vokalfolge /ai/ oder /oy/ und ein Absenken in umgekehrter Anordnung unterstützt werden. Auch der Druckstau bei gehaltener Verschlussphase von Plosiven kann zum Anbahnen der Tonhöhensteigerung genutzt werden (Beispiel: /at : : y/ oder /ib : : i/). Affektiv gefärbte Äußerungen wie Ausrufe des Erstaunens, der Freude usw. (Beispiel: /oh : :/, /aha::/) eignen sich ebenfalls als Tonhöhenübungen.

Behandlung der Stimmstabilität

Störungen der Stimmstabilität (Entstimmung, Stimmabbruch, unwillkürliche Vokalisationen, Stimmzittern) sind meist Folge dystoner (S. 99) oder ataktischer (S. 92) Bewegungsstörungen oder eines Tremors (S. 101). Die Grundstörung ist durch Übungsbehandlung kaum beeinflussbar. Hier sind vor allem die Einwirkungen kompensatorischer Techniken (S. 230) zu überprüfen, wie z. B. Änderung der Sprechstimmlage oder der Sprechlautstärke, Veränderung des Sprechtempos, Verkürzen der Sprecheinheiten (wortweises oder silbisches Sprechen) oder Stabilisieren der Rumpf- und Kopfhaltung sowie Entspannungs- und Atemübungen, mit abgesenkter Stimmlage oder lauter Stimme sprechen. Mit Tonhalte- und Modulationsübungen können im Fall von choreatisch bedingten Dysarthrien bestenfalls kurzfristige Verbesserungen erzielt werden.

Stimmschwund ist meist ein Symptom von muskulärer Schwäche bzw. unvollständiger Stimmlippenadduktion oder nachlassender Adduktionskraft. Übungen sind im Kapitel zur peripher-paretischen Dysarthrie (S. 229) sowie im Kapitel zur Hypoadduktion (S. 222) und in ▶ Tab. 12.4 beschrieben.

Instrumentelles Feedback und Hilfsmittel

Das Feedback der Stimme erfolgt über die visuelle Darstellung des Tonhöhenverlaufs auf einem Bildschirm. Die Erfassung des Tonhöhenverlaufs erfolgt entweder mithilfe der Elektroglottografie oder aber mit einer Transformation des akustischen Signals. Die Elektroglottografie (S. 127) erzielt genauere Ergebnisse als die elektroakustische Messung (S. 130). Es wird jedoch ein eigenes Gerät und eine Signalverarbeitung benötigt, wie sie z. B. das Computerized Speech Lab (CSL, Pentax medical) bietet.

Die Lautstärke der Stimme kann mit einem Schallpegelmessegerät zurückgemeldet werden. Für eine verlässliche und wiederholte Messungen sollte der Abstand in der Regel 1 m betragen oder zumindest gleichbleibend sein.

Für die Messung des akustischen Signals werden ein Mikrofon und eine spezielle Computersoftware bzw. App für Smartphone oder Tablet benötigt. Vorteilhaft ist es, wenn verschiedene Realisierungen des Tonhöhen- oder Intensitätsverlaufs in mehreren Fenstern des Computerbildschirms darstellbar sind, um Vergleiche anzustellen. Zeitgleich mit der Ausführung der Aufgabe erscheint der Tonhöhen- oder Intensitätsverlauf als Kurve und erlaubt so je nach Aufgabenstellung eine direkte Einflussnahme. Sinnvollerweise bieten sich Aufgaben an, bei denen durchgehend phoniert wird, wie es bei Tonhalteaufgaben oder bei Ausdrücken mit ausschließlich sonoranten Lautfolgen (s. ▶ Tab. 12.2) der Fall ist. Sobald die Stimme verstärkt durch die auditive Wahrnehmung kontrolliert werden soll, kann die visuelle Rückmeldung nach dem Prinzip des verzögerten Feedbacks, im Sinne eines „knowledge-of-result“-Feedbacks (S. 201) eingesetzt werden. Außer zur gezielten Veränderung von Tonhöhe und Lautstärke lassen sich auch Übungen zur Stimmstabilität und zum Stimmeinsatz durchführen.

In zunehmendem Maß werden sog. „gamifizierte“ Biofeedbackverfahren für die Stimmtherapie angeboten, die den Ansprüchen von Erwachsenen genügen sollen. Als Beispiel wird Theravox (Wevosys medical technology GmbH) genannt [239]. Ein Nachteil könnte sein, dass die Messparameter nicht gespeichert werden. Erwerb und Benutzung des Programmpakets sind an die Teilnahme an einer Schulung geknüpft.

Der parallele Einsatz von **Resonanzröhren** kann die Wirkung konventioneller Stimmtherapie verstärken. Vereinfacht beschrieben wird bei dieser Methode, die im skandinavischen und englischsprachigen Raum sehr verbreitet ist, in eine Röhre aus Glas oder Silikon, deren Länge und Durchmesser je nach Stimmlage und Alter der therapierten Person definiert ist, in einen Behälter mit Wasser phoniert. Zur Verbesserung des Glottisschlusses liegt die Eintauchtiefe der Röhre bei 5–15 cm. Bei gepresster (hyperfunktioneller) Stimme wird eine Eintauchtiefe von 1–2 cm empfohlen. Die Methode eignet sich für selbständiges Üben. Während der ersten 1–2 Wochen sollte täglich 10- bis 12-mal pro Tag jeweils für 1 min geübt werden. Danach wird eine Frequenz von 5- bis 6-mal pro Tag mit jeweils 4–5 min empfohlen.

Der Einsatz von Resonanzröhren in der Stimmtherapie hat eine lange Tradition [545], [620], [675]. Vergleichbare Wirkungen soll auch das Training mit dem Silikonschlauch von Laxvox bieten [691].

Weitere Vorteile dieser Methoden sind, dass sie kostengünstig sind und dass Patient*innen zu Eigenübungen angeleitet werden können, was die Therapieintensität erhöht.

Als effiziente Hilfsmittel haben sich tragbare **Stimmverstärker** bei (Parkinson-)Betroffenen mit Hypophonie erwiesen [506]. Die Technik dieser Geräte ist so ausgereift, dass selbst eine Flüsterstimme zu Konversationslautstärke bei guter Tonqualität verstärkt wird, ohne dass Rückkopplungen entstehen. Ebenfalls zur Stimmverstärkung, jedoch aus eigener Kraft erbracht, dienen Geräte, die über kleine Kopfhörer weißes Rauschen oder Stimmengewirr abgeben, worauf nach dem Prinzip des Lombard-Effekts die Lautstärke während des Sprechens unwillkürlich zunimmt. Vibrotaktiles Feedback kann Parkinson-Patient*innen mit Hypophonie zu lauterem Stimmgebrauch in natürlichen Gesprächssituationen stimulieren. In einer Vergleichsstudie mit Patient*innen, die eine LSVT-Behandlung durchlaufen hatten, schnitten diejenigen, die nur vibrotaktiles Feedback erhielten, gleich gut ab [349].

12.3.3 Syndromspezifische Aspekte

Zentral-paretische (spastische) Dysarthrie

Das Leitsymptom der spastischen Dysarthrie (S. 86) ist die angestrengt, gepresst und rau klingende Stimme, bedingt durch Hyperadduktion eines oder beider Stimmbänder, die eine Modulation erschwert. Eine gepresst klingende Stimme kann trotz Hyperadduktion zusätzlich von Behauchung begleitet sein, weil möglicherweise die Stimmlippen im Bereich der hinteren Kommissur aufgrund der gestörten muskulären Kräfteverhältnisse offenstehen. Sehr starkes Pressen kann zu Aphonie führen.

Die Wirkung von Übungsbehandlung auf die primäre, durch spastischen Hypertonus bedingte Hyperadduktion wird von Experten z. T. skeptisch bewertet [175]. Eine allgemein gültige Aussage zur Herangehensweise und Effizienz ist kaum möglich, weil die Faktoren, die das Stimmverhalten bei laryngealer Hyperadduktion bestimmen, so vielschichtig sind. Übungstherapeutische Vorschläge sind unter den Behandlungstipps bei Hyperadduktion (S. 223) beschrieben.

Peripher-paretische (schlaffe) Dysarthrie

Die Dysphonie bei peripherer Stimmbandlähmung ist von Heiserkeit und Störungen der Stimmstabilität (Stimmschwund, Entstimmung) bestimmt. Tonhöhen- und Lautstärkemodulation sind eingeschränkt. Sprechanstrengung und vorzeitige Stimmermüdung führen zum Pressen und zum Einsatz der Taschenfalten.

In jedem Fall sollte eine Behandlung der Stimme erfolgen, um kompensatorische Fehlentwicklungen zu vermeiden. Nach unserer Erfahrung können Erweiterungen der bekannten Ansätze zur Behandlung funktioneller Stimmstörung (im Sinne der „good clinical practice") wirksam sein.

Stimmübungen mit Resonanzröhren können auch eine therapeutische Option sein, um bei einseitiger Stimmbandlähmung das Schwingungsverhalten der Stimmlippen zu verbessern [246].

Die Anwendung von Verfahren der neuromuskulären Elektrostimulation (S. 274) – auch in Kombination mit konventioneller Stimmtherapie – kann eine Option sein.

Nach zwölf Monaten persistierender Lähmung ist nach Reiter et al. keine Rückbildung mehr zu erwarten [559]. In solchen Fällen sollte die Akzeptanz der dauerhaft veränderten Stimme gefördert werden, um einer chronischen Überforderung und Fehlkompensationen entgegenzuwirken.

Für die Behandlung von Patient*innen mit Amyotropher Lateralsklerose (S. 77) wird in der Machbarkeitstudie von Kolomeytseva et al. ein mehrere Funktionsbereiche umfassender, als **Musiktherapie** deklarierter Therapieansatz vorgestellt [348]. Ein intensives und differenziertes häusliches Übungsprogramm sieht Übungen wie Körperwahrnehmung, diaphragmal betonte Atmung, Ausatemverlängerung, musikinduzierte Entspannung, Gaumensegelstimulation, Stimmübungen, impulsive Ausatmung, Vokalhalten, Tonhöhenglissando und Singen vor. Die Teilnehmer*innen dieser Studie zeigten nach 6-wöchiger Behandlung quantitative und qualitative Verbesserungen in den Messparametern und in Fragebögen zu Lebensqualität und Kommunikationsverhalten. Aufgrund einer geringen Teilnehmerzahl und des kurzen Beobachtungszeitraums lassen sich nur bedingt Rückschlüsse auf die Wirksamkeit dieses Verfahrens bei ALS ziehen.

Auch zur konventionellen Übungsbehandlung der Stimme bei laryngealer Myasthenie sowie bei bulbärer Symptomatik gibt es Berichte mit positiven Ergebnissen [479], [298]. In beiden Studien wird hervorgehoben, dass eine Ermüdung absolut vermieden werden sollte.

Ataktische Dysarthrie

Personen mit ataktischer Dysarthrie kennzeichnet häufig eine unkontrolliert laute, gelegentlich explosiv wirkende Sprechstimme. Ein eigenes Training zur Lautstärkekontrolle ist dann angezeigt, wenn das Stimmverhalten zu Missverständnissen führt. Darüber hinaus wird es im Fall von schweren Atem- bzw. Stimmstörungen vorrangig darum gehen, die kontrollierte Modulation der Stimme mit Betonungs- und Akzentübungen zu stimulieren.

Patient*innen mit **progredienter spinozerebellärer** Ataxie (S. 75) verbesserten ihre Verständlichkeit mithilfe einer zuhause installierten Biofeedbacktechnik (visuelle Rückmeldung der Lautstärke und Tonhöhe während der Stimm- und Sprechübungen; verzögertes Feedback zum Nachhören und Beurteilen der eigenen Sprechleistung), wobei die Übungsschwerpunkte Tonhalteaufgaben und Überartikulieren beinhalteten [718].

Hypokinetische Dysarthrie

Als vorherrschende Merkmale der hypokinetischen Dysarthrie gelten Beeinträchtigungen der Stimme und der Prosodie in Bezug auf Stimmqualität, reduzierte Lautstärke und Akzentuierung. Möglicherweise erklärt sich zumindest teilweise der Erfolg von Behandlungsansätzen, die schwerpunktmäßig eine (motorische) Verhaltensänderung des Stimmgebrauchs verfolgen dadurch, dass in der Regel keine paretischen Einschränkungen der Sprechmuskulatur vorliegen.

Es gibt Hinweise, dass sich Musiktherapie bzw. therapeutisches Singen (Stimmübungen ausgerichtet auf Intonation, Lautstärke, Resonanz, Atmung etc.) positiv auf Verständlichkeit sowie auf Stimmparameter (Lautstärke, Stimmqualität, Tonhöhenumfang) auswirkt [534].

Der Behandlungsschwerpunkt auf Lautstärke hat sich für Personen mit Parkinson-Krankheit (im Stadium 2–3 auf der Hoehn-und-Yahr-Skala) als besonders wirksam erwiesen. Ein Verfahren, dessen zentrales Behandlungsprinzip auf einer Steigerung von Lautstärke beruht und dessen Wirksamkeit mittlerweile gut belegt ist, ist das **L**ee **S**ilverman **V**oice **T**reatments (**LSVT LOUD**). Das Verfahren wird aufgrund seiner Bedeutung zur Behandlung der Dysarthrie bei Morbus Parkinson weiter unten ausführlicher dargestellt.

Hyperkinetische Dysarthrieformen

Spasmodische Dysphonie

Die Stimmtherapie bei spasmodischer Dysphonie (SD) wird üblicherweise als eine wirksame und notwendige Ergänzung zur Botox-Behandlung bewertet – s. Evidenzbasierung der Dysarthrietherapie (S. 188) [175]. Je ausgeprägter die Störung ist, desto geringer sind die Erfolgsaussichten für eine alleinige Stimmtherapie. Bei geringer Symptomausprägung bzw. seltenem Auftreten der Verkrampfungen kann eine Stimmtherapie versucht werden. Bislang fehlen Richtlinien, welches stimmtherapeutische Verfahren im Einzelfall zur Anwendung kommen sollte. Das Vorgehen könnte ähnlich wie bei der Therapie psychogener Stimmstörungen aussehen. Zusammen mit dem/der Betroffenen kann herausgefunden werden, ob es bestimmte Auslöser für das Auftreten der Spasmen gibt. Zunächst könnte die Stabilisierung der Atemfunktion, das Atemströmenlassen, im Vordergrund stehen, bevor eine Übertragung auf die Phonation angesetzt wird. Nach Duffy könnten eine Anhebung der Sprechstimmlage oder behauchte Stimmeinsätze helfen, die Symptome der Adduktorenspasmen abzumildern [175]. Analog könnte versucht werden, Abduktorenspasmen durch harte Stimmeinsätze zu vermeiden.

Eine Einzelfallstudie konnte zeigen, dass sich nach elf Behandlungen mit Laxvox die Stimme einer Patientin mit Adduktoren-SD deutlich verbessert hatte [398].

Allgemein werden bei SD der logopädischen Stimmbehandlung als alleinige Behandlungsform nur geringe Erfolgsaussichten eingeräumt.

Andere Störungsformen: Tremor, choreatische Hyperkinesen

Bei Stimmzittern können verschiedene übungstherapeutische Maßnahmen die Symptomatik günstig beeinflussen [389]. Zu den berichteten Verfahren, die auf Evidenzstufe 4 („klinische Erfahrung“) einzuordnen sind, gehören Entspannungstraining, Atemübungen und mit abgesenkter Sprechstimmlage, lauter Stimme oder weichen bzw. behauchten Stimmeinsätzen sprechen.

Es liegen wenige Berichte zur Stimm-/Sprechtherapie bei choreatisch bedingter Dysarthrie vor [221], [767]. Zur Überwindung laryngealer Hyperkinesen werden selbstregulierende Interventionen wie Gähnen oder Kauen oder Entspannungsübungen vorgeschlagen. Auf der Funktionsebene können mit Stimmübungen (Tonhalte- und Modulationsübungen) Lernerfolge erzielt werden. Es gibt jedoch keine Erfahrungen, inwieweit diese Zuwächse nachhaltig sind oder sich auf die Aktivitätsebene auswirken [221].

12.3.4 Lee Silverman Voice Treatment (LSVT)

1987 wurde ein stimmtherapeutischer Ansatz für die Übungsbehandlung der hypokinetischen Dysarthrie – aus historischen Gründen Lee-Silverman-Voice Treatment genannt – entwickelt, das unter dem Markennamen LSVT LOUD zum Standard für die Behandlung der Parkinson-Dysarthrie geworden ist. Das Programm darf nur von zertifizierten LSVT-Therapeut*innen angewandt werden. Eine ausführliche Darstellung zur Entstehungsgeschichte, zu Studien, zum Konzept und zur Vorgehensweise ist bei Bennecke u. Penner zu finden [57].

LSVT LOUD trainiert die Lautstärke der Stimme, um mit der Lautstärkesteigerung und der einfachen Selbstinstruktion „Think Loud" die Potenziale des sprechmotorischen Systems, also Atmung, Stimme und Artikulation zu wecken. Eine direkte Einflussnahme auf die Atmung oder Artikulation durch explizite Instruktionen wird dabei vermieden. Das Programm setzt auf besondere Anstrengung, Steigerung der Lautstärke und des Tonhöhenumfangs und auf die Wahrnehmung der eigenen Anstrengung. Diese Vorgehensweise zielt darauf ab, durch tägliche sog. „Kalibrierungsübungen" das Anstrengungsniveau zu etablieren, das mit Gehört- und Verstandenwerden einhergeht. Erfahrungsgemäß verleugnen die Betroffenen zu Beginn der Therapie die reduzierte Lautstärke („ich spreche doch normal" oder „lauter sprechen, fühlt sich wie schreien an").

✔ Merke

Eine der Besonderheiten des LSVT-LOUD-Konzepts besteht darin, dass es an der Pathophysiologie der Parkinson-Krankheit (S. 70), also an der Brady- und Hypokinese und der sensorischen (propriozeptiven) Störung, ansetzt.

„Kalibrierung" ist das Kernstück der angestrebten Verhaltensänderung. Die an Parkinson erkrankte Person erkennt und akzeptiert den notwendigen physischen Aufwand für eine lautere (also normal laute) Stimme. Sie ist schließlich überzeugt, dass die subjektiv empfundene „laute Stimme" sich in normalen Grenzen bewegt und sich positiv auf ihre Kommunikation auswirkt (LSVT-LOUD- und BIG-Zertifizierungskurse, persönl. Kommunikation mit Thomas Brauer, 2024).

Aufbau und Inhalte der LSVT-Behandlungseinheiten

Das Therapieprogramm sollte im Verlauf von vier Wochen absolviert sein. Es sieht an vier aufeinanderfolgenden Tagen pro Woche 60-minütige Einzeltherapien vor (insgesamt 16 Therapieeinheiten). Jede Therapieeinheit läuft nach dem gleichen Schema ab.

Die **erste Hälfte** der 60-minütigen Sitzung beinhaltet drei Grundübungen:

- 12–15 min: maximale Phonationsdauer auf /a/ mit gesunder Lautstärke bei bestmöglicher Stimmqualität und „übertrieben" weiter Mundöffnung, ohne dabei zu schreien (max. 90 dB bei 30 cm Mikrofonabstand), zehn Wiederholungen
- 10–12 min: maximaler Tonhöhenumfang mit lautem /a/, Glissando oder in Stufen, zehn Wiederholungen
- 5–10 min: eine Liste mit zehn individuell erstellten, alltagsrelevanten Phrasen mit maximaler funktionaler Sprechlautstärke 5-mal wiederholen
- Hierarchische Steigerung von Einwortäußerungen bis zu längeren Sätzen. Die Alltagsphrasen sind über die vier Wochen immer dieselben, können aber auch nach Bedarf geändert bzw. den individuellen Bedürfnissen entsprechend aktualisiert werden.
- Diese Liste ist auch Teil der Hausaufgabe, wo sie aber nur 3-mal zu wiederholen ist.

Die Vorgehensweise wird von den Ansätzen der konventionellen Stimmbehandlung (so laut wie möglich, jedoch nicht schreiend, sondern lautes /a/ mit guter Stimme) geleitet. Dazu werden einfache Stimmübungen (z. B. maximale Lautstärke- und Tonhöhenmodulation und Tonhaltedauer auf /a/) mit anschließender Übertragung der erarbeiteten Lautstärke auf Sprechaufgaben angeboten. Am Schluss steht nicht das Ziel eines bestimmten maximalen Tonhöhenumfangs, sondern die leichtere Modulation der Tonhöhe.

✔ Merke

LSVT LOUD setzt explizit auf die Eigenverantwortlichkeit der Person mit Dysarthrie, indem es auch für die Zeit nach Abschluss des Therapieblocks regelmäßige Eigenübungen empfiehlt.

Die **zweite Hälfte** jeder Therapieeinheit berücksichtigt entsprechend den ICF-Kriterien die Aktivitätsebene; sie beinhaltet hierarchisches Sprechlautstärketraining (strukturiertes Lesen, freies Sprechen), dessen Anforderungen idealerweise im wöchentlichen Rhythmus angehoben werden.

Das Training besteht aus drei Abschnitten:
- strukturiertes Lesen und freies Sprechen: 20–25 min
- dialogisches Gespräch: 5–10 min
- Hausaufgaben vorbereiten: 5 min

Woche 1: Strukturiertes Lesen – Wörter/Phrasen; Dialog: Antworten auf Einzelwort-/Phrasenebene

Woche 2: Strukturiertes Lesen – Satzebene; kurze/einfache Unterhaltung

Woche 3: Strukturiertes Lesen – Textabschnitt; kurze Unterhaltung

Woche 4: strukturierte Dialoge mit längeren Gesprächsbeiträgen

Bei diesen Übungen ist entscheidend, dass der oder die Patient*in sich weiterhin anstrengt, die in den Stimmübungen erreichte Lautstärke auf die natürlichen Äußerungen zu übertragen. Die Zielerreichung wird durch Selbstbeurteilung und mithilfe von Messinstrumenten bzw. Computersoftware überprüft.

✔ Merke

Das gleichbleibende Schema jeder Therapiesitzung bietet:
- **Struktur und Vorhersagbarkeit.** Ein gleichbleibendes Schema vermittelt den Teilnehmer*innen ein Gefühl von Sicherheit und Kontrolle. Dies kann besonders für Patient*innen hilfreich sein, die wenig Therapieerfahrung haben und dieser Situation vielleicht ängstlich und unsicher begegnen. Ein klarer Rahmen gibt Orientierung und reduziert die kognitive Belastung.
- **Effizienz und Fokussierung.** Es hilft Therapierenden und auch Patient*innen, sich auf das Wesentliche zu konzentrieren und die Zeit effizient zu nutzen. Weil beide Parteien wissen, was zu erwarten ist, können sie sich effektiver auf die therapeutischen Ziele konzentrieren.
- **Kontinuität und Konsistenz.** Mit einem standardisierten Ansatz ist es für beide Parteien einfacher, Fortschritte über mehrere Sitzungen hinweg zu verfolgen und sicherzustellen, dass Therapieziele systematisch abgearbeitet werden. Außerdem erleichtert ein standardisiertes Vorgehen die Dokumentation und Bewertung des Therapieverlaufs.

Nach Abschluss des 4-wöchigen Therapieprogramms sind die Patient*innen angehalten, das 15- bis 30-minütige, häusliche Übungsprogramm **täglich** fortzusetzen.

Nach sechs Monaten wird eine Kontrolluntersuchung und gegebenenfalls ein Auffrischungsintervall von einigen wenigen Therapiesitzungen empfohlen.

Da lebenslanges, regelmäßiges, selbständiges Üben zur dauerhaften Bewahrung der Leistungszuwächse ein unverzichtbarer Bestandteil des Therapieprogramms ist, wird ergänzend zu den häuslichen Übungen eine Software (LSVT Coach englisch und deutsch) angeboten, die auf die Bedürfnisse des/der individuellen Patient*in eingerichtet und entsprechend den Übungsfortschritten aktualisiert wird. Außerdem wird den Patient*innen unter dem Motto LOUD for LIFE angeboten, sich Online-Gruppen anzuschließen.

LSVT LOUD stützt sich auf die folgenden **Grundprinzipien** [57]:
- **Fokussierung**: Die Übungsbehandlung setzt ausschließlich auf die Steigerung der Lautstärke.
- **Hoher Krafteinsatz**: Während der Therapiesitzung wird unablässig zu „höchster Anstrengung“ angetrieben („Push the patient!“). Durch maximale Stimulation soll die Brady- und Hypokinese überwunden werden.
- **Hohe Intensität:** Über vier Wochen, an vier aufeinanderfolgenden Tagen pro Woche jeweils 60 Minuten Einzeltherapie, zusätzlich täglich häusliche Stimm- und Sprechübungen sowie Transferübungen (15–30 min).

- **Kalibrierung:** Es wird konsequent bei jeder Übung zur Selbstbeobachtung aufgefordert („Fühle, wie du dich anstrengst! Höre, wie laut du dabei bist! Das ist der Aufwand, die Anstrengung und Lautstärke, die du aufzubringen hast, wenn du sprichst.“)
- **Quantifizierung:** Durch Schallpegelmessung und die Visualisierung von Lautstärke, Tonhöhenverlauf und Stimmqualität wird ein kontinuierliches objektives Feedback über den Therapieverlauf vermittelt.

LSVT LOUD setzt auf strikte Einhaltung der **Prinzipien des motorischen Lernens**:
- **Fraktionieren** in geeignete Lerneinheiten (chunking): hierarchisch strukturierte Sprechlautstärkeaufgaben durch systematische Steigerung der Äußerungskomplexität
- Verhaltensänderung durch **Modelllernen** (do what I do), Erklärungen aufs Nötigste begrenzen
- **transparente Lernziele** (konkrete Vorgaben, z. B. Zielvorgaben für den Stimmumfang und die Lautstärke)
- feste Verhaltensmuster durch **Überlernen** etablieren
- **klares Feedback** über das Ergebnis der einzelnen Übungsausführungen
- strukturiertes, tägliches **Eigenübungsprogramm** (einschließlich Transferübungen)
- täglich wechselnde Transferaufgaben, damit die normal laute Stimme auch im Alltag eingesetzt und trainiert wird, z. B. beim Bäcker laut nach bestimmten Brötchen fragen, oder mit lauter Stimme einen Freund anrufen

Wirksamkeit

LSVT LOUD ist eines der wenigen Behandlungsverfahren, für das umfassende Wirksamkeitsnachweise (S. 188) vorliegen. Einer Auswertung von 88 Studien zufolge ist seine Wirksamkeit insbesondere für die Behandlung von Parkinson-Kranken mit leichten bis mittelschweren Sprechstörungen und ohne schwerwiegende kognitive und psychische Einschränkungen belegt [534]. Dabei konnten Verbesserungen erreicht werden, die bis zu 24 Monate nachweisbar waren. Diese Autoren halten es für nicht ausgeschlossen, dass der Erfolg des LSVT-Verfahrens bei neurodegenerativ bedingter Dysarthrie vorrangig auf dem strikten Vorgehen nach den beschriebenen motorischen Lernprinzipien und der Einhaltung einer für alle Patient*innen gleichen Vorgehensweise beruhen. Dass die Teilnehmer*innen der Wirksamkeitsstudien überwiegend nur leicht bis mäßig ausgeprägte Parkinson-Erkrankungen hatten, wird kritisch gesehen [549].

Dem steht eine konventionelle Stimm- und Sprechtherapie gegenüber, die die individualisierte und spezifische Behandlung von Atmung, Stimme, Artikulation und Prosodie im Blick hat und nicht auf eine streng definierte Auswahl von Patient*innen beschränkt ist. Ein Vergleich solcher Behandlungsergebnisse mit dem LSVT-Ansatz würde eine groß angelegte Studie erfordern, bevor der einen oder anderen Therapieform eine Überlegenheit bestätigt werden kann [580]. Ein Vergleich zwischen LSVT LOUD und einem Therapieprogramm, das den Schwerpunkt auf systematische Artikulationsübungen, aber nicht gleichzeitig auch auf die Neuskalierung der sensomotorischen Prozesse („Re-Kalibrierung“ des Anstrengungsniveaus) setzte, belegte eine Überlegenheit von LSVT [394].

Zusatzinfo

SPEAK OUT und LOUD CROWD

Die gemeinnützige Organisation „Parkinson Voice Project“ bietet ein ähnlich intensives Therapieprogramm SPEAK OUT an, das auch auf die Steigerung der stimmlichen Fähigkeiten abzielt, das aber darüber hinaus diese wiedergewonnenen Sprechleistungen durch regelmäßige Übungssitzungen in Gruppen (LOUD CROWD) zu erhalten versucht [735]. Unterschiede zu LSVT drücken sich darin aus, dass das Konzept stärker kognitiv orientiert ist, indem verschiedene verbale Selbstinstruktionen (z. B. „Sprich nicht einfach drauf los, sondern sprich bewusst!“) eine hervorgehobene Rolle spielen. Automatisiertes (Sprech-)Verhalten soll zugunsten einer bewussten Handlungskontrolle zurückgedrängt werden. Ein weiterer Unterschied zu LSVT LOUD besteht darin, dass sich die Zahl der Therapiesitzungen an den Fortschritten der Patient*innen orientiert, und dass nach Beendigung des Individualtherapieblocks, der halb so viel Zeit beansprucht wie LSVT LOUD, weiterhin wöchentliche Gruppensitzungen mit dem gleichen Übungsaufbau wie in den Einzelsitzungen angeboten werden. Wie bei LSVT LOUD werden die Teilnehmenden zu einer Kontrolluntersuchung und im Fall eines Leistungsabfalls zu Einzeltherapien eingeladen. Täglich bietet die Organisation in Live-Schaltungen frei zugänglich einen Übungsblock sowie wöchentlich ein gemeinsames Singen an. Das „Parkinson Voice Project“ bietet interessierten Therapeut*innen einen 10-stündigen Videokurs mit Zertifizierung und Arbeitsbüchern (auch auf Deutsch) an. SPEAK OUT und LOUD CROWD wird von deren Autoren als Alternative zu LSVT LOUD betrachtet, die mit weniger zeitlichem Aufwand und geringeren Kosten zu einem vergleichbar guten Behandlungsergebnis führen würde [54].

✔ Merke

Die beschriebenen Trainingsprogramme (LSVT LOUD, SPEAK OUT) werden nicht bei allen Patient*innen oder Therapeut*innen die nötige Akzeptanz finden. In diesen Fällen wird auf individuell angepasste und konventionelle stimmtherapeutische Vorgehensweisen zurückgegriffen werden müssen, deren Wirksamkeit weniger gut belegt ist. Die Prinzipien evidenzbasierter Praxis (S. 188) – klinische Expertise, pathophysiologische Erwägungen, Kontextbedingungen etc. – sollten für Therapierende dabei eine verlässliche Richtschnur bieten.

12.4 Artikulation

12.4.1 Grundlegende artikulatorische Behandlungstechniken

Phonetisches Platzieren, phonetische Ableitung, progressive Approximation und phonetisches Sequenzieren

Mittels verschiedener phonetisch begründeter Techniken kann die Artikulation von Lautfolgen sequenziell erarbeitet werden (▶ Tab. 12.7).

Das **phonetische Platzieren** bezeichnet Techniken, die die Reorganisation einzelner artikulatorischer Zielbewegungen mit multimodaler Stimulation (taktil, visuell, auditiv) sowie mit externem (Spiegel, Sonagramm, Elektropalatografie) und internem (taktil-kinästhetischem) Feedback unterstützen [745]. Diese Vorgehensweise findet dann Anwendung, wenn der Person mit Dysarthrie die Erreichung eines artikulatorischen Ziels nur mit zusätzlichen Hilfen gelingt. Die Prinzipien der fazioorale Trakttherapie (motorisches Lernen durch gelenkte Wahrnehmung auf die motorische Handlung), die auch orale Stimulationstechniken einschließt, könnten dabei eine wirksame Hilfe sein [494], [495]. Die Hilfestellungen werden nach dem Prinzip des Ausprobierens eingesetzt und kombiniert, ihre Wirkung ist dabei selten genau vorhersagbar. Erfahrungsgemäß ist bei wiederholter Anwendung nicht unbedingt immer das gleiche Ergebnis zu erwarten. Über die Gründe der Variabilität lässt sich nur spekulieren. Es mag an der Instabilität des motorischen Systems oder an kognitiven Gründen, wie z. B. mangelnder Aufmerksamkeit oder Introspektionsfähigkeit, liegen. Therapeut*innen bedienen sich auch ihrer eigenen

Tab. 12.7 Anbahnungstechniken in der Artikulationsbehandlung.

Technik	Beschreibung
phonetisches Platzieren	Therapeut*in lenkt die artikulatorische Einstellbewegung manuell, taktil, visuell (Mundbild) und durch Erklärungen
phonetische Ableitung	artikulatorische Konfigurationen werden aus nichtsprachlichen Bewegungen abgeleitet
progressive Approximation	neue artikulatorische Konfigurationen werden aus bereits verfügbaren entwickelt
phonetisches Sequenzieren	segmentweises Erarbeiten eines Wortes oder einer ganzen Mehrwortäußerung

Selbstbeobachtung und „übersetzen“ das Ergebnis in Handlungsanweisungen für den oder die Patient*in. Ob sie damit auch die Selbstwahrnehmung ihres Gegenübers treffen, bleibt unklar (s. ► Abb. 2.5).

Es handelt sich im engeren Sinn um keine theorie- oder modellgeleitete Vorgehensweise, sondern um ein pragmatisches Anwenden und Kombinieren von verschiedenen Hilfen nach dem Prinzip der multimodalen Stimulation (Vorsprechen, Vormachen, taktile Hinweisreize, manuelles Führen, Erklärungen, Skizzen usw.). Der Erfolg der Stimulation kann schließlich immer nur über das hörbare Resultat der Vokaltraktbewegungen, also die auditive Modalität (S. 141) des Sprechens bewertet werden.

Phonetisches Platzieren zielt nicht notwendigerweise auf artikulatorische Teilbewegungen, die dem deutschen Lautinventar angehören. Manchmal ist es auch sinnvoll, Bewegungsziele oder „Settings“ auszuwählen, die nicht als direkte Hinführung zu der eigentlich angestrebten Artikulationsbewegung erkennbar sind (z. B. interdentales Artikulieren) und daher den „indirekten“ (nichtsprachlichen) Stimulationsmethoden zuzuordnen sind. Siehe dazu die Diskussion zu nonverbalen Bewegungsübungen (S. 203).

Die **phonetische Ableitung** ist eine das phonetische Platzieren ergänzende Technik. Sie geht von der Frage aus, über welche sensomotorischen Fähigkeiten eine Person mit Dysarthrie verfügt und wie diese genutzt werden können, um daraus wieder ein vollständiges phonetisches Inventar herzustellen.

Das Prinzip der phonetischen Ableitung geht davon aus, dass sich artikulatorische Lautbildungen aus konstituierenden Muskelaktionen zusammensetzen. Beispielsweise benötigt der Vokal /i/ einen engen Kieferwinkel, eine konvexe Wölbung der Zunge und lateralen Kontakt sowie eine Öffnung der Lippen. Die protagonistischen mandibulären Muskelaktionen betreffen in erster Linie eine Kontraktion der Massetermuskeln. Die Zungenwölbung entsteht primär durch eine kombinierte Aktion der Hyoglossus- und Vertikalismuskeln, die Öffnung der Lippen durch die Lippendepressoren (Mm. depressor labii inferior). Das gleichzeitige Hochziehen der Oberlippe sollte geringfügig sein. Wie an dem Beispiel zu sehen ist, hilft die Kenntnis der phonetisch relevanten Teilbewegungen, um vorhandene motorische Fähigkeiten aufzufinden und daraus einen bestimmten Sprachlaut abzuleiten. Im Beispiel der Artikulation des Vokals /i/ etwa würde man primär die Wölbung des vorderen Zungenkörpers stimulieren. Nicht immer stehen bei dieser Methode am Anfang der Erarbeitung phonetisch bedeutsame Aktionen, da es nicht beliebig viele Möglichkeiten gibt, das Wölben der Zunge zu vermitteln. Als nichtsprachliche Positionierung der Zunge könnte man die Zungenrolle (Pleuelübung) wählen. In den nächsten Schritten würde die Zungenposition mit Phonation und dann mit engem Kieferwinkel kombiniert werden. Oft ist nicht eine bestimmte Teilbewegung das Problem, sondern die Kombination mehrerer Aktionen gleichzeitig. Die Vorgehensweise und Kombinatorik müssen daher den individuellen Fähigkeiten angepasst werden.

Nach der phonetischen Ableitung können in einem nächsten Schritt Techniken der **progressiven Approximation** folgen. Dieses Vorgehen baut auf bereits vorhandenen artikulatorischen Fähigkeiten auf, um gänzlich verloren gegangenen Artikulationen neu zu erarbeiten oder auch geringfügige phonetische Entstellungen zu korrigieren.

Als Ausgangspunkt bietet sich grundsätzlich der alveolare oder der labiale Nasal an. Die Artikulationsstellen sind für die homorganen Frikative und Plosive (z. B. /nst/ oder /mpf/ annähernd identisch. Weil aber der orale Luftstrom bei Nasalen keine kritische Größe darstellt, ist nicht selten der Kontakt zwischen Artikulator und Artikulationsstelle unvollständig. Die orale Verschlussbildung sollte durch das Zuhalten der Nase überprüft werden. Falls Zunge oder Lippen Luft entweichen lassen, sollte zuerst die orale Verschlussbildung bei Nasalen erarbeitet werden, bevor /m/ und /n/ als Ausgangsposition für die homorganen Plosive und Frikative (z. B. /mf/ oder /nst/ hergenommen werden. Das Prinzip dieser Vorgehensweise lässt sich folgendermaßen skizzieren:

- Nasale bieten viele taktile Informationen zwischen Artikulator und Artikulationsstelle.
- Der Kontakt an der Artikulationsstelle ist unabhängig vom Luftstrommechanismus und zeitlich dehnbar.

- Ein velopharyngealer Abschluss und eine kritische Hemmschwelle gegen den Luftstrom zur Schallerzeugung ist nicht erforderlich.
- Nasale sind mit stimmhafter oder stimmloser Phonation artikulierbar.

Praxistipp

Konsonantenverbindungen eignen sich oft viel besser als einfache Konsonant-Vokal-Verbindungen, um bestimmte Konsonanten zu erarbeiten. Denn es wird nicht nur die taktile Information des Kontakts zwischen Artikulator und Artikulationsstelle einbezogen, sondern sehr viel intensiver als bei einfachen Konsonant-Vokal-Verbindungen die kutanen Reizmuster, die durch den Luftstrom bei Strömungs- und Verschlusslauten entstehen. Dabei sollten die stationären Phasen gedehnt werden (Beispiel: /p:s:t:/ wie im Wort Obst.

Im Beispiel würden die Verschlussphasen der Plosive sowie die Strömungsphase des /s/ jeweils 1–2 s gehalten werden. Dadurch kommen die steuernde Funktion des Luftstroms für die artikulatorische Adduktionskraft und die zeitliche Koordination der Zielbewegungen stärker zur Wirkung.

Bei Vorliegen einer velopharyngealen Verschlussinsuffizienz sollte das Entweichen der Luft über die nasale Passage durch Zuhalten der Nase unterbunden bzw. ein Hilfsmitteleinsatz (S. 257) erwogen werden.

Vom nasalen Konsonant erfolgt die progressive Approximation zu /p/ bzw. /t/ über den Frikativ /f/ bzw. /s/:

- /m/ → /m : f :/, dann /m:f:p:/
- /n/ → /n : s :/, dann /n : s : t :/
- Anbahnen (S. 247) von /k/ über /ŋ/ oder /ç, x/: passives Anheben der Hinterzunge durch Druck von außen auf den Mundboden bei angehaltenem Phonieren von /ŋ/ (velare Verschlusskontrolle wieder über abruptes Nasezuhalten)
- /ŋ/ → /ŋç:/, dann /ŋç:k:/: der Übergang zum velaren Plosiv kann analog durch passives Anheben des Zungenkörpers mittels Druck von unten auf den Mundboden erfolgen.

Beim **phonetischen Sequenzieren** handelt es sich um eine fähigkeitsorientierte, segmentale und direkte Übungsmethode, die systematisch koartikulatorische Anforderungen beinhaltet. Es werden Prinzipien des motorischen Lernens berücksichtigt. Die Aufgabenstellungen sind spezifisch, relevant und hierarchisch aufgebaut. Die zu erarbeitenden Lautsequenzen werden in ihren Anforderungen auf die individuellen Fähigkeiten heruntergebrochen. Den Lernfortschritten angepasst wird die koartikulatorische Komplexität gesteigert. Die Methode berücksichtigt, dass gesprochene Sprache nicht auf segmentaler Basis wahrgenommen, produziert oder neural „programmiert" wird und dass die ideale artikulatorische Konfiguration eines einzeln gesprochenen Lauts in fließendem Sprechen nie erreicht wird.

Prinzipiell beginnt man zum Erarbeiten eines bestimmten Ausdrucks mit den Lautsequenzen, die der dysarthrischen Person am besten gelingen. Je nach artikulatorischen Fähigkeiten würde man den Ausdruck so konstruieren, dass der/die Patient*in während einer Therapiesitzung die Sequenz einigermaßen bewältigen kann und den Eindruck eines Lernfortschritts bekommt.

Die Vorgehensweise soll an dem Ausdruck „Ich mag Schnitzel" [içma:kʃnitsl] beispielhaft demonstriert werden:

- Fähigkeitsorientiert würde im konkreten Fall mit der Lautverbindung begonnen werden, die die geringste Entstellung aufweist. Oder aber man setzt mit dem /a/ als dem in der Regel einfachsten Laut an und erarbeitet dann den Übergang zum /g/ bzw. /k/.
- Als nächstes kann das /ʃ/ folgen und zu /akʃ/ und weiter zu /akʃn/ verschmelzen.
- Es gibt wiederum verschiedene Varianten, wie man weiter sequenziert. Entweder man macht auf der linken Seite weiter (/iç/, /içm/, /içma/, /içmakʃ/) oder auf der rechten mit /akʃni/ usw.).

Während der praktischen Durchführung können protokollierte Sequenzen, wie sie im letzten Punkt beispielhaft dargestellt sind, zur Wiederholung als Hausaufgabe mitgegeben werden.

Das Fraktionieren der einzelnen Versatzstücke sowie die Reihenfolge ihrer Bearbeitung erfolgt aus der Beobachtung, wo Probleme entstehen. Auf diese Weise wird der Fokus der Aufmerksamkeit gezielt auf die einzelnen Ziellaute und auf die Lautübergänge gelegt. Besonders die Lautübergänge an Wortgrenzen rücken dadurch ins Blickfeld. An diesen Stellen treten Lautübergänge auf, die beim strikten wortweisen Arbeiten evtl. vernachlässigt würden. Wie tief in die Feinarbeit des exakten Artikulierens eingestiegen wird, richtet sich nach dem Schweregrad der Dysarthrie und der Umsetzbarkeit durch den oder die Übende. Mit dieser Methode würden nicht nur alle potenziell möglichen lautlichen Kombinationen, die beim fließenden Sprechen vorkommen, konsequent erarbeitet, sondern es würden auch die Limitierungen der artikulatorischen Fertigkeiten sowie der Sprechmotorik insgesamt schrittweise aufgedeckt werden und in den Fokus rücken.

✔ Merke

Phonetisches Sequenzieren stimmt mit der Idee überein, dass sprechmotorisches Lernen vor allem auf somatosensorischem Feedback beruht [473] und segmentale Sprachbewegungen so programmiert sind, dass sie auditive und somatosensorische Ziele erreichen [591], [682].

Die nach der Sequenzierungsmethode an den Sprechfluss herangeführten Patient*innen lernen mehr intuitiv und implizit, was artikulatorisch im konkreten Fall passieren soll. Die Aufgabenstellungen ergeben sich nicht nur aus einer nach Defiziten zusammengestellten Wortliste und Übungssätzen, sondern vor allem auch aus den eigenen alltäglichen Äußerungen der Patient*innen. Dazu sollten zu Beginn und während der Therapiesitzungen einige Äußerungen der Patient*innen wortgenau protokolliert bzw. transkribiert werden, um sie dann in der aktuellen Therapiesitzung oder in einer darauffolgenden Therapiestunde zu bearbeiten.

Wenn es sich um schwere artikulatorische Störungen handelt, können Elemente der progressiven Approximation, des phonetischen Platzierens oder Ableitens einfließen. Gegenstand der Übungen sind entweder systematisch ausgewählte Wörter und Lautverbindungen, die das artikulatorische Störungsmuster repräsentieren oder es sind vorzugsweise spontane Patientenäußerungen, die der Korrektur auf Lautebene bedürfen.

Phonetisches Sequenzieren eignet sich für alle Schweregrade artikulatorischer Beeinträchtigungen. Auch bei leichten Defiziten lassen sich mit dieser Methode komplexe Lautsequenzen und natürliche artikulatorische Prozesse unter variierenden Tempobedingungen und prosodischen Anforderungen trainieren. Dabei können natürliche Assimilations- und Reduktionsprozesse berücksichtigt und systematisch trainiert werden, wie nachfolgender Aufgabentyp veranschaulichen soll. Bei höherem Sprechtempo lässt sich bei einem Ausdruck wie „zu Bett gehen“ auditiv nicht mehr unterscheiden, ob „zu Bett gehen“ oder aber „zu Beck gehen“ zu hören war. Der Übergang von /t/ zu /g/ kann mit der Sequenziertechnik differenziert und effektiv erarbeitet werden.

Überartikulieren

Personen mit Dysarthrie reagieren auf die sprechmotorischen Einschränkungen oft nicht „automatisch“ mit einer bewussten Anstrengung, deutlich zu sprechen. Aus dieser Erfahrung heraus wird seit jeher in der Literatur zur Dysarthrietherapie betont, dass die Sprecher*innen dazu angehalten werden sollten, bewusst langsam, laut und mit ausladenden Bewegungen besonders deutlich zu sprechen. Der Behandlungsansatz von „Be clear“ [511], für Personen mit nicht progredienten Dysarthrien entwickelt, setzt auf das Konzept des Überartikulierens. Die Autorinnen halten sich im praktischen Vorgehen eng an die Prinzipien motorischen Lernens und einen strukturierten Ablauf, wie sie das LSVT (S. 231) vorgibt. Als vorrangige Prinzipien motorischen Lernens nennen die Autorinnen: Das Stimulusmaterial basiert auf Äußerungen und Sätzen, die zusammen mit der betroffenen dysarthrischen Person erstellt wurden. Die Aufmerksamkeit wird weniger auf das „Wie“ der Ausführung der Sprechaufgaben („Sprich mit mehr ausladenden Bewegungen!“), dafür umso mehr auf das akustische Ergebnis gelenkt. Patientenäußerungen werden zwischendurch aufgenommen und dem oder der Patient*in zur Selbstbeurteilung vorgespielt. Übungseinheiten werden in randomisierten Blöcken wiederholt. Tägliche Eigenübungen und Transfer von funktionalen, alltagsrelevanten Äußerungen sind obligatorischer Bestandteil des Programms.

Eine Gruppenstudie zu dysarthrischen Personen mit progredienter Ataxie konnte zeigen, dass der „Be Clear"-Ansatz gut angenommen wurde und zu Verbesserungen der Stimme und der Verständlichkeit führte [408]. Zu ähnlichen Ergebnisse kam die Studie von Vogel et al. [718]. Die Proband*innen übten zuhause mit einer Biofeedback-Software. Sie wurden angewiesen, übermäßig deutlich zu artikulieren, tiefer einzuatmen und die Stimme bei Vokalhalteaufgaben zu kontrollieren. Die beschriebene Vorgehensweise verlangsamt das Sprechtempo und bietet den Sprecher*innen wahrscheinlich mehr Zeit für die genaue Produktion von Konsonanten, zusammen mit Verbesserungen der Stimmqualität und der Stimmsteuerung.

Leider lassen sich aus den zitierten Studien keine praktischen Schlüsse ziehen, für welche Symptomkonstellationen und Schweregrade sich die Ansätze eignen.

12.4.2 Mandibuläres System

Therapierelevante Aspekte

Primäre und sekundäre Störungsmechanismen

Beim Sprechen beeinflussen die Bewegungen des Unterkiefers unmittelbar die Bewegungen der Zunge und der Lippen. Ab einer bestimmten Kieferöffnungsweite ist das Artikulieren zuerst von Konsonanten und dann aber auch von (hohen) Vokalen nicht mehr hinreichend möglich. Kieferbewegungen müssen mit dem sensorischen Input, der von den artikulatorischen Zielbewegungen von Lippen und der Zunge ausgeht, abgestimmt werden.

✔ Merke

Analog zum Verhältnis von Haltung und distaler feinmotorischer Kontrolle der Hände stellt der Unterkiefer den Haltungshintergrund für die Feinmotorik von Lippen und Zunge. Die Koordination der mandibulären Funktion mit Lippen und Zunge steht in der artikulatorischen Behandlungshierarchie an oberster Stelle.

Das sensorische Feedback vor allem der Zunge spielt eine wesentliche Rolle bei der Steuerung und Koordination der Artikulationsbewegungen des Unterkiefers, wie es in aktuellen Theorien und Modellen zur Sprechmotorik diskutiert wird. Hierbei sind vor allem Modelle relevant, die die Wechselwirkungen zwischen sensorischem Feedback und motorischer Kontrolle (S. 45) untersuchen (DIVA-Modell [244], State-Feedback-Control-Modell [296]). Es wird angenommen, dass die Zunge kontinuierlich sensorische Signale sendet, die das Gehirn nutzen kann, um die Bewegungen des Unterkiefers in Echtzeit anzupassen und dass das zentrale Nervensystem dabei eine aktive Rolle bei der Verarbeitung von sensorischem Feedback während des Sprechens spielt. Diese Modelle postulieren, dass sensorische Signale nicht nur zur Korrektur von Fehlern und Abweichungen dienen, sondern auch zur Planung und Durchführung zukünftiger Bewegungen beitragen [296].

Der feinabgestimmte Rückkopplungsmechanismus zwischen Zunge und Unterkiefer lässt sich auch daran ablesen, dass die propriozeptiven Signale bestimmter Zungenbewegungen einen Schlussbiss verhindern. Interdentale Frikative /ð, θ/ provozieren in der Regel keine Zungenbisse.

In diesem Zusammenhang ist es für die Wahl der Therapieschwerpunkte wichtig, zwischen **primärer** und **sekundärer Bewegungsstörung** des Unterkiefers zu unterscheiden. Diese Unterscheidung soll anhand der beiden folgenden Beispiele veranschaulicht werden.

- Das bei Dysarthrien häufig auftretende Symptom „offenes Artikulieren" ist dann zu beobachten, wenn die beiden primären Artikulatoren, Lippen und Zunge, zu präzisen Lautbildungen auf Segmentebene nicht in der Lage sind. Da Kieferbewegungen an Lippen- und Zungenbewegungen eng gekoppelt sind, kommt es in diesem Fall auch zu einer (sekundären) Bewegungsstörung des Unterkiefers.
- Das zweite Beispiel betrifft das offene Artikulieren in Verbindung mit velopharyngealer Insuffizienz. Die hypernasale Artikulation von Lippen und Zunge reduziert sich auf Laute, die Halbvokalen ähneln und die relativ offen gebildet werden. Enges Artikulieren hat nur Sinn, wenn genügend Luftstrom oral fließt und an den artikulatorischen Hemmstellen zu Schallereignissen

führt. Auch dieser Zusammenhang spricht dafür, den ungenügenden Kieferschluss als sekundäres Symptom zu werten.

Von einer primären Bewegungsstörung des Unterkiefers ist dann auszugehen, wenn unabhängig vom phonetischen Kontext immer wieder die gleichen Bewegungsauffälligkeiten in Erscheinung treten. Die Bewegungseinschränkungen können die Bewegungsauslenkung beim Öffnen und/oder Schließen betreffen. Schnelle, abgestufte und flüssige Änderungen der Bewegungsrichtung können ein gravierendes Problem darstellen. Wenn die Kieferheber und -senker nicht symmetrisch arbeiten, kann das die Koordination mit den primären Artikulatoren empfindlich stören.

Bei Personen mit ataktischen Bewegungsstörungen kann auch ein Artikulieren mit übermäßiger Okklusion („geschlossenes Artikulieren"; ▶ Tab. 8.3) auftreten. Dabei ist nicht etwa die Kieferöffnung durch eine Parese behindert, eher ist eine kompensatorische Kieferanhebung zur Unterdrückung eines zerebellären Tremors oder dysmetrischer Artikulationsbewegungen zu vermuten. Beim Kauen wird diese Bewegungsanomalie dagegen selten beobachtet.

Im Übrigen können Störungen des Unterkiefers umgekehrt auch zu (sekundären) Auffälligkeiten der Zungenartikulation führen. Wie im Fallbeispiel in Kap. 11.2 illustriert, kann z. B. eine offene Kieferhaltung zu einer Rückverlagerung der Artikulation führen, da hintere Artikulationszonen für die Zunge auch bei weiter Kieferöffnung noch besser zu erreichen sind als vordere.

> ✔ **Merke**
> Die Unterscheidung nach primärer und sekundärer Bewegungsstörung ist theoretisch, sie dient jedoch als Entscheidungshilfe für die Auswahl der Behandlungsschwerpunkte. Praktisch sind oft beide Aspekte betroffen, wobei die Störungsanteile differieren können.

Haltungsaspekte

Kopfhaltung und Unterkieferbewegungen interagieren eng miteinander. Zentrales Bindeglied ist das Zungenbein, das über die suprahyalen und infrahyalen Muskeln die Verbindung mit dem Schädel und dem Schultergürtel herstellt (s. ▶ Abb. 12.2). Um die Situation für die Therapierenden zu vereinfachen, sollen zur Orientierung zwei Aspekte das praktische therapeutische Vorgehen lenken:

- Der physiologische Bewegungshintergrund des Unterkiefers ist die gekippte Beckenstellung (S. 207).
- Die Mobilisierung des Unterkiefers beginnt im Bereich der Halswirbelsäule.

> ✔ **Merke**
> Patient*innen, die längere Zeit intensivmedizinisch behandelt wurden, zeigen gelegentlich Gebissveränderungen mangels oraler Nahrungsaufnahme oder nicht mehr passendem Zahnersatz oder auch veränderte Bissflächen durch Zähneknirschen. Die Folgen sind eine fehlerhafte Okklusion mit negativen Auswirkungen auf die Halswirbelsäule, die Dynamik des Kiefergelenks und den Muskeltonus der Kiefermuskulatur. Vor der sprechtherapeutischen Intervention sollten diese Zusammenhänge zahnmedizinisch und physiotherapeutisch geklärt werden.

Behandlungsoptionen

Haltungskorrektur und Mobilisation

Maßnahmen zur Verbesserung der Haltung im Sitzen wurden bereits im Kap. 12.1 besprochen. Bevor gezielt die Funktionen des Unterkiefers beübt werden, kann eine einfache Übungsabfolge für die Halsmuskeln und die Kopfhaltung, bestehend aus Links-Rechts-Lateralflexion, Flexion – Extension, Rotation sowie Rotation und Flexion kombiniert (Kopfkreisen) stattfinden. Ein etwas aufwendigeres, bewährtes Programm für die Mobilisation des Schultergürtels und der Brustwirbelsäule ist in ▶ Tab. 12.8 zusammengestellt, ohne Anspruch auf Vollständigkeit oder auf Anwendbarkeit im Einzelfall zu erheben. Um den Unterkiefer zu mobilisieren und eine Fehlstellung der Halswirbelsäule zu korrigieren, ist es empfehlenswert, durch manuelles Führen einzugreifen.

Tab. 12.8 Übungen für die Mobilisation im Schulter- und Brustwirbelbereich.

Behandlungsschwerpunkt	Maßnahme (im Sitzen)
Mobilisation des Schultergürtels und der Brustwirbelsäule – „Schulterdreher“	• Arme entspannt neben den Oberschenkeln hängen lassen • Schulter nach vorn fallen lassen, dabei die Daumen nach innen drehen • Schultern nach hinten nehmen und die Daumen dabei nach außen drehen – einatmen • Schulter nach vorn fallen lassen, dabei die Daumen nach innen drehen – ausatmen • 3-mal wiederholen
Dehnung der Hals- und Nackenmuskulatur – „Kopfheber“	• Hände entspannt auf die Oberschenkel legen • Kopf nach links drehen und das Kinn anheben – einatmen • Kopf stark nach vorn beugen – ausatmen • Kopf nach rechts drehen und das Kinn anheben – einatmen • auf langsame Kopfbewegung achten • Wiederholen der Übung ca. 5-mal
Mobilisation des Schulter- und Nackenbereichs – „Schulterziehen“	• abwechselnd linke und rechte Schulter zu den Ohren hochziehen
Dehnen der seitlichen Hals- und Nackenmuskulatur – „Nackendreher“	• behutsam den Kopf zur rechten Schulter ziehen, dabei nicht verdrehen • Schulter nicht hochziehen • linke Schulter und Handinnenfläche langsam und so weit wie möglich nach unten schieben • ruhig weiteratmen, ca. 3-mal auf beiden Seiten wiederholen

Sensorische Stimulation

Im Fall von gravierenden mandibulären Bewegungsstörungen sollte versucht werden, über passives Bewegen eine Bewegungskontrolle wiederzuerlangen. Es empfiehlt sich nach dem Prinzip der Therapie des faziooralen Trakts (F.O.T.T.) den Unterkiefer beidhändig zu führen (zur Stabilisierung der Kopfhaltung eventuell hinter dem Patienten oder der Patientin stehend, Zeigefinger am Mentalis und Mittelfinger stützend unterm Kinn platzieren), um Asymmetrien der Adduktorenspannung zu erkennen und entsprechend zu berücksichtigen [494].

Langsames passives Auf- und Abbewegen der Mandibula dient dazu, die Propriozeptoren zu stimulieren, die für die fein abgestimmten Bewegungen beim Sprechen zuständig sind. Schnelles Bewegen führt über die Muskelspindeln zu einer Reflexantwort der Kieferschließer.

Normalerweise berühren sich die Kauflächen nicht beim Artikulieren. Daher sollte die Annäherung nur bis zum schwebenden Biss geführt werden. Wenn jedoch die kinästhetische Rückmeldung über die Stellung der Mandibula unzureichend ist, kann der Kontakt der Bissflächen zu mehr Wahrnehmung verhelfen.

> **✔ Merke**
> Die sensible Stimulation hat vermutlich keine eigenständige Wirkungsfunktion. Solange dieser Nachweis noch nicht erbracht ist, erfolgen der Einsatz und die Intensität sensibler Stimulationsformen nach dem Prinzip der unmittelbar beobachtbaren und nachvollziehbaren Wirkung auf anschließende Bewegungs-/Sprechaufgaben.

Adduktionsstörung

Die nachfolgenden Übungsvorschlägen verfolgen als wesentliches Ziel die Wiederherstellung der schwebenden Okklusion. Diese Fähigkeit ist kritisch für die Konsonantenartikulation.

Mit intensivem Üben und hochfrequentem Wiederholen der in ▶ Tab. 12.9 beschriebenen Aufgaben und dem Üben vor dem Spiegel sollte des-

Tab. 12.9 Nichtsprachliche Unterkieferübungen.

Aufgabe	Variation	Stimulationsformen
• Mund öffnen	• verschiedene Öffnungswinkel • abgestufte Bewegungen • über mehrere Sekunden in der Zielposition verharren • langsame/schnelle Bewegung	• verbal • manueller Widerstand gegen Bewegungsrichtung • Spiegel • Patient*in kontrolliert bzw. führt die Bewegungen mit eigener Hand
(öffnen –) schließen	• aus verschiedenen Öffnungswinkeln • abgestufte Bewegungen • langsame/schnelle Bewegung	
schließen – öffnen – schließen	• Kombinationen verschiedener Tempi und Öffnungswinkel	

halb versucht werden, die Schließbewegungen zu verbessern.

Diese basalen Übungen, die dem Prinzip der **„indirekten" (nichtsprachlichen) Stimulation** zuzuordnen sind, sollten von Anfang an mit Sprechaufgaben in Verbindung gebracht werden, damit die Patient*innen den Sinn solchen Übens begreifen und für selbständiges Üben motiviert sind. Bei der Auswahl der Stimuli hat es sich bewährt, alveolare Konsonanten (n, s, t) und entsprechende Konsonantenverbindungen zu verwenden. Sie „ziehen" den Unterkiefer nach oben. Übungen zur direkten Stimulation könnten nach dem Schema in ▶ Tab. 12.9 aufgebaut sein. Die Auswahl der Vokale richtet sich danach, ob die Kieferstellung während des gesamten Ausdrucks möglichst eng gehalten werden soll oder ob zwischen den konsonantischen Segmenten eine dynamische Kieferbewegung stattfinden soll.

Eine weitere kritische Variable ist die Geschwindigkeit, mit der die Schließbewegung erfolgt. Wenn sie zu langsam ist, dann verwischt sich der Kontrast zwischen kurzen und langen Vokalen. Für die Realisierung eines kurzen Vokals wie in „satt" muss sich auf die Öffnungsbewegung zum Vokal /a/ unverzögert eine Bewegungsumkehr und eine schnelle Adduktionsbewegung bis zur schwebenden Okklusion anschließen, andernfalls ist das Ergebnis das Wort „Saat". Die Unterkieferübungen (▶ Tab. 12.9) und die Sprechübungen (▶ Tab. 12.10) sollten diese Aspekte berücksichtigen.

Praxistipp

Diese Art von Sprechaufgaben (▶ Tab. 12.10) lassen sich selbst bei gravierender Artikulationsstörung mit konsonantisch anspruchsvolleren Aufgaben (z. B. mit Wörtern/Sätzen wie „Stein" oder „Carl Zeiss war mal pleite.") und offenen Vokalen durchführen, indem die Artikulationsgesten stumm ausgeführt werden. Dadurch soll die Aufmerksamkeit nicht auf das akustische Resultat, sondern vorrangig auf das weite Öffnen und vor allem auf den Kieferschluss gelenkt werden.

Abduktionsstörung

Es gibt verschiedene Ursachen, warum der Kiefer beim Sprechen nicht aufmacht. Es kann an der Tonisierung der Adduktoren liegen, dass der Unterkiefer sich zu wenig absenken lässt. In minder schweren Fällen kann das Öffnen durch Widerstand gegen die Abduktionsbewegung fazilitiert werden. In Kombination mit der Aufforderung, den Kiefer abzusenken wird mit der einen Hand Druck auf den Unterkiefer gegeben und mit der anderen der Hinterkopf gehalten, um eine Extension der Halswirbelsäule zu vermeiden. Zur Intensivierung der kinästhetischen Rückmeldung sollte die geöffnete Kieferstellung für mehrere Sekunden beibehalten werden. Die Schließbewegung erfolgt so langsam wie möglich und mit fein dosiertem Widerstand gegen die Bewegungsrichtung, um die muskuläre Reflexantwort zu rekrutieren und um den propriozeptiven Input zu verstärken.

Tab. 12.10 Schließ- und Öffnungsbewegungen für den Unterkiefer mit sprachlichen Stimuli.

Segmentstruktur	Natürliche Wörter	Nichtwörter
K + V + K, K + V: + K	nun, tut, nies, Saat vs. satt nein, taut, sein	nin, din, /tit/ vs. /ti:t/ naun
K + V + KK	niest, sind deutsch, tauscht	nins neits
KK + V + K	stieß, Schnitt Steiß, staun	schnin tsneun
KK + V + KK	schnitzt schnauzt	tsnitzt tscheust
K + V + KKK	Dunst	tisnt

K: Konsonant, V: Vokal, Doppelpunkt: langer Vokal

In seltenen Fällen verhindert ein sehr hoher Tonus der Adduktorenmuskeln (M. masseter, M. temporalis), wie er gelegentlich bei Hirnstammschädigungen auftritt, das Absenken der Mandibula. Im Extremfall kommt es zum tonischen Krampf, der über viele Monate anhalten kann und eine nichtorale Form der Ernährung notwendig macht. Entspannung der Muskeln kann durch tiefgekühlte Kompressen (Gelkissen) versucht werden. Wärme kann ebenfalls tonusmindernd wirken. Ein hypomobiler Kiefer kann in Kombination mit thermischem Reiz und mit Spateln, die übereinander geschoben werden, aufgedehnt werden. Die Anzahl der Spatel, das Maß der Dehnungsweite und die Dauer der Anwendung müssen im Einzelfall herausgefunden werden. Es gibt im Fachhandel spezielle Kieferdehner, die auch in Selbsttherapie oder von Hilfspersonen eingesetzt werden können.

12.4.3 Labiomandibuläres System

Therapierelevante Aspekte

Die für das Sprechen relevanten labialen Bewegungskategorien sind das Öffnen (Abduzieren), das Schließen (Adduzieren), das Spreizen (bei geöffneten oder geschlossenen Lippen), die Protrusion der Lippen sowie das Heranziehen der Unterlippe. Die erwähnten Bewegungsanforderungen treten je nach phonetischem Kontext auch kombiniert in Erscheinung. Es können einzelne oder mehrere Aspekte dieser artikulatorischen Anforderungen erschwert sein. Die motorischen Anforderungen an die Lippen variieren je nach phonetischem Kontext erheblich.

Grundsätzlich sind **zwei Varianten** des Zusammenspiels von Unterkiefer und Lippen zu unterscheiden. Die eine Variante betrifft die gleichsinnigen und die andere die gegenläufigen Bewegungen der beiden Artikulatoren. Mit gegenläufig ist gemeint, wenn parallel zur (schwebenden) Kieferokklusion eine Lippenöffnung stattfindet, wie es im Wort „sitzt" mit einem geschlossenen Vokal und mehreren Vorderzungenkonsonanten der Fall ist.

Eine **gleichsinnige Bewegung** findet statt, wenn mit der Okklusion ein Lippenschluss einhergeht. Dabei zeigt der Grad der Okklusion verschiedene Abstufungen, die sich aus dem phonetischen Kontext ergeben, wie mit Ausdrücken wie „Kopfball" und „du schimpfst" gezeigt werden kann. Im ersten Beispiel stellt der Übergang vom /p/ zum /f/ in „Kopf" hohe feinmotorische Anforderungen an die Lippen, die am besten mit Kieferschluss zu bewältigen sind. Aber bereits vom /f/ zum /b/ senkt sich der Kiefer noch während der labialen Verschlussphase, die artikulatorische Weite des Silbenreims /al/ vorwegnehmend. Es findet also eine ausgeprägte Bewegungsdynamik des Unterkiefers statt, während der labiale Verschluss noch besteht. Die Lippen müssen während des Absenkens des Unterkiefers den Verschluss noch für einen Moment halten und dem oralen Luftdruck standhalten.

> ✔ **Merke**
> Unterkiefer und Lippen verhalten sich beim Sprechen sowohl gleichsinnig als auch gegenläufig zueinander. Gleichsinnig heißt, dass der Unterkiefer sich anhebt und es erfolgt dabei ein Lippenschluss. Sie bewegen sich gegenläufig zueinander, wenn der Kiefer öffnet bzw. relativ offen bleibt, während die Lippen schließen (z. B. in „Lama"). Im umgekehrten Fall sind die Lippen abduziert während der Kiefer in schwebender Okklusion steht (z. B. in „zisch'n").

Im zweiten Beispiel („schimpfst") finden aufgrund des Kontexts von /i/ und /pfst/ die Lippenbewegungen auf viel engerem Raum und mit fast statischem Unterkiefer statt, wobei die Feinmotorik der Lippen in höchstem Maß gefordert wird. Falls die Lippen die geforderte Abduktion, also **gegenläufig** zum Kieferschluss, nicht oder nur unzureichend leisten können, kompensiert der Unterkiefer diese Störung, indem er sich absenkt bzw. sich nicht bis zur schwebenden Okklusion anhebt. Ein zu weiter Kieferöffnungswinkel stört die Artikulation der konsonantischen Umgebung. Die Konsonantenfolge, bestehend aus labialen Affrikaten und alveolarem Frikativ, kann nur bei kleinem Kieferöffnungswinkel – idealerweise bei schwebender Okklusion – korrekt gebildet werden.

Die Beispiele zeigen, dass Lippen und Unterkieferbewegungen koartikulatorisch ineinandergreifen. Die Behandlung der Lippenfunktion kann deshalb nicht losgelöst von der Position und den Bewegungen des Unterkiefers geschehen. Der Unterkiefer sollte im Moment der gezielten Stimulation der Lippen systematisch einbezogen werden.

> ✔ **Merke**
> Das kraniomandibuläre und das periorale System kontrollieren als funktionelle Einheit (S. 35) die Mundöffnung und die damit zusammenhängende artikulatorische Lautbildung. In Abhängigkeit von der Kieferposition variieren die Einstellungen der Lippen erheblich voneinander, um eine bestimmte phonetische Zielkategorie zu erfüllen.

Ein anderer, manchmal spontan entstehender **Kompensationsmechanismus** für eine gestörte labiale Abduktion ist das Spreizen der Lippen. Es wird im Einzelfall zu prüfen sein, ob dieses Verhalten auch für andere Kontexte eine brauchbare Kompensation darstellt oder eher maladaptiv (S. 200) ist. Falls die normale Funktion der Abduktion nicht mehr gelernt werden kann, könnte versucht werden, das Lippenspreizen – möglicherweise nur einseitig – systematisch zu etablieren, um in Kombination mit dem Kieferschluss eine Schallöffnung herzustellen.

Ebenfalls ein häufiges Symptom einer gestörten Lippenfunktion ist eine angespannte und oft zusätzlich hochgezogene Oberlippe. Es hat vermutlich verschiedene Ursachen, weshalb die Oberlippe selektiv in dieser Weise betroffen ist. So kann die generelle physische Sprechanstrengung zu Anspannung führen. Die Oberlippe ist mit der Muskulatur des Mittelgesichts direkt verbunden und steht mit ihr in funktionalem Wechselspiel, während die Unterlippe mehr zum Unterkiefer gehört und mit dem Platysma zusammenwirkt. Entsprechend kann auch die Unterlippe selektiv – ein- oder beidseitig – angespannt und herabgezogen sein, sobald Sprechaktivität erfolgt.

Behandlungsoptionen

Sensorische Stimulation

Die Lippen sind für die Applikation von Reizen (Tapping, Temperaturreize, Dehnen) gut zugänglich. Langsames Ziehen hat sich bei angespannter, hochgezogener Oberlippe bewährt, um zumindest eine kurzfristige Entspannung der Muskeln zu erzielen und um im direkten Anschluss artikulatorische Lippenbewegungen zu ermöglichen. In einzelnen Fällen lernen Patient*innen, diese Technik selbst während des Sprechens anzuwenden.

Spezifische Übungen zur Funktionsanbahnung

Die weit verbreiteten sog. Fazialisübungen, die das gesamte Spektrum möglicher Lippenbewegungen zur Behandlung von zentralen Fazialisparesen umfassen, sollen hier nicht systematisch dargestellt und diskutiert werden. Trotz der kritischen Evidenzlage bespricht dieser Abschnitt nichtsprachliche Aufgaben, die dem spezifischen Anbahnen artikulatorischer Bewegungen dienen (▸ Tab. 12.11). Bei vorhandenem Potenzial sollten nach wenigen Therapieeinheiten phonetisch verwertbare Lippengesten etabliert sein.

Aus phonetischer Sicht erscheint, wie oben beschrieben, die Wiederherstellung oder Verbesserung der labialen Abduktionsbewegungen bei engem Kieferwinkel als essenziell.

Nicht immer ist es einfacher, die selektive Lippenöffnung als nichtsprachliche Aufgabe zu bewältigen. Es kann sogar die nonverbale Aufgabe schwieriger sein als die phonetische Umsetzung. Erfahrungsgemäß fallen die meisten Lippenbewegungen und Lippeneinstellungen bei geringer Kieferöffnung leichter. Entsprechend werden die Lippenübungen mit leicht geöffnetem Kiefer (Abstand der Bissflächen etwa 3–5 mm) begonnen. Es sollte dieser Kieferwinkel möglichst stabil gehalten werden. Manchmal fällt es schwer, die Position zu halten, weil der Unterkiefer sich wie unter Zwang mit den Lippen bewegt. In solchen Fällen sollte versucht werden, dieses Muster zu durchbrechen, indem der Unterkiefer manuell (oder mit Beißblock/Spatel) in der gewünschten Position gehalten wird. Geringfügige Mitbewegungen sind vermutlich physiologisch.

- **Lockerer Lippenschluss** bei leicht geöffnetem Kiefer: Der Lippenschluss soll über etwa 10 s ruhig gehalten werden. Diese Aufgabe ist unter Umständen gar nicht so einfach, wie es auf den ersten Blick den Anschein hat. Für Patient*innen, die längere Zeit apallisch oder komatös waren, die des Öfteren starke Verformungen beider Kiefer und der Zahnstellung davontragen, kann ein kompletter Lippenschluss sogar unmöglich sein. Probleme mit dem Lippenschluss entstehen auch bei ausgeprägten einseitigen Tonisierungen der labialen und perioralen Muskeln oder bei angespannter, hochgezogener Oberlippe. Die bloße Aufforderung bzw. das intentionale (willentliche) Bemühen um den Lippenschluss kann zu unerwünschten Anspannungen und Kontraktionen führen. Gegebenenfalls kann durch manuelles Ausstreichen und Dehnen der perioralen Muskeln in zentripedaler Richtung versucht

Tab. 12.11 Anbahnung von Lippenbewegungen.

Lippenaktion	Phonetischer Bezug	Stimulationsform	Variation
Lockerer Lippenschluss • bei leicht geöffnetem Kiefer • Schließen – öffnen abduzieren (+ spreizen)	bilabialer Verschlusslaut: m, b, p	• verbal und imitatorisch • wechselnd die Oberlippe oder Unterlippe festhalten • Mentalismuskel nach oben schieben und gleichzeitig die Oberlippe festhalten • die nicht oder weniger betroffene Seite manuell festhalten • Unterkiefer manuell in stabiler Position halten • verschiedene Öffnungsgrade • ein Stück Papier/Spatel zwischen den Lippen halten • Luft an den Lippen stauen, Lippen blähen	• Hemmen der Oberlippe • Hemmen der Unterlippe • Zunge interdental
Geschlossene Protrusion Lippenschluss + Protrusion (spitzer Kussmund)	bilabialer Verschlusslaut im Kontext von gerundetem Vokal, z. B. mö, ob, pu	verschiedene Kieferöffnungswinkel mit den Lippen einen Stift/Hülse oder andere längliche Gegenstände mit größerem Durchmesser umschließen	Zunge interdental
Selektivität der Lippen Lippenschluss + Protrusion – Abduktion	bilabialer Konsonant mit nachfolgendem gerundetem Vokal, z. B. mu, bö,	verbal auffordern	• Hemmen der linken Lippenhälfte • Hemmen der rechten Lippenhälfte

werden, die Spannungsverhältnisse auszugleichen. Diese Übung korreliert mit dem neutralen Lippenschluss bei /m/ im Kontext nicht gerundeter Vokale. Wenn die Wahrnehmung dafür fehlt, ob der Lippenschluss komplett ist oder wenn der Kontakt nicht über mehrere Sekunden gehalten wird, kann als Verstärker ein Holzspatel zwischen die Lippen genommen werden.
- **Geschlossene Protrusion** (spitzer Kussmund): Sie berücksichtigt die Koartikulation eines bilabialen Verschlusses mit einem gerundeten Vokal (z. B. /mo/ wie in „Mond").
- **Selektivität der Lippenbewegungen:** Dazu werden die geschlossenen Lippen bei möglichst gleichbleibendem Kieferwinkel geöffnet. Es ist zweckmäßig, die Stabilität der Mandibula manuell zu kontrollieren. Eine andere Möglichkeit, die Position des Unterkiefers zu kontrollieren und ruhig zu halten, besteht darin, die Zunge etwas zwischen die Zähne zu schieben und locker draufzubeißen. Im ersten Anlauf ist diese zusätzliche Beteiligung der Zunge an dieser Übung nicht immer zu bewerkstelligen und erfordert einzelne Erarbeitungsschritte. Die interdentale Positionierung der Zunge ist gleich eine zweckvolle Vorübung, wenn die Zunge den Schwerpunkt bildet, und die Koartikulation von Unterkiefer und Lippen kontrolliert werden soll. Die Selektivität der Lippen kann noch stärker stimuliert werden, wenn abwechselnd die Beteiligung der Oberlippe oder der Unterlippe manuell gehemmt wird.

Die Lippenbewegungen bei leicht offener, jedoch relativ statischer Position des Unterkiefers haben eine phonetische Relevanz. Die Koartikulation von Mandibula und Lippen im Beispiel „Backwaren" zeigt während des bilabialen Verschlusses beim /b/ eine relativ weite Kieferöffnung, die im /a/ unwesentlich größer wird, weil es ein kurzes /a/ ist. Dieser Öffnungsgrad wird bis zum /v/ unwesentlich verändert, weil die Unterlippe so leichter an die oberen Schneidezähne adduziert werden kann.

Labiale Artikulation

Bei schweren labialen Einschränkungen werden, wie im letzten Abschnitt beschrieben, passive und aktive nonverbale Bewegungsübungen vorgeschaltet, um nach dem Prinzip der phonetischen Ableitung (S. 234) vom Lippenschluss zum bilabialen Verschlusslaut /m/ überzugehen. Auf dieser Stufe wird bereits die Koartikulation mit dem Unterkiefer bzw. mit potenziellen Vokalkontexten berücksichtigt.

Erarbeiten der bilabialen und labiodentalen Verschluss- und Reibelaute.
- Unter Beibehaltung des Lippenschlusses für den Konsonanten /m/ senkt sich der Unterkiefer so weit ab, dass der Lippenschluss gerade noch gehalten werden kann. Dies entspricht der Koartikulation von /m/ mit einem nachfolgenden /a/.
- Umgekehrt sollte das /m/ auch mit Kieferschluss gebildet werden.
- Weitere koartikulatorische Varianten für das /m/ beinhalten die Kombination mit Lippenprotrusion und Kieferöffnung bzw. -schluss (für einen nachfolgenden gerundeten Vokal oder alveolaren Konsonanten, z. B. /s/) oder leichtem Spreizen kombiniert mit leichter Kieferöffnung sowie Kieferschluss.
- Der nächste Schritt beinhaltet nicht notwendigerweise, das /m/ mit einem Vokal zu verbinden. Dem Prinzip der progressiven Approximation (S. 234) folgend schließt sich an das /m/ ein /f/ an. Ein /p/ anzuschließen wäre ebenfalls möglich, jedoch hat sich des Öfteren der Übergang zum /f/ als leichter umsetzbar bewährt. Das /m/ sollte dazu, um das /f/ koartikulatorisch vorzubereiten, mit Kieferschluss und leichter Lippenspreizung gebildet werden. Falls es nötig ist, kann dieser Übergang durch manuelles Führen angebahnt werden.
  Bisweilen ist der Übergang von festem Lippenschluss zu schwachem Kontakt, an dem die Luft etwas entweichen kann, deshalb schwierig, weil der/die Patient*in meint, er/sie müsste die Lippen öffnen. Tatsächlich sollte der Kontakt nicht sichtbar aufgegeben werden, sondern durch geringere Unterlippenspannung nur medial verringert werden, während die Risoriusmuskeln in Form eines leichten Lippenspreizens leicht kontrahieren.
  Es ist zu beachten, dass derart feine Änderungen der Adduktionskraft anfangs zu mühsamer Kleinarbeit führen können. Aber die Mühe sollte es wert sein, wenn das Ergebnis anschließend ein /f/ ist, das nicht durch das eher kontraproduktive Auf-die-Unterlippe-Beißen angebahnt wurde.

- Das /f/ sollte, sobald es ein annähernd erkennbarer Frikativ geworden ist, gehalten und auf maximale Exspirationsdauer ausgedehnt werden (/mf : :/). Auch diese Konsonantenverbindung sollte koartikulatorisch variiert werden, indem sie mit Lippenprotrusion erarbeitet wird. Paretische Bewegungseinschränkungen können möglicherweise eine korrekte und symmetrische Lippenkonfiguration verhindern. Entscheidend für das Ergebnis ist, dass ein /f/-ähnlicher Konsonant entsteht.
- Im nächsten Schritt schließt sich an das /f/ gleichsam organisch ein /p/ an und führt zu der Konsonantenfolge /mf : : p/. Auch hierbei soll der (schwebende) Kieferschluss gehalten werden.

Der **Wechsel vom Frikativ zum Plosiv** vermittelt einen starken aerodynamischen Kontrast. Zur Schulung der Wahrnehmung und der feinmotorischen Kontrolle wird die Verschlussphase gedehnt. Dadurch wird das Wechselspiel zwischen Exspirationsdruck und muskulärem Widerstand und gleichzeitig das Gefühl für das **passive Moment der Verschlusslösung** durch den Luftdruck stimuliert. Das damit verbundene sensorische Geschehen steuert die motorischen Vorgänge. Die herkömmliche Bezeichnung „Sprenglaut" für Plosive drückt diesen Mechanismus anschaulicher aus.

Scheinbar schwierige Konsonantenverbindungen gelingen bisweilen besser als weniger komplexe Konsonant-Vokal-Abfolgen. Das Herauslösen der einzelnen Konsonanten aus dieser Verbindung und der Transfer in eine Silbe oder ein Wort müssen nicht auf Anhieb genauso gut gelingen. Als Zwischenschritt kann ausprobiert werden, ob z. B. ein /f/ im Anlaut zunächst besser gelingt, wenn noch ein /m/ vorgeschaltet ist (z. B. statt „fit" /mfit/). Es hat sich bewährt, wenn solche Übungen als Zwischenschritt geflüstert werden. Es wurde schon an anderer Stelle darauf hingewiesen, dass sich ohne Stimmton die sensorischen Informationen des Luftstroms intensivieren.

Die **labiale Affrikate** /pf/ kann ähnlich erarbeitet werden. Dazu gibt es verschiedene Annäherungen. Man geht wieder vom /m/ aus und staut die Luft an den Lippen, bevor sie kontrolliert als Frikativ entweichen darf (/m^{p} : : f : :/). Eine andere Kombination wäre /mf:p:f/, wobei auch die Verschlussphase 1–2 s gehalten wird, um den Übergang zum /f/ zu kontrollieren.

Der gleichzeitige Kieferschluss sollte von Anfang an systematisch miteinbezogen werden. Es sollten darüber hinaus vorrangig hohe sowie hohe gerundete Vokale ausgewählt werden, um die feinmotorischen Anforderungen zu intensivieren, aber auch um die Übergänge zu den alveolaren Konsonanten (z. B. „impft", „fit", „füt" usw.) vorzubereiten. Mit dieser Vorgehensweise wird die Bewegungsökonomie berücksichtigt, nämlich auf möglichst engem Raum mit geringem Bewegungsaufwand ein brauchbares akustisches Ergebnis zu erzielen, aber auch um koartikulatorische Prozesse einzubeziehen.

Praxistipp

Die Lippen sollten zur besseren Viskosität immer angefeuchtet oder gefettet sein.

12.4.4 Linguomandibuläres System

Therapierelevante Aspekte

Die artikulatorischen Störungen der Zunge sind anders als bei den sichtbaren Lippenbewegungen nur durch eine auditive Befunderhebung der Lautbildung erschließbar. Aber es ist mindestens genauso wichtig wie die defizitorientierte Herangehensweise, die Bewegungspotenziale zu erfassen. In einer Art **diagnostischer Therapie** lässt sich durch systematische Variation der Lautfolgen annäherungsweise das vorhandene Bewegungsrepertoire herausfinden. Die Unterscheidung nach sonoranten (z. B. /m/, /n/, /l/, /r/), und obstruenten Lautfolgen (Plosive und Frikative; s. ▶ Tab. 12.2) kann für die Therapie verwertbare Hinweise darüber liefern, wie stark die Zunge von aerodynamischen Bedingungen beeinflusst wird und wie kompetent sie mit Konsonantenhäufungen umgeht.

Die Störungen der vokalischen Lautbildung lassen sich auditiv häufig als Zentralisierung beschreiben. Einen gewissen Aufschluss kann das Abprüfen einzelner Vokale oder Silben bei weiter Kieferöffnung (evtl. mit Beißblock, wie beim Korkensprechen) geben. Bemerkenswert sind Seitenunterschiede (Abkippen des Zungenköpers zu einer Seite), zu geringe konvexe Formung sowie Vor- oder Rückverlagerung und zu geringe Anhebung. Manchmal decken erst mehrfache Wiederholungen die Abweichungen auf, möglicherweise auch als Anzeichen von rascher Ermüdung oder Spannungsaufbau.

Bei lingualen Konsonanten ist im Normalfall die Bewegungsauslenkung der Zunge nur über den auditiven Eindruck zu erschließen. Bei offener Artikulation können wir vielleicht einige Artikulationsbewegungen direkt beobachten, aber daraus können wir keine brauchbaren Schlüsse ziehen. Ein zu weiter Artikulationsraum erlaubt keine differenzierten oder präzisen Artikulationsbewegungen. Nur Lautfolgen, die ein /l/ oder einen velaren Konsonanten im Kontext offener Vokale beinhalten, erlauben für die Therapie verwertbare Einblicke in den Mundraum.

Behandlungsoptionen

Sensorische Stimulation

Die Vorschläge, mit welchen Reizformen die Zungenmuskeln zur Kontraktion angeregt werden können, reichen von Kältereizen mit geeisten Wattestäbchen, Applikation von Vibration mit elektrischen Zahnbürsten bis zu Druck mit Finger oder einem Spatel (z. B. [148], [494]). Als weitere Maßnahme, um bei stark eingeschränkter Bewegungsfähigkeit der Zunge die Protrusion und Anhebung der Vorder- und Hinterzunge zu stimulieren, wird das passive Bewegen in die verschiedenen Bewegungsrichtungen vorgeschlagen. Hinsichtlich der Wirkung solcher Maßnahmen gibt es weder positive noch negative Evidenz [175]. Bestenfalls wird dem Dehnungsreiz eine kräftigende Wirkung beigemessen.

Es darf aufgrund des komplexen muskulären Aufbaus der Zunge (S. 28) (s. ▸ Tab. 2.5) und der begrenzten Zugänglichkeit einzelner Muskeln, bezweifelt werden, dass spezifisch stimuliert werden kann. Aus diesem Grund erscheint eine konservative Vorgehensweise angemessen, die sich auf ein Dehnen der Zunge beschränkt.

Spezifische Übungen zur Funktionsanbahnung

Die Zunge kann sich in sehr viele Richtungen bewegen, und sie kann sich vielgestaltig verformen. Für das Sprechen wird nur ein Teil der Bewegungsmöglichkeiten genutzt. Es gibt keinen überzeugenden Grund, Bewegungen zu trainieren, bei denen die Zunge weit über die Zahnreihe hinausragt. Ebenso sind Bewegungen der Zunge bei weit geöffnetem Kiefer phonetisch kaum relevant, sofern sie nicht mit der Positionierung zur Bildung von Vokalen korrespondieren. Natürlich wäre es wünschenswert, dass die Zunge über ihre normale Auslenkung verfügt. Aber die für das Sprechen relevanten Zungenbewegungen (S. 153) finden im Mundraum statt. Man sollte sich aus Zeitgründen auf das unbedingt notwendige Bewegungsrepertoire beschränken (▸ Tab. 12.12). Die horizontale Positionierung der Zunge sollte mindestens bis an die Zähne reichen. Besser ist es, wenn die vorderen Zungenränder es zwischen die Bissflächen schaffen. Es genügt auch, wenn die Vorderzunge bei halbgeschlossenem Kiefer (etwa wie bei mittelhohem Vokal) die alveolare Artikulationsstelle erreicht. Hingegen fazilitiert ein großer Kieferöffnungswinkel die Anhebung der Hinterzunge. Was die extrinsischen Zungenmuskeln betrifft, können die Übungen also auf zwei Bewegungsrichtungen bzw. auf zwei Zungenabschnitte innerhalb des Mundraums beschränkt werden:

- auf die Protrusion bis an (bzw. zwischen) die Zähne,
- auf die Elevation der Zungenspitze und der Hinterzunge.

Für das nonverbale Beüben der intrinsischen Muskeln bietet sich die **Pleuelübung** an, um die für hohe Vokale sowie palatale und velare Konsonanten relevante, konvexe Formung der Zungenoberfläche zu bilden. Es handelt sich vom Zweck her

Tab. 12.12 Anbahnung nonverbaler Zungenbewegungen innerhalb des Mundraums.

Bewegungsfunktion der Zunge	Stimulusformen	Mandibuläre Variationen
Elevation	Widerstand, Imitation, verbale Instruktion	Kiefer halb geöffnet/lockerer Kieferschluss (schwebende Okklusion).
Protrusion		
Wölben	Pleuelübung	

- Sobald die Silbe bzw. der Vokal mit dieser minimalen Zungenbewegung gesprochen werden kann, wird die Aufgabe geflüstert. Dadurch nimmt die Luftvolumengeschwindigkeit zu und das /i/ wird zum /ç/ und zum somatosensorischen Ereignis.
- Das so erzielte /ç/ wird zum Ausgangspunkt für weitere Überleitungsversuche nach dem Prinzip der progressiven Approximation. Dieses Vorgehen könnte man als präpalatale Variante der Anbahnung von palatalen und velaren Konstriktionen bezeichnen. Anderen Personen mit Dysarthrie hilft dagegen mehr die velare Variante, die von hinteren Vokalen unterstützt wird wie in „Kuckuck" oder „Kuchen".

Die bisherigen Ausführungen gingen davon aus, dass das Lautinventar durch Bewegungseinschränkungen unvollständig oder nur sehr entstellt realisiert werden kann und Teilbewegungen mit den Methoden des phonetischen Platzierens, Ableitens und der progressiven Approximation angebahnt werden müssen. Mit der Methode des phonetischen Sequenzierens (S. 234) können Artikulationsprozesse korrigiert und verfeinert werden.

Vokalartikulation

Vokale sind transitorische Ereignisse. Sie haben keine stationäre Phase wie die Konsonanten. Aufgaben, bei denen Vokale als Einzellaute erarbeitet werden, stimulieren die sprechmotorischen Fähigkeiten daher eher unspezifisch. Vokale erarbeitet man sinnvollerweise möglichst im konsonantischen oder auch im vokalischen Kontext. Die Übungssystematik richtet man nach der Vokalqualität bezogen auf die Zungenposition (offen = tief, geschlossen = hoch, vorn = palatal, hinten = velar). Aus dieser einfachen Einteilung, die den drei Eckpunkten des Vokaldreiecks (/i/ bzw. /y/, /a/, /u/) entspricht, ergeben sich verschiedene Varianten für grundlegende Artikulationsübungen. Beim folgenden Schema wurde der konsonantische Kontext so gewählt, dass er die Position der Zunge in Richtung vorn oder hinten koartikulatorisch steuert:

- Vorne, geschlossen im Kontext von alveolaren Konsonanten, z. B. nie, Sinn, süß
- Vorne (halb-)offen im Kontext von alveolaren Konsonanten, z. B. nähen, zäh
- Hinten, geschlossen im Kontext von velaren Konsonanten, z. B. guck, Kuh
- Hinten, (halb-)offen im Kontext von velaren Konsonanten, z. B. Kohl, Koch
- „Hinten", offen im Kontext von velaren Konsonanten, z. B. ach, Gang, Kahn

Diese Übungen mit den sog. **Kardinalvokalen** eignen sich, sie auch flüsternd durchzuführen. An der Engstelle zwischen Zunge und Gaumen entstehen spür- und hörbare Luftwirbel, die die Wahrnehmung für die vertikale Positionierung verstärken.

Natürlich bietet es sich an, nach dem gleichen Schema, die vokalischen Zwischenstufen in verschiedenen konsonantischen Kontexten durchzuvariieren und um mehrsilbige Ausdrücke zu erweitern.

Die dynamischen Anforderungen an das Zusammenspiel von Zunge und Mandibula werden durch systematische Variation von Doppelvokalen (i-a, i-e) bzw. Diphtongen (a-i, o-i, a-u) gesteigert. Diese Vokalfolgen werden sinnvollerweise nicht isoliert, sondern systematisch – den Bedürfnissen und Fähigkeiten der Person mit Dysarthrie angepasst – in konsonantischen Kontexten geübt, z. B. kein, Kauk (asien), Rauch, scheu, Scheune usw. Vokalverbindungen an Wort- oder Silbengrenzen, die mit dem Glottisschlag /ʔ/ markiert werden, sollten ebenfalls in die Übungen einbezogen werden, z. B. dieʔandere, das Eiʔist, derʔalte usw.

Es sollte bei der Erarbeitung der Vokale genauso akribisch wie bei den Konsonanten auf die Kieferbewegungen geachtet werden. Diphthonge verschärfen die Problematik des Kieferschlusses. Wenn es sich um fallende Diphthonge (z. B. /ai/, /oi/ oder /au/) handelt, deren zweites Element also geschlossener ist als das erste, sollte die Schließbewegung des Unterkiefers ganz gezielt geübt werden. Steigende Diphthonge (z. B. /iɐ/) oder unechte Diphthonge (z. B. Chaos /ˈkaːɔs/, Theater /teˈaːtər/), kommen einer Kieferheberschwäche entgegen. Diese Diphthonge sollten möglichst mit Übergang zu einem Konsonanten geübt werden (z. B. Hirse /hiɐzə/, hier zieht's /hiɐtsiːts/).

Zur Aktivierung der balancierten Zungenkontraktionen kann der Unterkiefer mit Beißblöcken in wechselnden Abständen fixiert werden, um die einzelnen Vokale bei verschiedenen Öffnungswinkeln zu artikulieren. Vokalübungen mit fixiertem

Unterkiefer erfolgen auch in konsonantischem Kontext.

Instrumentelles Feedback

Es sind vor allem zwei Techniken (S. 122) zu nennen: Elektropalatografie (EPG) und Elektromyografie (EMG). Die EPG-Technik bietet eine sinnvolle Ergänzung, wenn es darum geht, neue Bewegungs- und Kontaktmuster der Zunge am harten Gaumen zu etablieren. Am Anfang des Lernprozesses werden relativ künstliche, statische Positionen der Zunge eingeübt; stimmliche Aktivitäten und Luftstrom spielen auf dieser Stufe noch keine Rolle. Die nächsten Schritte beinhalten mehr und mehr dynamische Aspekte, indem Übergänge von einem Konsonanten zum nächsten „in Zeitlupe" erarbeitet werden. Der Transfer in natürliche sprachliche Kontexte erfolgt dann ohne gleichzeitiges visuelles Feedback. Die Bewegungen bzw. Kontaktmuster werden weiterhin aufgezeichnet, um sie dann anschließend einer Bewertung im Sinne eines verzögerten Feedbacks zu unterziehen.

Zusatzinfo

Instrumentelles Feedback

Die Idee hinter instrumentellem externem Feedback besteht darin, ein bestimmtes Verhalten unter Kontrolle zu bekommen, ohne explizit wissen zu müssen, wie man dahin gelangt. Die Verformung und die Kontaktmuster der Zunge werden auch im Normalfall nur eingeschränkt wahrgenommen.

Am Beispiel der Elektropalatografie (EPG) soll der Aspekt der Spezifität, aber auch der Limitiertheit technischer Hilfsmittel verdeutlicht werden. EPG visualisiert mit einem individuell angepassten künstlichen Gaumen am Computerbildschirm das Kontaktmuster (S. 126) zwischen Zunge und hartem Gaumen. Dadurch erhält die Person mit Dysarthrie einen direkten Zugang, die Kontaktmuster der Zunge unter Kontrolle zu bekommen. Die Aufgabe besteht darin, vorgegebene artikulatorische Kontaktmuster nachzuahmen. Dazu ist auch der oder die Therapierende im Feedbackmodus über einen eigenen künstlichen Gaumen mit dem Gerät verbunden und kann kleinschrittige Vorgaben machen, wie der/die Patient*in sich an das Ziel heranarbeiten soll. In begrenztem Umfang kann auch die Dynamik von Artikulationsbewegungen, z. B. die Wechsel bei Konsonantenfolgen von einer Haltephase zur nächsten sichtbar gemacht werden, z. B. die Übergänge von /n/ zu /sch/, von /s/ zu /sch/ oder von /s/ zu /t/. Mit dieser Technik können spezifische, aber implizite Informationen über das artikulatorische Verhalten der Zunge vermittelt werden, die sonst wenig bis gar nicht verfügbar sind.

Ein Nachteil des Verfahrens ist, dass der Kontakt der Hinterzunge mit dem weichen Gaumen nicht abgebildet wird. Dies stellt eine gravierende Einschränkung dar, da die Bewegungen der Hinterzunge therapeutisch nur begrenzt konventionell stimulierbar sind. Das Feedback beschränkt sich im Wesentlichen auf die statische Positionierung der Zunge bei einer kleinen Anzahl von Konsonanten. Auch werden Parameter wie normale Kontaktzeit (Timing), Adduktionsdruck (Kraft) und Luftstrom (Aerodynamik) nicht erfasst. Es ist zu beachten, dass ein „korrektes" Kontaktmuster nicht unbedingt ein akzeptables akustisches Ereignis zur Folge haben muss. Umgekehrt kann ein leicht abweichendes Kontaktmuster zu einem brauchbaren akustischen Resultat (S. 43) führen.

Diese Technik eignet sich für eine eng definierte Symptomatik, wo die zur Konsonantenbildung notwendigen Zielbewegungen (Zungenkontakte am harten Gaumen) möglich sind, jedoch ungenau und instabil erbracht werden. Die Aufgabenstellungen zielen auf eine graduelle Erweiterung des Bewegungsspektrums. Innerhalb dieses Rahmens ergänzt es die Methode der phonetischen Ableitung und der progressiven Approximation.

Der apparative und auch der finanzielle Aufwand sind hoch. Insofern kommen solche Systeme vor allem für klinische Spezialeinrichtungen in Betracht.

Bei **hypertonen Muskelverhältnissen** bietet sich der Einsatz von EMG-Biofeedback (S. 123) an. Über kontinuierliches visuelles oder akustisches Feedback wird die elektrische Spannung im abgeleiteten Muskel zurückgemeldet. In Kombination mit Entspannungsübungen soll gelernt werden, den Grad der Muskelanspannung zu regulieren. Laut Duffy sollte diese Methode mit passivem Muskeldehnen kombiniert werden [175]. Da in der Therapie mit Oberflächenelektroden gearbeitet wird, beschränkt sich der Einsatzbereich auf die mittleren Gesichts- sowie auf die unteren Gesichts- bzw. äußeren Mundmuskeln. Der Wirksamkeitsnachweis beschränkt sich auf einige wenige Falldarstellungen [175].

Eine hohe Spezifität sowie die geräteseitigen technischen Bedingungen können wiederum die Auswahl der Übungsform limitieren. Die Studie von Yano et al. beschreibt den erfolgreichen Einsatz eines Biofeedbackverfahrens, um die Anhebung und die Kontaktkraft der Hinterzunge zur Artikulation von /k/ zu trainieren [761]. Die Übungsreihe bestand ausschließlich aus der diadochokinetischen Wiederholung der Silbe /ka/. Diese Übungsform widerspricht den Prinzipien der Spezifität und Relevanz, da es sich nicht zweifelsfrei um eine natürliche Sprechaufgabe handelt.

12.4.5 Velopharynx

✔ Merke

Die Gaumensegelfunktion nimmt eine Sonderstellung ein. Sie ist immer an andere Aktivitäten gekoppelt und ist der isolierten Kontrolle durch explizite Instruktionen noch weniger zugänglich als Zunge, Lippen und Unterkiefer.

Therapierelevante Aspekte

Die velaren Muskeln sorgen für die Trennung zwischen Nasen- und Rachenraum. Die Anhebung des Velums erfolgt beim Schlucken, bei Phonation und Artikulation „oraler“ Sprachlaute. Eine isolierte, willkürliche Anhebung ist nicht Bestandteil des normal erworbenen Bewegungsrepertoires [618]. Normalerweise hebt es sich im Zusammenspiel mit anderen Bewegungskomponenten an, um ein bestimmtes motorisches oder akustisches Ziel zu erreichen. Am velopharyngealen Schließmechanismus sind typischerweise nicht nur die Hebermuskeln, sondern auch die lateralen Pharynxwände beteiligt, sodass Änderungen der velaren Position das Ergebnis mehrerer gleichzeitiger muskulärer Aktionen (S. 27) sind.

Bei körperlicher Anstrengung, z. B. dem Valsalva-Versuch (S. 222), bei reflektorischer und affektiv gesteuerte Aktivität (Husten, Würgen, Lachen und Schlucken) erfolgt eine Anhebung des Velums. Die Frage, ob diese Funktionen für die willkürliche Anhebung beim Sprechen nutzbar gemacht werden können, muss nach aktuellem Wissensstand negativ beantwortet werden, da es sich wohl um separate neuronale Mechanismen handelt [16].

Das Velum bildet für die Artikulation oraler Konsonanten normalerweise einen luftdichten Abschluss mit der Rachenwand. Es gibt einen gewissen akustischen und physikalischen Spielraum, innerhalb dessen eine offene velopharyngeale Passage noch keine gravierende phonetische Entstellung verursacht [409]. Für die Auswahl spezifischer Übungen ist es von Bedeutung, dass während der Produktion isoliert gesprochener Laute das Velum keinen festen Kontakt mit der Rachenhinterwand behält [442]. Auch nimmt der Grad der Anhebung mit zunehmendem Sprechtempo ab. Umgekehrt schließt es bei langsamem Sprechen dichter ab.

Auswirkung der velopharyngealen Insuffizienz

Eine Funktionsstörung des Gaumensegels hat weitreichende Konsequenzen auf alle übrigen sprechmotorischen Funktionseinheiten. Die unzureichende Anhebung des Gaumensegels verändert je nach Störungsgrad nicht nur die Resonanz und die Lautcharakteristika, sondern auch die Bewegung und Koordination von Lippen und Zunge, Atmung und Kehlkopf. Die veränderten aerodynamischen Verhältnisse reduzieren den akustischen Kontrast zwischen stimmhaften und stimmlosen bzw. geräuschhaften Segmenten. Nasaler Luftverlust und der daraus resultierende mangelnde intraorale Luftdruckaufbau hemmen je nach Störungsgrad der primären Artikulatoren (Unterkiefer, Lippen und Zunge) die Reorganisation differenzierter Artikulationsbewegungen. Die Erfahrung mit dem Behandlungsverlauf bei Patienten mit schwersten Artikulationsstörungen, die nach der Anpassung einer Gaumensegelprothese nach Jahren erfolgloser logopädischer Therapie innerhalb von wenigen Wochen wieder gelernt haben zu artikulieren, unterstützt diese aerodynamisch begründete Hypothese. Der sensorische Input des Luftdrucks steuert sowohl den Grad der Konstriktion, den Lippen und Zunge zur Bildung von Verschluss- und Engelauten normalerweise einnehmen, als auch das Timing. Bei zu geringem oralem Luftstrom ist eine stärkere Engebildung akustisch wenig wirkungsvoll, und somit fehlt der Anreiz über den Konstriktionsgrad von Halböffnungslauten hinauszugehen.

Fast regelhaft tendieren Patienten mit nasalem Luftverlust dazu, vermutlich als kompensatorische Reaktion, unangemessen schnell und ungenau zu artikulieren. Durchgängiges Phonieren führt zur Aufhebung der Kontraste zwischen stimmlosen (offene Glottis) und stimmhaften Lautfolgen. Die Kompensationshypothese wird durch die Erfahrung unterstützt, dass die beschriebenen phonatorischen und artikulatorischen Symptome fast schlagartig abnehmen oder sogar verschwinden, sobald der nasale Luftverlust, z. B. durch Aufsetzen einer Nasenklammer oder eben durch eine Gaumensegelprothese, gestoppt ist. Wahrscheinlich dient das Durchschleifen der Phonation, ebenso wie das vereinfachte und dadurch schnellere Artikulieren, dem Ziel, eine Sinneinheit ohne Atempause sprechen zu können. Die Glottis übernimmt weitgehend die Aufgabe, den ungehinderten supraglottischen Luftverbrauch zu steuern und als antagonistische Kraft zu den respiratorischen Kräften zu wirken.

> ✔ **Merke**
>
> **Schlüsselfunktionen von Gaumensegel und Unterkiefer**
>
> Velare Insuffizienz führt zu einem kritischen Mangel an oralem Luftstrom. In der Folge kommt es oft zu offenem „vokalischem“ Artikulieren. Zu schwacher oraler Luftstrom und eine insuffiziente Kopplung von Unterkiefer mit Lippen und Zunge verhindern, latent vorhandene artikulatorische Fähigkeiten zu wecken und zu entwickeln. Positive Bewegungserfahrungen sind nur möglich, wenn die artikulatorischen Zielbewegungen auch zu den gewünschten akustischen Ergebnissen führen (s. auch ▶ Abb. 2.4).

Behandlungsoptionen

Spezifische Übungen? Das Gaumensegel ist besonders.

Die Frage nach dem richtigen therapeutischen Zugang zum Gaumensegel ist, wie eingangs schon erwähnt, schwieriger zu beantworten als bei den primären Artikulatoren Zunge, Lippen und Unterkiefer. Wie lässt es sich stimulieren und seinen Aufgaben entsprechend beüben? Die Gaumensegelfunktion ist weniger dem willentlichen und selektiven Zugriff zugänglich als die anderen Sprechbewegungsorgane. Über die Bewegungen des Gaumensegels erfährt die ausführende Person kaum Rückmeldung. Mit den primären Artikulatoren können wir zielgerichtete Bewegungen zur Lautbildung, zum taktilen Explorieren, zu mimischem Ausdruck, zum Kauen und Schlucken bewusst und auf Aufforderung vornehmen und differenziert deren Ausführung wahrnehmen. Anders als die Zunge, die Lippen und der Unterkiefer, ist das Gaumensegel nicht in dieser Weise bewusst steuerbar. Zu welchem Zweck sollte das Gaumensegel auch bewusst nach unten, nach vorn, nach oben, nach hinten gestreckt oder zur Seite bewegt werden können? Das Gaumensegel macht mit, wenn Zunge oder Lippen zu einem bestimmten Zweck aktiv sind. Beim Sprechen ist es in die komplexen Aktivitäten der primären Artikulatoren eingebunden. Es ist anzunehmen, dass der Velopharynx mit den Artikulatoren und dem respiratorischen System eine koordinierte Struktur bildet. Das Gehirn programmiert und stellt die beteiligten Muskelgruppen auf die beabsichtigte Lautbildung ein. Das vorausschauende Programmieren spiegelt sich in den Koartikulationsphänomenen wider. Koartikulatorisches Verhalten am Gaumensegel zeigt sich beispielsweise darin, dass es sich früher absenkt bzw. anhebt, bevor der Artikulator zu seiner Zielbewegung ansetzt. Was bedeuten derartige Zusammenhänge für unsere therapeutischen Überlegungen? Die Gaumensegelfunktion ist eng in die Aktivitäten der anderen Sprechorgane eingebunden. Aufgrund dieser Wechselbeziehung muss das Gaumensegel aufgabenspezifisch trainiert werden, d. h. Stimulation und Aufgabenstellungen sollten in artikulatorische bzw. sprachliche Aufgaben integriert sein. Trainieren wir andere Aktivitäten (pneumatische Aufgaben wie Pusten, Backenaufblasen, Saugen etc.) mit den Patienten, verbessert sich gegebenenfalls die Gaumensegelfunktion für diese Aufgabe. Für eine Übertragung auf das Sprechen sind keine nachprüfbaren Erfahrungswerte bekannt.

Haltung

Die Wechselwirkung von körperlichen Fehlspannungen und Haltungsanomalien mit der Atmung und den Atemwegen, zu denen die Gaumen-/Rachenmuskeln gehören, ist expliziter Gegenstand der Erörterungen und praktischen Übungen der Physiotherapie sowie der Stimm- und Gesangsschulung. Die Tatsache, dass sich im Nasopharynx respiratorische Rezeptoren befinden, lassen Atemübungen und Haltungskorrekturen als Teil einer Stimulationsbehandlung als sinnvoll erscheinen. Die Erfahrung zeigt, dass eine aktive Rumpfhaltung in Kombination mit einer intendiert lauten Stimme und bewusst präzisen Artikulation zu einer besseren Gaumensegelanhebung beim Sprechen führen kann. Dysarthrische Patienten scheinen dann von aktivierenden Maßnahmen zu profitieren, wenn die Bewegungsfähigkeit eigentlich vorhanden und nicht gravierend paretisch eingeschränkt ist. Bei Patienten ohne nachweisbare intentionale Gaumensegelbewegung ist selten eine direkte Wechselwirkung von Haltung bzw. Atmung und Gaumensegel zu beobachten.

Allgemein gültige Richtlinien, welche Haltungskorrektur die velopharyngeale Funktionsfähigkeit unterstützt, können nach derzeitigem Wissensstand nicht formuliert werden. Es ist ratsam, sich nicht allein auf die natürlichen Regulationsmechanismen zu verlassen, sondern systematisch verschiedene Haltungsvarianten durchzuprobieren und auf ihre phonetische Wirkung zu prüfen. Manchmal kann eine leichte Drehung der Kopfhaltung, in der Regel bei einseitiger, velarer Heberschwäche zur betroffenen Seite, den nasalen Luftverlust reduzieren. Die Wirkung sollte unmittelbar hörbar und durch einen unter die Nase gehaltenen (Czermak-)Spiegel objektivierbar sein.

Ganzkörperlichen Aktivitäten

Stoß- und Zugübungen stimulieren gezielt die muskulären Funktionsketten der verschiedenen Sphinktersysteme. Der Velopharynx reagiert auf thorakalen Überdruck mit Verschließen. Allerdings wird das Ansatzrohr insgesamt enger und schränkt die Freiheitsgrade der artikulatorischen Bewegungen ein. Mit diesen Kraftakten sind zudem ein Kehlkopfhochstand und eine Aktivierung der Taschenfalten verbunden. Solch unerwünschte Nebeneffekte müssen je nach pathophysiologischem Hintergrund berücksichtigt und abgemildert werden, besonders wenn bereits Tendenzen zu hyperfunktioneller (laryngealer) Kompensation bestehen. Der Vorteil von gesamtkörperlichen Aktivitäten besteht darin, dass sie – im Unterschied zu sensorischer Stimulation – vom Patienten leicht erlernt und selbsttätig ausgeführt werden können. Manche Patient*innen kennen bereits Übungen, die nach dem Prinzip der „Bauchpresse“ funktionieren. Je nach Erfahrung mit atemtherapeutischen Techniken bietet es sich an, in Rückenlage oder im Sitzen Übungen zur Tonisierung der ventralen Muskelkette und zur Kräftigung der Bauchmuskeln sowie des Beckenbodens zu erarbeiten. Es können Widerstandsbewegungen von den Händen, den Füßen oder vom Kopf hinzugenommen werden. Geübt wird in Form von Zug-, Druck-, Greif- und Stemmwiderständen. Als Hilfsmittel können Gummibänder (Theraband) oder auch Bälle verwendet werden. Mit den ganzkörperlichen Aktivitäten können explosiv ausgeführte Übungssilben und -wörter in Analogie zu den Atemwurfübungen (nach Fernau-Horn) kombiniert werden.

Sensorische Stimulation

Im Bereich des weichen Gaumens erscheint aufgrund der strukturellen Gegebenheiten eine sensorische Stimulation wenig zielführend. Die Muskelbereiche, die für taktile Stimulation einigermaßen zugänglichen sind, sind die Spanner, Mm. tensor veli palatini, und die Senker, Mm. palatoglossi. Die Gaumensegelheber, Mm. levator veli palatini, als das wichtigste Muskelpaar für den velopharyngealen Verschluss, bieten kaum direkte Angriffspunkte für taktile oder thermische Stimulation. Selbst wenn die Heber gezielt stimuliert werden könnten, bleibt es fraglich, ob die Relevanz und die Bedeutung der sensorischen Informationen „interpretiert“ und genutzt werden können. Daher kann eine sensorische Stimulation mit der Intention, die Aktionsbereitschaft der im weichen Gaumen zusammenlaufenden Muskeln durch Ausstreichen, Vibration, passives Anheben und Abkühlung mit

Eis zu erhöhen, aufgrund der anatomischen Gegebenheiten wohl kaum eine bestimmte Funktionsrichtung erfassen.

Bei der taktilen Stimulation des weichen Gaumens sind wir im Triggerbereich des Würgreflexes. Bevor es tatsächlich zur Auslösung der vollständigen Reflexkette kommt, ist bei normaler Auslösbarkeitsschwelle ein ebenfalls reflektorischer Anhebungsimpuls des Velums zu beobachten. Es ist nicht bekannt, ob diese Reflexantwort die Aktionsbereitschaft des Velums bahnt oder eher hemmt. Ungeachtet der fehlenden Wissensbasis wird von manchen Sprachtherapeuten die gezielte Stimulation des Würgreflexes propagiert [345]. Angesichts der komplexen Verschaltung des N. glossopharyngeus und der unangenehmen Affektkomponente sollte diese Stimulationsform nicht ins Maßnahmeninventar aufgenommen werden.

Nonverbale Übungen

Aktivitäten wie Pusten oder Backenaufblasen sind normalerweise mit einer vollen oder teilweisen Anhebung des Velums verbunden, um je nach Intention die Kontrolle über die Menge und die Geschwindigkeit des Luftstroms zu haben. Geübt wird mit und ohne Hilfsmittel (der Fantasie sind dabei keine Grenzen gesetzt: Strohhalme, Rohre oder Schläuche mit verschiedenen Durchmessern, Pfeife, Blasinstrument, Windrädchen, Watte, Papier, Kerze usw.). Diese Übungen sollen die pneumatische Funktion des Gaumensegels ansprechen.

Die Skepsis gegenüber diesen Aufgaben begründet sich u. a. darauf, dass die velopharyngealen Verschlussmuster je nach Aufgabe variieren und sich auch von denen während des Sprechens deutlich unterscheiden. Die funktionsbedingte Variabilität wird als ein Indiz dafür gewertet, dass die beteiligten Muskeln nach dem Prinzip der koordinierten Strukturen kontextabhängig fungieren. Dieser Umstand könnte den Transfer der Gaumensegelfunktion von einer Modalität zur anderen abschwächen oder überhaupt infrage stellen.

Leider sind keine spezifischen Verfahren bekannt, die ein immobiles Gaumensegel reaktivieren. Die Academy of Neurologic Communication Disorders and Sciences [640] kommt in ihren Leitlinien zur Behandlung der velopharyngealen Funktion zu einem ernüchternden Urteil: Die vorliegenden Studien, wie auch Expertenmeinungen rechtfertigen nicht die Anwendung von Stimulationsmethoden zum Hemmen oder Fazilitieren der Muskeln (Eis, Druck, Beklopfen, Streichen, Bürsten, passives Bewegen) und von nichtsprachlichen Übungsverfahren zur Kräftigung oder Luftstromkontrolle (ganzkörperliches Anspannen, Stoßen, Saugen, Pusten, Pfeifen, Blasen).

Sprechübungen

> ✔ **Merke**
> Die Voraussetzung für wirksame Artikulationsübungen ist eine velopharyngeale Restfunktion, die eine aerodynamische Wirkung auf die Konsonantenbildung zeigt. Sprechübungen mit dem Ziel, eine velopharyngeale Anhebung überhaupt erst anzustoßen, haben erfahrungsgemäß wenig Aussicht auf Erfolg.

Solange die velopharyngeale Fehlfunktion sich nicht so gravierend auswirkt, dass sie die Lautstruktur der Konsonanten entstellt und kompensatorische Mechanismen das Sprechen dominieren bzw. umorganisieren, gelten Übungsverfahren, die die Sprechweise umstellen (langsamer oder lauter sprechen, überartikulieren), als begrenzt wirksam.

Die Auswahl und Reihenfolge der Übungsaufgaben erfolgt durch systematisches Prüfen der verschiedenen Lautkategorien, ob und wie sehr sie die Velumanhebung stimulieren. Aufgrund der Beobachtungen im Rahmen der Dysarthriediagnostik werden sich bereits Hypothesen darüber herauskristallisiert haben, welche Lautkategorien in welcher Position im Wort besser gebildet werden. Die Konsonanten, die am besten artikuliert wurden, sollten am Anfang der systematischen Überprüfung stehen. Je nach Bewegungspotenzial kann ein vollständiger oder fast vollständiger velopharyngealer Verschluss erzielt werden, wenn die konsonantischen Lautgriffe bewusst kontrolliert und möglichst korrekt ausgeführt werden. Korrekt bezieht sich auf die akustischen bzw. aerodynamischen Eigenschaften und muss nicht gleichbedeutend mit artikulatorisch normgerechter Ausführung sein. Am Beispiel des alveoapikalen Verschlusslauts /t/ veranschaulicht, bedeutet korrekt, dass die Zunge während der Verschlussphase absolut dicht abschließt und oral keine Luft entweichen kann. Wie die Zunge den Verschluss herstellt, ist zweitrangig. Man muss unter Umständen experimentieren. Vielleicht gelingt der Verschluss eher, wenn die Zunge zwischen die Zähne geschoben wird. Eine interdentale oder dorsale – vgl. „Erarbeiten von Konstriktionen“ (S. 248) – statt alveolare Lautbildung ist akzeptabel, wenn auf diese Weise die Haltephase und der intraorale Druckaufbau möglich werden. Manchmal muss man die Person mit Dysarthrie zu einer nicht der Norm entsprechenden, jedoch effektiven Lautbildung hinführen, weil ihr sprechmotorisches System von sich aus diese Form der Problemlösung nicht anbietet.

Für die Erarbeitung eines wirksamen Lautgriffs kann vorübergehend mit einer **Nasenklammer** gearbeitet werden. Als Nachteil ist dabei in Kauf zu nehmen, dass bei verschlossener Nase nasale Konsonanten nicht gebildet werden können. Es wäre effektiver, wenn stattdessen so früh wie möglich eine Gaumensegelprothese (S. 257) oder Nasenventile (S. 258) den nasalen Luftverlust verhinderten. Das Verschließen der Nase ermöglicht den Aufbau eines oralen Luftdrucks, was wiederum zu einer sensorischen Information verhilft, die für das Wiedererlernen und die Kontrolle konsonantischer Artikulationsbewegungen unverzichtbar ist.

> ✔ **Merke**
> Von Vokalen, Halbvokalen und Halböffnungslauten, bei denen die Luft ungehindert durch den Mund strömt, ist vermutlich eine geringere Stimulation der Velumaktivität zu erwarten als von Verschluss- und Engelauten mit komplexen, artikulatorischen Anforderungen.

Es sollten die Komplexität (einsilbige- oder mehrsilbige Wörter), Lautposition, Artikulationsgeschwindigkeit, Lautstärke, Atemtiefe und Akzentuierung systematisch durchprobiert werden. Da die Gaumensegelanhebung der direkten Beobachtung kaum zugänglich ist, sollten die Behandlungsschritte möglichst schematisch ablaufen, um die Wirkung der Maßnahmen sicherer kontrollieren zu können.

In **Rückenlage** reduzieren sich manchmal die Symptome, die durch die velopharyngeale Störung verursacht werden oder verschwinden sogar gänzlich (eine gelegentliche Beobachtung von Angehörigen). Diese Wirkung kann sich dann einstellen, wenn das Gaumensegel infolge der Schwerkraft nach dorsal fällt und mit der Rachenwand eine Verbindung herstellt, sodass der Luftstrom durch den Mundraum gelenkt wird und sich intraoral Luftdruck aufbaut. Dieser Schließmechanismus stellt sich dann ein, wenn das Gaumensegel in passivem Zustand für einen ausreichenden Kontakt mit der Rachenwand genügend entspannt ist. Jedoch kann je nach Tonuslage das Gaumensegel zu kurz sein, um einen kompletten velopharyngealen Verschluss zu bilden.

Es ist durch einen passiven Verschluss keine Wiederherstellung oder anhaltende Verbesserung zu erwarten. Trotzdem ergibt das Üben in Supination einen Sinn, wenn durch das passive Verschließen der nasalen Passage ein intraoraler Druckaufbau und dadurch das Üben oraler Konsonanten unter annähernd normalen aerodynamischen Bedingungen möglich wird. Grundsätzlich ist davon auszugehen, dass jegliche Annäherung an normale Atem-/Sprechbewegungsvorgänge die Plastizität in erwünschter Weise fördert. Möglicherweise können Sprechübungen im Liegen als häusliches Eigenübungsprogramm eingerichtet werden.

Instrumentelles Feedback

Instrumentelle feedbackgestützte Trainingsmethoden erscheinen für die Behandlung velopharyngealer Störungen besonders attraktiv, weil den Patient*innen für die bewusste Kontrolle dieser Funktion so wenig natürliches Feedback zur Verfügung steht. Voraussetzung für den erfolgreichen Einsatz solcher Methoden ist, dass das Gaumensegel über Bewegungsansätze verfügt, die durch die jeweilige Technik auch darstellbar sind.

Geräte zur Messung der Nasalanz (S. 138) visualisieren den akustischen Anteil nasaler Resonanz am Monitor. Diese Informationen sollen die Übenden dazu nutzen, ihr Sprechverhalten zu verändern, um die Nasalanz zu reduzieren. Einige wenige Studien berichten den erfolgreichen Einsatz solcher Verfahren zur Biofeedback-Therapie bei Kindern (z. B. [132]).

Es ist für die Auswahl des Übungsmaterials zu beachten, dass eine Nasalanzmessung nur die akustische Energie von stimmhaften Lautsegmenten darstellt, der nasale Luftaustritt bei stimmlosen Konsonanten wird nicht erfasst. Die Nasalanzwerte erlauben keinen Rückschluss auf die Öffnungsweite der velopharyngealen Passage. Visuelles Biofeedback durch den Einsatz eines flexiblen Nasenendoskops ermöglicht es, normalerweise verborgene physiologische Prozesse zugänglicher zu machen, sodass der oder die Lernende das Ergebnis von übermäßigem nasalem Luftstrom oder Resonanz in einer konkreten visuellen Form sehen kann. Mit der von außen durch die Nase eingeführten Optik sind ohne Behinderung des Sprechvorgangs nicht nur die velaren, sondern auch pharyngeale Bewegungen zu sehen, wodurch es sich vom Prinzip her auch für das Erlernen des kompensatorischen Einsatzes der posterioren und lateralen Sphinktermuskeln eignet.

Das Verfahren von Kuehn u. Wachtel – ursprünglich zur Therapie der Schlafapnoe entwickelt – wird nicht nur als Feedback, sondern vor allem als eine aktive Stimulation des velopharyngealen Verschlusses eingesetzt [361]. Über eine Gesichtsmaske wird Luft in den nasalen Luftweg gepresst (CPAP – Continuous Positive Airway Pressure) und dadurch ein Widerstandsreiz gegen die Velumanhebung appliziert. Diese Technik zielt auf die Kräftigung der velopharyngealen Muskeln. Kräftige Muskeln beschleunigen schneller als schwache, was für die Koordination mit den primären Artikulatoren von Nutzen sein kann. Eine anhaltende Reduktion der Nasalität und Verbesserungen der Verständlichkeit nach CPAP-Training wurde in mehreren Studien dokumentiert [508].

Für die Selbstbeobachtung (Selbstauskultation) des Gaumensegelverhaltens wird auch das Phonendoskop (Hörschlauch) verwendet. Es handelt sich um einen Schlauch mit einer Olive an jedem Ende. Die eine wird ans Ohr und die andere an eine Nasenöffnung gehalten. Das Hören der nasalen Durchschlagsgeräusche soll Übungseffekte bewusst machen und dadurch korrektes Verhalten verstärken.

Die optische Darstellung des Luftaustritts aus der Nase während des Sprechens ermöglicht das „See-Scape“. Ähnlich wie das vorher beschriebene Phonendoskop wird das eine Ende eines Schlauchs an ein Nasenloch gehalten, während das andere in ein starres Kunststoffrohr führt, wo eine kleine Kugel durch den nasalen Luftstrom angehoben wird. Den Einsatz und die Wirksamkeit dieser Methode dokumentieren nur wenige Einzelfallstudien [426], [499].

Aufgrund der geringen Anzahl und der begrenzten Vergleichbarkeit der Studien sowie der kleinen Fallzahlen kann nur tendenziell eine Wirksamkeit der hier dargestellten Verfahren und Techniken angenommen werden. Bei der Bewertung der Wirksamkeit der jeweiligen Technik ist auch zu berücksichtigen, dass diese in den Studien nie ausschließlich, sondern immer nur in Verbindung mit anderen sprechtherapeutischen Maßnahmen eingesetzt werden.

Wie bei den nonverbalen und verbalen Übungsansätzen ist auch bei den feedbackgesteuerten Verfahren die Grundvoraussetzung, dass das Gaumensegel bereits mit der jeweiligen motorischen Handlung koordinierte Anhebungsimpulse aufweist. Die Reaktivierung eines funktionslosen Gaumensegels ist mit diesen technischen Methoden nicht beschrieben.

Hilfsmittel

Gaumensegelprothese (GSP)

Die prothetische Behandlung der Gaumensegelinsuffizienz zählt zu den am besten dokumentierten, effektivsten, aber auch aufwendigeren Behandlungsmaßnahmen bei Dysarthrie. Die angloamerikanische Literatur differenziert seit Gibbons u. Bloomer [219] verschiedene sprechverbessernde Prothesen bei velopharyngealer Insuffizienz: solche, die fehlendes Gewebe ersetzen und solche, die den weichen Gaumen anheben.

Das passive Anheben des Velums mit einer GSP drückt dieses in die velopharyngeale Pforte, aber der Kontakt zwischen Gaumensegel und Rachenwänden ist oft noch lückenhaft oder hält dem Luftdruck nicht stand. Eine wirkungsvolle GSP sollte deshalb so konstruiert sein, dass auch die paretisch bedingte fehlende seitliche Verengung kompensiert wird.

✔ **Merke**

Das entscheidende Kriterium einer erfolgreich angepassten Gaumensegelprothese ist der komplett oder nahezu komplett luftdichte velopharyngeale Verschluss.

Die kritischen Faktoren bei der Anpassung einer GSP sind
- die Verträglichkeit,
- die Wirksamkeit des velopharyngealen Abschlusses und
- der Zeitaufwand.

Die Lösung dieser Probleme bestimmt die Motivation und Akzeptanz von Patient*innen für diese Maßnahme. Die GSP Palatoflex [722] erfüllt die gestellten Anforderungen. Die hohe Effektivität und Tolerierbarkeit dieser GSP ist daran abzulesen, dass die Betroffenen dieses Hilfsmittel über Jahrzehnte tragen.

Bei einer GSP handelt es sich um ein Hilfsmittel, das eine Störung ausgleichen soll. Als solches sollte sie auch verordnet werden. Die Übernahme der Kosten durch die gesetzliche Krankenversicherung ist nicht geregelt, weil die GSP bisher nicht im verbindlichen Hilfsmittelkatalog aufgenommen worden ist. Üblicherweise schaltet sich der Medizinische Dienst der Krankenkassen (MDK) ein, um zu prüfen, ob die Indikation nachvollziehbar begründet ist und ob es keine kostengünstigere Alternative gibt. Als günstigere Alternative wird nicht selten der Obturator vorgeschlagen. Obturatoren können Gewebsdefekte ausgleichen. Sie sind jedoch nicht geeignet, die gesamte Struktur des weichen Gaumens und den Übergang zu den Rachenwänden abzudecken, wie es bei neurologischen Bewegungsstörungen notwendig ist und wie es sich auch bewährt hat.

Herstellung und Anpassung einer GSP wurde bislang nur in wenigen Einrichtungen bzw. (Zahnarzt-)Praxen angeboten. Anlaufstellen sollten über das Internet erfragt werden, da sich die Angebotssituation immer wieder ändert.

Nasenventile (Nasal Speaking Valve, NSV)

Nasenventile werden individuell nach Abformung der Nasenlöcher angefertigt und in diese eingesetzt [658], [388]. Die Ventile verhindern, dass Luft aus der Nase entweicht, ermöglichen aber das Einatmen durch die Nase. Ein Vergleich zwischen GSP und Nasenventilen ergab, dass letztere einen größeren Tragekomfort hatten und zu ähnlichen Verbesserungen der Verständlichkeit führten [594].

Fallbeispiel

Nasenventile werden auch von Kindern toleriert: Ein 5-jähriges Mädchen mit Suprabulbärparese (Worster-Draught-Syndrom) trug die Ventile über mehrere Jahre, zum Beispiel auch während des Schulunterrichts.

Die Versorgungssituation mit Nasenventilen ist mit der für die Gaumensegelprothese vergleichbar. Anbieter dieses Hilfsmittels sollten über das Internet recherchiert werden.

Die Universität von Okayama bzw. das Department of Occlusal and Oral Functional Rehabilitation (www.cc.okayama-u.ac.jp/~2hotetsu/index.html) bietet die Herstellung von Nasenventilen seit vielen Jahren an. Dazu muss eine Abformung beider Nasenlöcher (z. B. in einer Zahnarztpraxis) angefertigt und nach Japan geschickt werden. In der Regel dauert es 2–4 Wochen, bis das Hilfsmittel beim Kunden bzw. der Kundin angekommen ist.

Zusatzinfo

Es ist vorrangiges Behandlungsziel, so früh wie möglich nach dem Krankheitsereignis annähernd normale aerodynamische Verhältnisse herzustellen. Das mechanische Verschließen der nasalen Passage (GSP, NSV oder zumindest mit Nasenclip) ist als das Mittel der Wahl zu sehen, um unerwünschte Kompensationen zu vermeiden und normale Bewegungsprogramme wieder zu etablieren. Das Hilfsmittel sollte nach Möglichkeit beim Sprechen auch außerhalb der Therapie getragen werden.

Es ist nie zu spät, um mit einer GSP oder NSV auch bei längst chronifizierter Dysarthrie nach Jahren eine signifikante Veränderung zu bewirken und durch die Luftstromumlenkung noch einmal ein motorisches Lernen anzustoßen. Jedoch kann dann der Prozess des Umlernens und des Loslösens von eingeschliffenen, kontraproduktiven motorischen Verhaltensweisen sehr mühsam und langwierig sein. Manche Betroffene bleiben mit diesem Defizit ihr Leben lang ähnlich dem Tragen einer Brille auf ein Hilfsmittel angewiesen, das den nasalen Luftverlust verhindert.

Plastische Maßnahmen

Für operative Behandlungsmaßnahmen (einschließlich der Maßnahme zur Unterfütterung und Aufpolsterung der Rachenwände) kann die Indikation selbst bei ausreichender Restfunktion und aufgrund mangelnder Evidenzlage grundsätzlich nur zurückhaltend gestellt werden. Mögliche Interventionen werden in Kap. 13.5 besprochen.

12.4.6 Syndromspezifische Aspekte

Zentral-paretische (spastische) Dysarthrie

Die zentral-paretische Dysarthrie (S. 86) zeigt je nach Schweregrad ein mehr oder weniger reduziertes und stereotypes Bewegungsrepertoire, das die artikulatorischen Funktionen von Lippen, Zunge und Unterkiefer in unterschiedlichem Ausmaß treffen kann. Es ist wenig darüber bekannt, inwieweit sensorische Störungen die Artikulation bei spastischer Dysarthrie beeinflussen.

Für die Behandlung einer leichten Artikulationsstörung sollte erwogen werden, ob einfache Modifikationen des Sprechverhaltens (langsames Sprechtempo, bewusst deutlich und eventuell gegliedert zu sprechen, z. B. nach dem Prinzip „Be clear" (S. 237), sich günstig auswirken, bevor ein auf einzelne Symptome ausgerichteter Behandlungsplan aufgestellt wird.

Bei gravierenden artikulatorischen Bewegungsstörungen kann es notwendig sein, das Lautinventar zu vervollständigen bzw. Lautfolgen und -übergänge zu erarbeiten. Die Wahl der Stimulationsformen und Vermittlungstechniken (progressive Approximation, phonetische Ableitung etc.) richtet sich ebenfalls nach Störungsgrad und Ausfallsmuster. Bei „offener" Artikulation sollte intensiv und mit systematisch zusammengestellten Sprechübungen am mandibulären Zusammenspiel mit den Lippen- und Zungenlauten gearbeitet werden. Nonverbale Bewegungsaufgaben dienen primär der Anbahnung, um selektive Bewegungskontrolle zu entwickeln und um nach dem Prinzip der phonetischen Ableitung artikulatorische Zielbewegungen wieder verfügbar zu machen.

Die Übungsbehandlung bei leichter Hypernasalität sollte sich auf Sprechübungen beschränken, die u. a. auf Überartikulation (S. 237) setzen. Nonverbale Übungen werden nach Expertenmeinung als unwirksam erachtet [175].

Bei gravierendem nasalem Luftverlust ist ein mechanisches Blockieren (Klammer, Nasenventile, Gaumensegelprothese, manuell zuhalten) der nasalen Passage die vorrangige Option. Entgegen der Auffassung mancher Autoren (z. B. [175]) sind vor allem Patienten mit spastischer Dysarthrie geeignete Kandidaten für den Einsatz einer GSP [722].

Peripher-paretische (schlaffe) Dysarthrie

Bei peripheren Schädigungen des Nervensystems sind die Zuordnung zur betroffenen Struktur und die Funktionsausfälle oft eindeutig zu bestimmen. Im Unterschied zu den anderen Dysarthriesyndromen können je nach Läsionsort einzelne Muskelgruppen oder einzelne Funktionskreise isoliert betroffen sein und zu eindeutig abgrenzbaren Veränderungen des Sprechens führen [175]. Meistens ist es möglich, die betroffene Struktur relativ genau zu lokalisieren und den Funktionsausfall zu bestimmen.

Die Bewegungsstörungen der schlaffen Dysarthrie sind vor allem durch Verlust an Muskelkraft und vorzeitige Ermüdbarkeit charakterisiert. Da Funktionsausfälle in einem Bereich fast immer zu Überaktivität benachbarter Muskelstrukturen oder der nicht betroffenen Seite führen, sollte das Behandlungsmanagement immer auch diesen Aspekt berücksichtigen. Es liegt nahe, vorrangig die betroffene Struktur zu stimulieren und zu kräftigen. Der Nutzen von Kräftigungsübungen und das Beüben einzelner Funktionsgruppen mit nichtsprachlichen Bewegungsübungen wird auch für die schlaffe Dysarthrie kontrovers diskutiert. Nach Expertenmeinung werden Sprechübungen einschließlich nichtsprachlicher Übungen als zweckmäßig und wirksam beurteilt, solange sie nicht zu physischer Ermüdung führen [175], [201], bei Myasthenie wird allerdings davon abgeraten [451].

Dysarthrien infolge peripher bedingter Bewegungsstörungen sollten nicht nur defizitorientiert untersucht und behandelt werden. Ebenso wichtig ist es, die erhaltenen Fähigkeiten und vorhandenen Stärken herauszufinden und diese ihren kompensatorischen und unterstützenden Möglichkeiten entsprechend gezielt einzusetzen.

Die Indikation und die Wirkung der Übungsbehandlung sollten möglichst gemeinsam mit den zuständigen medizinischen Fachdisziplinen erhoben bzw. genau beobachtet und gegebenenfalls medizinische Behandlungsmaßnahmen rechtzeitig eingeleitet werden.

Bei zentral bedingtem schlaffem Muskeltonus kann auf dem Hintergrund nicht progredienter Ätiologien ein pragmatisches Vorgehen gewählt werden, das neben gezielten Artikulationsübungen auf moderates Kräftigungs- und Ausdauertraining im Bereich betroffener Strukturen setzt. Bei gravierender Kraftminderung sollte mit vorsichtig ausgeführten Dehn- und Widerstandsübungen ein Restitutionsversuch gemacht werden [175].

Periphere Fazialisparesen

Peripheren (einseitigen) Fazialisparesen wird in diesem Kapitel aufgrund ihrer Auftretenshäufigkeit und ihrer besonderen strukturellen und funktionellen Einbettung ein hervorgehobener Stellenwert eingeräumt. Die Behandlungsbedürftigkeit orientiert sich an phonetischen Abweichungen, aber auch an den kosmetischen Aspekten und den subjektiv empfundenen Beeinträchtigungen.

Auf der Grundlage bisheriger Studien steht es außer Frage, dass bei einer Fazialisparese Übungsbehandlung sinnvoll und notwendig ist, um eine bestmögliche Erholung der Bewegungsfunktion und geringere Synkinesien bzw. Massenbewegungen zu erzielen. Es sollte dann intensive Übungsbehandlung beginnen, wenn erste subtile Muskelkontraktionen oder sobald Synkinesien zu beobachten sind. Bis dahin werden Entspannungsübungen für die nicht betroffene Seite empfohlen, um in Ruheposition ein Gefühl für Symmetrie zu vermitteln.

> ✔ **Merke**
> Ein früher Behandlungsbeginn kann Folgeschäden vermeiden.

Selbst im chronischen Stadium kann eine spezifische und intensive Übungsbehandlung Funktionsverbesserungen erzielen. Es ist zu beachten, dass eingeschränkte Bewegungen durch fehlende Muskelkraft, aber auch durch Kokontraktionen antagonistischer Muskelfunktionen verursacht sein können. Wenn der Zeitpunkt der Schädigung Monate oder Jahre zurückliegt und sich abweichende Kontraktionen der Fazialismuskulatur, z. B. im Bereich des Auges, Platysmas oder Mentalis eingestellt haben, kann Botox eine Option darstellen, um Synkinesien auszuschalten. Dadurch wird eine günstigere Situation geschaffen, um erwünschte Bewegungsmuster zu etablieren.

Ziel ist es, symmetrische Bewegungen zu fazilitieren und unerwünschte, grobe Bewegungsaktivitäten zu hemmen. Jede*r Patient*in bietet eine einzigartige Konstellation an funktionellen Fähigkeiten. Daher sind vorgefertigte Übungslisten nicht zielführend. Jedes Behandlungsprogramm sollte individuell auf den vorgefundenden Bewegungsfunktionen basieren [318].

Die Bewegungsaufgaben sollten fein abgestuft ausgeführt werden. Große, weiträumige Bewegungen gelten in der Regel als kontraproduktiv, denn sie erhöhen das Risiko für unerwünschte Synkinesien, Massenbewegungen und Asymmetrien bzw. Hyperaktivität der nicht betroffenen Gesichtshälfte.

> ✔ **Merke**
> Hyperaktivität einer Seite verringert die Aktivität der anderen.

Die etablierten Methoden der Fazialisbehandlung beinhalten das Stimulieren und Beüben der betroffenen Struktur sowie der anatomisch und funktionell benachbarten Muskeln. Die Bewegungsaufgaben sollten sehr fein abgestuft und schonend, ohne Ermüdung zu verursachen und ohne übermäßigen Kraftaufwand und mit vorsichtiger Bewegungsauslenkung ausgeführt werden. Die Übungsbehandlung kann durch Biofeedback (EMG, Spiegel) und mit einem Beißblock zur verstärkten Stimulation der Lippen- aber auch Zungenbewegungen wirkungsvoll ergänzt werden [175]. Eine kontrovers diskutierte Option ist die elektrische Muskelstimulation. Ihr Einsatz soll die Wirkung einer Übungsbehandlung verstärken.

Für die Anwendung von PNF fehlt es ebenfalls noch an überzeugenden Studienergebnisse [112] und auch an gut begründeten theoretischen Argumenten (persönliche Kommunikation mit Sabina Hotzenköcherle 2/2023).

Ein unverzichtbarer Baustein des Rehabilitationsprogramms ist ein tägliches, individuell zugeschnittenes Heimübungsprogramm, das durch Teletherapiesitzungen verstärkt werden kann [150]. Im Internet findet sich ein reichhaltiges Angebot an Videoclips, wo verschiedene Praktiken vorgeführt werden. In keinem Fall sollten die dort gezeigten Maßnahmen ohne Rücksprache und Supervision mit der Therapeutin oder dem Therapeuten nachgeahmt werden.

Zusatzinfo

Die Wiederherstellung der stimmlich-sprecherischen Ausdrucksmitteln bestimmt nicht allein, wie erfolgreich von einer Fazialisparese Betroffene ins soziale und berufliche Leben zurückfinden. Ein reduziertes mimisches Ausdrucksverhalten kann die Lebensqualität entscheidend verschlechtern [724] und kann sich diesbezüglich gravierender als eine Dysarthrie auswirken [123]. Menschen erfassen im Bruchteil einer Sekunde, ob das Gesicht, das Minenspiel eines Gegenübers z. B. sympathisch, kompetent oder vertrauenswürdig ist. Nach 167 ms wird die Meinung darüber meist nicht mehr geändert. Auf diesem Hintergrund halten die genannten Autoren ein spezifisches, auf eine Restitution differenzieller fazialer Muskelfunktionen zielendes Training für notwendig und aufgrund einer oft günstigen Prognose, selbst wenn die Therapie viele Monate dauern sollte, für gerechtfertigt.

Amyotrophe Lateralsklerose

Eine kontinuierliche logopädische Behandlung ist allgemein bei neurodegenerativen Erkrankungen zum ersten Auftreten sprechmotorischer Symptome sinnvoll, um von Anfang an kompensatorische Kräfte aufzubauen.

Die Progredienz der Erkrankung bei ALS bedingt eine zunehmende Verschlechterung der sprechmotorischen Fähigkeiten und führt im Verlauf zu Veränderungen des Behandlungsansatzes. Es sollte frühzeitig erkannt und die Betroffenen darauf vorbereitet werden, wenn der Einsatz von Hilfsmitteln, kompensatorische Sprechtechniken oder Maßnahmen zur Speichelkontrolle schrittweise in den Vordergrund rücken sollten.

Die Maßnahmen zur Sprechverbesserung zielen weniger auf eine Reduktion der Störung (Normalisierung) als auf Kompensation (Ausschöpfen residualer Fähigkeiten). Zu Beginn der Erkrankung sollten weniger betroffene Funktionen (Haltung, Atmung) gestärkt werden, so können die stimmlichen und artikulatorischen Symptome abgemildert werden. Die bislang vorherrschende Skepsis gegenüber aktiven Bewegungsübungen scheint der Erkenntnis zu weichen, dass zumindest im frühen Stadium der Erkrankung moderates (ermüdungsfreies) physikalisches Training zu Leistungszuwächsen bzw. langsamerem Funktionsverlust führen kann [334].

Die bulbäre Form der ALS zeigt immer beidseitige Ausfälle mehrerer Hirnnerven, wobei Seitenunterschiede vorkommen können. Die Verschlechterung der einzelnen Bewegungsfunktionen verläuft in unterschiedlichen Phasen. Es gibt Hinweise, dass im Bereich der Artikulationsmotorik die Zunge früher als die anderen Artikulationsorgane von Funktionsverlust betroffen ist und dass der Unterkiefer den artikulatorischen Funktionsverlust der Zunge (vermutlich nach dem Prinzip der motorischen Äquivalenz) mit verstärkter Bewegungsauslenkung kompensiert [570]. Die Übungsbehandlung sollte deshalb von Anfang an verstärkt die Kopplung des Unterkiefers mit den Zungen- und Lippenbewegungen im Aufgabenrepertoire berücksichtigen.

Zu den wirksamen kompensatorischen Maßnahmen zählen auch bestimmte Veränderungen des Sprechverhaltens.

Ergänzend zu dem Ansatz, im frühen Erkrankungsstadium auf die Kräftigung der Atmung zu setzen, kann man zusätzlich die Steigerung der Sprechlautstärke einüben. Ähnlich wie bei Parkinson-Patient*innen könnte die gezielte Lautstärkesteigerung einen Mitnahmeeffekt für die artikulatorische Bewegungsauslenkung und den akustischen Vokalraum erzeugen. Dieser Behandlungsschwerpunkt ist sinnvoll, solange die muskuläre Anstrengung nicht zu vorzeitiger Ermüdung führt. Im fortgeschrittenen Stadium, wenn muskuläre Ermüdung erkennbar ist, sollte „laut" – wenn überhaupt – zurückhaltend eingesetzt werden.

Erfahrungsgemäß reagieren ALS-Patient*innen auf die Aufforderung, „klar und deutlich" zu sprechen mit verstärkter Auslenkung der Unterkieferbewegungen. Hingegen nehmen die Auslenkungen der Zunge zu, wenn ALS-Patient*innen zu langsamem Sprechen angehalten werden. Aufgrund dieser Beobachtungen erscheint es sinnvoll, mit ALS-Patient*innen klares, deutliches und langsames Sprechen einzuüben.

Bei gravierendem Luftverlust durch die Nase sollte nicht gezögert werden, Hilfsmittel (NSV, Nasenklammer, GSP) einzusetzen. Jedoch kann ein schlaff runterhängendes Velum im Luftstrom störende Geräusche hervorrufen und den freien Luftfluss behindern. In solchen Fällen erzielen NSV oder Nasenklammer keine relevanten Verbesserungen. Die Option wäre eine GSP. Eine GSP kann hingegen den Speichelfluss stimulieren und ein Schluckproblem verstärken.

✔ Merke

Im frühen Stadium der Erkrankung sollte die Behandlung einem an den Fähigkeiten orientierten Behandlungsansatz folgen und die weniger betroffenen Funktionen stärken.

Auch sollte früh der **Einsatz einer elektronischen Kommunikationshilfe** in Erwägung gezogen werden. Solange die eigene Stimme und Sprechweise noch nicht beeinträchtigt ist, kann später die aufgezeichnete Stimme als elektronisch reproduzierte Stimme auf einer Kommunikationshilfe verwendet werden.

Myasthenie

Die generalisierte Form der Myasthenie zieht in vielen Fällen die Muskeln des Gesichts, des Oropharynx und der Atmung in Mitleidenschaft [430], [756]. Duffy hält Übungsbehandlung für kontraindiziert [175]. Stattdessen empfiehlt er, die Betroffenen zu beraten, wie sie Erschöpfung vermeiden bzw. wie sie ihre Kräfte einteilen sollen, aber diese Ansicht ist kontrovers [552].

Im Zusammenhang mit generalisierter Myasthenie wird bei einer erheblichen Anzahl von Betroffenen (50–70 %) eine Abnahme der respiratorischen Muskelkräfte und der Ausdauer beschrieben. Für diese Gruppe wurden mit spezifischem inspiratorischem Muskeltraining und mit Aufgaben zur Verlängerung der Ausatmung (Lippenbremse) Zuwächse bezüglich respiratorischer Kraft, Ausdauer, Atemvolumina, Beweglichkeit der Thoraxwände sowie eine Reduktion der Atemzüge pro Minute erreicht [149]. Um einer unerwünschten muskulären Ermüdung vorzubeugen, wurden jeweils nach 10-minütigem Übungsintervall Pausen von 5 min eingelegt. Insgesamt dauerte eine Therapiesitzung 45 min.

Ataktische Dysarthrie

Im Unterschied zu paretischen Dysarthrieformen, wo die Bewegungseinschränkungen vergleichsweise klar bestimmt werden können, ist es bei der ataktischen Dysarthrie viel schwieriger, in den Bereichen Atmung, Stimme, Artikulation und Prosodie die Bewegungsstörungen zu analysieren und aus dem Ergebnis spezifische Therapieansätze abzuleiten. Ein Grundproblem der ataktischen Bewegungsstörung ist ja die Dysmetrie, also das Auftreten über- und unterschießender Artikulationsbewegungen (S. 92).

Nonverbale Aufgaben lassen bis auf eine hohe Variabilität bei Wiederholungen selten eindeutige Ausfallmuster erkennen. In manchen Fällen zeigen sich bei der Prüfung der vertikalen Unterkieferbewegungen Unflüssigkeiten, Asymmetrien, auffälliges Beschleunigen bzw. Abbremsen (Rebound-Phänome) und Mitbewegungen (bis zum Grimassieren) der perioralen Muskeln, die als ataktisch interpretiert werden können – ein Muster, das wir auch von betrunkenen Menschen kennen, wenn sie zu sprechen ansetzen.

Ataktische Bewegungsstörungen der Sprechmotorik können zu kompensatorischen **Stabilisierungsreaktionen** führen, indem die betroffenen Patienten mit geschlossenem Biss (S. 238) sprechen. Das sprechmotorische System reduziert dabei die Anfälligkeit für überschießende Bewegungen und Koordinationsfehler, indem es den Unterkiefer als Störfaktor aktiv aus dem artikulatorischen Geschehen herausnimmt. Es hat sich in so einem Fall als wenig hilfreich herausgestellt, zu mehr Kieferöffnung aufzufordern oder mit artikulatorischen Vokalübungen die Kieferöffnung zu stimulieren. Auch bei der ataktischen Bewegungspathologie profitierten Patient*innen langfristig gesehen von Übungen, bei denen mit Widerstand und mit verstärkter, kinästhetischer Rückmeldung gearbeitet wird.

Dysdiadochokinese ist ein typisch ataktisches Phänomen, das sich in alternierenden Bewegungen des Unterkiefers, der Lippen und der Zunge zeigen kann. Nonverbale Wechselbewegungen oder Silbenwiederholungsaufgaben sind dennoch keine relevanten Übungen, um die sprechmotorischen Probleme zu beseitigen. Die Silbenwiederholungen sind als paraverbale Aufgaben aufzufassen, die sich allenfalls dazu eignen, den Patient*innen ein Problembewusstsein und eine Wahrnehmung für ihre instabilen sprechmotorischen Leistungen zu vermitteln.

Die für die ataktische Dysarthrie typischen **fluktuierenden phonetischen Entstellungen** und artikulatorischen Einbrüche haben ihre Ursache in zeitlicher Fehlsteuerung (temporal dysregulation) und fehlerhaftem Positionieren (positioning errors) der Artikulatoren [321]. Aber auch unangemessener Anblasedruck, laryngeale Timingfehler und pharyngealer Tremor können beteiligt sein. Es sollte bei der Auswahl von Übungsaufgaben besonders auf das Zusammenspiel von Mandibula und Zunge geachtet werden. Je nach Schweregrad der artikulatorischen Störungen haben – wie schon für andere Dysarthrietypen diskutiert – Aufgaben zur Kiefer-Zunge/Lippen-Koordination einen herausragenden Stellenwert. Die Fixierung des Unterkiefers mit einem **Beißblock** kann eine wirkungsvolle Maßnahme sein, um die Kieferfunktion als mögliche Störvariable herauszunehmen, aber auch um die Wahrnehmung für die artikulatorischen Vorgänge zu schärfen bzw. propriozeptive und kinästhetische Mechanismen zu stimulieren.

Silbisches (skandierendes) Sprechen, ein für die ataktische Dysarthrie typisches Merkmal, ist vermutlich eine kompensatorische Reaktion auf eine gestörte Fähigkeit zur Koartikulation. **Phonetisches Sequenzieren** ist besonders geeignet, um koartikulatorische Anforderungen einzuüben.

Personen mit Dysarthrie mit **spinozerebällerer Ataxie** verbesserten signifikant ihre Verständlichkeit mithilfe eines Feedbacktrainings, bei dem sie im Rahmen von Sprechübungen ihre mittels spezieller Software aufgenommenen, sprachlichen Äußerungen anschließend anhören und beurteilen sollten. Dieselbe Prozedur wurde am darauffolgenden Tag wiederholt, indem sie ihre Äußerungen vom Vortag wieder anhören und mit der aktuellen Leistung vergleichen sollten [718].

Hypokinetische Dysarthrie

Reduktion der Artikulationsschärfe, besonders hinsichtlich der Konsonanten (Spirantisierung der Verschlusslaute, abgeschwächte Frikative), aber auch zentralisierte Vokale sind die vorherrschenden Beschreibungsmerkmale der artikulatorischen Defizite (S. 96). Die kinematische Grundlage dieser auditiven Merkmale ist die Hypokinesie und eine damit verbundene unvollständige Konstriktionsbildung. Für eine Störung der koartikulatorischen Prozesse gibt es keine Hinweise. Letzterer Befund spricht dafür, dass motorische Koordinationsprozesse und komplexe artikulatorische Abläufe weitgehend intakt sind. Diese Bedingungen markieren einen wesentlichen Unterschied zu den ataktischen und spastischen Dysarthrien. Anders als bei den paretischen Dysarthrieformen müssen nicht einzelne Laute und artikulatorische Bewegungsabläufe wieder neu etabliert werden. Für die therapeutischen Überlegungen spielt diese Hypothese eine entscheidende Rolle.

Der Behandlungsansatz von „Be clear“ (S. 237), der auf das Konzept des Überartikulierens und nicht auf die Erarbeitung von bestimmten artikulatorischen Bewegungsfunktionen setzt, könnte ein wirkungsvoller Ansatz sein. Entsprechend der Studie von Park et al. ist es sinnvoll, sich im praktischen Vorgehen eng an die Prinzipien motorischen Lernens und an den strukturierten Ablauf zu halten, wie sie das LSVT vorgibt [511].

Eine Studie von Ramig et al. verglich die Wirkung des intensiven Stimmtrainings (LSVT LOUD) mit intensivem Artikulationstraining (LSVT ARTIC) [555]. Die Ergebnisse der Gruppe mit dem Behandlungsschwerpunkt Stimme (lautere Stimme, höhere kommunikative Wirksamkeit) lagen über den Ergebnissen der Gruppe mit dem Behandlungsschwerpunkt Artikulation. Die Patient*innen mit intensivem Artikulationstraining hatten sich ebenfalls verbessert, wobei die Verbesserungen im Unterschied zur LSVT-LOUD-Gruppe nach sieben Monaten nicht mehr nachweisbar waren. Es ist jedoch kritisch anzumerken, dass die halbe Therapiezeit mit (segmentalen!) Artikulationsübungen (Trainieren der Adduktionskraft für /t/ und /p/, Üben einzelner Konsonanten mit Biofeedback), ausgefüllt war, die in dieser Form das Kriterium der Spezifität wenig überzeugend erfüllen.

Hyperkinetische Dysarthrie

Die Symptome der verschiedenen hyperkinetischen Dysarthriesyndrome (S. 98) werden durch unwillkürlich auftretende Bewegungen verursacht, die ein oder mehrere Sprechorgane erfassen können. Bei fokalen bzw. segmentalen Dystonien (S. 99) treten die unwillkürlichen Muskelkontraktionen in einem Bereich, z. B. des Unterkiefers oder der Zunge, voraussagbar auf, indem sie durch Sprech- oder Schluckaktivität getriggert werden (s. Kap. 4.7). Die Charakteristika und Ausprägung der oromandibulären Dystonien treten jedoch unterschiedlich in Erscheinung. Vorherrschend sind die fokalen Formen, wobei die Dystonie häufiger den Kieferschluss als die Kieferöffnung betrifft. Bei Erkrankungen wie der Chorea Huntington (S. 99) können dagegen alle sprechmotorischen Bereiche in völlig irregulärer Weise von den Bewegungsstörungen erfasst sein.

Der Umstand, dass die betroffenen Strukturen des sprechmotorischen Apparats weitgehend normale Kraft, Bewegungsauslenkung und -geschwindigkeit aufweisen, kann im Einzelfall günstige Voraussetzungen für kompensatorische Verhaltensmaßnahmen bieten. Es gibt einige Berichte zu übungstherapeutischen Ansätzen (kräftigende Atemübungen, konventionelle sprechtherapeutische Übungen) und Tricks sowie unspezifischen Maßnahmen, z. B. Entspannungstherapie, die eine Linderung verschaffen oder Fehlanpassungen abfedern können [107]. Die Autorinnen ziehen aus den vorliegenden Studien das Fazit, dass logopädisch/sprachtherapeutische Übungsbehandlung kurzfristig auf manche Symptome dämpfend einwirken kann.

Die Interventionsmöglichkeiten sollten durch sorgfältige Exploration ausgelotet werden, indem die Bedingungen für das Auftreten der Symptome herausgearbeitet und Strategien überlegt werden, wie die Auswirkungen der Symptome auf das Sprechen und die Kommunikation so gering wie möglich gehalten werden können. Bei einigen Erkrankungen treten kognitive Einbußen auf, sodass die Umsetzung kompensatorischer Maßnahmen unter Umständen schwierig ist.

Die Dystonie des Unterkiefers kann den Sprechfluss und die Verständlichkeit völlig zusammenbrechen lassen. In gravierenden Fällen kann es mitunter mehrere Sekunden dauern, bis sich der Unterkiefer wieder anhebt oder absenkt, um im nächsten Moment wieder in aufgesperrter Position zu verharren. Eine Kombination aus unwillkürlicher mandibulärer Abduktion und lingualer Verkrampfung führt zu entsprechend bizarren akustischen Phänomenen. Ohne dass es im Einzelfall voraussagbar ist, profitieren sogar schwer betroffene Patient*innen davon, wenn der Unterkiefer in fast geschlossener Position mit einem **Beißblock** fixiert wird. Versuchsweise kann die Wirkung mit einem Holzspatel ausprobiert werden. Hartes Material ist wegen der Verletzungsgefahr nicht zu empfehlen, weil eine unwillkürliche Bewegung auch in Bissrichtung mit unkontrollierter Kraft auftreten kann. Das Fixieren des Unterkiefers kann in manchen Fällen unwillkürlicher oder überschießender Kiefer- und Zungenbewegungen annähernd normales Sprechen bewirken; s. Fallbeispiel (S. 100). Als dauerhafte Hilfe wird der Beißblock auf einer Aufbissschiene (Knirscherschiene) im Bereich der vorderen Molaren befestigt. Diese Schiene sitzt auf der unteren Zahnreihe und ist aus durchsichtigem Material, sodass sie kosmetisch kaum stört. Die Erfahrung zeigt, dass sie auch von Personen, die anspruchsvolle berufliche und kommunikative Anforderungen zu bewältigen haben, erfolgreich eingesetzt werden kann. Langfristig ist jedoch mit einer Habituierung des Reizes zu rechnen, sodass die Wirkung des Beißblocks allmählich nachlässt.

Das Fixieren des Unterkiefers kann auch Dystonien im Bereich des Untergesichts oder des Platysmas günstig beeinflussen.

12.5 Funktionskreis übergreifende Interventionen

12.5.1 Sprechtempo

Die Modifikation des Sprechtempos gilt in der Dysarthrietherapie als einer der Schlüssel, wenn es um die Verbesserung der Verständlichkeit geht. Trotz des Umstands, dass die meisten Personen mit Dysarthrie langsamer sprechen als neurologisch gesunde Personen, sprechen sie oft zu schnell für eine präzise Ausführung der Artikulation. Die induzierte Verlangsamung führt jedoch häufig zu einem Verlust an Natürlichkeit.

Bei Parkinson-Patient*innen kann im Ausnahmefall ein reduziertes Sprechtempo zu schlechterer Verständlichkeit und im Vergleich zu ihrer habituellen Sprechstimme, zu einer Absenkung der F0, zur Verschlechterung der Stimmqualität und geringerer Lautstärke führen. Als Ursache kann eine kompensatorische Reaktion der Atmung und der laryngealen Ventilfunktion vermutet werden, da das zur Verfügung stehende Exspirationsvolumen auf eine längere Äußerungsdauer anzupassen ist [346].

Zusatzinfo

Warum passt sich das Sprechtempo nicht den verfügbaren Fähigkeiten an?

Die motorischen und sensorischen Systeme für das Gehen oder die Handfunktion (z. B. Schreiben) regulieren die Geschwindigkeit entsprechend den situativen und objektiven Gegebenheiten. Eine entsprechende auditive, somatosensorische oder kognitive Instanz, die das Sprechtempo den Erfordernissen eines verständlichen Artikulierens anpasst, scheint bei Dysarthrie häufig nicht ausreichend einzugreifen.

Über die steuernden Mechanismen, die das Tempo und den Fluss des Sprechens im konkreten Fall einer Person mit Dysarthrie bestimmen, kann nur spekuliert werden. In Therapiesitzungen erhält man oft den Eindruck, dass Luftknappheit und als Folge eine kurze Exspirationsdauer ein an die artikulatorischen Fähigkeiten angepasstes Sprechtempo verhindert.

Es scheint ein handlungsleitendes Prinzip der Sprechplanung (S. 21) zu sein, Atemgruppen und Sinneinheiten zu synchronisieren, um prosodische Informationen zu übermitteln und eine Verständigung im Kommunikationsprozess zu sichern. Eine willentliche Verlangsamung des Sprechtempos verschärft u. U. die Anforderung, eine Sinneinheit in einer Atemgruppe unterzubringen. Wenn eine Sinneinheit durch eine Atempause unterbrochen wird, stört es die natürliche Portionierung und den Intonationsverlauf einer Mitteilung. Eine Reduktion des Sprechtempos sollte dann in Betracht gezogen werden, wenn der Zuwachs an Verständlichkeit die abträglichen Veränderungen seitens der Prosodie und Natürlichkeit aufwiegt.

✔ Merke

Ein an die artikulatorischen Fähigkeiten angepasstes Sprechtempo kann eine Schlüsselvariable zur Verbesserung der Verständlichkeit, aber nicht unbedingt der Natürlichkeit sein.

Direkte Mittel der Sprechtempokontrolle

Die willentliche Reduktion des Sprechtempos kann mit verschiedenen Mitteln und auf unterschiedlichen Ebenen erreicht werden. Ein direktes Vorgehen beinhaltet Methoden wie den Einsatz akustischer (Metronom) oder optischer Taktgeber, wobei ein monotones Signal den Einsatz für jede Silbe oder jedes Wort vorgibt. Die Intervalle zwischen den Signalen werden nach der Maßgabe ermittelt, aus welchem Abstand die bestmögliche artikulatorische Präzision und Verständlichkeit resultiert. Die rigide Taktung verlangsamt die Artikulation, führt zu Pausen zwischen den Silben und Wörtern und reduziert die koartikulatorischen Anforderungen. Diese Methode erfordert geteilte Aufmerksamkeit, was zusätzlich das Sprechtempo verlangsamen, aber auch kognitiv überfordern kann.

Rhythmische auditive Stimulation (z. B. mithilfe eines Metronoms) kann eine Verlangsamung des

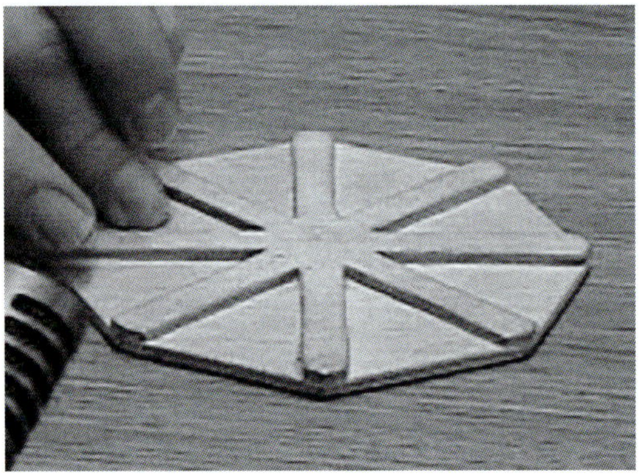

Abb. 12.5 Taktbrett (Pacing Board) zur Sprechtempokontrolle.

Sprechtempos und dadurch eine Steigerung der Verständlichkeit bewirken. Den gleichen Effekt kann das Vorsprechen oder Vorspielen von gleichförmig rhythmisierten Sätzen hervorrufen [17].

Beim Sprechen mit Taktbrett (▶ Abb. 12.5) bestimmen die Patient*innen, wann sie zur nächsten Silbe oder zum nächsten Wort ansetzen, indem sie ihren Finger von einer Leiste zur nächsten gleiten lassen. Die kreisförmige Anordnung der Leisten hat gegenüber der Anordnung auf einem länglichen Brett mehrere Vorteile. Man kann je nachdem wo man den Finger ansetzt – außen auf der Scheibe oder mehr nach innen – den Abstand zwischen den Leisten wählen und so das Tempo beeinflussen. Außerdem wird der Sprechfluss nicht unterbrochen, weil es anders als bei länglicher Anordnung keine letzte Leiste gibt. Eine Scheibe kann unauffällig mitgenommen und sogar in der Jackentasche eingesetzt werden.

Falls kein Taktbrett vorhanden ist oder von der Person mit Dysarthrie abgelehnt wird, sollte ausprobiert werden, ob das Klopfen mit der Hand oder das Berühren der Jackenknöpfe eine wirkungsvolle Alternative wäre.

Als eine weitere wirksame Methode zur Verständnissicherung hat sich der Einsatz einer Buchstabentafel bewährt [175]. Die Person mit Dysarthrie zeigt auf den Anfangsbuchstaben eines jeden Wortes. Dieses Vorgehen verlangsamt das Sprechen und provoziert vor jedem neuen Wort eine Pause. Hörerseitig erleichtert die Kenntnis des Anfangsbuchstabens die Identifikation des Zielworts.

Lautes Lesen von Sätzen oder Texten, wobei Patient*in oder Therapeut*in durch Zeigen auf einzelne Wörter und auf die Grenzen von Sinneinheiten das Tempo bzw. das Pausieren vorgibt, sind Strategien, mit denen langsameres Sprechen und syntaktisch angepasste Atempausen eingeübt werden [175]. Die optische Vorgabe eines bestimmten Lesetempos bieten Laufschrift- und Teleprompter-Apps. Es sollte darauf geachtet werden, dass die App längere Texte editieren bzw. importieren und abspielen kann.

Die vorgestellten Methoden erfordern mit seltenen Ausnahmen ein intensives und langes Training, um eine Generalisierung des langsameren Sprechens und um das bestmögliche Ergebnis hinsichtlich Verständlichkeit zu erzielen. Manchmal jedoch lernen Patient*innen nach kurzer Anleitung, ein Taktbrett optimal zu nutzen; s. Fallbeispiel (S. 197).

Mit der Ausnahme von Parkinson-Kranken sprechen Personen mit Dysarthrie meist langsamer als vor dem Krankheitsbeginn. Das Ziel, noch langsamer zu sprechen, steht dem Wunsch entgegen, wieder flüssiger und schneller zu sprechen. Manchmal hilft es, Audioaufzeichnungen des eigenen Sprechens ohne und mit Sprechtempoverlangsamung vorzuspielen, damit sie den Unterschied in der Verständlichkeit erkennen können. Das Vorspielen sollte nicht in derselben Therapiesitzung stattfinden, in der die Aufnahme gemacht wurde. Mit zeitlichem Abstand erinnern Patient*innen kaum noch den genauen Inhalt der eigenen Äußerung und beurteilen die Qualität und Verständlichkeit ihrer Äußerungen objektiver.

Indirekt wirkende Mittel der Sprechtempokontrolle

Verzögertes auditives Feedback (VAR) ist eine bewährte Methode zur Verlangsamung. VAR wird besonders für Patient*innen mit Parkinson-Dysarthrie propagiert.

Auch aktivierende Therapieansätze, die auf eine Steigerung der Lautstärke oder auf bewusstes Überartikulieren setzen, zügeln tendenziell das Sprechtempo. Die Verlangsamung ist ein willkommener Nebeneffekt, weil sie zu besserer Verständlichkeit beiträgt, ohne die Prosodie oder Natürlichkeit zu sehr zu beeinträchtigen.

a
1. **Dies** ist ein gutes Beispiel.
2. Dies **ist** ein gutes Beispiel.
3. Dies ist **ein** gutes Beispiel.
4. Dies ist ein **gutes** Beispiel.
5. Dies ist ein gutes **Beispiel**.

b

1. Er wohnt in Mün chen.	Er wohnt in Mün chen?
2. Geh'n wir.	Geh'n wir?
3. Schon ge ges sen.	Schon ge ges sen?

Abb. 12.6 Betonungsübungen. (a) Satzbetonungs- und (**b**) Intonationsübungen (blau: fallend; rot: steigend).

12.5.2 Prosodie und Natürlichkeit

Prosodische (suprasegmentale) Aspekte (S. 36) fließen nicht erst auf der lexikalischen oder syntaktischen Ebene in die Übungsbehandlung ein, sondern sollten auch beim schwerpunktmäßigen Arbeiten auf Ebene der Funktionskreise berücksichtigt werden. Einige prosodische Inhalte der Übungstherapie sind deshalb bereits bei der Behandlung der Atmung, der Stimme sowie der Artikulation im Zusammenhang mit Reduktions- und Assimilationsprozessen beschrieben. Prosodische Übungen eignen sich auch für die Therapie in der Gruppe (S. 281).

Die Arbeit an den suprasegmentalen Prozessen kann bei schwerer sprechmotorischer Störung zu besserer Verständlichkeit, bei leichter Störung zu mehr Natürlichkeit beitragen [175].

Betonungsübungen auf Wort- und Satzebene

Aufgaben zum Wort- und Satzakzent fördern die Verständlichkeit und Natürlichkeit. Auf Wortebene bieten sich kontrastive Aufgaben mit bedeutungsunterscheidenden (z. B. „Augúst : Aúgust", „Tenór : Ténor", „úmfahren : umfáhren") oder hierarchischen Hervorhebungen (z. B. Éisenbàhn : Éisenbàhnverwáltung) an. Aufgaben zum Satzakzent bieten viele Variationsmöglichkeiten. Es kann ein ganzes Wort (A) oder nur eine Silbe (B) hervorgehoben sein (A: „Also diese Anna, was die sich nur einbildet! Oder B: „Also diese Anna, was die sich nur einbildet!"). Kontrastiver Satzakzent kann als Drill oder in dialogischer Form (Frage-Antwort-Schema) geübt werden (▶ Abb. 12.6). Diese Übungen eignen sich auch für die Arbeit in der Gruppe. Sie trainieren gleichzeitig die Wahrnehmung der Teilnehmer*innen, wenn die eine Seite versucht, einen bestimmten Akzent zu realisieren, während die übrigen Teilnehmer*innen das akzentuierte Wort identifizieren.

Betonungsaufgaben können auch als Eigenübung angeboten werden, wenn das Feedback instrumentell über die Darstellung des Tonhöhen- und Intensitätsverlaufs vermittelt wird.

Quantität, Junktur, Grenzsignal, Assimilation

Personen mit Dysarthrie bereitet es oft große Mühe, die verschiedenen suprasegmentalen Merkmale zu realisieren. Die folgenden Beispiele bieten daher ein wichtiges und lohnendes Übungsfeld. Der Kontrast zwischen kurzen und langen Vokalen (z. B. „rate" : „Ratte", „biete" : „bitte") wird oft verwischt und sollte gegebenenfalls intensiv bearbeitet werden. In diesem Zusammenhang wird auch von scharf geschnittenen Vokalen (Beispiel „Ratte") gesprochen. Der Unterkiefer muss sich mit hoher Beschleunigung bis zum Schlussbiss anheben, um diesen Effekt zu erzielen.

Die Übergänge an Wortgrenzen (z. B. „war stark" : „Waschtag") oder Grenzsignale („Ich antworte ‚Terrasse' : „Ich antwortete ‚Rasse'") sind ebenfalls Quellen für Verstehensprobleme. Es hat sich bewährt, als Übungsmaterial keine konstruierten Aufgaben einzusetzen, sondern die Patientin oder den

Patienten einen Text lesen zu lassen und währenddessen die problematischen Übergänge in diesem Text zu protokollieren, um sie anschließend zu bearbeiten.

Praxistipp

Es sollte zu Beginn der Therapie gefragt werden, ob frühere Ton-/Videoaufnahmen existieren, um zu erfahren, ob die Person mit Dysarthrie Dialekt, mit Akzent oder Hochdeutsch gesprochen hat. Ausgeprägte Dialektsprecher*innen können in der Dysarthrietherapie eine besondere Herausforderung darstellen. Manche Sprecher*innen tendierten prämorbid vielleicht zu ausgeprägten Assimilations- und Koartikulationsprozessen („Silbenverschlucken").

In jedem Fall sollte eruiert und bewusst entschieden werden, ob und wie sehr sich die Person mit Dysarthrie an der Standardsprache orientieren möchte. Grundsätzlich sollten wir, solange es die Verständlichkeit nicht reduziert, Assimilationen zulassen oder – wenn es der Natürlichkeit dient – sogar unterstützen. Die Natürlichkeit fördernde Prozesse ereignen sich z. B. im Kontext von Nasalen (tiefem > ti:fm; Atem > a:tm, haben > ha:bm; Haken > ha:kng).

13 Medizinische Maßnahmen

13 Medizinische Maßnahmen

Zusammenfassung

Dieses Kapitel bietet eine Übersicht der medizinischen Interventionen, die pharmakologische, nichtinvasive und invasive Hirnstimulation, neuromuskuläre Elektrostimulation sowie sprechunterstützende Operationsverfahren beinhalten.

✔ Merke

Dysarthrische Symptome lassen sich durch Medikamente häufig nur unzureichend beeinflussen. Dieser Umstand kann als ein weiteres Indiz gewertet werden, dass das sprechmotorische System anders funktioniert als die übrige Motorik.

13.1 Pharmakologische Interventionen

Der Einsatz von Medikamenten richtet sich nach der Grunderkrankung und Symptomatik. Eine mit der Behandlung der Grunderkrankung verbundene allgemeine Verbesserung kann sich auch positiv auf begleitende Störungen der Sprechmotorik auswirken. Dies ist jedoch nicht immer der Fall. In manchen Fällen können sich die medizinischen Maßnahmen zur Behandlung der Grunderkrankung sogar negativ auf das Sprechen auswirken. Bislang gibt es keine Nachweise, dass Medikamente, die gezielt zur Verbesserung der Extremitätenmotorik verabreicht werden, systematisch die Symptome bestimmter Dysarthrieformen positiv verändern würden [175]. Spezifische Maßnahmen, die die Bewegungen der Sprechmuskulatur positiv beeinflussen sollen, sind – mit Ausnahme der Intervention mit Botulinumtoxin (S. 271) – bislang nicht verfügbar.

Vor Beginn einer logopädischen/sprachtherapeutischen Behandlung sollte in Erfahrung gebracht werden, ob neurologisch (Antikonvulsiva) oder psychiatrisch (Neuroleptika, z. B. Wirkstoff Benzodiazepin) wirksame Medikamente eingenommen werden, ob eine solche Therapie geplant ist oder in der Vergangenheit stattgefunden hat. Mit der Übungsbehandlung sollte in der Regel gewartet werden, bis die medikamentöse Behandlung eingesetzt hat, um dann die (positiven oder negativen) Auswirkungen auf die Sprechstörung beurteilen zu können [175]. Manche Wirkstoffe können Müdigkeit, Stimmungsveränderungen oder motorische Symptome (Ataxie, Grimassieren) hervorrufen. Eine umfassendere und differenziertere Übersicht medikamentöser Interventionen bietet Duffy [175].

13.1.1 Spastik

Tonussenkende Medikamente zur Behandlung von Spastik zielen auf die Extremitäten. Verbesserungen des Sprechens werden für diesen Anwendungsbereich nur in wenigen Einzelfällen beobachtet und sind vermutlich auf eine Besserung des Allgemeinzustands zurückzuführen. Spastiksenkende Mittel zeigen erfahrungsgemäß meist keine eindeutigen Effekte hinsichtlich der Dysarthrie, was das Konzept der „spastischen“ Dysarthrie (S. 86) kritisch erscheinen lässt. Unerwünschte Wirkungen (Müdigkeit, Verlangsamung, Schwächung funktionell relevanter Muskeln und häufig einer Verschlechterung neuropsychologischer Defizite) können sich zudem ungünstig auf das gesamte Erscheinungsbild des Patienten und seine Kommunikationsfähigkeit auswirken. Bei hoher Dosierung erscheinen Patient*innen gelegentlich müder, sprechmotorisch langsamer und antriebsloser. Ähnliche Nebenwirkungen sind auch bei Versuchen zu beobachten, Myoklonien und Tremor medikamentös zu beeinflussen.

13.1.2 Ataxie

Die medikamentöse Behandlung von Ataxien infolge fokaler Erkrankungen befindet sich noch im Entwicklungsstadium. Bei Ataxien, deren Leitsymptom eine progressive oder episodische Ataxie ist, werden positive Effekte durch die orale Gabe von Riluzol oder Omaveloxolon (auch auf bulbäre Funktionen) beschrieben [338]. Keine der medikamentösen Maßnahmen ist speziell auf die Behandlung von Symptomen der ataktischen Dysarthrie gerichtet.

13.1.3 Dystonie

Aufgrund der Erfahrung, dass Hyperkinesien nicht willentlich kontrollierbar sind und Übungstherapie deshalb wenig Erfolg verspricht, werden die verschiedenen hyperkinetischen Syndrome (Tremor, Dystonie, Dys-/Hyperkinesien, Ticks) vorzugsweise neurochirurgisch und medikamentös behandelt. Bei schweren Sprechstörungen infolge oromandibulärer oder laryngealer Dystonie sowie bei ausgeprägtem Tremor gilt eine Intervention mit Botulinumtoxin (Botox) als die bevorzugte Methode.

Die Injektion von Botox in den Thyroarythenoidmuskel ist bei spasmodischer Dysphonie ein erprobtes Verfahren [627]. Die Wirkung des Nervengifts führt zumindest zu einer vorübergehenden Besserung. Es sollte überlegt werden, ob eine Injektion in die Taschenfalten anstatt in die Stimmlippen infrage kommt. Eine Injektion in die Stimmlippen verursacht eventuell eher unerwünschte Nebenwirkungen (z. B. Schluckstörung). Die Maßnahme sollte von Stimm- bzw. Sprechtherapie begleitet werden [175].

Botox wurde auch bei mandibulären und lingualen Dystonien [139] sowie bei verschiedenen hyperkinetischen Syndromen (velopharyngealem und laryngealem Tremor oder Myoklonus) erfolgreich eingesetzt. Für einen vollständigeren Überblick der verschiedenen Methoden zur Behandlung der oromandibulären Dystonie (Injektion von Botox und Muskelafferenzblockierung durch intramuskuläre Lidocain-Alkohol-Injektion) sei auf Yoshida [769] und Duffy [175] verwiesen.

13.1.4 Morbus Parkinson

Die medikamentöse Behandlung bei Morbus Parkinson zielt auf ein weites Spektrum an Symptomen, die im Verlauf der Erkrankung auftreten können. An erster Stelle stehen Medikamente, die den Dopaminmangel, der den Verlust der motorischen Kontrolle verursacht, ausgleichen sollen. Die Gabe von Levodopa ist deshalb das wichtigste Mittel gegen die typische Steifheit der Muskeln und die Verlangsamung der Bewegungen. Levodopa (L-Dopa) wird in Kombination mit verschiedenen anderen Wirkstoffen und Darreichungsformen angeboten, um z. B. Nebenwirkungen (Schwindel, Brechreiz) und Wirkungsschwankungen zu minimieren. Zur Behandlung von parkinsontypischen motorischen Symptomen wie Tremor und Rigidität haben sich Anticholinergika bewährt.

Studien, die die Wirkung von L-Dopa auf das Sprechen untersucht haben, dokumentieren uneinheitliche und widersprüchliche Untersuchungsergebnisse, die von Verschlechterungen, ausbleibenden Veränderungen bis zu signifikanten Verbesserungen einzelner sprechmotorischer bzw. akustischer Parameter reichen. Es ist davon auszugehen, dass die Dopaminsubstitution keine konsistent signifikanten und stabilen Verbesserungen des Sprechens bewirkt [119], was als Hinweis darauf gewertet werden kann, dass die Pathophysiologie der Parkinson-Dysarthrie auch auf nicht dopaminerge Schaltkreise zurückzuführen ist. Gestützt wird diese Hypothese von Möbes et al. [455].

Hertrich u. Ackermann diskutieren einen Zusammenhang zwischen stimmlichen Veränderungen und Veränderungen im affektiven und emotionalen Bereich [266]. Insofern wäre es interessant zu wissen, ob die Gabe von Antidepressiva, die häufig zur Optimierung der dopaminergen Medikation erforderlich ist, das stimmliche Verhalten positiv moduliert.

13.1.5 Amyotrophe Lateralsklerose

Die pharmakologische Behandlung der bulbären Symptome der ALS beschränkt sich auf Medikamente gegen übermäßigen Speichelfluss (anticholinerg wirksame Substanzen, Botox) und Muskelermüdung (Pyrodostigmin). Letzteres soll sich in Kombination mit Ipratropiumbromid zur Behandlung von Schluckstörungen bewährt haben. Eine leichte Verlangsamung der Progredienz sowie eine Lebensverlängerung um einige Monate, jedoch keine Symptomverbesserung kann durch Riluzol erreicht werden [352]. Die kombinierte Gabe von Dextromethorphan/Chinidin über einen Zeitraum von 70 Tagen bewirkte messbare (subklinische) Verbesserungen auf der Ebene des akustischen Sprachsignals, die sich jedoch nicht im klinischen Urteil durch Therapeut*innen niederschlugen [238].

13.1.6 Idiopathische Fazialislähmung

Bei idiopathischer Fazialislähmung kann die Verabreichung eines Kortikostereoids (Prednisolon) die Heilungschance erhöhen und Synkinesien reduzieren, vor allem wenn es innerhalb von 72 h nach Auftreten der Lähmung verabreicht wird.

Zur Behandlung unerwünschter Mitbewegungen (Platysma, Mentalismuskel) oder Überaktivität auf der nicht betroffenen Seite kann der Einsatz von Botox erwogen werden.

13.1.7 Myasthenie

Die Pharmakotherapie bei Myasthenia gravis, einer neuromuskulären Übertragungsstörung, besteht bei Ausbleiben einer Spontanremission aus Immunsuppressiva (Glukokortikoiden, Zytostatika, Immunglobulinen), die ergänzend zur Thymektomie angesetzt wird. Falls sich die Erkrankung nicht innerhalb eines Jahres spontan zurückbildet, kann eine Thymektomie angesetzt werden. Einen Überblick über die Symptomatik, Diagnostik und Therapie geben Pascuzzi u. Bodkin [517].

13.2 Nichtinvasive Verfahren der Hirnstimulation (NIVH)

13.2.1 NIVH bei nicht progredienten neurologischen Erkrankungen

NIVH (engl. NIBS non-invasive brain stimulation) werden seit über 30 Jahren in der Neurorehabilitation nach Schlaganfall, Schädel-Hirn-Trauma oder bei neurodegenerativen Erkrankungen eingesetzt, um die funktionelle Reorganisation und neuronale Plastizität anzuregen. Es gilt für die Rehabilitation der Körpermotorik als erwiesen, dass neuroplastizitätsinduzierende Verfahren zu funktionellen Verbesserungen führen können, die nachhaltig sind und mit einer höheren Erregbarkeit der betroffenen Hemisphäre und/oder mit einer Verminderung der Übererregbarkeit der nicht betroffenen Hemisphäre einhergehen [164]. NIVH können im postakuten und im chronischen Stadium nach Hirnschädigung zu funktionellen Verbesserungen beitragen.

Die repetitive transkranialen Magnetstimulation (rTMS) und die transkranielle Gleichstromstimulation (tDCS, transcranial direct current stimulation) gehören trotz vieler ermutigender Studien noch nicht zum Standard in der Behandlung von Dysarthrien. Es gibt verschiedene Typen und Modalitäten von NIVH. Je nach Technik wird eine fazilitierende oder hemmende Wirkung auf die kortikale Aktivität erzeugt. Die tDCS hat gegenüber der TMS den Vorteil, dass sie kostengünstiger und risikoärmer ist.

Die Qualität und die geringe Vergleichbarkeit der Studien zu NIVH bei Dysarthrie lassen keine eindeutigen Schlussfolgerungen zu, mit welcher Stimulationstechnik, bei welcher Ätiologie, bei welchen Dysarthrieformen bzw. bei welcher Symptomkonstellation und Schweregrad und in welchem Stadium (akut, post-akut, chronisch) die besten Ergebnisse zu erzielen sind [40]. Angesichts der geringen Responsivität der Dysarthrien auf medikamentöse oder neurochirurgische Interventionen setzt man aufgrund einiger positiver Studienergebnisse umso mehr Hoffnung in die NIVH, um die neuronale Plastizität zu steigern.

Die Wirkungen von NIVH auf die Dysarthrie werden in den Studien uneinheitlich und in der Regel auf der Funktionsebene (z. B. alternierende Lippenbewegungen, akustische Analyse des zweiten Formanten, Silbenwiederholungsrate) untersucht, was die Vergleichbarkeit der Studien einschränkt. Auch ist die Frage nicht ausreichend geklärt, ob NIVH als Monotherapie angeboten die gleiche Wirkung wie in Kombination mit Übungsbehandlung erzielt. In den wenigen Studien zur Dysarthriebehandlung bei CVE-Patient*innen, die rTMS bzw. tDCS mit Übungsbehandlung kombinierten, zeigten sich in einigen Funktionen signifikante Verbesserungen, während andere Parameter keine Unterschiede aufwiesen [40]. Auch aus Studien zur Therapie der Handfunktion bei CVE-Patienten gibt es Hinweise, dass die kombinierte Behandlung der alleinigen Übungsbehandlung überlegen sein könnte.

In einer Studie mit sechs Probanden wurden mit transkranieller Magnetstimulation [548] bei spasmodischer Dysphonie (Adduktor-Typ) Verbesserungen der Stimmqualität und seltenere Stimmabbrüche erzielt.

Die „plastische" Reaktion auf eine Hirnschädigung kann auch maladaptive Veränderungen einschließen und zu funktionellen Störungen beitragen. Es spricht also einiges dafür, NIVH nicht unspezifisch wirken zu lassen, sondern sie mit sprechmotorischem Training zu koppeln und so die plastischen Prozesse in Richtung eines funktionellen Outcomes zu steuern [79]. Dabei ist zu beachten, wie die Stimulation und die begleitende Übungsbehandlung zeitlich aufeinander abgestimmt sind. Das zeitliche Verhältnis, ob die Stimulation vor, während oder nach der Übungsbehandlung stattfindet, kann darüber entscheiden, ob die Wirkung von tDCS verstärkt, abgeschwächt oder aufgehoben wird [202].

In Anbetracht der vielen Variablen, von der die Wirkung der Stimulation abhängt, ist es nachvollziehbar, warum so viele NIVH-Studien zu uneinheitlichen und sogar gegensätzlichen Ergebnissen kommen.

13.2.2 NIVH bei neurodegenerativen Erkrankungen

Die Methoden der nichtinvasiven Neurostimulation spielen bei neurodegenerativen Erkrankungen neben den medikamentösen und neurochirurgischen Interventionen allenfalls eine ergänzende Rolle. Die Parkinson-Erkrankung betreffend ist eine weitere Erforschung und Einsatz von NIVH besonders für Symptome (Freezing, Dysarthrie, Hypophonie, Gleichgewichtsstörungen etc.) interessant, die nicht auf L-Dopa ansprechen.

Die transkranielle Gleichstromstimulation scheint die Motorik und auch kognitive Fähigkeiten sowie sprachliche Fähigkeiten (Wortabruf) bei Morbus Parkinson besonders dann nachhaltig zu verbessern, wenn tDCS und spezifisches Training gekoppelt stattfinden [202].

Ein für die hypokinetische Dysarthrie weniger erwünschter Effekt ist, wenn, wie in der kleinen Studie von Leydon et al. berichtet, nach der tDCS alle Proband*innen schneller sprechen [396]. Die übrigen Messparameter (Tonhöhe, Stimmqualität, Lautstärke, Hörerurteil) hatten sich jedoch auch nicht positiv verändert.

Signifikante Verbesserungen in allen Untertests der Sprechuntersuchung sowie Hinweise auf plastische Reorganisation in den betreffenden neuronalen Strukturen berichteten Brabenec et al. nach gezielter transkranieller Magnetstimulation des Fasciculus arcuatus (Fasertrakt zwischen temporalem und prämotorischem Kortex) [89].

Experimentelle Studien mit Patient*innen mit ALS konnten zeigen, dass TMS eine über Monate anhaltende Symptommilderung und Verlangsamung der Erkrankungsprogredienz bewirken kann [488]. Eine Verbesserung des Sprechens ist nicht berichtet.

Die transkranielle Fotobiomodulation ist eine weitere nichtinvasive Therapieform, die auf der Applikation von Licht im Infrarotbereich basiert und nach einem Schlaganfall oder SHT im Gehirn regenerative Prozesse in Gang setzen oder neurodegenerative Entwicklungen verlangsamen kann [253]. Eine Wirkung auf sprechmotorische Funktionen wurde bisher nicht berichtet.

Zusatzinfo

Es sind nicht nur technische Fragen (Welche Stimulationstechnik ist die wirkungsvollste?), die noch weiterer Klärung bedürfen. Die vorliegende Studienlage offenbart ein bekanntes Problem, das die Diagnostik und Therapie der Dysarthrie begleitet und mit der Komplexität des Sprechvorgangs zusammenhängt: Welche sind die kritischen Variablen, die eine dysarthrische Sprechstörung adäquat erfassen? Mit welchen (Übungs-)Aufgaben wird das sprechmotorische System spezifisch und maximal stimuliert? In den vorliegenden NIVH-Studien wird z. T. mit (parasprachlichen) Variablen (Silbenwiederholungsrate, maximale Phonationsdauer etc.) gearbeitet, die möglicherweise nur bedingt geeignet sind, übungstherapeutisch induzierte Veränderungen des sprechmotorischen Systems auszulösen. Die maximale Phonationsdauer (MPD) ist beispielsweise stark von der Anstrengungsbereitschaft und Stimulierbarkeit von Patient*innen abhängig. Als Kennzahl für die respiratorische oder laryngeale Funktionsfähigkeit erscheint MPD trotz der weit verbreiteten Anwendung deshalb nur bedingt geeignet.

13.3 Invasive Hirnstimulation

13.3.1 Tiefe Hirnstimulation (THS) bei Parkinson-Krankheit

Bei der tiefen Hirnstimulation (THS) werden Elektroden im Gehirn und ein Neurostimulator („Hirnschrittmacher") unter der Haut platziert. Die Stimulationsparameter können mithilfe eines mobilen Programmiergeräts individuell eingestellt werden. Die Maßnahme ist weitgehend reversibel. Die häufigste Indikation für eine THS ist die Parkinson-Krankheit (S. 70), wenn die Wirkfluktuationen der L-Dopa-Medikation und die dopaminerg induzierten Dyskinesien und Tremor zunehmen. Üblicherweise werden die subthalamischen Kerne sowie bestimmte Stammganglienstrukturen (Nucleus ventralis intermedius, Globus pallidus internus) stimuliert [286]. Unter der subthalamischen Stimulation wird die akinetisch-rigide Symptomatik mit einem L-Dopa-ähnlichen Effekt beeinflusst [120]. Eine Besserung der dopa-resistenten Achsensymptome (Stimm-, Sprech-, Schluckstörungen) ist eher nicht zu erwarten. Das Risiko, innerhalb von sechs Monaten nach THS des Nucleus ventralis intermedius eine Sprechstörung zu entwickeln bzw. zu verstärken, liegt bei etwa 17 % [103]. Wenn Sprechstörungen vor der THS bereits bestanden haben, dann ist im Verlauf von 1–5 Jahren vor allem mit Veränderungen des Sprechtempos und der Verständlichkeit zu rechnen; eine Abschwächung der THS-induzierten Sprechsymptomatik kann in manchen Fällen durch eine geringere Stimulationsfrequenz erreicht werden [189].

Die Berichte über die Auswirkungen der THS auf die Symptome der hypokinetischen Dysarthrie sind widersprüchlich. Während einige Studien Verbesserungen in einigen Aspekten der oralen, laryngealen und velopharyngealen Motorik berichten, überwiegen die Studienergebnisse, die keine signifikanten Verbesserungen oder sogar Verschlechterungen beobachteten [475]. Phokaewvarangkul et al. berichteten nach subthalamischer Stimulation eine signifikant niedrigere Sprechlautstärke und eine Zunahme der Redeunflüssigkeit [536].

Einschränkend ist zu bemerken, dass die Studien aufgrund erheblicher methodischer Unterschiede (phonetischer Analyseverfahren) nur unzureichend vergleichbar sind.

13.3.2 Tiefe Hirnstimulation (THS) bei essenziellem Tremor und Dystonie

Weitere Indikationen für eine THS sind essenzieller Tremor und Dystonie. Bei Dystonie kann die Intervention eine bis zu zehn Jahre anhaltende, signifikante Linderung der Symptomatik und Steigerung der Lebensqualität herbeiführen [687]. In einigen Fällen verbessert bei vorbestehender Dysarthrie die THS des Globus pallidus internus (THS-Gpi) einzelne Sprechparameter. Anders als bei Parkinson löst die Stimulation des Globus pallidus internus bei dieser Patientengruppe keine schweren und keine nicht reversiblen Nebenwirkungen aus [103].

Erst aus jüngerer Zeit gibt es Berichte (z. B. [291]), dass bei spasmodischer Dysphonie die Stimulation des Thalamus zu einer Reduktion der Stimmsymptome und zu höherer Lebensqualität führen kann. Risch et al. beobachteten bei Personen mit THS-Gpi bei primärer Dystonie (Torticollis) keine generellen Verschlechterungen des Sprechens auf Gruppenebene bei aktiver Hirnstimulation [564]. Auf der Einzelfallebene waren die Ergebnisse jedoch sehr heterogen. Ein Patient mit zusätzlich bestehender spasmodischer Dysphonie profitierte sehr deutlich von der Hirnstimulation.

13.4 Neuromuskuläre und funktionelle Elektrostimulation

Die neuromuskuläre Elektrostimulation (NMES) stellt eine weit verbreitete Technik dar, die auch seit vielen Jahrzehnten für therapeutische Zwecke genutzt wird. Mithilfe dieser Methode sollen die Muskelkraft gesteigert, der Muskeltonus gesenkt und Muskelbewegungen ausgelöst werden. Sie wird zur symptomatischen Behandlung verschiedener Erkrankungen eingesetzt und, wie z. B. in der Rehabilitation von motorischen Störungen der oberen und unteren Extremitäten nach Schlaganfall, ergänzend zu konventioneller Therapie empfohlen [539]. Die NMES wird auch seit über 40 Jahren in der Stimmtherapie eingesetzt [452]. In den Leitlinien für Dysphagie der Deutschen Gesellschaft für Neurologie (DGN) wird ihr Einsatz ergänzend zur konventionellen Dysphagietherapie empfohlen [176].

Die funktionelle Elektrostimulation (FES) stellt eine Form der NMES dar, die schwerpunktmäßig auf eine funktions- und handlungsorientierte Mitarbeit der Patient*innen setzt. Darin unterscheidet sie sich von anderen, eher passiv ausgerichteten elektrischen Stimulationsmethoden. Die FES soll dabei helfen, zielgerichtete und funktionelle Bewegungen (z. B. einen Gegenstand ergreifen) koordiniert auszuführen. Es wird angenommen, dass die Kopplung der elektrischen Impulse, die die motorischen und sensorischen Nervenfasern stimulieren, mit der willkürlich initiierten Aktivität zu einer verstärkten trainingsinduzierten neuronalen Plastizität führt [444]. Eine vielversprechende Weiterentwicklung ist die EMG-gesteuerte FES. Bei dieser Technik wird die elektrische Muskelaktivität gemessen und die Impulsauslösung der FES durch Erreichen eines Schwellenwerts ausgelöst, der durch die Bewegungsintention der Patient*innen entsteht. Faust u. Kroker betonen die Überlegenheit der funktionellen Elektrostimulation (FES) gegenüber den passiv ausgerichteten Stimulationsmethoden [191].

In der Dysarthrietherapie steht die Anwendung von Verfahren der NMES noch am Anfang ihrer Entwicklung. Entsprechend fehlen noch überzeugende Wirksamkeitsbelege, auf deren Grundlage die Stimulationsmethoden bei Dysarthrien empfohlen werden können [40], [610]. Erste Fallstudien sind allerdings vielversprechend [59], [358]. Das Therapieprogramm „Dys-SAAR-thrie“ DST, das speziell für Dysarthrie entwickelt wurde, beinhaltet FES in Verbindung mit Sprechübungen [359].

Dass Methoden der MNES bislang weniger stark in den Fokus zur Behandlung von Dysarthrien gerückt sind, könnte damit erklärt werden, dass für das Sprechen insgesamt nur sehr geringe Muskelkräfte (20 % der verfügbaren Kräfte) erforderlich sind und dass sich die Sprechmotorik durch ihr Eingebundensein in phonologische Prozesse weitaus komplexer darstellt, als dies z. B. bei Bewegungen der Extremitäten der Fall ist. Eine nicht zu unterschätzende Hürde ist zudem die Platzierung der Elektroden: Im Gesicht und am Hals überlagern sich die Muskeln, was vermutlich die Spezifität der Stimulation erheblich einschränkt. So wird auch der Einsatz von NMES bei peripherer Fazialisparese sehr kontrovers zwischen Ablehnung [162] und als effektive Ergänzung konventioneller Übungstherapie [105] diskutiert. Grundsätzlich befürworten Repitsch u. Volk die FES sowohl bei peripherer wie auch bei zentraler Fazialisparese [560].

13.5 Sprechunterstützende Operationsverfahren

13.5.1 Lippen

Bei schlaffer (peripherer) Fazialisparese kommen je nach Ausmaß und Ort der Nervenschädigungen verschiedene Techniken der Nervenrekonstruktion (z. B. nach traumatischen Schädigungen) und plastisch-rekonstruktive Maßnahmen (Nerventransplantat, Muskeltransplantat, Hypoglossus-Fazialis-Anastomose, Cross-Face Nerventransplantation) in Betracht.

Nach erfolgreicher Anastomose ist mit dem Auftreten von Synkinesien (Mit- und Massenbewegungen), Restparesen und Kontrakturen zu rechnen. Eine postoperative Fazialisübungsbehandlung ist in jedem Fall angezeigt, um die Folgeerscheinungen der Defektheilung abzumildern [318].

13.5.2 Gaumensegel

Übungstherapeutische Maßnahmen sind bei velopharyngealer Insuffizienz bekanntermaßen nur begrenzt wirksam. Deshalb wird substituierenden Interventionen eine besondere Bedeutung beigemessen. Eine operative Verengung der velopharyngealen Passage kann dann in Betracht gezogen werden, wenn durch geeignete bildgebende Verfahren die Restbewegungen des Gaumensegels und der Rachenwände beim Sprechen genau bestimmt werden konnten. Ohne Restfunktion ist kaum eine Verbesserung der aerodynamischen Verhältnisse zu erwarten und eine operative velopharyngeale Verengung kontraindiziert. Aus phonetischer Sicht muss sichergestellt sein, dass nach der Operation ein vollständiger velopharyngealer Verschluss möglich sein wird. Dazu muss präoperativ eine Bewegungsanalyse des Velopharynx während des Sprechens gemacht werden. Eine Inspektion mit dem flexiblen Nasopharyngoskop ist nicht ausreichend. In jedem Fall sollte eine röntgenvideografische Analyse die Bewegungen während des Sprechens in der sagittalen und anterioren Ebene bestimmen. Nur wenn ausreichend Bewegungsfunktion festgestellt werden kann, ist eine günstige Prognose verlässlich möglich.

Unter bestimmten Umständen ist eine Verlagerung des Velums oder der seitlichen und/oder hinteren Rachenwände zu erwägen. Die aktuellen Verfahren sind unter den Begriffen Velopharyngoplastik, Levatorplastik und Pharyngoplastik eingeführt [581]. Die Erfahrungen mit dysarthrischen Patient*innen sind gering und die Ergebnisse nicht besonders überzeugend [175]. Durch eine Velopharyngoplastik ist vor allem dann ein positiver Effekt für das Sprechen zu erwarten, wenn zusätzlich zur velaren Anhebung auch Bewegungen der seitlichen oder der hinteren Rachenwände während des Sprechens stattfinden. Leider fallen bei zentralmotorisch bedingten velopharyngealen Dysfunktionen die velare Anhebung und die pharyngeale Konstriktion meist gleichermaßen aus. Zudem ist die Dauerhaftigkeit der operativen Maßnahme nicht immer sichergestellt. Allmähliche strukturelle Veränderungen durch Fibrosierung, Narbenbildung und Erschlaffen des Bindegewebes sind nicht auszuschließen, sodass die velopharyngeale Passage wieder zu groß wird und zu viel Luft entweichen lässt. Operative Nachbesserungen sind prinzipiell möglich.

Wenn das Gaumensegel eine annähernd normale Bewegungsfähigkeit zeigt, aber nicht ausreichend oder konsistent abschließt, kann eine Pharyngoplastik erwogen werden. Bei dieser Technik wird die Rachenwand mit synthetischem oder patienteneigenem Material aufgepolstert, damit sich die Rachenwände dem Gaumensegel nähern und sich so die Effizienz des velopharyngealen Verschlusses erhöht. Sader sieht in der von ihm entwickelten Levatorplastik Vorteile gegenüber den anderen Methoden, weil postoperative Veränderungen vermieden werden [581]. Aber auch diese Technik verspricht nur dann einen Erfolg, wenn ausreichend Restfunktion vorhanden ist, um die verbleibende velopharyngeale Passage zu verschließen.

13.5.3 Larynx

Schlaffe Paresen im Bereich des motorischen Vagusnervs sind ebenfalls Kandidaten für verschiedene operative und plastische Maßnahmen. Infrage kommen meist glottisverengende und spannungserhöhende Maßnahmen sowie Kombinationslaryngoplastiken. Die Vor- und Nachteile der verschiedenen phonochirurgischen Eingriffe beschreiben umfassend Friedrich u. Biegenzahn [204]. Eine phonochirurgische Maßnahme wird üblicherweise dann in Erwägung gezogen, wenn die logopädische Stimmtherapie nicht das erwünschte stimmliche Ergebnis erzielt hat bzw. ein glottischer Restspalt besteht. Das Ziel der phonochirurgischen Maßnahme (Thyroplastik, Stimmbandaugmentation) bei einseitiger Stimmbandlähmung ist eine Medialisierung der gelähmten Stimmlippe, Rekonstruktion oder Reinnervation mittels Injektionslaryngoplastik oder Larynxskelettchirurgie. Bei beidseitiger Stimmbandlähmung werden die laserchirurgische Glottiserweiterung, die Thyroplastik und die Arytaenoidektomie am häufigsten angewandt [204].

Die Anwendung spannungsvermindernder oder glottiserweiternder Laryngoplastiken werden zur Behandlung der spasmodischen Dysphonie (Adduktortyp) berichtet [759].

Die Technik der Injektionslaryngoplastik wird auch zur Behebung der Glottisschlussinsuffizienz bei Parkinson erfolgreich angewandt [475].

13.5.4 Unterkiefer

Bei Verkrampfung der Kieferheber ist das Standardtherapeutikum Botulinumtoxin A. Nicht immer erzielt jedoch die Injektion die erwünschte Wirkung. In solchen Fällen kann eine mandibuläre Coronoidotomie Abhilfe schaffen [769]. Durch eine Durchtrennung des Processus coronoideus wird der Ansatzpunkt des Musculus temporalis verändert, wodurch seine Fähigkeit, sich kraftvoll zusammenzuziehen, verringert wird.

14 Kommunikationsorientierte Interventionen

14 Kommunikationsorientierte Interventionen

Zusammenfassung
Eine kommunikations- und alltagsorientierte Therapie weist über den störungsspezifischen Therapieansatz hinaus und fördert die Fähigkeit der Person mit Dysarthrie mit ihrem sozialen Umfeld zu interagieren. Sie schließt auch Angehörige bzw. wichtige Bezugspersonen in diesen Lernprozess ein und fördert deren Schulung im Umgang mit der Person mit Dysarthrie. Sprechtherapie in der Gruppe trägt dazu bei, erlernte sprechmotorische Fähigkeiten und kommunikative Strategien anzuwenden. Während jeder Phase des Rehabilitationsverlaufs oder im Verlauf einer progredienten Erkrankung kann alternative oder unterstützte Kommunikation einen notwendigen und sinnvollen Beitrag leisten, um der Person mit Dysarthrie eine Teilhabe zu erleichtern.

14.1 Alltagsorientierte Therapie (AOT)

AOT ist kontextgestützte Therapie. Der Anspruch, alltagsorientierte Therapie anzubieten, leitet sich aus der Systematik der ICF (S. 193) ab (Kap. 6.1). Sämtliche therapeutische Bemühungen sollen sich an dem übergeordneten Ziel orientieren, möglichst viel Teilhabe wiederzugewinnen. Die Partizipation eines Individuums an alltäglichen Aktivitäten und zwischenmenschlichem Austausch im familiären, gemeinschaftlichen, sozialen, beruflichen/schulischen und problemlösungsbezogenen Kontext erfordert Kommunikationskompetenz, also ein breites Spektrum kognitiver, sprachlicher, emotionaler und selbstregulierender Fähigkeiten.

Therapie alltagsnah zu gestalten, stellt alle am Rehabilitationsprozess Beteiligten vor große Herausforderungen. Für die Therapieplanung ist es sinnvoll, über die inner- und außerhäusliche Lebenssituation, die Vorlieben, Interessen und Lebensgewohnheiten der Patient*innen Bescheid zu wissen. Ein Fragenkatalog kann hilfreich sein, um Barrieren, aber auch Fazilitatoren der sozialen und kommunikativen Teilhabe zu eruieren, um sie, z. B. in einer Therapiegruppe mit oder ohne Bezugspersonen, zu thematisieren und zu bearbeiten [49]. Wenn die Betroffenen selbst nicht ausreichend in der Lage sind, die entsprechenden Auskünfte zu geben, um solche Kenntnisse zu erlangen, ist eine kontextgestützte Zusammenarbeit mit wichtigen Kommunikationspartner*innen, beispielsweise den engen Angehörigen, Bezugspersonen, Vorgesetzten und Kolleg*innen anzustreben.

Während des Klinikaufenthalts sollten auch die pflegerischen, therapeutischen, ärztlichen Kolleg*innen immer wieder befragt werden, welche Probleme und selbstverständlich auch Fortschritte sie in der Kommunikation mit den betreffenden Patient*innen berichten können. Je umfangreicher und konkreter die Angaben sind, umso genauer lassen sich individuelle und relevante Rollenanforderungen und Partizipationsprobleme identifizieren und daraus abgeleitet Therapieinhalte und -übungen herausfinden. Ylvisaker definierte einen kontextsensitiven Behandlungsansatz, bei dem die konkreten Maßnahmen so konzipiert sind, dass sie in den realen Kontexten angewendet werden können, in denen die Person aktuell lebt, Kontakte pflegt und arbeitet [763]. Dadurch wird sichergestellt, dass die erreichten Fähigkeiten für das tägliche Leben des Einzelnen unmittelbar relevant und nützlich sind. Dies steht im Gegensatz zum traditionellen störungsspezifischen Ansatz, der sich ausschließlich oder vorrangig auf die Wiederherstellung einer bestimmten geschädigten Funktion konzentriert. Ein kontextspezifischer Therapieansatz umfasst auch Bereiche wie Emotionswahrnehmung, verbale Interaktionsfähigkeiten und negatives soziales Verhalten.

Wann sollte alltagsorientierte Therapie stattfinden? Alltagsorientierte Therapie sollte – wie im vorigen Abschnitt angemerkt – einem kontextsensitiven Ansatz entsprechend zu jedem Zeitpunkt und in jeder Phase der Rehabilitation zum Übungsspektrum gehören. Dazu sollten niedrigschwellige Gelegenheiten eingerichtet werden, damit sich die Patient*innen trauen, zu erzählen (z. B. Fotos angucken und kommentieren), etwas einzufordern, zu fragen, sich zu beschweren oder gegen etwas zu protestieren, Beobachtungen und Bedürfnisse mitzuteilen oder anderen kommunikativen Bedürfnissen nachzukommen. Die Anforderungen und Übungsaufgaben sollten an der aktuellen Lebenswirklichkeit (Kommunikation mit Klinikpersonal, Familienangehörigen, Freund*innen, Kolleg*innen, Zufallsbegegnungen, Dienstleistern) ansetzen. Die Erfahrungen, die Patient*innen im Umgang mit anderen machen, sollten regelmäßig eruiert und daraus alltagspraktische Übungen abgeleitet werden.

> ✔ **Merke**
> Die Bearbeitung von Kommunikationserfahrungen und ein systematisches Training kommunikativer Fähigkeiten dient auch dazu, eine realistische Selbsteinschätzung, Selbstsicherheit und Fähigkeiten zu entwickeln, um in der Komplexität der realen Welt zurechtzukommen.

Formen der kommunikationsorientierten AOT. Nach erworbener Hirnschädigung ist mit Problemen der Krankheitsverarbeitung zu rechnen (vgl. Kap. 15). Diese äußern sich z. B. als Scham und Angst, nicht verstanden zu werden, sich in der Öffentlichkeit zu blamieren etc. und können zu sozialem Rückzug, Ablehnung therapeutischer Vorschläge bis zum Verleugnen von Behinderungen oder von Folgen von Behinderungen im Alltag führen [744]. Auch aus diesem Grund sollte nach Möglichkeit eine Sprechtherapie die Kommunikation in der Gruppe oder außerhalb des Therapieraums zum Inhalt haben. Dabei kann nach Wenz ein stufenweises Vorgehen sinnvoll sein, indem mit den am wenigsten Angst auslösenden Situationen begonnen wird, bevor es zu einer anspruchsvolleren (komplexeren) Anforderung geht.

Alltagsorientiertes, kommunikatives Training in der Gruppe oder einzeln außerhalb des Therapieraums, wo Patient*innen Situationen der realen Welt (z. B. beim Einkaufen, im Restaurant, in einer Behörde) ausgesetzt sind, böten ein sinnvolles Übungsfeld. Auch der Mikrokosmos einer Klinik/Praxis (z. B. Kiosk, Gespräch mit anderen Therapeut*innen) kann schon reale, aber auch gleichzeitig geschützte Kommunikationssituationen bieten.

Therapie außerhalb des Therapieraums bedarf gemeinsam mit den Patient*innen einer genauen Planung und Vorbereitung. Es sollten der Ablauf der Aktion in einzelne Schritte gegliedert, mögliche Probleme und deren Lösungen bedacht sowie Ziele formuliert werden. Die Planung sollte schriftlich erfolgen, um eine gute Grundlage für die obligatorische Nachbesprechung zu haben.

Aus strukturellen (rechtlichen, zeitlichen, personellen, institutionellen etc.) Gründen sind solche Übungsfelder nicht ohne weiteres realisierbar. Gruppentherapie und Rollenspiele wären eine Alternative. Aber auch Gruppentherapie ist nicht immer umzusetzen, z. B. wenn keine passenden Teilnehmer*innen zur Bildung einer Gruppe bereitstehen. In diesem Fall können die Therapeut*innen die Position des Gegenübers im Rollenspiel einnehmen, um Alltagssituationen zu simulieren (z. B. die Terminvereinbarung in einer Arztpraxis oder eine Essensbestellung in einem Restaurant).

14.2 Einbeziehen wichtiger Bezugspersonen

ICF-orientierte Therapie befasst sich sinnvollerweise auch mit dem Umfeld und den Bedingungen, die eine qualitativ bessere Kommunikation und höhere Zufriedenheit ermöglichen. Das weite Feld der alltagorientierten Therapie sollte auch die Kommunikation zwischen der Person mit Dysarthrie und Bezugspersonen unter verschiedenen Aspekten im Blick haben. Patient*innen erfahren täglich im Umgang mit Pflegekräften, Angehörigen usw., welche Rückmeldungen ihnen helfen oder eher stören, um sich effektiver zu verständigen. Diese Erfahrungen sollten zusammen mit den Patient*innen erhoben werden, um daraus Strategien zu entwickeln.

Die häufigste Interaktion findet für gewöhnlich zwischen Personen mit Dysarthrie und engen Bezugspersonen statt. Letztere sind als ständige Kommunikationspartner*innen in die Sprechweise der Person mit Dysarthrie normalerweise gut eingehört, trotzdem kann die Kommunikation unter professioneller Anleitung noch verbessert werden. Beide Seiten, Patient*in und Bezugsperson, können von regelmäßig stattfindenden Gruppensitzungen mit 6–8 Teilnehmenden profitieren, selbst wenn das Schädigungsereignis Monate oder Jahre zurückliegt [418]. In der zitierten Studie waren acht wöchentliche Sitzungen à 2 h angesetzt. Für jede Sitzung gab es ein vorher festgelegtes Programm, welche Inhalte in einer Sitzung besprochen oder eingeübt werden sollten. Nach Mackenzie sollten u. a. folgende Themenbereiche behandelt werden: Informationen und Diskussion zu Themen wie „Schlaganfall“, „Dysarthrie“ und deren Folgen für Betroffene und Bezugspersonen (z. B. sprechen letztere für die Person mit Dysarthrie oder beenden ungefragt deren Sätze), Strategien für eine effektive Kommunikation, gemeinsame alltagsbezogene Kommunikationsübungen (z. B. gegen Hintergrundlärm sprechen) und Rollenspiele. Zur Ausgestaltung der Themenbereiche werden von therapeutischer Seite und von den Betroffenen für die jeweils folgende Sitzung Vorschläge eingebracht und Ziele formuliert.

14.3 Hörtraining für Bezugspersonen

Wer häufig mit einer bestimmten Person mit Dysarthrie interagiert, entwickelt eine zunehmende Vertrautheit mit deren dysarthrisch entstellter Aussprache und versteht die Äußerungen oft besser und schneller als Personen, die selten mit der Person mit Dysarthrie in Kontakt kommen. Personen, die dauerhaft oder vorübergehend den gleichen Lebensraum teilen, lernen die Äußerungen der Person mit Dysarthrie bestimmten Erfahrungen, Intentionen, Problemen, Bedürfnissen etc. zuzuordnen. Der Lernprozess vollzieht sich auf der verbalen (phonetischen, linguistischen) und auf der nonverbalen (gestischen, mimischen, körpersprachlichen) Ebene. Auf der Hörerseite wirken neben der „phonetischen“ Barriere auch Bedingungen wie Wahrnehmung, Aufmerksamkeit, Konzentrationsfähigkeit, die Ausrichtung auf das Gegenüber, die Einordnung des Verstandenen in die eigene „Weltsicht“ sowie die Bereitschaft, die eigenen Gedanken dem Gegenüber unterzuordnen (geduldig zuhören können).

Das implizite Lernen der Bezugspersonen kann durch gesteuertes (explizites) Wahrnehmungstraining verstärkt werden, wie etwa zwei Dutzend Studien seit 1983 belegen konnten [81]. Naive Hörer*innen zeigen deutliche Unterschiede in ihrer Fähigkeit Personen mit Dysarthrie zu verstehen, ältere Personen schneiden schlechter als jüngere ab. Allerdings können beide Gruppen im gleichen Umfang ihre Verstehensleistung von Personen mit Dysarthrie durch ein Hörtraining verbessern. Selbst Sprachtherapeut*innen, die regelmäßig mit dysarthrischem Sprechen konfrontiert sind und eine Person mit Dysarthrie bereits beim Erstkontakt recht gut verstehen, können von einem strukturierten Hörtraining profitieren.

✔ Merke

Es entspricht dem Anliegen der ICF, dass auch die soziale Umgebung ihre Anpassungsprozesse gezielt optimiert. Ein Hörtraining kann die Effizienz der Kommunikation erheblich steigern.

Als eine effektive Methode perzeptiven Lernens, um dysarthrische Äußerungen besser zu verstehen, hat sich bewährt, wenn die von Personen mit Dysarthrie produzierten Übungsstimuli den Übenden akustisch angeboten, anschließend von diesen transliteriert und als Feedback mit dem orthografischen Zieltranskript verglichen werden. Selbstverständlich dürfen die Äußerungsinhalte den Übenden nicht bekannt sein. Der Lernprozess, um dysarthrische Äußerungen besser zu verstehen, vollzieht sich rascher, wenn die Trainingseinheiten beides, Hörübungen und Transkriptionsaufgaben, beinhalten.

Das Verstehen dysarthrischer Äußerungen wird verstärkt, wenn das Hörtraining durch eine Imitationsaufgabe ergänzt wird. Die Hörer*innen sind aufgefordert, so genau wie möglich die dysarthrischen Äußerungen nachzusprechen. Die Personen, deren Imitation der Vorgabe am meisten ähnelt, zeigen in der Regel auch die besten Trainingsergebnisse, was das Verstehen dysarthrischer Äußerungen betrifft. Es wird vermutet, dass durch das Imitieren somatosensorische Prozesse aktiviert werden, die das Erkennen einer dysarthrischen Äußerung unterstützen. Die Interaktion sensorischer und motorischer Funktionen ist im State Feedback Control Modell (S. 45) ausführlich dargestellt.

In der praktischen Durchführung (▶ Abb. 14.1) dienen als Übungsmaterial Wortlisten, kurze Sätze oder kurze Texte, die von einer Person mit Dysarthrie gesprochen bzw. aufgezeichnet wurden. Die Hörer*innen bekommen z. B. 20 Sätze mit der Vorgabe vorgespielt, jeden einzelnen Satz zu imitieren und orthografisch zu transkribieren. An-

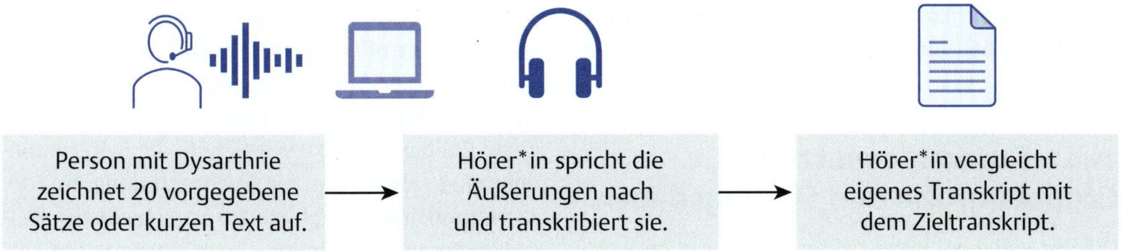

Abb. 14.1 Schematischer Ablauf eines Hörtrainings.

schließend werden zum Vergleich mit den Transkripten die korrekten Sätze (Feedback) vorgelegt.

Wenn es darum geht, eine bestimmte Person mit Dysarthrie besser zu verstehen, werden nur von dieser Person die vorgegebenen Sätze aufgenommen und als Stimuli angeboten. Eine solche Trainingssitzung kann in 20–30 min absolviert werden.

Wenn es das Ziel ist, dass ein bestimmter Personenkreis, z. B. Pflegekräfte, Ärzt*innen, Physio- und Ergotherapeut*innen, trainiert werden soll, um Personen mit Dysarthrie allgemein besser zu verstehen, werden Tonaufnahmen von verschiedenen Personen mit Dysarthrie mit unterschiedlichen Dysarthrieformen als Übungsmaterial eingesetzt.

Ein Hörtraining kann das Ziel verfolgen, bestimmte Dysarthrieformen (z. B. ataktische Dysarthrie) oder aber eine bestimmte Person mit Dysarthrie besser zu verstehen. Ein Wesensmerkmal von Dysarthrien ist die Variabilität der phonetischen Entstellungen. Der Grund für diese Variabilität liegt in der Komplexität des Zusammenspiels der motorischen Akteure (Atmung, Larynx, Zunge etc.) sowie in den individuellen Reaktionen auf die Störfaktoren.

Zwischen den Dysarthrieformen gibt es auch Unterschiede. Die Gruppe der paretischen (spastischen) Dysarthrien zeigt im Vergleich mit denen der ataktischen oder hyperkinetischen Dysarthrien relativ konstante phonetische Entstellungen. Die Variabilität der phonetischen Entstellungen kann innerhalb einer Gruppe sehr unterschiedlich ausgeprägt sein.

Es lässt sich voraussagen, dass ein Hörtraining mit dem Ziel, Personen mit spastischer Dysarthrie besser zu verstehen, eine höhere Erfolgsquote zeigt, als es bei einem Hörtraining zur ataktischen oder hyperkinetischen Dysarthrie der Fall wäre. Die Ausprägung der phonetischen Entstellungen setzt dem Erfolg eines Hörtrainings auch Grenzen. Bei sehr schwerer dysarthrischer Störung kann es nahezu unmöglich sein, eine lexikalische Zuordnung zu einer entstellten Äußerung zu treffen. Ein erfolgreiches Hörtraining basiert darauf, dass das Sprachsignal möglichst viele reguläre akustische Merkmale auf segmentaler und suprasegmentaler Ebene aufweist.

Die Umsetzbarkeit eines Trainings zum besseren Verstehen dysarthrischer Sprecher*innen wird in der Praxis nicht einfach sein (Bereitschaft und Interesse der Bezugspersonen sowie deren kognitive und sensorische Voraussetzungen, organisatorische und strukturelle Bedingungen der Institution). Auch fehlt bisher ein ausgearbeitetes Trainingsprogramm, auf das zugegriffen werden könnte. Wie bei jedem klinischen Interventionsprogramm bedarf es noch weiterer Forschungsarbeit, um die Auswahl und Anzahl der Stimuli sowie den Umfang des Feedbacks zu optimieren.

14.4 Dysarthrietherapie in der Gruppe

Die Therapie in der Gruppe stellt eine sinnvolle und notwendige Ergänzung zur Einzeltherapie dar. Im Hinblick auf kommunikative Verhaltensänderungen ist sie der Einzeltherapie bisweilen sogar überlegen, denn die Rückmeldung der Gruppenmitglieder kann ein stärkeres Gewicht haben als das der Therapeutin oder des Therapeuten [175]. Die Gruppe bietet den Patient*innen ein geschütztes Lernfeld, um kommunikative Strategien auszuprobieren und einzuschleifen. Sie kann auch den Prozess der Krankheitsverarbeitung günstig beeinflussen. Das Erleben der Behinderung anderer und der Austausch darüber können helfen, das eigene Problem richtig einzuschätzen und zu akzeptieren [427].

14.4.1 Zusammensetzung, Gruppengröße und Sitzungsdauer

Die zur gleichen Zeit zu einer Teilnahme bereiten Patient*innen lassen nicht immer viel Spielraum, die Gruppe mit Rücksicht auf den Schweregrad der Sprechstörung oder auf assoziierte neuropsychologische Störungen, Alter oder Bildungsstand zusammenzustellen. Nach unserer Erfahrung können Patient*innen mit unterschiedlichem Schweregrad der Dysarthrie sowie Patient*innen ohne Dysarthrie aber mit leichten Kommunikationsstörungen (Restaphasie, Sprechapraxie, nichtaphasischer Sprachstörung) gemischt werden. Die Gruppeninhalte und Behandlungsziele werden entsprechend angepasst. Objektive Kriterien, nach denen die Teilnehmenden an einer Dysarthriegruppe am effizientesten lernen können, liegen nicht vor. Gut motivierte Patient*innen profitieren sicher am meisten von Erfahrungen in der Gruppe. 3–4 Teilnehmende arbeiten erfahrungsgemäß am effektivsten, wenn eine Sitzung etwa 45 min dauert. Bei mehr Teilnehmenden sollte je nach Therapieprogramm erwogen werden, eine Doppelstunde anzusetzen, um alle ausreichend intensiv zu beteiligen.

14.4.2 Indikation

Meist sind es mehrere Gründe, warum eine Behandlung in der Gruppe sinnvoll ist. Es empfiehlt sich, die Indikationen und Therapieziele für die einzelnen Teilnehmenden genau zu formulieren. Nur dadurch behält man im Blick, ob sich das Sprech- und Kommunikationsverhalten durch die Gruppe in der erwünschten Weise verändert hat. Möglicherweise muss aufgrund der Fluktuation in der Gruppe das inhaltliche Programm fortlaufend zwischen den Bedürfnissen der neu dazu kommenden und den schon länger Teilnehmenden austariert werden. Die Indikation für die Gruppentherapie lässt sich nach drei Hauptbereichen ordnen:

- Kommunikationsverhalten
- sprachliches Verhalten
- Sprechmotorik

Der Umgang mit einer Sprechbehinderung muss von den Betroffenen aber auch von deren Gesprächspartner*innen erst gelernt werden. In der Gruppe schlüpft jede*r Patient*in wechselnd in beide Rollen. Auf diese Weise wird die Selbstwahrnehmung, aber auch die Wahrnehmung für die Kommunikationsprobleme aus verschiedenen Perspektiven geschult. In der Gesprächssituation sollen Patient*innen ihre vorher erarbeiteten Sprechtechniken (z. B. wortweise sprechen, genügend Luft holen und angemessen laut sprechen) einsetzen lernen.

Das Erlernen von **Korrekturtechniken** spielt zur Verständnissicherung auch eine wichtige Rolle. Dysarthrische Patient*innen können in der Gruppe Strategien einüben und erfahren, ob sie beispielsweise durch eine formgleich wiederholte Äußerung oder durch eine vereinfachte Formulierung eine Verständigung erreichen. Teilnehmende mit stark eingeschränkter Verständlichkeit können in der Gruppe ausprobieren, wie sie mit einfach strukturierten Sätzen ihre Sprechanstrengung reduzieren und die Verständlichkeit eventuell erhöhen können.

Personen mit Dysarthrie können in der Gruppe Erfahrungen sammeln, wie sie aktiv Verantwortung für das Gelingen der Kommunikation übernehmen. Im geschützten Gruppensetting können sie beispielsweise lernen, ihre Gesprächspartner*innen dahingehend zu instruieren, wie die Verständigung am besten gesichert werden kann. Das nimmt auf beiden Seiten die Unsicherheit.

Reduzierte Frustrationstoleranz und ein Mangel an sozialem Feingefühl sind immer wieder Problembereiche, die in der Gruppe implizit bearbeitet werden können. Meist sind die sozialen Spielregeln noch bekannt, nur fehlt es gelegentlich an der (Impuls-)Kontrolle. Der Umgang mit **pathologischem Lachen**, das definitionsgemäß wenig mit dem momentanen affektiven Erleben zu tun hat, kann ebenfalls in der Gruppe besser bearbeitet werden als in der Einzeltherapie.

Sprechhemmung als Symptom sozialen Rückzugsverhaltens oder verminderten Sprechantriebs sind besonders wichtige Gründe, den Betroffenen die stimulierende Atmosphäre der Gruppe anzubieten.

> **✔ Merke**
> In der Gruppentherapie spielen Faktoren eine Rolle, die in der Einzeltherapie geringer bewertet werden oder sogar unbeachtet bleiben.

Dysarthrien treten nicht selten zusammen mit **kognitiven Beeinträchtigungen** auf, was die Kommunikation je nach Ausprägung zusätzlich erschwert. Typische Merkmale dieses heterogenen Störungsbilds sind

- verminderte Aufmerksamkeit: Schwierigkeiten, sich auf Gespräche zu konzentrieren oder ein Thema beizubehalten, was zu bruchstückhafter Kommunikation führt
- beeinträchtigtes Gedächtnis: Vergessen des Gesagten oder Verlust des Überblicks über das Gespräch, was zu Wiederholungen oder Auslassungen führt
- gestörte Exekutivfunktionen: Schwierigkeiten, Gedanken zu ordnen, Antworten zu planen oder den Kontext und die Feinheiten eines Gesprächs zu verstehen
- Weitschweifigkeit, unpräzise und semantisch vage oder aber konkretistische Äußerungen
- inaktives Verhalten, wenig Eigeninitiative
- Ideenarmut
- vorschnelle Reaktionen

In der Gruppe können alltägliche Gesprächsformen ausprobiert und praktiziert werden. Auf diese Weise erfahren Personen mit Dysarthrie die kognitiven und auch sprecherischen Herausforderungen, die sich aufgrund ihrer Beeinträchtigungen im interaktiven Sprachgebrauch ergeben. Das System des Sprecherwechsels (turn-taking) stellt hohe Anforderungen an das Tempo der Sprachproduktion, über die Personen mit Dysarthrie aus kognitiven, sprachlichen und motorischen Gründen oft nur eingeschränkt verfügen. Man muss seinen eigenen Redebeitrag (turn) bereits planen, während man dem Gesprächspartner zuhört, und dabei vorhersagen, was der Rest seines Turns noch beinhalten wird. Personen mit Dysarthrie können im Kreis von mehreren Teilnehmer*innen bei schnellen Wechseln von meist kurzen Turns kaum mithalten. In der Gruppe können solche Probleme herausgearbeitet sowie nach Lösungen und Strategien gesucht und eingeübt werden.

Die Dysarthrie selbst kann jedoch auch das sprachliche Verhalten beeinflussen. Manche Patient*innen gewöhnen sich an, aus Ökonomiegründen die syntaktische Komplexität ihrer Äußerungen auf ein Minimum zu reduzieren. Der geringe Mitteilungsgehalt kann zu Schwierigkeiten in der Kommunikation führen, ohne dass dies von der betroffenen Person in ihrer Tragweite entsprechend selbst wahrgenommen wird. Das Gegenteil, nämlich lange, komplexe Sätze zu bilden, kann eine Überforderung der sprechmotorischen Fähigkeiten bedeuten, zu schlechter Verständlichkeit beitragen und die Aufmerksamkeit und Geduld des Gegenübers strapazieren.

Die Kommunikation in der Gruppe kann hier einen wichtigen Beitrag leisten, dass das eigene sprachliche Verhalten als mögliche Ursache für kommunikative Schwierigkeiten erkannt wird. Als therapeutische Aufgaben eignen sich Rollenspiele (z. B. Gespräch mit Immobilienmakler führen; einen Vorfall dem Polizisten schildern), Sprachspiele (z. B. homonyme Begriffe erklären bzw. raten lassen, Satzketten bilden), Bildbeschreibungen, Weg von A nach B beschreiben, um nur eine kleine Auswahl herauszugreifen.

Jeweils nicht direkt beteiligte Teilnehmer*innen können beobachtend tätig sein, um anschließend Rückmeldung zu geben und Verbesserungsvorschläge einzubringen. Auch diese Rollenwechsel dienen dem Lernen, dass sich beide Seiten wechselseitig um eine funktionierende Kommunikation bemühen sollten.

> **✔ Merke**
> In der Gruppe können dysarthrische Sprecher*innen lernen, sich in die Rolle nichtverstehender Zuhörer*innen bzw. Gesprächspartner*innen zu versetzen sowie konstruktive Lösungsansätze zu entwickeln.

14.4.3 Übungsinhalte für die Gruppentherapie

In der Gruppe können Übungen aus der Einzeltherapie eingesetzt werden. Die Frequenz der aktiven Übungsbeteiligung nimmt je nach Übungsaufgabe gemessen an der Einzeltherapie zwar ab, der Unterschied kann aber durch synchron ausgeführte

Übungsformen teilweise ausgeglichen werden. Das gegenseitige Sichbeobachten und -beurteilen schult vermutlich die Wahrnehmung für phonetische Vorgänge und intensiviert die Lernprozesse (z.B. explorierendes Lernen). Neben spezifischen Übungen zur Atmung, Stimme und Artikulation bilden vor allem prosodische Übungen zur Akzentuierung, Sprechtempokontrolle und zur affektiven Ausdrucksfähigkeit die Übungsschwerpunkte.

Das synchrone Sprechen im Chor kann Leistungssteigerungen auf mehreren Ebenen des Sprechens (Atemeinteilung, Lautstärke, Betonung, Artikulation) stimulieren. Besonders Reime, wenn sie im Chor gesprochen werden, entfalten starke Wirkungen auf den genannten Ebenen. Sprechspiele (z.B. Schimpfonie oder Streichelkonzert aus Ludi musici von Wilhelm Keller) erweisen sich – eventuell mit verschiedenen Rollenverteilungen – als geeignete Lernform in der Gruppe, um affektgefärbte Äußerungsformen zu entfalten.

Singen in der Gruppe wurde vorrangig bei Patient*innen mit degenerativen Erkrankungen wie Morbus Parkinson oder ALS systematisch untersucht [748], [188]. Therapeutische Gesangsübungen können den Betroffenen helfen, Muskelkontrolle zu entwickeln, die Lungenkapazität zu erweitern und die Stimmintensität zu steigern. Die Ergebnisse der Studien ergaben leichte stimmliche sowie kommunikative Verbesserungen. Besonders wurde der Wert des Spaßfaktors und einer gesteigerten Lebensqualität herausgestellt. Selbstverständlich sollten musikalische Vorlieben der Betroffenen berücksichtigt werden. Ähnliche Studien fehlen für Patient*innen mit nicht degenerativ bedingten Dysarthrien.

14.5 Unterstützte und alternative Kommunikation

Wenn die mündliche Mitteilungsfähigkeit zur Verständigung nicht genügt, kommen unterstützende oder alternative Kommunikationsmittel zum Einsatz. Maßnahmen unterstützter Kommunikation richten sich an einen heterogenen Personenkreis, dessen Gemeinsamkeit darin besteht, dass lautsprachliche Fähigkeiten dauerhaft fehlen oder vorübergehend eingeschränkt sind. In den meisten Fällen dysarthrischer Störungen geht es um einen Ersatz oder um eine Unterstützung für die Lautsprache bei intaktem Sprachverständnis.

Bei akut einsetzender Sprechstörung ist das unter Umständen für die Betroffenen der erste Schritt, mit der Umwelt in Kontakt zu treten. Die Bereitstellung und Vermittlung alternativer Kommunikationsformen zielt als erste Intervention darauf ab, Teilhabe zu ermöglichen. Bei fortschreitenden Sprechstörungen werden im Verlauf schrittweise Anpassungen an die kommunikativen Fähigkeiten in Betracht kommen. Ein frühzeitiger Einsatz von kommunikativen Hilfsmitteln wird in der Leitlinie zur Amyotrophen Lateralsklerose (DGN 2021) empfohlen.

> ✔ **Merke**
> Es gibt keine Hinweise darauf, dass der Einsatz einer Kommunikationshilfe oder nonverbaler Hilfsmittel die Reorganisation der mündlichen Mitteilungsfähigkeit verzögern oder behindern könnte. Entsprechende Maßnahmen sollten Personen mit schweren Dysarthrien während des gesamten Rehabilitationsverlaufes angeboten werden und keinesfalls als ultima ratio betrachtet werden.

Personen mit Mehrfachbeeinträchtigungen, wie sie besonders bei erworbener Hirnschädigung in sensorischen, kognitiven und/oder motorischen Funktionsbereichen auftreten, haben u.U. einen besonderen Assistenzbedarf, wenn es um die Anpassung und Nutzung von Hilfsmitteln zur Kommunikation geht. Störungen der Aufmerksamkeit, der Wahrnehmung und der feinmotorischen Steuerung sowie zusätzliche Antriebs-, Gedächtnis-, Denk- sowie Erlebens- und Verhaltensstörungen können die Ausdrucksfähigkeit und Kommunikation in sozialen Interaktionen erschweren.

Es hat sich eine eigene Fachdisziplin der „unterstützten Kommunikation“ (UK) entwickelt. Im Englischen hat sich die Abkürzung AAC („Augmented and Alternative Communication“) eingebürgert. Ziel der Interventionen ist die Erweiterung der Kommunikationsfähigkeiten der betreffenden Person. Dabei vertritt die unterstützte Kommunikation den Ansatz der umfassenden Kommunikation, d.h. es werden sämtliche Möglichkeiten, die zu einer besseren Verständigung beitragen, ausgeschöpft. Zu diesen Möglichkeiten gehören:

- Erweiterung der körpereigenen Kommunikationsfähigkeiten
- Einsatz nichtelektronischer und elektronischer Kommunikationshilfen
- Anwendung verschiedener Gesprächsstrategien
- Beratung und Schulung der Kommunikationspartner*innen der sprechbehinderten Person

14.5.1 Körpereigene Kommunikationsfähigkeiten

Erfahrungsgemäß nutzen unterstützt Kommunizierende im Gespräch mit unterschiedlichen Gesprächspartner*innen (z. B. Lebensgefährte*in, Eltern, Lehrer*in, Freund*in, Verkäufer*in) verschiedene Ausdrucksformen. Aus diesem Grund ist es wichtig, alle o. g. Aspekte zu berücksichtigen und mit der nichtsprechenden Person ein sog. multimodales Kommunikationssystem zu erarbeiten. Körpereigene Kommunikationsformen nutzt jeder von uns täglich: wir lächeln, nicken oder sehen jemanden fragend an. Bei nicht sprechenden Menschen können solche körpereigenen Kommunikationsformen eine individuelle Bedeutung haben. So werden „Ja“ und „Nein“ vielleicht durch Augen-/Blinzelbewegungen, Lautierungen, Handzeichen, Lippen- oder Zungenbewegungen angezeigt. Zu den körpereigenen Kommunikationsfähigkeiten gehören Lautsprache, Vokalisationen (Affektäußerungen), Blicke und Blickbewegungen, Gestik, Mimik, individuelle Zeichen, aber auch Gebärden. Ein großer Vorteil der körpereigenen Kommunikationsformen liegt darin, dass sie selbstverständlich kostengünstig und immer verfügbar sind und insbesondere mit vertrauten Gesprächspartner*innen eine schnelle und spontane Kommunikation erlauben. Aus diesen Gründen ist es sinnvoll, nach Möglichkeit die körpereigenen Kommunikationsfähigkeiten in das kommunikative Training mit einzubeziehen.

Auch der Gebrauch von nicht technischen Hilfsmitteln kann von den beteiligten Interaktionspartner*innen ausreichend Übung und ein hohes Maß an Konzentration und kognitiver Anstrengung erfordern.

14.5.2 Nichtelektronische Kommunikationshilfen

Zu den nichtelektronischen Kommunikationshilfen gehören Schreibblock, Wachstafel, Buchstaben-, Symbol- oder Bildtafel oder Kommunikationsbuch. Die Wahl des Mittels hängt von den motorischen, sprachlichen und kognitiven Fähigkeiten ab. Schreibblock und Tafel erfordern eine angepasste Schriftgröße und lesbare Handschrift. Außerdem sind ein knapper und prägnanter Schreibstil (Telegrammstil) und der Gebrauch von Abkürzungen einer normalen, syntaktisch korrekten Prosa aus Ökonomiegründen vorzuziehen. Diese Mitteilungsform bedarf selbst im Zeitalter der Kurznachrichten-Kommunikation einiger Übung und sprachlicher Flexibilität, um Missverständnisse zu vermeiden. Außerdem ist es nicht zuletzt eine Frage der sozialen Kompetenz und eines gesunden Selbstvertrauens, sich über sprachliche Konventionen hinwegzusetzen. Auch diese Aspekte sollten gefördert werden.

Die übrigen genannten Kommunikationshilfen kommen in Betracht, wenn die grafomotorische Schreibfähigkeit nicht ausreicht. Eine Buchstabentafel, mit der die Wörter durch Zeigen buchstabiert werden, ist nicht nur für den Benutzer, sondern auch für den Partner oder die Partnerin eine Herausforderung an Kombinationsgabe und Arbeitsspeicher. Eine Variante der Buchstabentafel ist das Vorsprechen des Alphabets in den Fällen, in denen Betroffene aus motorischen oder visuellen Gründen nicht auf die Buchstaben zeigen können. Der oder die Kommunikationspartner*in spricht das Alphabet (oder zeigt mit dem Finger auf die Buchstaben) und erhält patientenseitig ein Zeichen (auch als „Partnerscanning“ bezeichnet), wenn er oder sie beim passenden Buchstaben angekommen ist. Dieser Vorgang wird so oft wiederholt, bis das Zielwort erkennbar ist. Es hat sich bewährt, das Alphabet in drei Blöcke (A–H, I–P, Q–Z) aufzuteilen, sodass man nicht immer bei A beginnen muss. Wenn der betreffende Buchstabe, z. B. nicht im ersten Block enthalten ist, bekommt man das Signal zum nächsten Block zu gehen.

Aufbau und Inhalt einer Bildtafel oder eines Kommunikationsbuchs richten sich nach den potenziellen Kommunikationspartner*innen und den Themen und Bedürfnissen der Betroffenen. Eher als für aphasische Patient*innen bieten sich auch piktografisch aufgebaute, käuflich erwerbbare Kommunikationsbücher an. Die Selektion der Bilder oder Piktogramme erfolgt wie oben beim Buchstabieren entweder patientenseitig oder durch den oder die Kommunikationspartner*in.

14.5.3 Elektronische Kommunikationshilfen

Das Angebot an elektronischen Kommunikationsgeräten wächst ständig mit der Weiterentwicklung der Mikroelektronik. Angefangen bei den Eingabehilfen (auch „Ansteuerungsmöglichkeiten" genannt, wo z. B. via Eye-Tracking, Kopf- oder Knieschalter oder durch Saugen oder Pusten durch ein Röhrchen ein Cursor am Bildschirm gelenkt wird), über die menügesteuerten Ein- und Ausgabeprogramme (z. B. mit Schrift- oder Symboleingabe), bis zur akustischen Sprachausgabe (sog. Talker) werden sehr unterschiedlich ausgestattete Geräte angeboten. Es gibt Kompaktgeräte („Sprech-Ersatz-Geräte") oder aber handelsübliche Notebooks mit spezifischer Software. Ohne umfassendes Wissen und Erfahrung mit diesen Geräten ist es ratsam, bevor man sich auf ein bestimmtes Gerät oder einen Hersteller festlegt, mit unabhängigen Beratungsstellen oder -organisationen Kontakt aufzunehmen. An einigen Universitäten mit entsprechenden heilpädagogischen Fakultäten gibt es Beratungsstellen. Die Organisation „ISAAC" (International Society for Augmentative and Alternative Communication) hat eine deutsche Sektion (Gesellschaft für unterstützte Kommunikation e. V.; www.gesellschaft-uk.org). Über sie kann man sich beraten lassen oder weitere Anlaufstellen in Erfahrung bringen.

Elektronische Kommunikationshilfen haben den Nachteil, dass sie nicht ohne Weiteres immer mitgeführt werden können und Energie benötigen. Ihr Vorteil besteht darin, dass mit akustischer Sprachausgabe räumliche Distanz überwunden und mit Talkern und PC komplexe Inhalte mitgeteilt werden können.

Anbieter von elektronischen Kommunikationshilfen bieten in der Regel an, ihre Produkte vor Ort vorzuführen, sie auf die Bedürfnisse der Betroffenen einzurichten und zum Auszuprobieren für eine Weile zu überlassen.

Personen, die mit Smartphone oder Tablet-Computer sowie mit Internet selbständig umzugehen gelernt haben, finden dort eine Fülle von kostenpflichtigen, aber auch kostenlosen AAC-Anwendungen.

Lüke u. Vock bieten eine breite Übersicht zu Methoden der unterstützten Kommunikation (bei Kindern und Erwachsenen) sowie Übersichten zu Materialien, Bezugsquellen für Software zur Erstellung von symbolbasierten Kommunikationsoberflächen, Apps in der unterstützten Kommunikation sowie eine Liste von Beratungsstellen in Deutschland (Stand: 2018) [413].

14.5.4 Gesprächsstrategien

Gesprächsstrategien zielen darauf ab, unterstützt Kommunizierenden effektive Handlungsmöglichkeiten in den verschiedensten Kommunikationssituationen zur Verfügung zu stellen. Es sollten mit der betroffenen Person Wege gefunden werden, wie sie die Aufmerksamkeit ihres Gegenübers auf sich lenken und ein Gespräch eröffnen, aber auch wieder beenden kann. Oft werden Unterhaltungen von den sprechenden Partner*innen dominiert. Deshalb sind Strategien wichtig, die es der unterstützt kommunizierenden Person ermöglichen, Gesprächsthemen zu wechseln oder Missverständnisse aufzuklären. Wenn dies nicht mit körpereigenen Kommunikationsfähigkeiten möglich ist, dann sollten auf den Kommunikationshilfen entsprechende Felder/Tasten vorhanden sein.

15 Beratung

15 Beratung

Zusammenfassung

Die neurologischen Störungsbilder sind meist komplex und stellen an Sprachtherapeut*innen besonders hohe Anforderungen, was deren sprachtherapeutische Kompetenz betrifft. Darüber hinaus können problematische psychische Situationen oder Verhaltensweisen in die Therapiesitzungen hineinwirken und u. U. Therapieziele, z. B. Wiedereingliederung in Alltag und Beruf, infrage stellen. Beratung der Patient*innen und ihrer Bezugspersonen zu Fragen der Diagnose, Prognose, Therapieziele und der Krankheitsverarbeitung sind während des Therapieverlaufs sich wiederholende Anforderungen, die an Sprachtherapeut*innen gestellt werden.

Die **Aufklärung** darüber, was die Diagnose einer dysarthrischen Sprechstörung bedeutet, gehört sicherlich nicht zu den problematischen, jedoch zu den unverzichtbaren Beratungsaufgaben. Angesichts der Komplexität des Themas sollte man sich ein einfaches Modell, wie normales Sprechen funktioniert, zurechtlegen, um daran die Abweichungen im konkreten Fall darzulegen. Man sollte von Patient*innen und Angehörigen nicht erwarten, dass sie durch einmalige Erklärungen die Mechanismen der Störung ausreichend durchschauen. Im Verlauf der Therapie werden immer wieder weitere Erklärungen nötig sein, um den Verlauf der Therapie sowie die Zusammenhänge zwischen spezifischen sprechmotorischen Defiziten und Verständlichkeit sowie prosodischen Auffälligkeiten näher zu bringen. Je nach Sachlage ist es auch sinnvoll, den Bezug zur Hirnschädigung (Ätiologie, Lokalisation) und assoziierten Störungen und deren Wechselwirkung mit der Sprechstörung aufzuzeigen.

Sprachtherapeut*innen sind oft auch in **Entscheidungsprozesse** eingebunden, die medizinische Maßnahmen betreffen. In Abhängigkeit von der jeweiligen Ausgangssituation können sie Argumente liefern und/oder prognostische Aussagen treffen, beispielsweise

- ob eine medizinische bzw. chirurgische Intervention notwendig und sinnvoll ist.
- welche sprechmotorischen Funktionen voraussichtlich von der Maßnahme profitieren werden und wenn ja, wie stark.
- welche sprechmotorischen Funktionen durch die Maßnahme voraussichtlich nicht beeinflusst werden können.
- ob Bedarf an einer sprachtherapeutischen Behandlung vor, während und nach der medizinischen Intervention besteht und wenn ja, in welchem Rahmen diese geleistet werden kann.

Schließlich ist es auch eine sprachtherapeutische Aufgabe, diese Informationen mit den Betroffenen und den Vertreter*innen der anderen medizinischen Disziplinen zu kommunizieren.

Die genannten Punkte bringen die Professionalisierung der Therapeut-Arzt-Kommunikation sowie der Therapeut-Patient-Kommunikation zum Ausdruck. Eine aktive Rolle der sprachtherapeutisch Tätigen innerhalb der medizinisch-rehabilitativen Prozesse sichert wechselseitig den notwendigen Informationsstand. Sprachtherapeut*innen verkörpern nicht nur aufgrund ihres Berufsbilds Aspekte der „sprechenden Medizin". Wie oben postuliert erfüllen sie die Anforderungen an eine patientenorientierte Medizin, die die Patient*innen informiert und motiviert, über ihre Krankheit Bescheid zu wissen und sie in die Lage versetzt, aktiv am Behandlungsprozess mitzuwirken.

✔ Merke

Die Vielfalt dysarthrischer Sprechstörungen bringt es mit sich, dass die Rolle der Sprachtherapeut*innen in einem interdisziplinären Behandlungskonzept von dem Anspruch geprägt ist, ihre fachspezifischen Kompetenzen und die „biopsychosoziale Ganzheitlichkeit" (s. a. Kap. 6.1) [569] in Form einer patient*innengerechten Information in den Behandlungs- und Rehabilitationsprozess einzubringen.

Die Hauptaufgabe von Therapeut*innen besteht darin, Patient*innen die **Behandlungsmaßnahmen zu erklären** und darin anzuleiten, wie sie ihre sprechmotorischen und kommunikativen Fähigkeiten wiedergewinnen und verbessern können. Diese sprachtherapeutische Kompetenz steht für die Betroffenen und deren Angehörige natürlich im Vordergrund. Sie erhoffen sich in der therapierenden Person zuallererst eine Expertin, die die richtigen Übungen durchführt. Ziele, die der Wiederherstellung der Funktionsfähigkeit von Körperstrukturen und deren Leistungsfähigkeit dienen (nach ICF: Funktionsebene), sind in der Regel gut vermittelbar.

✔ Merke

Ein Dilemma kann jedoch an der Stelle auftreten, wo Patient*innen mit angstbesetzten Aufgaben und Situationen (Aktivitätsebene) konfrontiert werden, die sie in ihrem Alltag vermeiden (Partizipationsebene).

Eine besondere therapeutische Herausforderung kann darin bestehen, die Patient*innen im Rahmen von alltagsorientierter Therapie zu überzeugen, dass sie trotz unvollständiger Restitution ihrer Sprechfähigkeit den Mut aufbringen, z. B. ihre Bedürfnisse, Sorgen, Befürchtungen etc. auszudrücken oder fremde Personen anzusprechen oder anzurufen, im Café selbst zu bestellen, an einem Ausflug teilzunehmen und gesellig zusammenzusitzen.

In den Prozess der Hinführung zu mehr Selbständigkeit und der Aneignung von wirksamen Verhaltensstrategien sollten, wenn möglich, auch die Bezugspersonen einbezogen werden. Denn nicht selten sehen sich diese in der Verantwortung, kommunikative Probleme zu vermeiden, indem sie für die Person mit Dysarthrie sprechen. Von therapeutischer Seite kann es sinnvoll und notwendig sein, behutsam und mit dem nötigen Respekt dieses **Rollenverständnis der Angehörigen** zu thematisieren.

Manche Patient*innen legen sich eine Theorie zurecht, die ihr Leben in zeitliche Abschnitte einteilt: der Abschnitt seit der Erkrankung und der Zeitabschnitt nach der Wiederherstellung der Leistungsfähigkeit. Sie vermeiden, sich als Menschen mit Behinderung einzuordnen, denn das würde in ihrer Wahrnehmung eine dauerhafte Festlegung bedeuten und hieße, nicht mehr vollwertig dazugehören. Also setzen sie sich eine Frist, typischerweise bis zu einem markanten Datum (Weihnachten; der eigene Geburtstag), das ein oder zwei Jahre in der Zukunft liegt. Bis dahin wollen sie sich keinen Risiken aussetzen und zurückgezogen im geschützten Kreis der Familie leben und sich möglichst vielen Therapien unterziehen. Als Konsequenz dieses bevorzugten Lebens in geschützter Umgebung sind sie möglicherweise nicht offen für andere Therapieziele und Auseinandersetzungen mit ihren Behinderungen, die über die reine Funktionstherapie hinausgehen. Angehörige vermeiden es, sich vorzustellen, dass bleibende Behinderungen des Betroffenen auch ihr Leben dauerhaft verändern könnten. Unter Umständen führen solche Einstellungen dazu, Hilfsmittel zuerst einmal abzulehnen. Gefühlsmäßig bedeutet z. B. die Verwendung einer elektronischen Kommunikationshilfe oder eines anderen Hilfsmittels, den derzeitigen Zustand zu präjudizieren.

Hinter den genannten Beispielen verbirgt sich ein ganzes Spektrum an Faktoren, die einen erheblichen Einfluss auf die soziale Partizipation nehmen können und die je nach Sachlage und Rehabilitationsphase mit den Patient*innen und ihren Angehörigen zu ergründen sind. Es sollten daher folgende Themen in den Blick genommen werden [90]:

- **Soziale Isolation.** Selten ist es die Sprechstörung allein, die psychosoziale Verwerfungen mit sich bringt. Auch lange Klinik- und Reha-Aufenthalte trennen die Betroffenen von ihren privaten und beruflichen Kreisen und vermitteln das Gefühl isoliert zu sein. Aber die Dysarthrie ist oft dafür verantwortlich, dass sich das Gefühl der Isolation verstärkt („Die Leute verstehen mich nicht. Sie sprechen nicht mit mir, sondern mit meiner Frau. Meine Frau spricht für mich."). Personen mit Dysarthrie machen die Erfahrung, dass sie in Gesprächen übergangen werden, mit ihnen nicht mehr über interessante oder anspruchsvolle Themen diskutiert wird. Sie vermissen, dass ihre Gesprächspartner*innen mit ihnen Gespräche so wie früher führen.
- **Identitätsverlust.** Personen mit Dysarthrie beklagen, dass sie nicht mehr so sprächen wie früher (z. B. keine Witze erzählen könnten), ihre Stimme anders klinge und sie deshalb nicht mehr sie selbst wären. Die Sprechstörung kann

auch zu einer Veränderung der sozialen Rollen, z. B. in der Familie oder am Arbeitsplatz, führen.

- **Stigmatisierung.** Betroffene machen die Erfahrung oder befürchten zumindest, dass ihre geistigen Fähigkeiten angezweifelt werden oder ihnen ein schlechter Lebenswandel („vormittags schon betrunken"), unterstellt wird, wenn sie z. B. telefonieren.

> ✔ **Merke**
> Die Auseinandersetzungen mit den Erwartungen an die Therapie sind nur ein Aspekt der Therapiesituation. Nicht nur die reduzierte Kommunikationsfähigkeit, sondern auch die veränderten Lebensumstände durch das Krankheitsereignis mit all seinen zusätzlichen Begleitstörungen bringen eine Fülle an Konfliktpotenzial hervor, die die Patient*innen und deren Angehörige in vielerlei Hinsicht belasten [222].

Bei **beruflicher Wiedereingliederung** sind Sprachtherapeut*innen auch oft daran beteiligt, die Bereitschaft sowohl bei Patient*innen als auch bei Arbeitgeber*innen zu schaffen, das Anforderungsprofil auf die veränderten Fähigkeiten der mündlichen Kommunikation anzupassen (Stichwort „Adaptation"). Beispielsweise sollten Vorgesetzte und Kolleg*innen informiert werden, dass die mündliche Kommunikation mit der/dem Betroffenen in geräuscharmer Umgebung stattfinden sollte oder dass die Gesprächspartner*innen miteinander Blickkontakt halten sollten.

Die Frage der **Prognose** und der Lernfortschritte gehört bisweilen zu den schwierigen Themen. Ein gutes Modell der Sprachproduktion, das neben der Sprechmotorik auch die Wechselwirkungen mit der kognitiven und sprachlichen Leistungsfähigkeit sowie der Körpermotorik einbezieht, erleichtert die Aufgabe, die komplexen Zusammenhänge zwischen neurologischer Erkrankung und sprechmotorischen und kommunikativen Fähigkeiten vereinfacht zu erklären. Die psychische Situation des oder der Betroffenen sollte ebenfalls als Variable berücksichtigt werden.

Eine Person mit Dysarthrie, die in die Sprachtherapie kommt, möchte wieder sprechen lernen. Auch die Angehörigen erhoffen sich eine möglichst weitgehende Wiederherstellung der (mündlichen) Kommunikationsfähigkeit. Es ist verständlich, wenn Patient*innen und Angehörige lieber nicht mit Einschätzungen konfrontiert werden wollen, die ihre Hoffnungen zu sehr dämpfen. Und dass selbst dann, wenn bereits Vorinformationen oder zumindest eine Ahnung darüber bestehen, dass sich eine vollständige Restitution der Sprechfähigkeit nicht mehr einstellen wird. Größte Hoffnungen können dann darauf liegen, zumindest die Verständlichkeit wiederherzustellen. Auf der anderen Seite stehen die Therapeut*innen, die schon viele dysarthrische Patient*innen behandelt haben und deshalb nicht nur aufgrund ihres theoretischen Wissens um die Begrenztheit der therapeutischen Möglichkeiten wissen.

> ✔ **Merke**
> Die Konfrontation mit der Unausweichlichkeit verbleibender Defizite ist prinzipiell keine geeignete Vorgehensweise, um Patient*innen eine Zielrichtung zu weisen. Stattdessen sollten fähigkeitsorientierte und auf dem SMART-Konzept basierende Aussagen und Ziele formuliert werden.

Patient*innen mit progredienten Erkrankungen stellen die Frage nach der **Prognose** nicht nur dem Arzt oder der Ärztin, die sie bei Erkrankungen wie der ALS zumindest in den frühen und mittleren Stadien der Erkrankung eher selten sehen, sondern immer wieder den Therapeut*innen. Es kommt zudem vor, dass sich Patient*innen ohne bestätigte Verdachtsdiagnose schon über Monate in Therapie befinden. Angehörige und Betroffene besitzen jedoch oft gute Kenntnisse über das Krankheitsbild, den Krankheitsverlauf und über Behandlungsmöglichkeiten. Das Internet ist mittlerweile eine leicht zugängliche Informationsquelle, wo sich nicht nur Fachleute, sondern auch Betroffene teilweise auf hohem fachlichen Niveau zu Krankheitsverlauf, Therapien, aktuellen Forschungsergebnissen, Hilfsmitteln, Pflege, Verhaltensregeln, Partnerproblemen und Alltagserfahrungen äußern. Es sollte vermieden werden, deren Wissen, selbst wenn offensichtliche Irrtümer vorliegen, zu diskreditieren. Ebenso wenig vergrößert es die Vertrauensbasis, die Prognosen und Meinungen der Vorbehandler*innen durch blanke Gegenargumente zu entkräften. Es sollte erklärt werden, worauf sich die eigene Darstellung begründet.

Es ist von großer Wichtigkeit, dass emotional belastende Themen auf eine möglichst sachliche Ebene gehoben werden. Die medizinischen Aspekte zur Prognose sollten sich dem sprachtherapeutischen Setting angemessen auf störungsspezifische Zusammenhänge beschränken. In Fällen progredienter Erkrankungen wird es manchmal unvermeidlich sein, den Blick auf Maßnahmen zu lenken, die mit dem prognostizierten Verlauf begründet sind. So sollte z. B. das Thema „unterstützte Kommunikation" angesprochen werden, sobald die medizinische Diagnose feststeht. Das kann schon zu einem Zeitpunkt der Fall sein, wo der oder die Betroffene noch keine kommunikativen Einschränkungen erfährt.

Das Thema „Prognose" kann mit dem SMART-Konzept (S. 194), objektivierbare, erreichbare, realistische und zeitgebundene Ziele zu formulieren und dem Prozess der gemeinsamen Zielfindung (S. 195) versachlicht werden. Trotz aller Versachlichung wird man sich in manchen Fällen trotzdem auf dem schmalen Grat zwischen Zuversicht und Enttäuschung bewegen.

✔ Merke

Es sollte prinzipiell eine Atmosphäre der Hoffnung geschaffen werden. Allerdings sollten keine konkreten prognostischen Versprechungen geäußert werden.

16 Dysarthrietherapie mit Kindern

16 Dysarthrietherapie mit Kindern

Zusammenfassung

Dieses Kapitel geht zunächst auf die besonderen Bedingungen ein, die es bei der Therapie kindlicher Dysarthrien zu berücksichtigen gilt. Anschließend werden Optionen für die sprachtherapeutische Übungsbehandlung dargestellt und diskutiert, wobei zuletzt auch praktische Empfehlungen ausgesprochen werden.

In Bezug auf die Diagnostik von Kindern mit Dysarthrien wurde bereits dargestellt, dass klinisch arbeitende Therapeut*innen mit zahlreichen Herausforderungen konfrontiert sind. Ähnliches gilt auch für die Therapie: Bislang existieren kaum Forschungsarbeiten zum Thema, auch wurden nur wenige spezifische Therapiemethoden entwickelt, die zudem bisher kaum evaluiert wurden.

Aus diesen Gründen scheinen die Handlungsoptionen für eine gelingende Therapie zunächst begrenzt. Jedoch stehen Therapeut*innen nicht mit leeren Händen da. Sie können sich in Bezug auf Konzepte und Materialien aus verschiedenen sprachtherapeutischen Bereichen bedienen, vor allem aus der Dysarthrietherapie mit Erwachsenen, aber auch aus der Behandlung von Kindern mit Sprachentwicklungsstörungen, Stottern, kindlichen Stimmstörungen und anderen Störungsbildern.

Auch wenn das langfristige Ziel sein muss, die Therapie von Kindern mit Dysarthrie auf empirisch abgesicherte Methoden aufzubauen, ist es durch den Transfer von Wissen aus unterschiedlichsten Bereichen und mit therapeutischer Kreativität auch jetzt schon möglich, spezifische kindgerechte individuelle Therapie anzubieten. Dabei müssen verfügbare Methoden und Materialien sowie gängige Vermittlungstechniken stets kritisch auf ihre Anwendbarkeit bei Kindern mit Dysarthrien hinterfragt und die besonderen Bedingungen, die für Kinder mit Dysarthrie gelten, berücksichtigt werden.

16.1 Besondere Bedingungen bei der Therapie von Kindern

In den Kapiteln 11 und 12 wurden zahlreiche Prinzipien, die bei der Behandlung von Dysarthrien relevant sind, dargestellt. Generell ist davon auszugehen, dass viele dieser therapeutischen Grundsätze auf Kinder übertragbar sind. Jedoch sind einige Besonderheiten in der Therapie von kindlichen Dysarthrien zu berücksichtigen, auf die im Folgenden detailliert eingegangen wird.

16.1.1 Koordinative Strukturen und anatomische Besonderheiten

Der Aufbau des Sprechapparates folgt bei Kindern in groben Zügen bereits dem für Erwachsene in Kap. 2.1 beschriebenen Bauplan. Das heißt auch, dass relevante Strukturen auf vergleichbare Weise über anatomische Zusammenhänge (z. B. Kiefer – Lippen) sowie aerodynamische Prozesse miteinander gekoppelt sind. Funktionelle Einheiten (S. 33) lassen sich bei Kindern ebenso wie bei Erwachsenen beeinflussen, was therapeutisch genutzt werden kann. Z.B. kann das Arbeiten an bilabialen Lauten an Lippen und/oder Kiefer ansetzen, je nach der individuellen Störung.

Jedoch ist hier zu berücksichtigen, dass sich der kindliche Sprechapparat noch in der Entwicklung befindet und viele anatomische Strukturen bis (mindestens) zur Pubertät im Vergleich zu Erwachsenen Besonderheiten aufzeigen. Beispielsweise unterscheiden sich Kinder von Erwachsenen in Hinblick auf das Größenverhältnis zwischen nasalem und oralem Resonanzraum. Bei Kindern ist der nasale Raum dabei deutlich kleiner, was zu einer wahrgenommenen Hyponasalität führen kann. Auch der Larynx zeigt während der Kindheit spezielle Charakteristika, v. a. in Bezug auf Stimmlippen- und Schleimhautgewebe. Dies kann zu einer im Vergleich zu Erwachsenen auffälligen, meist behaucht-rauen Stimmqualität führen.

Diese Besonderheiten können therapierelevante motorische Pathomechanismen überlagern und sich außerdem auf die Wechselwirkungen zwischen beteiligten Strukturen auswirken. So kann beispielsweise die Stimme eines Kindes trotz eines laryngealen Hypertonus behaucht klingen. Auch die Auswirkungen einer Gaumensegelinsuffizienz können aufgrund der oben beschriebenen anatomischen Besonderheiten im Kindesalter noch maskiert sein. So können Hypernasalität bzw. übermäßige nasale Luftstromlenkung wegen des kleineren nasalen Raums auditiv zunächst weniger stark ins Gewicht fallen und sich gegebenenfalls auch weniger deutlich auf artikulatorische Prozesse und Stimmverhalten auswirken. In diesen Fällen ist es wichtig, den Verlauf der Symptomatik durch ein stetiges diagnostisches Monitoring im Blick zu behalten. Treten im Lauf der Zeit beispielsweise auditiv wahrnehmbare Veränderungen in Resonanz und Artikulation auf, sollte eruiert werden, ob eine vorher nicht auffällige Gaumensegelinsuffizienz durch anatomische Entwicklungsprozesse schließlich doch in den therapeutischen Fokus rücken muss.

Auch die Definition von Therapiezielen sollte vor dem Hintergrund anatomisch-physiologischer Besonderheiten stattfinden. Jedes funktionsorientierte Therapieziel muss im Rahmen der zu erwartenden kindlichen Entwicklung auch erreichbar sein. So ist beispielsweise die Behebung einer behauchten Stimme, die auch bei typisch entwickelten Kindern bis zur Pubertät vorliegen kann, kein sinnvolles Therapieziel, bevor der Kehlkopf eines Kindes vollends ausgereift ist.

16.1.2 Motorisches Lernen und Neuroplastizität

Man geht davon aus, dass jedes motorische Lernen mit Veränderungen auf neuronaler Ebene verbunden ist. Die Basis hierfür stellt die Neuroplastizität (S. 60) des Gehirns dar.

In Bezug auf Kinder mit sprechmotorischen Störungen belegen einige Bildgebungsstudien, dass sprechmotorische Therapieverfahren tatsächlich zu strukturellen Veränderungen des Gehirns führen. So wurden nach der Anwendung zweier Behandlungsmethoden (LSVT und PROMPT; [200], [733]) unter anderem eine Verdichtung der weißen Substanz, eine Normalisierung der kortikalen Grundaktivität, rechtshemisphärische Verschiebungen bei der Reorganisation sowie periläsionale Aktivierungen festgestellt [747].

Bislang wurde jedoch in Bezug auf Kinder nicht systematisch erforscht, welche Prinzipien des motorischen Lernens besonders relevant sind, um neuronale Veränderungen zu induzieren, und inwieweit hier Annahmen, die von Untersuchungen mit Erwachsenen abgeleitet wurden, übertragen werden können. Ein aktuelles Review von Korkalainen et al., das einen Überblick über Therapiestudien bei Kindern mit Dysarthrie infolge einer CP gibt, legt einen besonderen Fokus auf die Berücksichtigung der Prinzipien des motorischen Lernens [351]. Die Autor*innen weisen darauf hin, dass bisherige Studien kaum Angaben dazu machen, inwieweit die angewandten Therapiemethoden Prinzipien des motorischen Lernens inkorporieren, und falls doch, um welche Prinzipien es sich handelt. Die meisten Verfahren, für die immerhin auf Einzelfallebene erste Wirksamkeitsnachweise bestehen (s. Kap. 16.2), zeichnen sich vor allem dadurch aus, dass es sich um Verfahren mit einer hohen (kumulativen) **Intensität** handelt (z. B. LSVT). Zudem hat sich bei Kindern gezeigt, dass **implizites Lernen** eine besondere Rolle spielt. Das ist nicht zuletzt deswegen der Fall, da bei Kindern, z. B. mit kognitiven Einschränkungen, kaum eine Möglichkeit besteht, über komplexe Instruktionen explizit auf Bewegungsabläufe einzuwirken [200]. Zur Bedeutung anderer Prinzipien, z. B. **blockweises vs. randomisiertes** Üben, wurde bislang bei Kindern nur in Bezug auf die Gliedmaßenmotorik geforscht, mit unterschiedlichen, teils widersprüchlichen Ergebnissen [351]. Es darf also nicht einfach angenommen werden, dass für Kinder exakt dieselben Prinzipien befolgt werden müssen wie bei Erwachsenen, um motorisches Lernen zu fazilitieren.

Zudem ist zu berücksichtigen, dass neuroplastische Prozesse bei Kindern nach anderen Mustern abzulaufen scheinen, als dies im Erwachsenenalter zu erwarten wäre. Die (Re-)Organisation von Hirnfunktionen folgt bei einem sich in der Entwicklung befindenden Gehirn anderen Regeln, als wenn eine Hirnschädigung ein zuvor voll ausgereiftes Gehirn betrifft, wie in Kap. 3.6 bereits ausführlicher dargestellt wurde.

Welche konkreten Auswirkungen diese Besonderheiten auf therapeutische Prozesse und das Neu- oder Wiedererlernen motorischer Abläufe haben, ist nicht bekannt. Jedoch sollte bei der Planung einer Dysarthriebehandlung bei Kindern berücksichtigt werden, dass in Bezug auf motorisches Lernen und Neuroplastizität keine 1:1-Übertragung aus dem Erwachsenenbereich erfolgen darf. Sollte sich z. B. im Verlauf einer Therapie zeigen, dass bestimmte Vorgehensweisen nicht wirksam sind, sollte man sich davon lösen, selbst wenn Ergebnisse von Erwachsenen dagegensprechen.

16.1.3 Mehrfachbehinderung und Entwicklungsalter

Auf die Planung einer Dysarthrietherapie mit Kindern haben eine möglicherweise bestehende Mehrfachbehinderung und das Entwicklungsalter des Kindes entscheidenden Einfluss. Sie können sich darauf auswirken, ob, wo, wie oft und auf Basis welcher Methoden eine Behandlung erfolgen kann.

Bei Kindern mit Mehrfachbehinderung (z. B. bei ausgeprägten kognitiv-sprachlichen Entwicklungsstörungen) und auch bei sehr jungen Kindern stellt sich immer die Frage, ob eine umfassende Dysarthrietherapie überhaupt (schon) angezeigt ist. Um manche Aspekte der Störung (z. B. Atmung, Prosodie) sinnvoll therapieren zu können, müssen unter anderem sprachliche Fähigkeiten (z. B. Mehrwortsätze oder zumindest Einzelwörter unterschiedlicher Länge) vorhanden sein, die ggf. zunächst therapeutisch erarbeitet werden müssen, bevor entsprechende Störungsanteile der Dysarthrie gezielt behandelt werden können.

Außerdem entscheidet die Behinderung eines Kindes häufig über das therapeutische Setting, in dem eine Sprechtherapie stattfinden kann. Kinder mit leichteren oder wenig komplexen Behinderungen können häufig die Regelschule besuchen, eine sprachtherapeutische Behandlung erfolgt dann meist im ambulanten Setting oder im Rahmen einer Intervall-Reha. Kinder mit komplexen Mehrfachbehinderungen hingegen werden (in Deutschland) oft in sonderpädagogisch ausgerichteten Institutionen versorgt, bei denen gegebenenfalls eine Therapie vor Ort stattfinden kann. Diese ist unter Umständen intensiver und vor allem zumeist interdisziplinärer ausgerichtet.

Auch die Festlegung von Therapiezielen sowie die Auswahl therapeutischer Möglichkeiten und entsprechender Vermittlungstechniken muss immer vor dem Hintergrund einer möglicherweise bestehenden komplexen Behinderung bzw. des Entwicklungsalters erfolgen. Grundsätzlich gilt, dass therapeutische Übungen und entsprechende Materialien kindgerecht gestaltet und an die individuellen Fähigkeiten des Kindes angepasst (S. 301) werden müssen.

Manche therapeutischen Verfahren scheiden bei solchen Überlegungen gegebenenfalls gänzlich aus. Viele gängige Therapiemethoden sind beispielsweise mit hohen kognitiven Anforderungen verbunden. Sie setzen u. a. die Fähigkeit voraus, explizite Erläuterungen zum Artikulationsablauf oder visuell durch Sagittalschnitte vermittelte phonetische Informationen in Bewegungen des eigenen Vokaltrakts zu übersetzen, wie z. B. beim phonetischen Platzieren (S. 234). Dies übersteigt jedoch oft die kognitiven Fähigkeiten mehrfachbehinderter Kinder. Ebenso sind Therapiemethoden, die ein gewisses Maß an Lesefähigkeit voraussetzen (z. B. müssen bei vielen Karten- und Brettspielen Wörter und Sätze gelesen werden können), für jüngere Kinder sowie für Kinder mit kognitiven oder sprachlichen Auffälligkeiten oft keine Option.

Nicht zuletzt können Verfahren, die auf eine starke Mitarbeit und Compliance des Kindes angewiesen sind, möglicherweise schwer durchführbar sein. Maßnahmen, bei denen das Kind eher passiv bleibt (wie z. B. bei PROMPT, s. u.), können eher geeignet sein, jedoch fällt der Transfer des Erarbeiteten in den Alltag möglicherweise schwerer. Zudem sind taktile Hinweisreize bei Kindern mit Spastizität nicht immer angezeigt [422].

Die Therapie mit Kindern sollte in jedem Fall implizit ausgerichtet und für das behandelte Kind intuitiv verständlich sein. Manche Verfahren scheinen in dieser Hinsicht besonders geeignet. Das primäre Therapieziel des LSVT-Verfahrens (S. 300), die Erhöhung der Sprechlautstärke, ist beispielsweise auch kognitiv eingeschränkten Kindern leicht vermittelbar und intuitiv umsetzbar.

16.1.4 Lebenslange Behinderung und Therapieziele

Bei vielen Kindern kann das Maximalziel einer vollständigen Herstellung oder Wiederherstellung der sprechmotorischen Funktionen nicht erreicht werden. Die aus der Sprechstörung resultierende kommunikative Behinderung besteht bei vielen Menschen, die bereits im Kindesalter eine Dysarthrie erworben haben, ein Leben lang. Ebenso bleiben begleitende Störungen, wie z. B. eine motorische Behinderung, sensorische Störungen usw. häufig bestehen. Für Sprachtherapeut*innen, die klinisch mit Kindern beziehungsweise Jugendlichen und Erwachsenen mit früh erworbenen Störungen arbeiten, gilt es dies bei der Formulierung von Zielen auf den Ebenen der Funktionen und Aktivitäten/Partizipation zu berücksichtigen.

In erster Linie sollte bedacht werden, dass sich kommunikative Anforderungen an ein Kind im Verlauf der Entwicklung fortlaufend ändern. So findet sich ein Kind mit Eintritt in den Kindergarten oder die Schule in kommunikativen Situationen mit zunächst unvertrauten Gesprächspartnern wieder, nachdem es eventuell zuvor vorwiegend mit engen Bezugspersonen wie Eltern oder Geschwistern kommuniziert hat. Auch während der Transition ins Jugend- und Erwachsenenalter verändern sich kommunikative Bedarfe. Um ein möglichst selbstbestimmtes Leben zu führen, müssen kommunikative Situationen bewältigt werden (z. B. Arztbesuche, Anrufe bei Behörden), bei denen zuvor oft Eltern oder enge Bezugspersonen unterstützt haben. Diese Vorgänge sollten sprachtherapeutisch begleitet werden, unter anderem indem die Therapieziele stetig an die sich verändernde kommunikativen Bedingungen angepasst werden. Dabei sind Konzepte wie die SMART-Taxonomie der Zielfindung (S. 194) durchaus übertragbar und können auch bei Kindern sinnvoll angewendet werden.

Eine besondere Rolle für die Therapieplanung spielt in diesem Zusammenhang auch die Motivation des Kindes ebenso wie die seiner Angehörigen. Man sollte sich bewusst sein, dass z. B. ein 8-jähriges Kind mit einer frühkindlichen Hirnschädigung unter Umständen bereits jahrelange Therapieerfahrung gesammelt und bereits verschiedenste therapeutische Ansätze kennengelernt hat. Es erfordert ein hohes Maß an Empathie und Kreativität aufseiten des/der Therapeut*in, zum richtigen Zeitpunkt neue zielgerichtete therapeutische Impulse zu setzen.

In diesem Zusammenhang ist ebenfalls relevant, dass die Erreichbarkeit möglicher Ziele vor dem Hintergrund der sprechmotorischen Entwicklung ständig hinterfragt werden muss (s. o.). Solche Überlegungen betreffen auch die Frage, wann eine Therapie pausiert/beendet und gegebenenfalls wieder aufgenommen werden sollte. Bei Kindern ist es möglich, dass sich nach einem lange bestehenden Plateau entwicklungsbedingt wieder therapeutische Erfolge erzielen lassen. Eine regelmäßige Kontrolle von Kindern mit neurologischen Grunderkrankungen auch nach Beendigung einer Sprechtherapie ist daher äußerst wichtig.

Ein zusätzlicher Punkt, der mit dem Erwerbsalter zusammenhängt und sich möglicherweise auf die Effektivität therapeutischer Maßnahmen auswirken könnte, ist die Tatsache, dass bei früher Hirnschädigung der gesamte Sprecherwerb bereits unter veränderten, erschwerten Bedingungen vonstattengeht. Kinder haben also vermutlich keine klare Repräsentation davon, wie ihr Sprechen in ungestörter Form klingen könnte und sind daher eventuell auch therapeutisch induzierten Veränderungen gegenüber wenig sensibel. Diese theoretische Annahme, die durch Erfahrungen des Autorenteams gestützt wird, wurde allerdings bisher nicht empirisch untersucht. In Therapiesituationen sollten veränderte Sprechstrategien jedoch in jedem Fall unmittelbar an kommunikative Erfolge geknüpft werden, anstatt sich ausschließlich auf internes und therapeutisches Feedback zu verlassen; ein Grundsatz, der natürlich auch für die Therapie mit Erwachsenen mit Dysarthrie gilt.

Kinder mit neurologischen Erkrankungen müssen also physiologische oder zumindest zu kommunikativen Zielen führende sprechmotorische Einstellungen von Grund auf lernen. In diesem Zusammenhang wird auch klar, dass eine klare Trennung von Restitution und Kompensation – im Sinne der vorgestellten Wirkebenen (S. 188) – auf Kinder kaum anwendbar ist. Meist werden Methoden, die auf eine Verbesserung einzelner Funktionen abzielen und kompensatorische Strategien von Anfang an kombiniert, um beispielsweise ein gewisses Maß an Verständlichkeit zu erreichen. Auch die Substitution der mündlichen Kommunikation beispielsweise durch elektronische Sprachausgabegeräte findet häufig parallel zu einer Sprechtherapie statt (s. Kap. 16.3).

16.2 Sprachtherapeutische Übungsbehandlung

Während schon bei der Behandlung erwachsener Personen mit Dysarthrie nur eingeschränkt auf evidenzbasierte, systematisch evaluierte Therapiestudien (S. 188) zurückgegriffen werden kann, so ist der Mangel an einschlägigen Studien in Bezug auf Kinder mit Dysarthrie noch dramatischer. Bislang wurde keine einzige randomisierte Kontrollgruppenstudie durchgeführt, worauf sowohl die Dysarthrie-Leitlinie der Deutschen Gesellschaft für Neurologie wie auch mehrere internationale systematische Cochrane-Studien hinweisen [2], [351], [459], [527]. Jedoch geben (multiple) Einzelfallstudien, die verschiedene Therapieverfahren bei Kindern mit Dysarthrien unterschiedlicher Ätiologie (meist CP) einsetzten, erste Hinweise auf wirksame Behandlungsmöglichkeiten. Im Folgenden sollen verschiedene Gruppen von Verfahren dargestellt werden, für die solche erste Wirksamkeitshinweise bestehen.

Zusatzinfo

Spezifische Therapieansätze: bisher wenig bekannt

In einer Online-Umfrage mit klinisch arbeitenden Sprachtherapeut*innen, die in ihrer täglichen Praxis Kinder mit neurologischen Grunderkrankungen behandelten, zeigte sich, dass die im folgenden Abschnitt dargestellten Therapieansätze, die zumindest in ersten multiplen Einzelfallstudien mit Kindern mit Dysarthrien erprobt wurden, bislang kaum eingesetzt werden und offenbar wenig bekannt sind. Vielmehr gaben die Befragten an, Ansätze zu nutzen, die auf die Behandlung der Artikulation abzielten, jedoch nicht spezifisch für Kinder mit Dysarthrien entwickelt wurden.

Viele der genannten Therapieverfahren wurden bisher nicht ins Deutsche übersetzt beziehungsweise bislang in keiner deutschen Publikation beschrieben. Dies ist als problematisch zu bewerten, da die Befragten der Online-Studie angaben, in erster Linie deutschsprachige Fachliteratur zu lesen. Sie beklagten zudem ein mangelndes Angebot an spezifischen Fortbildungsmöglichkeiten. Insgesamt deckte die Befragung auf, dass Sprachtherapeut*innen nicht ausreichend über kindliche Dysarthrien informiert sind (vgl. Kap. 9). So gaben nur 22 % der Teilnehmenden an, in ihrer grundständigen Ausbildung an Logopädieschulen oder in entsprechenden Studiengängen zum Thema kindliche Dysarthrien unterrichtet worden zu sein [365], [598].

16.2.1 Artikulationsfokussierte Verfahren

Einige Therapiestudien mit Kindern mit Dysarthrien fokussierten vor allem auf den Funktionskreis Artikulation. Dabei wurden unter anderem phonetisches Platzieren sowie das Therapieverfahren PROMPT angewendet.

Beim **phonetischen Platzieren** (S. 234) werden artikulatorische Konfigurationen, wie beispielsweise die richtige Positionierung der Zunge bei einem alveolaren Plosiv, mit verschiedenen Hilfestellungen erarbeitet. Es können visuelle Hilfestellungen (z. B. die Darstellung der Artikulatoren im Sagittalschnitt), verbale Beschreibungen der artikulatorischen Abläufe (z. B. „Die Zunge liegt hinter den oberen Zähnen“) oder auch taktile Hinweisreize (z. B. Berührung des harten Gaumens mit einem Spatel) gegeben werden.

Marchant et al. beschrieben eine Einzelfallstudie mit einem Kind mit Zerebralparese [422]. Die Autor*innen fanden positive Effekte des phonetischen Platzierens auf die Lautproduktion der Einzelwortebene. Im Gegensatz dazu war eine reine Anwendung einer sEMG (Oberflächen-Elektromyografie) nicht mit artikulatorischen Verbesserungen verbunden. Dies bestätigt, dass eine bloße Tonusregulierung ohne die Verknüpfung zu Artikulationsbewegungen keinen positiven Effekt auf das Sprechen erwarten lässt. Jedoch wurde in einer anderen Studie gezeigt, dass Artikulationstherapie, die an das phonetische Platzieren angelehnt ist, sinnvoll mit Biofeedbackverfahren, wie z. B. Elektropalatografie (EPG) kombiniert werden kann [218].

Bei der Anwendung von phonetischem Platzieren müssen jedoch einige Schwierigkeiten bedacht werden. Zunächst fällt die Übertragung der Hinweisreize auf den eigenen Vokaltrakt bereits neurologisch gesunden Erwachsenen schwer, die in aller Regel keine exakte Repräsentation der beteiligten Artikulatoren haben [786]. Für mehrfachbehinderte Kinder kann es demnach eine kognitiv unüberwindbare Aufgabe sein z. B. artikulatorische Einstellungen aus einer Sagittalschnittdarstellung zu erfassen und auf das eigene Sprechen zu übertragen. Der Einsatz von taktilen Hilfen ist zudem bei Sensibilitätsstörungen im orofazialen Bereich nicht angezeigt. Ergänzende Feedbackverfahren, wie z. B. EPG, sind technisch aufwendig und klinisch mit Kindern kaum realisierbar, nicht zuletzt da eine entsprechende Gaumenplatte aufgrund des kindlichen Wachstums kontinuierlich angepasst werden müsste.

Neben dem phonetischen Platzieren wurden auch für den Therapieansatz **PROMPT** (Prompts for Restructuring Oral Muscular Phonetic Targets [259])[9] erste positive Ergebnisse beschrieben [733]. Bei PROMPT wird jeder Laut durch die Berührung bestimmter Stellen am Mundboden und im Gesichtsbereich durch geschulte Therapeut*innen stimuliert. So sollen unphysiologische Bewegungen inhibiert und physiologische Bewegungen angebahnt werden. In einer multiplen Einzelfallstudie mit Kindern mit CP berichteten Ward et al. von Verbesserungen kinematischer Abläufe nach Abschluss der Therapie sowie außerdem von einer verbesserten Verständlichkeit bei fünf von sechs teilnehmenden Kindern [733].

Bei PROMPT ist das behandelte Kind vergleichsweise passiv, die Stimulierung erfolgt während des Sprechens durch den/die Behandelnde*n. Es ist denkbar, dass der Ansatz daher auch bei Kindern mit kognitiven Einschränkungen angewandt werden kann. Erneut gilt jedoch, dass Sensibilitätsstörungen der Anwendung taktiler Reize im orofazialen Bereich im Weg stehen können.

[9] Das Verfahren wurde mittlerweile ins Deutsche übertragen, entsprechende Fortbildungsmöglichkeiten stehen zur Verfügung. Ein methodischer Ansatz, der auf ähnlichen Prinzipien aufbaut ist TAKTKIN [68].

> ✔ **Merke**
>
> Eine reine Artikulationstherapie ist bei den wenigsten Kindern mit Dysarthrie angezeigt. Die Behandlung artikulatorischer Funktionen muss sich meist als einer von vielen Teilen in das Behandlungskonzept einfügen. Verschiedene Methoden müssen miteinander kombiniert werden.

16.2.2 Konventionelle funktionsorientierte Therapie

In verschiedenen Studien wurden Therapieansätze für die Behandlung kindlicher Dysarthrien erprobt, die auf ähnlichen Prinzipien aufbauen und im Folgenden als konventionelle funktionsorientierte Therapieansätze bezeichnet werden. Darunter verstehen wir Verfahren, bei denen Übungen aus verschiedenen sprachtherapeutischen Bereichen integriert und miteinander kombiniert werden. Beispielsweise können Aufgaben aus dem Bereich der Stimmtherapie und Übungen, die aus dem Bereich der Artikulationsbehandlung stammen, zum Einsatz kommen. Es existieren Aufgabensammlungen, die verschiedene Übungen beinhalten [177]. Meist wird bei dieser Verfahrensklasse schrittweise vorgegangen und die Komplexität der geforderten Bewegungsabläufe sowie des genutzten sprachlichen Materials systematisch erhöht. Beispielsweise können erarbeitete Funktionen vorbereitend im gehaltenen Vokal, dann zunächst in kurzen, später in längeren Wörtern und schließlich in ganzen Phrasen sowie im Dialog eingeübt werden. Dabei finden auch Funktionszusammenhänge zwischen den Funktionskreisen (z. B. Atmung – Stimme) Berücksichtigung.

Im Bereich der kindlichen Dysarthrien hat die Arbeitsgruppe um Lindsay Pennington diesen Ansatz geprägt. In den vorgestellten Studien wurden u. a. Übungen zur Atemvertiefung und dosierten Luftabgabe mit Artikulationsübungen kombiniert. In mehreren Untersuchungen und bei Kindern unterschiedlicher Altersgruppen konnten mit diesem Vorgehen Erfolge erzielt werden [524], [525], [526]. Dabei zeigte sich neben Funktionsverbesserungen, dass auch die Verständlichkeit profitierte.

In späteren Arbeiten der Arbeitsgruppe um Pennington wurden für diese Methoden die Begriffe des Speech Systems Intelligibility Treatment (SSIT) und Intensive Dysarthria Treatment eingeführt [526], [528].

16.2.3 LSVT und Speech Intelligibility Treatment (SIT)

Das Therapieprogramm LSVT LOUD (S. 231) wurde bereits ausführlich dargestellt. Auch wenn das Verfahren ursprünglich für Personen mit Parkinson-Krankheit, einer Erkrankung des hohen Erwachsenenalters, entwickelt wurde, wird der Ansatz dennoch auch bei Kindern angewandt. Ähnlich wie bei erwachsenen Personen mit Dysarthrie handelt es sich sogar um den Therapieansatz, der bisher am besten erprobt und evaluiert ist, auch wenn im Bereich der kindlichen Dysarthrien bislang keine randomisierte Kontrollgruppenstudie durchgeführt wurde.

Beim LSVT wird an der Lautstärke als Triggerfunktion angesetzt. Das Verfahren führt potenziell zu einer Vergrößerung des Atemvolumens, einem verbesserten Glottisschluss, einer Weitung des Vokaltrakts sowie größeren Artikulationsbewegungen.

Studien zeigen positive Effekte einer LSVT-Behandlung bei Kindern sowohl in Bezug auf einzelne der genannten Funktionsbereiche, wie auch auf die Verständlichkeit des Sprechens [200]. LSVT wurde dabei auch mit anderen Therapieverfahren verglichen, wobei es immer mindestens vergleichbare positive Ergebnisse erzielte [393]. Auch im Deutschen wurde eine multiple Einzelfallstudie mit LSVT LOUD an Kindern mit CP durchgeführt, ebenfalls mit vielversprechenden Ergebnissen [29], [28].

Mittlerweile wurde von den Entwickler*innen des Verfahrens ein spezifischer Aufbaukurs für Kinder konzipiert, der von zertifizierten LSVT-Therapeut*innen gebucht werden kann. Dieser ist auch deutschsprachigen Therapeut*innen durch eine Online-Teilnahme zugänglich.

Der Ansatz zeichnet sich durch ein sehr intuitives Vorgehen aus. Die Fokussierung auf nur einen Parameter, der zudem sehr leicht zu erfassen ist, nämlich die Lautstärke, ist auch kognitiv schwachen Kindern vermittelbar. Es sollte jedoch bedacht werden, dass ein erhöhter stimmlicher Krafteinsatz, der Ziel und Mittel der Behandlung ist, bei Kindern mit spastischen Bewegungsstörungen und einem möglicherweise vorliegenden laryngealen Hypertonus kontraindiziert sein kann. Die Übungen sowie das therapeutische Vorgehen, das durch sehr viele Wiederholungen und den immer gleichen Ablauf geprägt ist, müssen außerdem für Kinder motivierend gestaltet, Materialien entsprechend kindgerecht angepasst werden.

Mit dem **Speech Intelligibility Treatment (SIT)** wurde ein Verfahren vorgestellt, das Elemente einer konventionellen funktionsorientierten Therapie sowie des LSVT-Loud-Ansatzes kombiniert. Erste Ergebnisse weisen darauf hin, dass auch diese Methodenkombination positive Auswirkungen auf die Verständlichkeit von Kindern mit Dysarthrie haben kann [393], [395]. Erneut handelt es sich jedoch lediglich um Studien mit sehr kleinen Gruppen von Kindern.

Zusatzinfo

Im aktuellen Review von Korkalainen et al. werden weitere therapeutische Verfahren genannt, die ebenfalls in Einzelfallstudien zum Einsatz kamen [351]. Dazu zählten nichtsprachliche mundmotorische Übungen [558] und Beatalk, ein Ansatz, der dem Beatboxen ähnelt [114]. Die entsprechenden Studien kamen jedoch, vor allem aufgrund methodischer Mängel, zu uneindeutigen Ergebnissen. Es ist auch zu bedenken, dass die genannten Verfahren den Prinzipien des motorischen Lernens widersprechen, allen voran dem Prinzip der Spezifität. Aufgrund der mangelnden Datenlage sowie dieser theoretischen Überlegungen sollte der Einsatz entsprechender Verfahren kritisch hinterfragt werden.

Dies gilt auch für sogenannte ganzheitliche Verfahren, die ihren Ursprung z. T. in der Physiotherapie haben und das Ziel verfolgen, durch ganzkörpermotorische Übungen oder mundmotorische Maßnahmen eine Neuorganisation neuronaler Strukturen und eine Verbesserung orofazialer Bewegungskontrolle zu erreichen (z. B. Padovan, Castillo Morales, Bobath-Therapie, Konduktive Förderung nach Petö). Einige dieser Verfahren implizieren, dass auch Verbesserungen des Sprechens zu erwarten sind, jedoch sind Effekte ganzheitlicher Therapien in Bezug auf das Sprechen von Kindern mit neurologischen Erkrankungen bislang nicht systematisch wissenschaftlich untersucht worden. Für manche dieser Verfahren gibt es entweder überhaupt keine Studien zur Wirksamkeit (z. B. für die Padovan-Methode), für andere, wie z. B. das Verfahren nach Castillo-Morales, existieren zwar empirische Untersuchungen, ihr Fokus liegt jedoch auf kindlichen Dysphagien. Dabei zeigten sich Verbesserungen der Zahnstellung, des Schluckmusters und des Mundschlusses [127], [216], allerdings kein Effekt auf sprechmotorische Parameter wie die Artikulation [35]. Lediglich wenn die Castillo-Morales Methode mit konventioneller Sprechtherapie kombiniert wurde, ergaben sich Verbesserungen beim Sprechen [115]. Dies gilt ebenfalls für die Bobath-Therapie [550].

16.2.4 Kindgerechte Anpassung und praktische Empfehlungen

Die vorigen Abschnitte haben gezeigt, dass therapeutische Prinzipien und Behandlungsmethoden aus dem Erwachsenenbereich auf Kinder mit Dysarthrie übertragbar sind, vorausgesetzt spezifische Besonderheiten, die mit dem Entwicklungsalter und den individuellen Fähigkeiten und Bedürfnissen des Kindes zusammenhängen, werden berücksichtigt.

Unter anderem sollte bedacht werden, dass viele Verfahren kognitiv fordernd sind (z. B. die Vermittlung phonetischer Inhalte, Instruktionen usw.). Die Therapie mit (mehrfachbehinderten) Kindern sollte jedoch implizit ausgerichtet und intuitiv zugänglich sein. Eine Herausforderung, vor der Sprachtherapeut*innen somit immer stehen, unabhängig davon, welcher therapeutische Ansatz genau verfolgt wird, ist die kindgerechte Anpassung von Übungen. ▶ Tab. 16.1 enthält eine Ideensammlung für entsprechende Anpassungen.

Tab. 16.1 Ideensammlung für die Übungstherapie mit Kindern.

Ziel	Übung / Material / Spielidee
Verlängerung der Ausatmungen beim Sprechen	„Ich packe meinen Koffer"; immer ein Gepäckstück mehr auf einen Atemzug aufzählen, Wortlänge der verfügbaren Gepäckstücke im Verlauf verlängern kindgerechte Hilfestellungen: Symbol für Ausatmung, z. B. Wind, Luftballon. 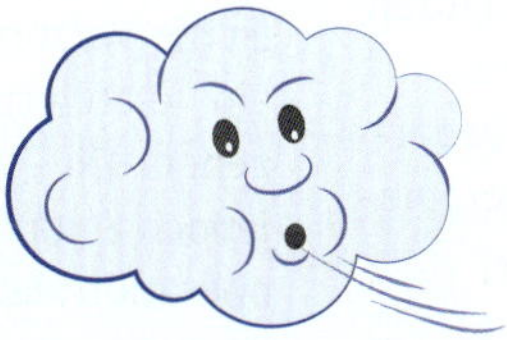 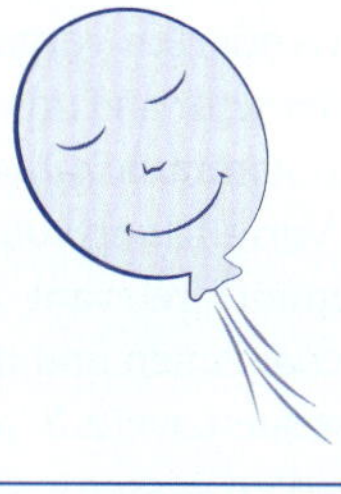
Vertiefung der Einatmung, Stärkung der Bauchatmung	im Liegen Hubschrauber auf Bauch legen und abheben lassen
Steigerung der Sprechlautstärke	räumliche Entfernung zwischen Kind und Therapeut*in schaffen/Störgeräusche zulassen kindgerechte Hilfestellungen: Symbol für Lautstärke, z. B. Mikrofon, Löwe. 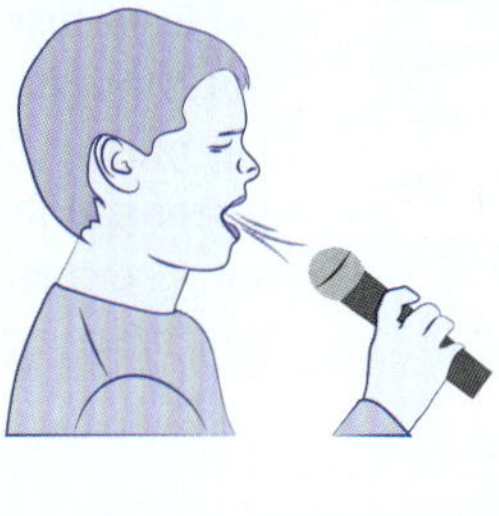 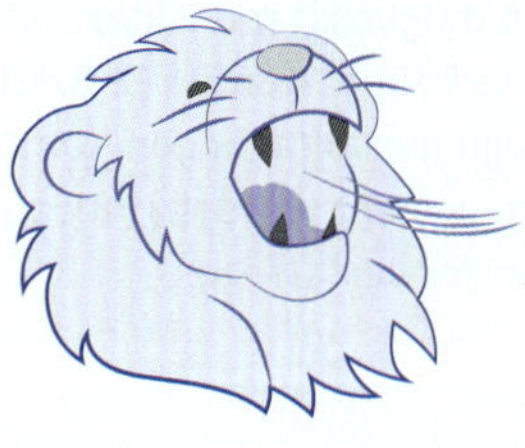

Tab. 16.1 Fortsetzung

Ziel	Übung / Material / Spielidee
Weicher Stimmeinsatz	Anbahnen über Hauchen, Flüstern kindgerechte Hilfestellungen: z. B. Wattebausch
Verbesserung der Artikulation	Spiele mit Gegenständen, deren Begriffe die Ziellaute beinhalten (z. B. Kaufladen)
Verbesserung des Oral-nasal-Kontrastes	Spiele mit Figuren, deren Namen orale vs. nasale Laute beinhalten, z. B. Peter vs. Mona
Verbesserung der Satzbetonung	kontrastives Betonen in Dialogform, z. B. „schwerhörige Oma“: Kind „Ich war bei Lukas“ – Therapeutin (= Oma): „Wie war´s bei Ludwig?“ – Kind: „Nein Oma! Ich war bei LUKAS!!“

Neben der kindgerechten Anpassung sollten folgende Punkte bei der Planung der Übungsbehandlung berücksichtigt werden:

- Einige der verfügbaren Therapiemethoden wurden ursprünglich für Patient*innengruppen mit ganz anderen Grundvoraussetzungen und vorherrschenden Pathomechanismen entwickelt. Sie können nicht unhinterfragt auf Kinder übertragen werden.
- Während es bei erwachsenen Personen mit Dysarthrien sinnvoll sein kann, ein Verfahren abhängig von der Grunderkrankung oder vom motorischen Syndrom zu wählen (z. B. LSVT bei Parkinson), sollte man sich bei Kindern noch weiter von einem syndromorientierten Vorgehen lösen und die Behandlung vielmehr an Funktionszusammenhängen und kommunikativen Bedarfen ausrichten. In der Vermittlung von Therapieinhalten ist es aber dennoch relevant, über vorliegende Pathomechanismen und ihre therapeutischen Konsequenzen (z. B. rasche Ermüdbarkeit) Bescheid zu wissen.
- Verbesserungen des Sprechens können außerdem vermutlich nur durch hochfrequente intensive Therapie erzielt werden. Je nach therapeutischem Setting kommt eine effektive Sprachtherapie daher nicht ohne häusliche Übungen aus. Diese sollten möglichst mit Alltagssituationen des Kindes verknüpft werden (z. B. können erlernte Strategien in alltäglichen Kommunikationssituationen geübt werden), um zu einem Therapietransfer beizutragen.

16.3 Ergänzende Maßnahmen

Ergänzende Maßnahmen (S. 257) zur sprachtherapeutischen Übungsbehandlung, die zum Teil bei Erwachsenen mit Dysarthrien etabliert sind, spielen bei Kindern bislang weder in der Forschung noch in der klinischen Versorgung eine Rolle. So ist beispielsweise über den Einsatz medikamentöser Verfahren, z. B. mit Botulinumtoxin, bei Kindern bislang nichts bekannt. Auch über chirurgische Maßnahmen (z. B. tiefe Hirnstimulation) [715] oder noninvasive Stimulationsverfahren (z. B. tDCS) [399] wurde bei Kindern nur in wenigen Einzelfällen berichtet.

Bei Erwachsenen mit Gaumensegelinsuffizienz ist die Versorgung mit einer Gaumensegelprothese ein etabliertes und erfolgversprechendes Vorgehen. Die Anpassung einer solchen Prothese ist jedoch zeitaufwendig und maßgeblich von der Kooperation der Patient*innen abhängig. Für Kinder ist dies auch aufgrund des stetigen Wachstums des Gaumens und Rachenraums während der Kindheit meist keine Option. Eine Alternative kann die Anpassung von Nasenventilen (S. 258) sein, da diese unkomplizierter zu bewerkstelligen ist und das Tragen des Hilfsmittels als weniger unangenehm empfunden wird. Das Verfahren, das bislang auch bei Erwachsenen noch nicht sehr verbreitet ist, ist mit Kindern grundsätzlich praktikabel, im Einzelfall müssen jedoch selbstverständlich die Voraussetzungen individuell geprüft werden. Die Anpassung erfolgt durch spezialisierte Kieferorthopäd*innen oder Epithetiker*innen.

Praxistipp

Im Kapitel zur Diagnostik kindlicher Dysarthrien (S. 174) wurde darauf hingewiesen, dass eine umfassende Untersuchung aller relevanten Parameter des Sprechens aufgrund von Entwicklungsalter und kognitiv-linguistischen Voraussetzungen bei vielen Kindern (noch) nicht möglich ist. Zum Bespiel können Atmung und Prosodie nicht valide beurteilt werden, solange ein Kind ausschließlich Einwortsätze äußert. Es kann dennoch sinnvoll und angezeigt sein, einzelne therapeutische Maßnahmen bereits zu diesem Zeitpunkt einzuleiten. Fällt z. B. bei einem Kind schon auf Einwortebene eine deutliche Hypernasalität auf, sollten unabhängig von anderen sprachlichen und sprechmotorischen Leistungen möglichst frühzeitig Maßnahmen zur Behebung des velopharyngealen „Lecks" ergriffen werden. Nur so können die Luftstromverhältnisse hergestellt werden, die für den Erwerb artikulatorischer Abläufe (v. a. zur Bildung von Obstruenten) unabdingbar sind. Auf diese Weise kann die sprechmotorische und damit auch die sprachliche Entwicklung durch erste gezielte Therapiemaßnahmen positiv beeinflusst werden.

Bei Kindern mit schweren Dysarthrien und damit einhergehender stark eingeschränkter Verständlichkeit im Alltag sollten frühzeitig Hilfsmittel und Maßnahmen aus dem Bereich der Unterstützten Kommunikation (S. 284) in Erwägung gezogen werden. Die Anwendung alternativer Kommunikationsmittel (z. B. eines Talkers) kann dabei auch positive Auswirkungen auf die weitere Sprach- und Sprechentwicklung haben. In umfassender Weise auf Möglichkeiten der UK einzugehen, würde den Rahmen dieses Buches sprengen. Wir verweisen daher auf spezifische Literatur zum Thema [501].

Literatur

[1] Abutalebi J, Della Rosa PA, Gonzaga AK et al. The role of the left putamen in multilingual language production. Brain Lang 2013; 125(3): 307–315

[2] Ackermann H et al. Neurogene Sprechstörungen (Dysarthrien), S1-Leitlinie. register.awmf.org/de/leitlinien/detail/030-103. Leitlinien für Diagnostik und Therapie in der Neurologie. Deutsche Gesellschaft für Neurologie 2018. https://dgn.org/leitlinie/neurogene-sprechstorungen-dysarthrien; (abgerufen am 10.03.2025)

[3] Ackermann H, Hertrich I. Voice onset time in ataxic dysarthria. Brain Lang 1997; 56(3): 321–333

[4] Ackermann H, Hertrich I. Dysarthrie des Parkinson-Syndroms – klinische Befunde, instrumentelle Daten. In A. Nebel, G. Deuschl, eds. Dysarthrie und Dysphagie bei Morbus Parkinson. Stuttgart: Thieme; 2008: 34–51

[5] Ackermann H, Ziegler W. Acoustic analysis of cerebellar and parkinsonian voice tremor. Mov Disord 1990; 5(Suppl.): 4–4

[6] Ackermann H, Ziegler W. Cerebellar voice tremor: an acoustic analysis. J Neurol Neurosurg Psychiatry 1991; 54: 74–76

[7] Ackermann H, Ziegler W. Articulatory deficits in Parkinsonian dysarthria: an acoustic analysis. J Neurol Neurosurg Psychiatry 1992; 54: 1093–1098

[8] Ackermann H, Ziegler W. Acoustic analysis of vocal instability in cerebellar dysfunction. Ann Otol Rhinol Laryngol 1994; 103: 98–104

[9] Ackermann H, Ziegler W. Brain mechanisms underlying speech. In: Hardcastle WJ, Laver J, Gibbon FE, eds. The Handbook of Phonetic Sciences, 2. ed. Hoboken: Wiley-Blackwell; 2010: 202–250

[10] Ackermann H, Hage SR, Ziegler W. Brain mechanisms of acoustic communication in humans and nonhuman primates: An evolutionary perspective. Behav Brain Sci 2014; 37(6): 529–546

[11] Ackermann H, Hertrich I, Scharf G. Kinematic analysis of lower lip movements in ataxic dysarthria. J Speech Hear Res 1995; 38: 1252–1259

[12] Ackermann H, Ziegler W, Oertel WH. Palilalia as a symptom of levodopa induced hyperkinesia in Parkinson's disease. J Neurol Neurosurg Psychiatry 1989; 52: 805–807

[13] Ackermann H, Ziegler W, Petersen D. Dysarthria in bilateral thalamic infarction. J Neurol 1993; 240: 357–362

[14] Adamaszek M, Manto M, Schutter DJLG, eds. The Emotional Cerebellum (Vol. 1378). Berlin: Springer Nature; 2022

[15] Adams V, Mathisen B, Baines S et al. A systematic review and meta-analysis of measurements of tongue and hand strength and endurance using the Iowa Oral Performance Instrument (IOPI). Dysphagia 2013; 28: 350–369

[16] Agnew ZK, Ward L, McGettigan O et al. Distinct neural systems for the production of communicative vocal behaviors. BioRxiv 2017; 107441

[17] Aichert I, Lehner K, Falk S et al. Do patients with neurogenic speech sound impairments benefit from auditory priming with a regular metrical pattern? J Speech Lang Hear Res 2019; 62(8S): 3104–3118

[18] Akkal D, Dum RP, Strick PL. Supplementary motor area and presupplementary motor area: targets of basal ganglia and cerebellar output. J Neurosci 2007; 27(40): 10659–10673

[19] Al-Ali A, Al-Maadeed S, Saleh M et al. The Detection of Dysarthria Severity Levels Using AI Models: A Review. IEEE Access 2024; 12: 48223–48238

[20] Albanese A, Jankovic J. Distinguishing clinical features of hyperkinetic disorders. In: Albanese A, Jankovic J, eds. Hyperkinetic Movement Disorders. Hoboken: Wiley-Blackwell; 2012: 1–14

[21] Albanese A, Bhatia K, Bressman SB et al. Phenomenology and classification of dystonia: a consensus update. Mov Disord 2013; 28(7): 863–873

[22] Ali M, Lyden P, Brady M. Aphasia and dysarthria in acute stroke: recovery and functional outcome. Int J Stroke 2015; 10(3): 400–406

[23] Allison KM, Yunusova Y, Campbell TF et al. The diagnostic utility of patient-report and speech-language pathologists' ratings for detecting the early onset of bulbar symptoms due to ALS. Amyotroph Lateral Scler Frontotemporal Degener 2017; 18(5–6): 358–366

[24] Al-Nasheri A, Muhammad G, Alsulaiman M et al. An investigation of multidimensional voice program parameters in three different databases for voice pathology detection and classification. J Voice 2017; 31(1): 113.e9–113.e18. doi: 10.1016/j.jvoice.2016.03.019

[25] Anderson V, Spencer-Smith M, Leventer R et al. Childhood brain insult: can age at insult help us predict outcome? Brain 2009; 132(1): 45–56

[26] Aquino YC, Cabral LM, Miranda NC et al. Respiratory disorders of Parkinson's disease. J Neurophysiol 2022; 127(1): 1–15. doi: 10.1152/jn.003632021

[27] Argyropoulos GPD, Van Dun K, Adamaszek M et al. The cerebellar cognitive affective/Schmahmann syndrome: a task force paper. Cerebellum 2020; 19(1): 102–125

[28] Arnold E, Reising L. LSVT LOUD in der Anwendung bei kindlicher Dysarthrie – eine Einzelfallstudie. Sprache Stimme Gehör 2020; 44(04): 194–198

[29] Arnold E, Bohnert-Kraus M, Lochbihler L et al. Lee Silverman Voice Treatment bei Kindern mit Cerebralparese und Dysarthrie – Pilotstudie zur Anwendung von LSVT® Kids bei Kindern mit Cerebralparese und Dysarthrie. Forum Logopäd 2023; 37(6): 12–17

[30] Arnold RJ, Bausek N, Gaskill CS et al. The Effect of Combined Respiratory Muscle Training on Dysarthric Speech Following Single Cerebrovascular Accident: A Retrospective Pilot Study. Med Res Arch 2023; 11(6): 1–11

[31] Ashby FG, Turner BO, Horvitz JC. Cortical and basal ganglia contributions to habit learning and automaticity. Trends Cogn Sci 2010; 14(5): 208–215. doi: 10.1016/j.tics.2010.02.001

[32] Asmussen L, Bremer W, Heldt C et al. Therapiefrequenz in der ambulanten logopädischen Praxis. Forum Logopäd 2013; 2(27): 12–19

[33] Aten JA. Treatment of Spastic Dysarthria. In: Perkins W, ed. Dysarthria and Apraxia. New York: Thieme-Stratton; 1983: 69–77

[34] Ayres A, Winckler PB, Jacinto-Scudeiro LA et al. Speech characteristics in individuals with myasthenia gravis: a case control study. Logoped Phoniatr Vocoly 2022; 47(1): 35–42

[35] Bäckman B, Grevér-Sjölander A-C, Bengtsson K et al. Children with Down syndrome: oral development and morphology after use of palatal plates between 6 and 48 months of age. Int J Paediatr Dent 2007; 17(1): 19–28. doi: 10.1111/j.1365-263X.200600781.x

[36] Bailey K, Kearney E, Roberts E et al. Towards movement-based outcome measures for apraxia of speech: a systematic review. Aphasiology 2019; 33(8): 943–969

[37] Baizabal-Carvallo JF, Morgan JC. Drug-induced tremor, clinical features, diagnostic approach and management. J Neurol Sci 2022; 435: 120192. doi: 10.1016/j.jns.2022120192

[38] Balint B, Mencacci NE, Valente EM et al. Dystonia. Nat Rev Dis Primers 2018; 4(1): 1–23. doi: 10.1038/s41572-018-0023-6

[39] Ballard KJ, Solomon NP, Robin DA et al. Nonspeech assessment of the speech production mechanism. In: McNeil MR, ed. Clinical management of sensorimotor speech disorders. 2nd ed. Stuttgart: Thieme; 2009: 30–45

[40] Balzan P, Tattersall C, Palmer R. Non-invasive brain stimulation for treating neurogenic dysarthria: A systematic review. Ann Phys Rehabil Med 2022; 65(5): 101580

[41] Bundesarbeitsgemeinschaft für Rehabilitation. ICF: Zugang zur Rehabilitation. 2015. www.bar-frankfurt.de/service/publikationen/produktdetails/produkt/1-04-022-icf-praxis-leitfaden-1-zugang-zur-rehabilitation-105.html

[42] Baradaran N, Tan SN, Liu A et al. (2013). Parkinson's disease rigidity: relation to brain connectivity and motor performance. Front Neurol 2013; 4: 48859. doi: 10.3389/fneur.01300067

[43] Barker AT, Jalinous R, Freeston IL. Non-invasive magnetic stimulation of human motor cortex. Lancet 1985, 325(8437): 1106–1107

[44] Barlow SM, Finan DS, Andreatta RD et al. Kinematic measurement of speech and early orofacial movements. In: McNeil MR, ed. Clinical management of sensorimotor speech disorders. 2nd ed. Stuttgart: Thieme; 2009: 80–99

[45] Barlow SM, Radder JPL, Radder ME et al. Central pattern generators for orofacial movements and speech. In: Brudzynski SM, Ed. Handbook of behavioral neuroscience. Vol. 19. St. Louis: Elsevier; 2010: 351–369

[46] Basilakos A, Smith KG, Fillmore P et al. Functional characterization of the human speech articulation network. Cereb Cortex 2018; 28(5): 1816–1830. doi: 10.1093/cercor/bhx100

[47] Bäumer D, Talbot K, Turner MR. Advances in motor neurone disease. J R Soc Med 2014; 107(1): 14–21. doi: 10.1177/0141076813511451

[48] Bax M, Goldstein M, Rosenbaum P et al. Proposed definition and classification of cerebral palsy, April 2005. Dev Med Child Neurol 2005; 47(8): 571–576. doi: 10.1017/s001216220500112x

[49] Baylor C, Burns M, Eadie T et al. A qualitative study of interference with communicative participation across communication disorders in adults. Am J Speech Lang Pathol 2011; 20(4): 269–287

[50] Baylor C, Linna Jin J, Mach H et al. Communicative participation outcomes in individuals with Parkinson's disease receiving standard care speech-language therapy services in community settings. Int J Lang Commun Disord 2024; 59 (2): 808–827. doi: 10.1111/1460-698412965

[51] Baylor C, Yorkston K, Eadie T et al. The Communicative Participation Item Bank (CPIB): Item bank calibration and development of a disorder-generic short form. J Speech Lang Hear Res 2013; 56(4): 1190–1208. doi: 10.1044/1092-4388 (2012/12-0140)

[52] Beckung E, Hagberg G. Neuroimpairments, activity limitations, and participation restrictions in children with cerebral palsy. Dev Med Child Neurol 2002; 44(5): 309–316. doi: 10.1017/s0012162201002134

[53] Behrman A. Common practices of voice therapists in the evaluation and treatment of patients with voice disorders. J Voice 2005; 19(3): 454–469

[54] Behrman A, Cody J, Elandary S et al. The effect of SPEAK OUT! and The LOUD crowd on dysarthria due to Parkinson's disease. Am J Speech Lang Pathol 2020; 29(3): 1448–1465. doi: 10.1044/2020_AJSLP-19-00024

[55] Benamer HT, Grosset DG. Vascular parkinsonism: a clinical review. Eur Neurol 2009; 61(1): 11–15. doi: 10.1159/000165343

[56] Benke T, Hohenstein C, Poewe W et al. Repetitive speech phenomena in Parkinson's disease. J Neurol Neurosurg Psychiatry 2000; 69(3): 319–324. doi: 10.1136/jnnp.69.3.319

[57] Bennecke P, Penner H. Behandlung nach dem Lee Silverman Voice Treatment. In: Nebel A, Deuschl G, Hrsg. Dysarthrie und Dysphagie bei Morbus Parkinson. Stuttgart: Thieme; 2017: 125–141

[58] Berardelli A, Sabra AF, Hallett M. Physiological mechanisms of rigidity in Parkinson's disease. J Neurol Neurosurg Psychiatry 1983; 46: 45–53

[59] Berenati M, Naro A, Calabrò C et al. Is neuromuscular electrical stimulation effective in treating severe dysarthria: insights from a case study. Innov Clin Neurosci 2021; 18(10–12): 23–25

[60] Berisha V, Krantsevich C, Hahn PR et al. Digital medicine and the curse of dimensionality. NPJ Digit Med 2021; 4(1): 153. doi: 10.1038/s41746-021-00521-5

[61] Berry J, Kolb A, Schroeder J et al. Jaw rotation in dysarthria measured with a single electromagnetic articulography sensor. Am J Speech Lang Pathol 2017; 26(2S): 596–610. doi: 10.1044/2017_AJSLP-16-0104

[62] Besson G, Bogousslavsky J, Regli F et al. Acute pseudobulbar or suprabulbar palsy. Arch Neurol 1991; 48(5): 501–507. doi: 10.1001/archneur.199100530170061021

[63] Beushausen U. Evidenz-basiert arbeiten in der Sprachtherapie. Sprachtherapie aktuell: Schwerpunktthema: Sprachtherapie und Inklusion 2016; 3(1): e2016-06

[64] Beushausen U, Grötzbach H. „More is better!" – Intensität in Sprachtherapie/Logopädie. Forum Logopäd 2017; 5(31): 28–35

[65] Beushausen U, Bohlender JE, Brockmann-Bauser M et al. Diagnostik und Therapie von Störungen der Stimmfunktion (Dysphonien). 2022. S2k-Leitlinie (049-008)

[66] Bhatia KP, Bain P, Bajaj N et al. Consensus Statement on the classification of tremors. from the task force on tremor of the International Parkinson and Movement Disorder Society. Mov Disord 2018; 33(1): 75–87

[67] Bianchi S, Fuertinger S, Huddleston H et al. Functional and structural neural bases of task specificity in isolated focal dystonia. Mov Disord 2019; 34(4): 555–563

[68] Birner-Janusch B. Die Anwendung des PROMPT™ Systems im Deutschen – eine Pilotstudie. Sprache Stimme Gehör 2001; 25(04): 174–179

[69] Bizzozero I, Costato D, Della Sala S et al. Upper and lower face apraxia: role of the right hemisphere. Brain 2000; 123 (11): 2213–2230

[70] Blamey PJ, Sarant JZ. Development of spoken language by deaf children. In: Marschark M, Spencer PE, Eds. The Oxford Handbook of Deaf Studies (Vol. 1). New York: Oxford University Press; 2011: 241–257

[71] Boeve BF. (2007). Links between frontotemporal lobar degeneration, corticobasal degeneration, progressive supranuclear palsy, and amyotrophic lateral sclerosis. Alzheimer Dis Assoc Disord 2007; 21(4): S31–S38. doi: 10.1097/WAD.0-b013e31815bf454

[72] Bogousslavsky J, Van Melle G, Regli. The Lausanne Stroke Registry: analysis of 1000 consecutive patients with first stroke. Stroke 1988; 19: 1083–1092

[73] Bold M. ALS Vereinigung Schweiz 2010. www.als-schweiz.ch/wp-content/uploads/2020/05/2010_atmung_2.pdf (zuletzt abgerufen am 05.01.2025)

[74] Boliek CA, Hixon TJ, Watson PJ et al. Refinement of speech breathing in healthy 4- to 6-year-old children. J Speech Lang Hear Res 2009; 52: 990–1007

[75] Bologna M, Espay A, Fasano A et al. Redefining bradykinesia. Mov Disord 2023; 38(4): 551–557. doi: 10.1002/mds.62

[76] Bologna M, Fabbrini G, Marsili L et al. Facial bradykinesia. J Neurol Neurosurg Psychiatry 2013; 84(6): 681–685

[77] Bologna M, Paparella G, Fasano A et al. Evolving concepts on bradykinesia. Brain 2020; 143(3): 727–750

[78] Bologna M, Valls-Solè J, Kamble N et al. Dystonia, chorea, hemiballismus and other dyskinesias. Clinical Neurophysiology 2022; 140: 110–125

[79] Bolognini N, Vallar G, Casati C et al. Neurophysiological and behavioral effects of tDCS combined with constraint-induced movement therapy in poststroke patients. Neurorehabil Neural Repair 2011; 25(9): 819–829. doi: 10.1177/1545968311411056

[80] Boone DR. The Voice and Voice Therapy. Englewood Cliffs: Prentice-Hall; 1977

[81] Borrie SA, Lansford KL. A perceptual learning approach for dysarthria remediation: An updated review. J Speech Lang Hear Res 2021; 64(8): 3060–3073. doi: 10.1044/2021_JSLHR-21-00012

[82] Borrie SA, Lansford KL, Barrett TS. Generalized adaptation to dysarthric speech. J Speech Lang Hear Res 2017; 60(11): 3110–3117

[83] Borrie SA, Wynn CJ, Berisha V et al. From speech acoustics to communicative participation in dysarthria: Toward a causal framework. J Speech Lang Hear Res 2022; 65(2): 405–418

[84] Bouchard KE, Mesgarani N, Johnson K et al. Functional organization of human sensorimotor cortex for speech articulation. Nature 2013; 495(7441): 327–332

[85] Boudarham J, Pradon D, Prigent H et al. Optoelectronic plethysmography as an alternative method for the diagnosis of unilateral diaphragmatic weakness. Chest 2013; 144(3): 887–895

[86] Boutsen F, Duffy JR, Dimassi H et al. Long-term phonatory instability in ataxic dysarthria. Folia Phoniatr Logop 2011; 63(4): 216–220. doi: 10.1159/000319971

[87] Bovend'Eerdt TJH, Botell RE, Wade DT. Writing SMART rehabilitation goals and achieving goal attainment scaling: a practical guide. Clin Rehabil 2009; 23(4): 352–361. doi: 10.1177/0269215508101741

[88] Braak H, Ghebremedhin E, Rüb U et al. Stages in the development of Parkinson's disease-related pathology. Cell Tissue Res 2004; 318: 121–134. doi: 10.1007/s00441-004-0956-9

[89] Brabenec L, Simko P, Minsterova AS et al. Repetitive transcranial magnetic stimulation for hypokinetic dysarthria in Parkinson's disease enhances white matter integrity of the auditory-motor loop. Eur J Neurol 2023; 30(4): 881–886. doi: 10.1111/ene.15665

[90] Brady MC, Clark AM, Dickson S et al. The impact of stroke-related dysarthria on social participation and implications for rehabilitation. Disabil Rehabil 2011; 33(3): 178–186. doi: 10.3109/09638288.2010517897

[91] Breitbach-Snowdon H. UNS – Untersuchung neurologisch bedingter Sprech- und Stimmstörungen. 3. Aufl. Köln: Prolog; 2003

[92] Brendel B, Ackermann H, Berg D et al. Friedreich Ataxia: Dysarthria Profile and Clinical Data. Cerebellum 2013; 12 (4): 475–484. doi: 10.1007/s12311-012-0440-0

[93] Brendel B, Synofzik M, Ackermann H et al. Comparing speech characteristics in spinocerebellar ataxias type 3 and type 6 with Friedreich ataxia. J Neurol 2015; 262(1): 21–26

[94] Bressmann T. 2D and 3D ultrasound imaging of the tongue in normal and disordered speech. In: Maassen B, Van Lieshout P, eds. Speech motor control: New developments in basic and applied research. New York: Oxford University Press; 2010: 351–369

[95] Bressmann T. Nasometry. In: Ball M, ed. Manual of clinical phonetics. London: Routledge; 2021: 322–338

[96] Bressmann T, Koch S, Ratner A et al. An ultrasound investigation of tongue shape in stroke patients with lingual hemiparalysis. J Stroke Cerebrovasc Dis 2015; 24(4): 834–839. doi: 10.1016/j.jstrokecerebrovasdis.2014.11.027

[97] Brettschneider C, Lühmann D, Raspe HH. Der Stellenwert von Patient-Reported Outcomes (PRO) im Kontext von Health Technology Assessment (HTA). Deutsches Institut für Medizinische Dokumentation und Information (DIMDI). 2010

[98] Brooks BR, Miller RG, Swash M et al. El Escorial revisited: revised criteria for the diagnosis of amyotrophic lateral sclerosis. Amyotroph Lateral Scler Other Motor Neuron Disord 2000; 1(5): 293–299.

[99] Brookshire RH. An introduction to neurogenic communication disorders. St. Louis: Mosby-Year Book; 1992

[100] Brückl M, Ghio A, Viallet F. Measurement of Tremor in the Voices of Speakers with Parkinson's Disease. Procedia Computer Science 2018: 128: 47–54

[101] Brügger A. Lehrbuch der funktionellen Störungen des Bewegungssystems. Zollikon: Brügger-Verlag; 2000

[102] Buckner RL, Krienen FM, Castellanos A et al. The organization of the human cerebellum estimated by intrinsic functional connectivity. J Neurophysiol 2011; 106(5): 2322–2345. doi: 10.1152/jn.003392011

[103] Buhmann C, Huckhagel T, Engel K et al. Adverse events in deep brain stimulation: A retrospective long-term analysis of neurological, psychiatric and other occurrences. PLoS One 2017; 12(7): e0178984. doi: 10.1371/journal.pone.0178984

[104] Bunton K, Kent RD, Duffy JR et al. Listener agreement for auditory-perceptual ratings of dysarthria. Journal of Speech, Language, and Hearing Research 2007; 50:1481–1495

[105] Burelo-Peregrino EG, Salas-Magaña, M, Arias-Vázquez, PI et al. Efficacy of electrotherapy in Bell's palsy treatment: A systematic review. J Back Musculoskelet Rehabil 2020; 33(5): 865–874. doi: 10.3233/BMR-171031

[106] Bürk K. Friedreich Ataxia: current status and future prospects. Cerebellum Ataxias 2017; 4(1): 4. doi: 10.1186/s40673-017-0062-x

[107] Burnip E, Wallace E, Gozdzikowska K et al. A Systematic Review of Rehabilitation for Corticobulbar Symptoms in Adults with Huntington's Disease. J Huntingtons Dis 2020; 9(1): 1–12. doi: 10.3233/JHD-190384

[108] Büttner C, Quindel R. Gesprächsführung und Beratung: Sicherheit und Kompetenz im Therapiegespräch. Heidelberg: Springer; 2013

[109] Cabrera CS, de Saa Álvarez MR, Pérez MSA et al. Myasthenia gravis: the otolaryngologist's perspective. Am J Otolaryngol 2002; 23(3): 169–172. doi: 10.1053/ajot.2002123454

[110] Cahill LM, Murdoch BE, Theodoros DG. Perceptual analysis of speech following traumatic brain injury in childhood. Brain Inj 2002; 16(5): 415–446. doi: 10.1080/02699050110119871

[111] Cahill LM, Murdoch BE, Theodoros DG. Perceptual and instrumental analysis of laryngeal function after traumatic brain injury in childhood. J Head Trauma Rehabil 2003; 18 (3): 268–283. doi: 10.1097/00001199-200305000-00005

[112] Cardoso Silva M, Tavares Oliveira M, Freire Azevedo-Santos I et al. Effect of proprioceptive neuromuscular facilitation in the treatment of dysfunctions in facial paralysis: a systematic literature review. Braz J Phys Ther 2022; 26(6): 100454. doi: 10.1016/j.bjpt.2022100454

[113] Carey D, McGettigan C. Magnetic resonance imaging of the brain and vocal tract: applications to the study of speech production and language learning. Neuropsychologia 2017; 98: 201–211. doi: 10.1016/j.neuropsychologia.2016.06.003

[114] Carl M, Levy ES, Icht M. Speech treatment for Hebrew-speaking adolescents and young adults with developmental dysarthria: A comparison of mSIT and Beatalk. Int J Lang Commun Disord 2022; 57(3): 660–679

[115] Carlstedt K, Henningsson G, Dahllöf G. A four-year longitudinal study of palatal plate therapy in children with Down syndrome: effects on oral motor function, articulation and communication preferences. Acta Odontol Scand 2003; 61 (1): 39–46. doi: 10.1080/ode.61.1.39.46

[116] Caruana-Montaldo B, Gleeson K, Zwillich CW. The control of breathing in clinical practice. Chest 2000; 117(1): 205–225

[117] Castellucci GA, Kovach CK, Howard I et al. A speech planning network for interactive language use. Nature 2022; 602 (7895): 117–122

[118] Catani M. A little man of some importance. Brain 2017; 140 (11): 3055–3061

[119] Cavallieri F, Budriesi C, Gessani A et al. Dopaminergic treatment effects on dysarthric speech: acoustic analysis in a cohort of patients with advanced Parkinson's disease. Front Neurol 2021; 1: 616062. doi: 10.3389/fneur.2020616062

[120] Ceballos-Baumann A. Parkinson-Syndrome: Klinik, Medikamente und neurochirurgische Therapie. In: Ceballos-Baumann A, Eberbach G. Aktivierende Therapien bei Parkinson-Syndromen. Stuttgart: Thieme; 2008: 1–17

[121] Celata C, Ricci I. (2021). Electrolaryngography/Electroglottography In: Ball M, ed. Manual of clinical phonetics. London: Routledge; 2021: 306–321

[122] Chang EF, Kurteff G, Andrews JP et al. Pure apraxia of speech after resection based in the posterior middle frontal gyrus. Neurosurgery 2020, 87(3). E383–E389: doi. 10.1093/neuros/nyaa002

[123] Chang WH, Sohn MK, Lee J et al. Impact of central facial palsy and dysarthria on quality of life in patients with stroke: The KOSCO study. NeuroRehabilitation 2016; 39(2): 253–259. doi: 10.3233/NRE-161355

[124] Chenery HJ, Murdoch BE, Ingram JCL. The perceptual speech characteristics of persons with pseudobulbar palsy. Aust J Hum Commun Disord 1992; 20(2): 21–30. doi: 10.3109/asl2.1992.20.issue-2.02

[125] Chiaramonte R, Vecchio M. Dysarthria and stroke. The effectiveness of speech rehabilitation. A systematic review and meta-analysis of the studies. Eur J Phys Rehabil Med 2020; 57(1): 24–43. doi: 10.23736/S1973-9087.20.06242-5

[126] Chiaramonte R, Vecchio M. A systematic review of measures of dysarthria severity in stroke patients. PM R 2021; 13(3): 314–324. doi: 10.1002/pmrj.12469

[127] Chouchene F, Masmoudi F, Baaziz A et al. Palatal plate therapy in children with Down syndrome: A systematic review of literature. Int J Dent Oral Sci 2021; 8(11): 5076–5083

[128] Clark HM. Specificity of training in the lingual musculature. J Speech Lang Hear Res 2012; 55: 657–667

[129] Clark HM, Duffy JR, Strand EA et al. Orofacial muscle strength across the dysarthrias. Brain Sci 2022; 12(3): 365. doi: 10.3390/brainsci12030365

[130] Clark HM, Duffy JR, Whitwell JL et al. (2014). Clinical and imaging characterization of progressive spastic dysarthria. Eur Journal Neurol 2014; 21(3): 368–376. doi: 10.1111/ene.12271

[131] Cleland J. Ultrasound tongue imaging. In: Ball M, ed. Manual of clinical phonetics. London: Routledge; 2021: 399–416

[132] Cler GJ, Mittelman T, Braden MN et al. Video game rehabilitation of velopharyngeal dysfunction: A case series. J Speech Lang Hear Res 2017; 60(6S): 1800–1809. doi: 10.1044/2017_JSLHR-S-16-0231

[133] Cluzel P, Similowski T, Chartrand-Lefebvre C et al. Diaphragm and chest wall: Assessment of the inspiratory pump with MR Imaging – Preliminary observations. Radiology 2000; 215: 574–583

[134] Coblenzer H, Muhar F. Atem und Stimme Wien: Österreichischer Bundesverlag; 1976

[135] Cobo JL, Abbate F, de Vicente JC et al. Searching for proprioceptors in human facial muscles. Neurosci Lett 2017; 640: 1–5. doi: 10.1016/j.neulet.2017.01.016

[136] Cohen ML, Hula WD. Patient-reported outcomes and evidence-based practice in speech-language pathology. Am J Speech Lang Pathol 2020; 29(1): 357–370

[137] Conant D, Bouchard KE, Chang EF. Speech map in the human ventral sensory-motor cortex. Curr Opin Neurobiol 2014; 24: 63–67. doi: 10.1016/j.conb.2013.08.015

[138] Connor NP, Abbs JH. Task-dependent variations in parkinsonian motor impairments. Brain 1991; 114: 321–332

[139] Cores-Bartolomé C, Paz-Gonzáles JM, García-Antelo MJ et al. Isolated speech-induced lingual dystonia successfully treated with botulinum neurotoxin. Neurologia 2022; 37(4): 306–308. doi: 10.1016/j.nrleng.2021.05.004

[140] Cornwell PL, Murdoch BE, Ward EC et al. Perceptual evaluation of motor speech following treatment for childhood cerebellar tumour. Clin Linguist Phon 2003; 17(8): 597–615. doi: 10.1080/0269920031000111339

[141] Coster W, Law M, Bedell G et al. Participation and environment measure for children and youth (PEM-CY). Boston: Boston University; 2010. https://www.canchild.ca (abgerufen am 12.03.2025)

[142] Craig-McQuaide A, Akram H, Zrinzo L et al. A review of brain circuitries involved in stuttering. Front Hum Neurosci 2014; 8. 884. doi: 10.3389/fnhum.201400884

[143] Cramon DY v, Vogel M. Der traumatische Mutismus. Nervenarzt 1981; 52: 664–668

[144] Criée C, Baur X, Berdel D et al. S2k-Leitlinie der Deutschen Atemwegsliga, der Deutschen Gesellschaft für Pneumologie und Beatmungsmedizin und der Deutschen Gesellschaft für Arbeitsmedizin und Umweltmedizin zur Spirometrie. Pneumologie 2015; 69: 147–164

[145] Dagenais PA, Brown GR, Moore RE. Speech rate effects upon intelligibility and acceptability of dysarthric speech. Clin Linguist Phon 2006; 20(2–3): 141–148. doi: 10.1080/02699200400026843

[146] Darley FL, Aronson AE, Brown JR. Motor Speech Disorders. Philadelphia: Saunders; 1975

[147] Davidson AG, Chan V, O'Dell R et al. Rapid changes in throughput from single motor cortex neurons to muscle activity. Science 2007; 318(5858): 1934–1937. doi: 10.1126/science.1149774

[148] Davies PM. Steps to follow: the comprehensive treatment of patients with hemiplegia. Berlin, Heidelberg: Springer; 2000

[149] de Freitas Fregonezi GA, Resqueti VR, Güell R et al. Effects of 8-week, interval-based inspiratory muscle training and breathing retraining in patients with generalized myasthenia gravis. Chest 2005; 128(3): 1524–1530. doi: 10.1378/chest.128.3.1524

[150] de Sire A, Marotta N, Agostini F et al. A telerehabilitation approach to chronic facial paralysis in the COVID-19 pandemic scenario: what role for electromyography assessment? J Pers Med 2022; 12(3): 497. doi: 10.3390/jpm12030497

[151] Deenen JCW, Horlings CGC, Verschuuren JJGM et al. The epidemiology of neuromuscular disorders: a comprehensive overview of the literature. J Neuromuscul Dis 2015; 2(1): 73–85

[152] Deger K, Ziegler W. Speech motor programming in apraxia of speech. J Phon 2002; 30: 321–335

[153] Deger K, Ziegler W, Wessel K. Airflow tracking in patients with ataxic disorders. Clin Linguist Phon 1999; 13: 433–447

[154] Denny M, McGowan RS. Implications of peripheral muscular and anatomical development for the acquisition of lingual control for speech production: A review. Folia Phoniatrica et Logopaedica 2012; 64(3), 105–115

[155] Delatycki MB, Corben LA. Clinical features of Friedreich ataxia. J Child Neurol 2012; 27(9): 1133–1137. doi: 10.1177/0883073812448230

[156] Deuschl G, Schwingenschuh P. Tremor. 2022. S 2k-Leitlinie (030–011)

[157] Devinsky O, Morrell MJ, Vogt BA. Contributions of anterior cingulate cortex to behaviour. Brain 1995; 118(1): 279–306

[158] Di Cicco M, Kantar A, Masini B et al. Structural and functional development in airways throughout childhood: Children are not small adults. Pediatr Pulmonol 2021; 56(1): 240–251. doi: 10.1002/ppul.25169

[159] Dick AS, Bernal B, Tremblay P. The Language Connectome: New Pathways, New Concepts. Neuroscientist 2014; 20(5): 453–467. doi: 10.1177/1073858413513502

[160] Dickson DW. Parkinson's disease and parkinsonism: neuropathology. Cold Spring Harb Perspect Med 2012; 2(8): a009258. doi: 10.1101/cshperspect.a009258

[161] Diehl SK, Mefferd AS, Lin Y-C et al. Motor speech patterns in Huntington disease. Neurology 2019; 93(22): e2042–e2052

[162] Diels HJ. Facial paralysis: is there a role for a therapist? Facial Plastic Surgery 2000; 16(4): 361–364

[163] DIMDI. Internationale Klassifikation der Funktionsfähigkeit, Behinderung und Gesundheit. Stand Oktober 2005. WHO.

[164] Dionísio A, Duarte IC, Patrício M et al. The use of repetitive transcranial magnetic stimulation for stroke rehabilitation: a systematic review. J Stroke Cerebrovasc Dis 2018; 27(1): 1–31. doi: 10.1016/j.jstrokecerebrovasdis.2017.09.008

[165] Dirkx MF, Bologna M. The pathophysiology of Parkinson's disease tremor. J Neurol Sci 2022; 435: 120196. doi: 10.1016/j.jns.2022120196

[166] Dobson R, Giovannoni G. Multiple sclerosis – a review. Eur J Neurol 2019; 26(1): 27–40. doi: 10.1111/ene.13819

[167] Dohna-Schwake C, Rellensmann G, Mauer UM et al. Schädel-Hirn-Trauma im Kindes- und Jugendalter. 2022. S 2k-Leitlinie (024–018)

[168] Domschke K. Mutismus in Han Kangs „Griechischstunden" – eine Lektüre aus psychiatrischer Sicht. Nervenarzt 2025; https://doi.org/10.1007/s00115-025-01817-7

[169] Donohue C, Gray LT, Anderson A et al. Profiles of Dysarthria and Dysphagia in Individuals With Amyotrophic Lateral Sclerosis. J Speech Lang Hear Res 2023; 66(1): 154–162

[170] Donovan NJ, Kendall DL, Young ME et al. The communicative effectiveness survey: preliminary evidence of construct validity. Am J Speech Lang Pathol 2008; 17(4): 335–347. doi: 10.1044/1058-0360(2008/07-0010)

[171] Doyon J, Bellec P, Amsel R et al. Contributions of the basal ganglia and functionally related brain structures to motor learning. Behav Brain Res 2009; 199(1): 61–75. doi: 10.1016/j.bbr.2008.11.012

[172] Doyon J, Penhune V, Ungerleider LG. Distinct contribution of the cortico-striatal and cortico-cerebellar systems to motor skill learning. Neuropsychologia 2003; 41(3): 252–262

[173] Draganski B, May A. Training-induced structural changes in the adult human brain. Behav Brain Res 2008; 192(1): 137–142

[174] Dressler D, Altenmüller E, Giess R et al. The epidemiology of dystonia: the Hannover epidemiology study. J Neurol 2022; 269(12): 6483–6493

[175] Duffy JR. Motor Speech Disorders: Substrates, Differential Diagnosis, and Management. 4th ed. St. Louis: Elsevier; 2020

[176] Dziewas R, Pflug C et al. Neurogene Dysphagie. 2023. S 1-Leitlinie (030–111)

[177] Eibl K. Arbeitsbuch Dysarthrie: Materialien für die Sprachtherapie und für zu Hause. München: Elsevier; 2022

[178] Elbert T, Pantev C, Wienbruch C et al. Increased cortical representation of the fingers of the left hand in string players. Science 1995; 270: 305–307

[179] Ellenberg JH, Nelson KB. The association of cerebral palsy with birth asphyxia: a definitional quagmire. Dev Med Child Neurol 2013; 55(3): 210–216. doi: 10.1111/dmcn.12016

[180] Enderby P. Frenchay dysarthria assessment. Br J Disord Commun 1980; 15(3): 165–173

[181] Enderby P, Palmer R. Frenchay Dysarthria Assessment (FDA-2). Austin: Pro-ed; 2008

[182] Enderby P, Palmer R. FDA-2. Frenchay Dysarthrie Assessment - 2 (1. Aufl.). Idstein: Schulz-Kirchner; 2012

[183] Engberg A. Severe traumatic brain injury – epidemiology, external causes, prevention, and rehabilitation of mental and physical sequelae. Acta Neurol Scand Suppl 1995; 164: 1–151

[184] Engelen L. Oral receptors. In: Chen J, Engelen L, eds. Food oral processing: Fundamentals of eating and sensory perception. Hoboken: Wiley-Blackwell; 2012: 15–43

[185] Erbe S. Prävention und Behandlung von Antipsychotika-induzierten tardiven Dyskinesien. Fortschr Neurol Psychiatr 2019; 87(4): 217–224. doi: 10.1055/a-0624-9368

[186] Espay AJ, Chen R. Myoclonus. Continuum (Minneap Minn) 2013; 19(5): 1264–1286. doi: 10.1212/01.CON.0000436156.54532.1a

[187] Estevez-Fraga C, Scahill R, Rees G et al. Diffusion imaging in Huntington's disease: comprehensive review. J Neurol Neurosurg Psychiatry 2020; 92(1): 62–69. doi: 10.1136/jnnp-2020-324377

[188] Evans C, Canavan M, Foy C et al. Can group singing provide effective speech therapy for people with Parkinson's disease? Arts Health 2012; 4(1): 83–95. doi: 10.1080/17533015.2011584883

[189] Fabbri M, Zibetti M, Ferrero G et al. Is lowering stimulation frequency a feasible option for subthalamic deep brain stimulation in Parkinson's disease patients with dysarthria? Parkinsonism Relat Dis 2019; 64: 242–248. doi: 10.1016/j.parkreldis.2019.04.018

[190] Farinella KA, Hixon TJ, Hoit JD et al. Listener perception of respiratory-induced voice tremor. Am J Speech Lang Pathol 2006; 15(1): 72–84

[191] Faust J, Kroker C. Functional Electrical Stimulation in Dysphagia Treatment. In: Schick T, Hrsg. Functional Electrical Stimulation in Neurorehabilitation: Synergy Effects of Technology and Therapy. Cham: Springer; 2022: 167–182

[192] Fink A, Gebhard B, Erdwiens S et al. Reliability of the German version of the Children's Assessment of Participation and Enjoyment (CAPE) and Preferences for Activities of Children (PAC). Child Care Health Dev 2016; 42(5): 683–691. doi: 10.1111/cch.12360

[193] Firsching R, Rickels E, Mauer U et al. Leitlinie Schädel-Hirn-Trauma im Erwachsenenalter. 2020. S2e-Leitlinie (008-001)

[194] Flachenecker P, Eichstädt K, Berger K et al. Multiple Sklerose in Deutschland: aktualisierte Auswertungen des MS-Registers der DMSG 2014–2018. Fortschr Neurol Psychiatr 2020; 88(07): 436–450

[195] Fleming S, Thompson M, Stevens R et al. Normal ranges of heart rate and respiratory rate in children from birth to 18 years of age: a systematic review of observational studies. Lancet 2011; 377(9770): 1011–1018

[196] Florêncio RB, da Nobrega AJS, Lima ÍNDF et al. Chest wall volume and asynchrony in stroke and Parkinson's disease subjects: A case-control study. PLoS One 2019; 14(5); e0216641. doi: 10.1371/journal.pone.0216641

[197] Folker JE, Murdoch BE, Cahill LM et al. Kinematic analysis of lingual movements during consonant productions in dysarthric speakers with Friedreich's ataxia: A case-by-case analysis. Clin Linguist Phon 2011; 25(1): 66–79. doi: 10.3109/02699206.2010511760

[198] Forrest K. Sind mundmotorische Übungen für die Therapie von Artikulationsstörungen bzw. phonologischen Störungen sinnvoll? SSG 2002; 26: 150–156

[199] Forrest K, Weismer G, Turner G. Kinematic, acoustic, and perceptual analyses of connected speech produced by Parkinsonian and normal geriatric adults. J Acoust Soc Am 1989; 85(6): 2608–2622. doi: 10.1121/1397755

[200] Fox CM, Boliek CA. Intensive voice treatment (LSVT LOUD) for children with spastic cerebral palsy and dysarthria. J Speech Lang Hear Res 2012; 55(3): 930–945. doi: 10.1044/1092-4388(2011/10-0235)

[201] Freed D. Motor Speech Disorders. Diagnosis and Treatment. San Diego: Singular; 2000

[202] Fregni F, El-Hagrassy MM, Pacheco-Barrios K et al. Evidence-based guidelines and secondary meta-analysis for the use of transcranial direct current stimulation in neurological and psychiatric disorders. Int J Neuropsychopharmacol 2021; 24 (4): 256–313. doi: 10.1093/ijnp/pyaa051

[203] Freitag S, Hallebach S, Baumann I et al. Effects of long-term respiratory muscle endurance training on respiratory and functional outcomes in patients with Myasthenia gravis. Respir Med 2018; 144: 7–15. doi: 10.1016/j.rmed.2018.09.001

[204] Friedrich G, Biegenzahn W. Phonochirurgie – Einführung in die stimmverbessernde Kehlkopfchirurgie. In: Böhme G, Hrsg. Sprach-, Sprech-, Stimm- und Schluckstörungen. Band 2: Therapie. 4. Aufl. München: Urban & Fischer; 2006: 177–192

[205] Frieg H, Mühlhaus J, Ritterfeld U et al. Assistive Technologien in der Dysarthrietherapie. Forum Logopäd 2017; 31(3): 10–15

[206] Fries W, Freivogel S. Motorische Rehabilitation. In: Frommelt P, Lösslein H, Hrsg. Neuro-Rehabilitation. 1. Aufl. Berlin/Heidelberg: Springer; 2010: 225–266

[207] Fries W, Danek A, Scheidtmann K et al. Motor recovery following capsular stroke. Brain 1993; 116: 369–382

[208] Fröschels E. Zur experimentell-phonetischen Diagnostik der Dysarthrien. Z gesamte Neurol Psychiat 1924; 92(1): 487–495

[209] Fuchs S, Rochet-Capellan A. The respiratory foundations of spoken language. Annu Rev Linguist 2021; 7: 13–30

[210] Gagnier JJ, Lai J, Mokkink LB et al. COSMIN reporting guideline for studies on measurement properties of patient-reported outcome measures. Qual Life Res 2021; 30: 2197–2218. doi: 10.1007/s11136-021-02822-4

[211] Gagnon M, Barrette J, Macoir J. Language disorders in Huntington disease: a systematic literature review. Cogn Behav Neurol 2018; 31(4): 179–192. doi: 10.1097/WNN.0000000000000171

[212] Galek K, Bice EM, Allen K. A Novel Protocol Designed to Treat Spastic Dysarthria Secondary to Traumatic Brain Injury: A Case Study. Perspect ASHA Spec Interest Groups 2021; 6(3): 542–552

[213] García MJV, Cobeta I, Martín G et al. Acoustic analysis of voice in Huntington's disease patients. J Voice 2011; 25(2): 208–217

[214] Garg N, Park SB, Vucic S et al. Differentiating lower motor neuron syndromes. J Neurol Neurosurg Psychiatry 2017; 88 (6): 474–483. doi: 10.1136/jnnp-2016-313526

[215] Gauvin HS, Hartsuiker RJ. Towards a new model of verbal monitoring. J Cogn 2020; 3(1): 1–37. doi: 10.5334/joc.81

[216] Gerek M, Çiyiltepe M. Dysphagia management of pediatric patients with cerebral palsy. Br J Dev Disabil 2005; 51(100): 57–72

[217] Ghosh SS, Matthies ML, Maas E et al. An investigation of the relation between sibilant production and somatosensory and auditory acuity. J Acoust Soc Am 2010; 128(5): 3079–3087. doi: 10.1121/13493430

[218] Gibbon FE, Wood SE. Using electropalatography (EPG) to diagnose and treat articulation disorders associated with mild cerebral palsy: a case study. Clin Linguist Phon 2003; 17(4–5): 365–374. doi: 10.1080/0269920031000079976

[219] Gibbons P, Bloomer H. A supportive-type prosthetic speech aid. J Prosthet Dent 1958; 8: 362–369

[220] Gibson G. Diaphragmatic paresis: pathophysiology, clinical features, and investigation. Thorax 1989; 44(11): 960–970

[221] Giddens, CL, Coleman AE, Adams CM. A home program of speech therapy in Huntington's disease. J medic speech-language pathol 2010; 18(2): 1

[222] Giel B. Dysarthrie/Dysarthrophonie als kritisches Lebensereignis. Frankfurt/Main: Peter Lang; 2000

[223] Gilhus NE. Myasthenia gravis, respiratory function, and respiratory tract disease. J Neurol 2023; 270(7): 3329–3340. doi: 10.1007/s00415-023-11733-y

[224] Gillivan-Murphy P, Miller N, Carding P. Voice tremor in Parkinson's disease: an acoustic study. J Voice 2019; 33(4): 526–535

[225] Gilman S, Low P, Quinn N et al. Consensus statement on the diagnosis of multiple system atrophy. American Autonomic Society and American Academy of Neurology. Clin Auton Res 1998; 8(6): 359–362. doi: 10.1007/BF02309628

[226] Globas C, du Montcel ST, Baliko L et al. Early symptoms in spinocerebellar ataxia type 1, 2, 3, and 6. Mov Disord 2008; 23(15): 2232–2238. doi: 10.1002/mds.22288

[227] Glocker FX, Hopf HC. N. facialis: (VII) Fazialisparesen. In: Hopf HC, Kömpf D, Hrsg. Erkrankungen der Hirnnerven. Stuttgart: Thieme; 2006: 133–148

[228] Glocker FX, Rösler KM, Hopf HC. N. trigeminus (V): Trigeminusläsionen. In: Hopf HC, Kömpf D, Hrsg. Erkrankungen der Hirnnerven. Stuttgart: Thieme; 2006: 117–132

[229] Goberman AM, Blomgren MJ, Metzger E. Characteristics of speech disfluency in Parkinson disease. J Neurolinguistics 2010; 23(5): 470–478

[230] Goldenberg G. Neuropsychologie: Grundlagen, Klinik, Rehabilitation. München: Elsevier, Urban & Fischer; 2007

[231] Goldenberg G. Apraxia: The cognitive side of motor control. New York: Oxford University Press; 2013

[232] Golfinopoulos E, Tourville JA, Bohland JW et al. fMRI investigation of unexpected somatosensory feedback perturbation during speech. Neuroimage 2011; 55(3): 1324–1338. doi: 10.1016/j.neuroimage.2010.12.065

[233] Gooch EA, Horne, K-L, Melzer TR et al. Acquired Stuttering in Parkinson's Disease. Mov Disord Clin Pract 2023; 10(6): 956–966. doi: 10.1002/mdc3.13758

[234] Gordon EM, Chauvin RJ, Van AN et al. A somato-cognitive action network alternates with effector regions in motor cortex. Nature 2023; 617: 351–359. doi: 10.1038/s41586-023-05964-2

[235] Gracia, N, Rumbach, AF, Finch, E. A survey of speech-language pathology treatment for non-progressive dysarthria in Australia. Brain Impairment 2020; 21(2): 173–190

[236] Gracies J-M. Pathophysiology of spastic paresis. I: Paresis and soft tissue changes. Muscle Nerve 2005; 31(5): 535–551. doi: 10.1002/mus.20284

[237] Gracies J-M. Pathophysiology of spastic paresis. II: Emergence of muscle overactivity. Muscle Nerve 2005; 31(5): 552–571. doi: 10.1002/mus.20285

[238] Green JR, Allison KM, Cordella C et al. Additional evidence for a therapeutic effect of dextromethorphan/quinidine on bulbar motor function in patients with amyotrophic lateral sclerosis: A quantitative speech analysis. Br J Clin Pharmacol 2018; 84(12): 2849–2856. doi: 10.1111/bcp.13745

[239] Griffel J, Schulte C, Ullrich J. Serious Games in der Logopädie: Neue Chancen und Handlungsfelder. Forum Logopäd 2022; 36: 3

[240] Groenewegen HJ, Voorn P, Scheel-Krüger J. Limbic-basal ganglia circuits parallel and integrative aspects. In: Jagaroo V, Ed. The Basal Ganglia: Novel Perspectives on Motor and Cognitive Functions. Heidelberg: Springer; 2016: 11–45

[241] Gröne B. ICF und Dysarthrie. In: Grötzbach H, Hollenweger Haskell J, Iven C, Hrsg. ICF und ICF-CY in der Sprachtherapie: Umsetzung und Anwendung in der logopädischen Praxis. Idstein: Schulz-Kirchner; 2013: 191–202

[242] Grötzbach H, Hollenweger Haskell J, Iven C. ICF und ICF-CY in der Sprachtherapie: Umsetzung und Anwendung in der logopädischen Praxis. Idstein: Schulz-Kirchner; 2013

[243] Grün HD, Laue K, Stallbohm M. Logopädische Therapie bei Amyotropher Lateralsklerose: Eine Übungssammlung für Therapeuten aus der Praxis für die Praxis – Zusammengestellt vom Qualitätszirkel ALS. Hamburg: Schulz-Kirchner; 2023

[244] Guenther FH. Neural Control of Speech. Cambridge: MIT Press; 2016

[245] Guenther FH, Hampson M, Johnson D. A theoretical investigation of reference frames for the planning of speech movements. Psychol Rev 1998; 105(4): 611–633. doi: 10.1037/0033-295x.105.4.611-633

[246] Guzman M, Acevedo K, Castro C et al. Tissue mobilization during double source of vibration semioccluded vocal tract exercises: A neck and face surface acceleration study. J Speech Lang Hear Res 2021; 64(11): 4124–4137. doi: 10.1044/2021_JSLHR-21-00033

[247] Haarbauer-Krupa J, Lee AH, Bitsko RH et al. Prevalence of parent-reported traumatic brain injury in children and associated health conditions. JAMA pediatr 2018; 172(11): 1078–1086. doi: 10.1001/jamapediatrics.20182740

[248] Haarbauer-Krupa J, Pugh MJ, Prager EM et al. Epidemiology of chronic effects of traumatic brain injury. J Neurotrauma 2021; 38(23): 3235–3247. doi: 10.1089/neu.20210062

[249] Haas E, Ziegler W, Schölderle T. Dysarthriediagnostik mit Kindern – Das Testmaterial der BoDyS-KiD. Sprache Stimme Gehör 2020; 44(04): 189–193

[250] Haas E, Ziegler W, Schölderle T. Intelligibility, speech rate, and communication efficiency in children with neurological conditions: A longitudinal study of childhood dysarthria. Am J Speech Lang Pathol 2022; 31(4): 1817–1835

[251] Hagedorn C, Proctor M, Goldstein L et al. Characterizing Articulation in Apraxic Speech Using Real-Time Magnetic Resonance Imaging. J Speech Lang Hear Res 2017; 60(4): 877–891

[252] Hahn Arkenberg RE, Brown B, Mitchell S et al. Shared and Separate Neuromuscular Underpinnings of Swallowing and Motor Speech Development in the School-Age Years. J Speech Lang Hear Res 2023; 66(9): 3260–3275. doi: 10.1044/2023_JSLHR-23-00059

[253] Hamblin, MR. Mechanisms and mitochondrial redox signaling in photobiomodulation. Photochem Photobiol 2018; 94 (2): 199–212. doi: 10.1111/php.12864

[254] Hanson EK, Yorkston KM, Britton D. Dysarthria in amyotrophic lateral sclerosis: A systematic review of characteristics, speech treatment, and augmentative and alternative communication options. J Med Speech Lang Pathol 2011; 19(3): 12–30

[255] Hardcastle WJ. Physiology of Speech Production. London: Academic Press; 1976

[256] Hartelius L, Svensson P. Speech and swallowing symptoms associated with Parkinson's disease and multiple sclerosis: a survey. Folia Phoniatr Logop 1994; 46: 9–17

[257] Hartelius L, Elmberg M, Holm R et al. Living with dysarthria: evaluation of a self-report questionnaire. Folia Phoniatr Logop 2008; 60(1): 11–19. doi: 10.1159/000111799

[258] Hartelius L, Runmarker B, Andersen O. Prevalence and characteristics of dysarhria in a multiple sclerosis incidence cohort: relation to neurological data. Folia phoniat logoped 2000; 52: 160–177

[259] Hayden DA, Square PA. Motor speech treatment hierarchy: A systems approach. Clin Commun Disord 1994; 4(3): 162–174

[260] Heckmann JG et al. Therapie der idiopathischen Fazialisparese (Bell's palsy). 2022. S 2k-Leitlinie (030–013)

[261] Hegland KW, Troche M, Brandimore A. (2019). Relationship between respiratory sensory perception, speech, and swallow in Parkinson's disease. Mov Disord Clin Pract 2019; 6 (3): 243–249. doi: 10.1002/mdc3.12732

[262] Hehir MK, Silvestri NJ. Generalized myasthenia gravis: classification, clinical presentation, natural history, and epidemiology. Neurol Clin 2018; 36(2): 253–260. doi: 10.1016/j.ncl.2018.01.002

[263] Henrich J, Lowit A, Schalling E et al. Rhythmic disturbance in ataxic dysarthria: A comparison of different measures and speech tasks. J Med Speech Lang Pathol 2006; 14(4): 291

[264] Herd CP, Tomlinson CL, Deane KH et al. Comparison of speech and language therapy techniques for speech problems in Parkinson's disease. Cochrane Database Syst Rev 2012; 2012(8): CD002814. doi: 10.1002/14651858.CD002814

[265] Herter-Ehlers U. Kommunikative Kompetenzen in der Logopädie. Heidelberg: Springer; 2020

[266] Hertrich I, Ackermann H. Dysarthrie des Parkinsonsyndroms – klinische Befunde, instrumentelle Daten. In: Nebel I, Deuschl G. Hrsg. Dysarthrie und Dysphagie bei Morbus Parkinson. Stuttgart: Thieme; 2017: 56–75

[267] Hertrich I, Ackermann H. Acoustic analysis of speech timing in Huntington's disease. Brain Lang 1994; 47: 182–196

[268] Hertrich I, Ackermann H. Acoustic analysis of coarticulation in cerebellar dysarthria. In: Maassen B, Groenen P, eds. Pathologies of Speech and Language. Advances in Clinical Phonetics and Linguistics. 1st ed. London: Whurr; 1999: 253–260

[269] Hertrich I, Ackermann H, Ziegler W. Dysarthria. In: Damico JS, Müller N, Ball M, eds. The Handbook of Language and Speech Disorders. 2nd ed. Hoboken: Wiley; 2021: 334–367

[270] Hertrich I, Dietrich S, Ackermann H. The role of the supplementary motor area for speech and language processing. Neurosci Biobehav Rev 2016; 68: 602–610. doi: 10.1016/j.neubiorev.2016.06.030

[271] Hertrich I, Lutzenberger W, Spieker S et al. Fractal dimension of sustained vowel productions in neurological dysphonias: An acoustic and electroglottographic analysis. The J Acoust Soc Am 1997; 102(1): 652–654

[272] Heydarian S, Abbasabadi MM, Khabazkhoob M et al. Vision abnormalities in children and young adults with cerebral palsy; a systematic review. Semin Ophthalmol 2022; 37(4): 471–479. doi: 10.1080/08820538.20212021248

[273] Hickok G. Computational neuroanatomy of speech production. Nat Rev Neurosci 2012; 13(2): 135–145. doi: 10.1038/nrn3158

[274] Hickok G, Houde J, Rong F. Sensorimotor integration in speech processing: computational basis and neural organization. Neuron 2011; 69(3): 407–422

[275] Hidecker MJC, Paneth N, Rosenbaum PL et al. Developing and validating the Communication Function Classification System for individuals with cerebral palsy. Dev Med Child Neurol 2011; 53(8): 704–710. doi: 10.1111/j.1469-87492011.03996.x

[276] Hinterberger K, Ostwald A, Löper ML et al. Verlauf und Schweregrad der Dysarthrie bei Patienten mit progressiver supranukleärer Blickparese (PSP) und idiopathischem Parkinson-Syndrom (IPS). Neurologie & Rehabilitation 2008; 14 (5): 247–253

[277] Hirano M, Mori K. Vocal fold paralysis. In: Kent RD, Ball MJ, eds. Voice Quality Measurement. 1st ed. Norwich: Singular; 2000: 385–395

[278] Hiraoka A, Yoshikawa M, Nakamori M et al. Maximum tongue pressure is associated with swallowing dysfunction in ALS patients. Dysphagia 2017; 32: 542–547

[279] Hixon TJ, Hoit JD. Evaluation and Management of Speech Breathing Disorders. Principles and Methods. Tucson: Redington Brown; 2005

[280] Hixon TJ, Hawley JL, Wilson KJ. An around-the-House Device for the Clinical Determination of Respiratory Driving Pressure: A Note on Making Simple Even Simpler. J Speech Hear Disord 1982; 47(4): 413–415. doi: 10.1044/jshd.4704413

[281] Hixon TJ, Weismer G, Hoit JD. Preclinical speech science: Anatomy, physiology, acoustics, perception. San Diego: Plural Publishing; 2014

[282] Hixon TJ, Weismer G, Hoit JD. Preclinical speech science: Anatomy, physiology, acoustics, and perception. 3 rd ed. San Diego: Plural Publishing; 2020

[283] Ho AK, Bradshaw JL, Iansek R et al. Speech volume regulation in Parkinson's disease: effects of implicit cues and explicit instructions. Neuropsychologia 1999; 37(13): 1453–1460. doi: 10.1016/s0028-3932(99)00067-6

[284] Ho AK, Iansek R, Marigliani C et al. Speech impairment in a large sample of patients with Parkinson's disease. Behav Neurol 1998; 11(3): 131–137

[285] Hochschild J. Strukturen und Funktionen begreifen. Funktionelle Anatomie – Therapierelevante Details. München/Jena: Urban & Fischer; 2005

[286] Höglinger G, Trenkwalder C et al. Parkinson-Krankheit. 2023. S 2k-Leitlinie (030–010)

[287] Höglinger GU, Kassubek J, Csoti I et al. Differentiation of atypical Parkinson syndromes. J Neural Transm (Vienna) 2017; 124: 997–1004. doi: 10.1007/s00702-017-1700-4

[288] Holmes JR, Oates MJ, Phyland JD et al. Voice characteristics in the progression of Parkinson's disease. Int J Lang Commun Disord 2000; 35(3): 407–418

[289] Holstege G, Subramanian HH. (2015). Two different motor systems are needed to generate human speech. J Comp Neurol 2016; 524(8): 1558–1577. doi: 10.1002/cne.23898

[290] Honda K. Supralaryngeal articulators in the oropharyngeal region. In: Redford MA, ed. The Handbook of Speech Production. Hoboken: Wiley; 2015: 59–78

[291] Honey CR, Krüger MT, Almeida T et al. Thalamic deep brain stimulation for spasmodic dysphonia: a phase I prospective randomized double-blind crossover trial. Neurosurgery 2021; 89(1): 45–52. doi: 10.1093/neuros/nyab095

[292] Hoole P, Zierdt A. Five-dimensional articulography. In: Maassen B, Van Lieshout P, eds. Speech motor control: New developments in basic and applied research. New York: Oxford University Press; 2010: 331–349

[293] Hopf HC, Kömpf D. Erkrankungen der Hirnnerven. Stuttgart: Thieme; 2006

[294] Hopf HC, Müller-Forell W, Hopf NJ. Localization of emotional and volitional facial paresis. Neurology 1992; 42: 1918–1923

[295] Hoppe K, Klingler W. Schädel-Hirn-Trauma: Pathophysiologie und Notfallmanagement. Anaesthesiologie & Intensivmedizin 2021; 62(3): 118–127. doi: 10.19224/ai2021118

[296] Houde JF, Nagarajan SS. Speech production as state feedback control. Front Hum Neurosci 2011; 5: 82. doi: 10.3389/fnhum.201100082

[297] Houde JF, Gill JS, Agnew Z et al. Abnormally increased vocal responses to pitch feedback perturbations in patients with cerebellar degeneration. The J Acoust Soc Am 2019; 145(5): EL372–EL378

[298] Hrnčiarová B, Frajková Z. Logopedická starostlivosť o pacientov s myasteniou gravis. Listy klinické logopedie 2021; 5(2): 50–55

[299] Huber JE, Darling-White M. Longitudinal changes in speech breathing in older adults with and without Parkinson's disease. Semin Speech Lang 2017; 38(3): 200–209. doi: 10.1055/s-0037-1602839

[300] Hustad KC. Estimating the intelligibility of speakers with dysarthria. Folia Phoniatr Logop 2006; 58(3): 217–228. doi: 10.1159/000091735

[301] Hustad KC, Mahr TJ, Natzke P et al. Speech development between 30 and 119 months in typical children i: Intelligibility growth curves for single-word and multiword productions. J Speech Lang Hear Res 2021; 64(10): 3707–3719

[302] Hustad K, Schueler B, Schultz L et al. Intelligibility of 4-year-old children with and without cerebral palsy. J Speech Lang Hear Res 2012; 55(4): 1177–1189. doi: 10.1044/1092-4388 (2011/11-0083)

[303] Ip CW et al. Dystonie. 2021. S 1-Leitlinie (030–039)

[304] Isaacs DA, Hedera P. Speech-activated myoclonus mimicking stuttering in a patient with myoclonus–dystonia syndrome. Tremor Other Hyperkinet Mov (N Y) 2016; 6: 405. doi: 10.7916/D8J966FP

[305] Itabashi R, Nishio Y, Kataoka Y et al. Damage to the Left Precentral Gyrus Is Associated With Apraxia of Speech in Acute Stroke. Stroke 2016; 47(1): 31–36. doi: 10.1161/STROKEAHA.115010402

[306] Ito T, Szabados A, Caillet JL et al. Quick compensatory mechanisms for tongue posture stabilization during speech production. J Neurophysiol 2020; 123(6): 2491–2503
[307] Iuzzini-Seigel J, Allison KM, Stoeckel R. A Tool for Differential Diagnosis of Childhood Apraxia of Speech and Dysarthria in Children: A Tutorial. Lang Speech Hear Serv Sch 2022; 53 (4): 926–946. doi: 10.1044/2022_LSHSS-21-00164
[308] Jacksch C, Paschen S, Berg D. Fokus atypische Parkinsonsyndrome: Teil 2 – Progressive supranukleäre Blickparese. DGNeurologie 2023; 6(5): 439–449
[309] Jacobson B, Johnson A, Grywalski C et al. The Voice Handicap Index (VHI): Development and validation. Am J Speech Lang Pathol 1997; 6: 66–70
[310] Jang SH, Kwon HG. Akinetic mutism in a patient with mild traumatic brain injury: a diffusion tensor tractography study. Brain Injury 2017; 31(8): 1159–1163
[311] Josephs KA, Duffy JR, Clark HM et al. A molecular pathology, neurobiology, biochemical, genetic and neuroimaging study of progressive apraxia of speech. Nat Commun 2021; 12(1): 3452. doi: 10.1038/s41467-021-23687-8
[312] Jürgens U. Neural pathways underlying vocal control. Neurosci Biobehav Rev 2002; 26(2): 235–258. doi: 10.1016/s0149-7634(01)00068-9
[313] Kabisch M, Ruckes C, Seibert-Graefe M et al. Randomisierte kontrollierte Studien. Deutsches Ärzteblatt 2011; 108: 663–668
[314] Kameda W, Kawanami T, Kurita K et al. Lateral and medial medullary infarction: a comparative analysis of 214 patients. Stroke 2004; 35: 694–699
[315] Kane JPM, Surendranathan A, Bentley A et al. (2018). Clinical prevalence of Lewy body dementia. Alzheimers Res Ther 2018; 10(1): 19. doi: 10.1186/s13195-018-0350-6
[316] Kann SJ, Chang C, Manza P et al. Akinetic rigid symptoms are associated with decline in a cortical motor network in Parkinson's disease. NPJ Parkinsons Dis 2020; 6(1): 19. doi: 10.1038/s41531-020-00120-3
[317] Kappos L, Mehling M. Images in clinical medicine. Dissociation of voluntary and emotional innervation after stroke. N Engl J Med 2010; 363(16): e25. doi: 10.1056/NEJMicm0900573
[318] Karr E, Hotzenköcherle S. Konservative Gesichtstherapie bei peripherer Fazialisparese. Hausarzt Praxis 2019; 14(9): 38–39. doi:10.1007/s00060-023-8673-8
[319] Kearney E, Giles R, Haworth B et al. Sentence-level movements in Parkinson's disease: Loud, clear, and slow speech. J Speech Lang Hear Res 2017; 60(12): 3426–3440
[320] Kempster GB, Gerratt BR, Verdolini AK et al. Consensus auditory-perceptual evaluation of voice: development of a standardized clinical protocol. Am J Speech Lang Pathol 2009; 18(2): 124–132. doi: 10.1044/1058-0360(2008/08-0017)
[321] Kent RD, Kent JF, Duffy JR et al. The dysarthrias: speech-voice profiles, related dysfunctions, and neuropathology. J Med Speech Lang Pathol 1998; 6: 165–211
[322] Kent RD. The Feel of Speech: Multisystem and Polymodal Somatosensation in Speech Production. J Speech Lang Hear Res 2024; 67(5): 1424–1460. doi: 10.1044/2024_JSLHR-23-00575
[323] Kent RD. Handbook on Children's Speech: Development, Disorders, and Variations. San Diego: Plural Publishing; 2024
[324] Kent RD, Vorperian HK. Development of the craniofacial-oral-laryngeal anatomy: A review. J Med Speech Lang Pathol 1995; 3: 145–190
[325] Kent RD, Vorperian HK. Speech impairment in Down syndrome: A review. J Speech Lang Hear Res 2013; 56(1): 178–210
[326] Kent RD, Duffy JR, Slama A et al. Clinicoanatomic Studies in Dysarthria. Review, Critique, and Directions for Research. J Speech Lang Hear Res 2001; 44(3): 535–551
[327] Kent RD, Kent JF, Duffy JR et al. Ataxic dysarthria. J Speech Lang Hear Res 2000; 43(5): 1275–1289. doi: 10.1044/jslhr.43051275
[328] Kent RD, Kent JF, Rosenbek JC. Maximum performance tests of speech production. J Speech Hear Disord 1987; 52(4): 367–387
[329] Kent RD, Weismer G, Kent JF et al. Acoustic studies of dysarthric speech: methods, progress, and potential. J Commun Disord 1999; 32(3): 141–186. doi: 10.1016/s0021-9924(99)00004-0
[330] Kim JS, Smi C-K. Sensory sequelae of medullary infarction: differences between lateral and medial medullary syndrome. Stroke 1999; 30: 2697–2703
[331] Kim JS, Kwon SU, Lee TG. Pure dysarthria due to small cortical stroke. Neurology 2003; 60: 1178–1180
[332] Kim Y, Kent RD, Weismer G. An Acoustic Study of the Relationships Among Neurologic Disease, Dysarthria Type, and Severity of Dysarthria. J Speech Lang Hear Res 2011; 54(2): 417–429
[333] Kitago T, Krakauer JW. Motor learning principles for neurorehabilitation. Handb Clin Neurol 2013; 110: 93–103
[334] Kitano K, Asakawa T, Kamide N et al. Effectiveness of home-based exercises without supervision by physical therapists for patients with early-stage amyotrophic lateral sclerosis: a pilot study. Arch Physic Med Rehab 2018; 99(10): 2114–2117. doi: 10.1016/j.apmr.2018.02.015
[335] Kleber F. Phonetik und Phonologie. Tübingen: Narr Francke Attempto; 2023
[336] Kleim JA, Jones TA. Principles of experience-dependent neural plasticity: implications for rehabilitation after brain damage. J Speech Lang Hear Res 2008; 51(1): 225–239
[337] Kleim JA. Neural plasticity and neurorehabilitation: teaching the new brain old tricks. J Commun Disord. 2011; 44(5): 521–8 doi: 10.1016/j.jcomdis.2011.04.006
[338] Klockgether T et al. Ataxien des Erwachsenenalters. 2023. S1-Leitlinie (030–031)
[339] Klopfenstein M. Interaction between prosody and intelligibility. Int J Speech Lang Pathol 2009; 11(4): 326–331. doi: 10.1080/17549009030003094
[340] Klopfenstein M. Relationship between acoustic measures and speech naturalness ratings in Parkinson's disease: A within-speaker approach. Clin Linguist Phon 2015; 29(12): 938–954
[341] Klopfenstein M, Bernard K, Heyman C. The study of speech naturalness in communication disorders: A systematic review of the literature. Clin Linguist Phon 2020; 34(4): 327–338
[342] Kluin KJ, Foster NL, Berent S et al. Perceptual analysis of speech disorders in progressive supranuclear palsy. Neurology 1993; 43(3 Part 1): 563–563
[343] Kluin KJ, Gilman S, Foster NL et al. Neuropathological correlates of dysarthria in progressive supranuclear palsy. Arch Neurol 2001; 58(2): 265–269
[344] Kluin KJ, Gilman S, Markel DS et al. Speech disorders in olivopontocerebellar atrophy correlate with positron emission tomography findings. Ann Neurol 1988; 23(6): 547–554. doi: 10.1002/ana.410230604
[345] Klunker-Jäger C, Rätzer A. Therapie bei Gaumensegelstörungen. Idstein: Schulz-Kirchner; 2015

[346] Knowles T, Adams SG, Jog M. Effects of speech rate modifications on phonatory acoustic outcomes in Parkinson's disease. Front Hum Neurosci 2024; 18: 1331816. doi: 10.3389/fnhum.20241331816

[347] Knuijt S, Kalf JG, de Swart BJM et al. Dysarthria and dysphagia are highly prevalent among various types of neuromuscular diseases. Disabil Rehabil 2014; 36(15): 1285–1289. doi: 10.3109/09638288.2013845255

[348] Kolomeytseva AT Apreleva, Brylev L, Eshghi M et al. Home-Based Music Therapy to Support Bulbar and Respiratory Functions of Persons with Early and Mid-Stage Amyotrophic Lateral Sclerosis –Protocol and Results from a Feasibility Study. Brain Sci 2022; 12(4): 494. doi: 10.3390/brainsci12040494

[349] Konnai R, van Harn M, Silbergleit A. Conversational vocal intensity in Parkinson's disease: treatment and environmental comparisons. J Voice 2023; 37(5): 707–715

[350] Konstantopoulos K, Christou Y-P, Vogazianos P et al. A quantitative method for the assessment of dysarthrophonia in myasthenia gravis. J Neurol Sci 2017; 377: 42–46

[351] Korkalainen J, McCabe P, Smidt A et al. Motor speech interventions for children with cerebral palsy: A systematic review. J Speech Lang Hear Res 2023; 66(1): 110–125

[352] Kraft P, Beck M, Grimm A et al. Amyotrophe Lateralsklerose. Nervenarzt 2010; 81(10): 1218–1225. doi: 10.1007/s00115-010-3008-6

[353] Krämer J, Müller C, Schneider C et al. Update Dysarthrie: Aktuelle evidenzbasierte Empfehlungen für Sprachtherapie bei Dysarthrie. Neurol Rehabil 2022; 28(1): 25–30

[354] Kreiman J, Gerratt BR. Acoustic analysis and voice quality in Parkinson Disease. In: Gordino-Llorente JI, ed. Automatic Assessment of Parkinsonian Speech. Berlin: Springer Nature; 2019: 1–23

[355] Kreimeier S, Greiner W. EQ-5D-Y as a health-related quality of life instrument for children and adolescents: the instrument's characteristics, development, current use, and challenges of developing its value set. Value Health 2019; 22(1): 31–37. doi: 10.1016/j.jval.2018.11.001

[356] Kristoffersson E, Dahlgren Sandberg A, Holck, P. Communication ability and communication methods in children with cerebral palsy. Dev Med Child Neurol 2020; 62(8): 933–938. doi: 10.1111/dmcn.14546

[357] Kröger BJ, Bekolay T, Cao M. On the Emergence of Phonological Knowledge and on Motor Planning and Motor Programming in a Developmental Model of Speech Production. Front Hum Neurosci 2022, 16: 844529. doi: 10.3389/fnhum.2022844529

[358] Kroker C, Faust J. Treatment of Dysarthria with FES In: Schick T. Functional Electrical Stimulation in Neurorehabilitation: Synergy Effects of Technology and Therapy. Cham: Springer International Publishing; 2022: 183–192

[359] Kroker C, Chang C, Steiner J. Die Dys-SAAR-thrietherapie (DST). Forum Logopäd 2015; 29(6): 14–19

[360] Kruse E. Systematik der konservativen Stimmtherapie. In: Böhme G, Hrsg. Sprach-, Sprech-, Stimm- und Schluckstörungen. Band 2: Therapie. München/Jena: Urban & Fischer; 2006

[361] Kuehn DP, Wachtel JM. CPAP therapy for treating hypernasality folowing closed head injury. In: Till JA, Yorkston KM, Beukelman DR, eds. Motor Speech Disorders. Advances in assessment and treatment. Den Haag: Paul H. Mouton; 1994

[362] Kuks JBM. Clinical Presentations of Myasthenia Gravis. In: Kaminski HJ, Kusner LL, Hrsg. Myasthenia Gravis and Related Disorders (pp. 85–100). Cham: Humana Press; 2018: 85–100

[363] Kuo S-H. Ataxia. Continuum (Minneap Minn) 2019; 25(4): 1036–1054. doi: 10.1212/CON.0000000000000753

[364] Kuruvilla-Dugdale M, Mefferd AS. Articulatory performance in dysarthria: Using a data-driven approach to estimate articulatory demands and deficits. Brain Sci 2022; 12(10): 1409

[365] Kuschmann A, Schölderle T, Haas E. Clinical Practice in Childhood Dysarthria: An Online Survey of German-Speaking Speech-Language Pathologists. Am J Speech Lang Pathol 2023; 32(6): 2802–2826

[366] Küttner C, Schönweller R, Seeberger B et al. Objektive Messung der Nasalanz in der deutschen Hochlautung: Ein Vergleichskollektiv zur Beurteilung funktioneller Ergebnisse bei Lippen-Kiefer-Gaumen-Spalten. HNO 2003; 51: 151–156

[367] Kwakkel G, Veerbeek JM, van Wegen EEH et al. Constraint-induced movement therapy after stroke. Lancet Neurol 2015; 14(2): 224–234. doi: 10.1016/S1474-4422(14)70160-7

[368] Kwon M, Lee JH, Kim J et al. Hypokinetic dysarthria and palilalia in midbrain infarction. J.Neurol.Neurosurg.Psychiatry 2008; 79(12): 1411–1412. doi: 10.1136/jnnp.2008151530

[369] Laghi FA, Saad M, Shaikh H. Ultrasound and non-ultrasound imaging techniques in the assessment of diaphragmatic dysfunction. BMC Pulm Med 2021; 21(1): 85. doi: 10.1186/s12890-021-01441-6

[370] Laghi F, Tobin MJ. Disorders of the respiratory muscles. Am J Respir Crit Care Med 2003; 168(1): 10–48. doi: 10.1164/rccm.2206020

[371] Lahirish IAM, Alhdad FI, Al-Sharshahi ZF et al. Cerebellar mutism following head trauma: A case report and literature review. Surg Neurol Int 2021; 12: 446. doi: 10.25259/SNI_307_2021

[372] Landau B, Gleitman LR. Language and experience: Evidence from the blind child. Cambridge: Harvard University Press; 1985

[373] Lange S. Kommunikationskompetenz in den Therapieberufen: Gemeinsam ans Ziel. Idstein: Schulz-Kirchner; 2012

[374] Lansford KL, Liss JM. Vowel acoustics in dysarthria: Mapping to perception. J Speech Lang Hear Res 2014; 57(1): 68–80

[375] Larson CR. Neurophysiology of speech and swallowing. Semin Speech Lang 1985; 6: 275–290

[376] Leaver AM, Van Lare J, Zielinski B et al. Brain activation during anticipation of sound sequences. J Neurosci 2009; 29(8): 2477–2485. doi: 10.1523/JNEUROSCI.4921-08.2009

[377] Lechien JR, Geneid A, Bohlender JE et al. Consensus for voice quality assessment in clinical practice: guidelines of the European Laryngological Society and Union of the European Phoniatricians. Eur Arch Otorhinolaryngol 2023; 280(12): 5459–5473. doi: 10.1007/s00405-023-08211-6

[378] Lee A. Electropalatography. In: Ball M, ed. Manual of clinical phonetics. London: Routledge; 2021: 339–355

[379] Lee ASY, Ciocca V, Whitehill TL. Acoustic correlates of hypernasality. Clin Linguist Phon 2003; 17(4–5): 259–264. doi: 10.1080/0269920031000080091

[380] Lee A, Liker M, Fujiwara Y et al. EPG research and therapy: Further developments. Clin Linguist Phon 2023; 27(8): 701–721. doi: 10.1080/02699206.20222080588

[381] Lee BS. Effects of delayed speech feedback. J Acoust Soc Am 1950; 22(6): 824–826

[382] Lehmkuhl G, Poeck K, Willmes K. Ideomotor apraxia and aphasia: an examination of types and manifestations of apraxic symptoms. Neuropsychologia 1983; 21: 199–212

[383] Lehner K, Ziegler W. Crowdbasierte Methoden in der Diagnostik neurologischer Sprechstörungen. Aphasie und verwandte Gebiete 2019; 2: 28–33

[384] Lehner K, Ziegler W. Online-Crowdsourcing als „KommPaS" in der kommunikationsbezogenen Dysarthriediagnostik. Sprache Stimme Gehör 2021; 45(01): 27–31

[385] Lehner K, Pfab J, Ziegler W. Web-based assessment of communication-related parameters in dysarthria: Development and implementation of the KommPaS web app. Clin Linguist Phon 2022; 36(12): 1093–1111

[386] Lehner K, Vogel M, Ziegler W. Fragebogen zur Selbsteinschätzung der Kommunikationsfähigkeit bei Dysarthrie. Institut für Phonetik und Sprachverarbeitung; 2023. neurophonetik.de/selbstbeurteilung

[387] Lehner K, Ziegler W, KommPaS Study Group. Indicators of Communication Limitation in Dysarthria and Their Relation to Auditory-Perceptual Speech Symptoms: Construct Validity of the KommPaS Web App. J Speech Lang Hear Res 2022; 65(1): 22–42

[388] Leiss A, Sollereder S. Nasal Speaking Valves (NSV). Forum Logopäd 2022; 36(2): 38

[389] Lester-Smith RA, Miller CH, Cherney LR. Behavioral Therapy for Tremor or Dystonia Affecting Voice in Speakers with Hyperkinetic Dysarthria: A Systematic Review. J Voice 2023; 37 (4): 561–573

[390] Lévêque N, Slis A, Lancia L et al. Acoustic change over time in spastic and/or flaccid dysarthria in motor neuron diseases. J Speech Lang Hear Res 2022; 65(5): 1767–1783

[391] Levin J, Kurz A, Arzberger T et al. The differential diagnosis and treatment of atypical parkinsonism. Deutsches Ärzteblatt International 2016; 113(5): 61

[392] Levin MF, Kleim JA, Wolf SL. What Do Motor "Recovery" and "Compensation" Mean in Patients Following Stroke? Neurorehab Neural Repair 2008; 23: 313–319

[393] Levy ES. Implementing two treatment approaches to childhood dysarthria. Int J Speech Lang Pathol 2014; 16(4): 344–354

[394] Levy ES, Moya-Galé G, Chang YHM et al. The effects of intensive speech treatment on intelligibility in Parkinson's disease: A randomised controlled trial. EClinicalMedicine 2020; 24: 100429. doi: 10.1016/j.eclinm.2020100429

[395] Levy ES, Ramig LO, Camarata SM. The effects of two speech interventions on speech function in pediatric dysarthria. J Med Speech Lang Pathol 2013; 20(4): 82–87

[396] Leydon C, Brooks K, Feng G et al. Speech Changes After Transcranial Direct Current Stimulation in Individuals Diagnosed With Parkinson's Disease. ASHA 2022; 7(2): 347–356. doi: 10.1044/2021_PERSP-21-000

[397] Li W, He L, Jin X et al. Isolated dysarthria as the sole manifestation of myasthenia gravis: a case report. J Int Med Res 2022; 50(8): 03000605221109395. doi: 10.1177/03000605221109395

[398] Lim HJ, Kim JG, Choe SH. Effects of Lax Vox voice therapy in a patient with spasmodic dysphonia: A case report. Phonetics Speech Sc 2016; 8(2): 57–63

[399] Lima V, Grecco LAC, Marques VC et al. Transcranial direct current stimulation combined with integrative speech therapy in a child with cerebral palsy: a case report. J Bodyw Mov Ther 2016; 20(2): 252–257. doi: 10.1016/j.jbmt.2015.03.007

[400] Lin I, Armengou-Garcia L, Sasikumar S et al. Amantadine-Induced Craniofacial Myoclonus: Distinctive Iatrogenic Dysarthria in Parkinson'ss Disease. Mov Disord Clin Pract 2023; 10(9): 1408–1413

[401] Lindgren A, Berg B, Kapoun S et al. Das große Bilderbuch von Michel aus Lönneberga. Hamburg: Oetinger; 2005

[402] Liss J, Berisha V. Operationalizing Clinical Speech Analytics: Moving From Features to Measures for Real-World Clinical Impact. J Speech Lang Hear Res 2024; 67(11): 4226–4232. doi: 10.1044/2024_JSLHR-24-00039

[403] Loeb C, Gandolfo C, Caponnetto C et al. Pseudobulbar palsy: a clinical computed tomography study. Europ Neurol 1990; 30: 42–46

[404] Lof L, Watson M. Five reasons why nonspeech oral motor exercises (NSOME) do not work. Perspectives on School-Based Issues 2010; 11(4): 109–117

[405] Logemann JA, Fisher HB, Boshes B et al. Frequency and coocccurrence of vocal tract dysfunctions in the speech of a large sample of parkinson patients. J Speech Hear Disord 1978; 43: 47–57

[406] Lombard E. Le signe de lelevation de la voix. Annales Maladies Oreille, Larynx, Nez, Pharynx 1911; 37: 101–119

[407] Louis ED, Faust PL. Essential tremor: the most common form of cerebellar degeneration? Cerebellum Ataxias 2020; 7: 12. doi: 10.1186/s40673-020-00121-1

[408] Lowit A, Cox J, Loucas M et al. ClearSpeechTogether: a rater blinded, single, controlled feasibility study of speech intervention for people with progressive ataxia. Cerebellum 2023; 22(5): 865–876. doi: 10.1007/s12311-022-01462-9

[409] Lubker J. The reorganization times of bite-block vowels. Phonetica 1979; 36: 273–293

[410] Ludlow CL. Spasmodic dysphonia: a laryngeal control disorder specific to speech. J Neurosci 2011; 31(3): 793–797. doi: 10.1523/JNEUROSCI.2758-10.2011

[411] Ludolph AC. Amyotrophe Lateralsklerose (ALS). In: Berlit P, Hrsg. Klinische Neurologie. Heidelberg: Springer; 2020: 735–748

[412] Ludolph AC, Petri S, Grosskreutz J et al. Motoneuronerkrankungen. 2021. S 1-Leitlinie (030–001)

[413] Lüke C, Vock S. Unterstützte Kommunikation bei Kindern und Erwachsenen. In: Thiel MM, Wanke M, Weber S, Hrsg. Praxiswissen Logopädie. Berlin: Springer; 2019

[414] Lundin-Olsson L, Nyberg L, Gustafson Y. Stops walking when talking as a predictor of falls in elderly people. Lancet 1997; 349(9052): 617

[415] Lyall RA, Donaldson N, Polkey MI et al. Respiratory muscle strength and ventilatory failure in amyotrophic lateral sclerosis. Brain 2001; 124: 2000–2013

[416] Maas E, Robin DA, Austermann Hula SN et al. Principles of motor learning in treatment of motor speech disorders. Am J Speech Lang Pathol 2008; 17(3): 277–298

[417] Mackenzie C. Dysarthria in stroke: a narrative review of its description and the outcome of intervention. Int J Speech Lang Pathol 2011; 13(2): 125–136

[418] Mackenzie C, Paton G, Kelly S et al. 2012 The Living With Dysarthria Group: implementation and feasibility of a group intervention for people with dysarthria following stroke and family members. Int J Lang Commun Disord 2012; 47 (6): 709–724. doi: 10.1111/j.1460-69842012.00180.x

[419] MacNeilage PF. The frame/content theory of evolution of speech production. Behav Brain Sci 1998; 21(4): 499–546. doi: 10.1017/s0140525×98001265

[420] Mader FM, Schwenke R. Schlaganfall. 2020. S 3-Leitlinie (053–011)

[421] Maier M, Ballester BR, Verschure PFMJ. Principles of neurorehabilitation after stroke based on motor learning and brain plasticity mechanisms. Front Syst Neurosci 2019; 13: 74. doi: 10.3389/fnsys.201900074

[422] Marchant J, McAuliffe MJ, Huckabee ML. Treatment of articulatory impairment in a child with spastic dysarthria associated with cerebral palsy. Dev Neurorehabil 2008; 11(1): 81–90. doi: 10.1080/17518420701622697

[423] Mariën P, Manto M. The linguistic cerebellum. London: Academic Press; 2016

[424] Marom T, Flaksman H, Ben-David N et al. Isolated myoclonus of the vocal folds. J Voice 2013; 27(1): 95–97

[425] Marsden J, Harris C. Cerebellar ataxia: pathophysiology and rehabilitation. Clin Rehabil 2011; 25(3): 195–216. doi: 10.1177/0269215510382495

[426] Mason KN, Pua E, Perry JL. Effect of motor-based speech intervention on articulatory placement in the treatment of a posterior nasal fricative: a preliminary MRI study on a single subject. Int J Lang Commun Disord 2018; 53(4): 852–863

[427] Masoud V. Gruppentherapie bei Dysarthrie. Forum Logopäd 2016; 30(2): 36–41

[428] Masrori P, Van Damme P. Amyotrophic lateral sclerosis: a clinical review. Eur J Neurol 2020; 27(10): 1918–1929. doi: 10.1111/ene.14393

[429] Massaroni C, Carraro E, Vianello A et al. Optoelectronic plethysmography in clinical practice and research: a review. Respiration 2017; 93(5): 339–354

[430] Massey JM. Acquired myasthenia gravis. Neurol Clin 1997; 15: 577–595

[431] Massman PJ, Sims J, Cooke N et al. Prevalence and correlates of neuropsychological deficits in amyotrophic lateral sclerosis. J Neurol Neurosurg Psychiat 1996; 61: 450–455

[432] Masur H. Scales and Scores in Neurology. Quantification of Neurological Deficits in Research and Practice. Stuttgart: Thieme, 2004

[433] Mayer J. Phonetische Analysen mit Praat: Ein Handbuch für Ein- und Umsteiger. 2020. praatpfanne.lingphon.net/downloads/praat_manual.pdf

[434] Mayer N. Spasticity and other signs of the upper motor neuron syndrome. In: Bashear A, Ed. Spasticity, diagnosis and management. 2nd ed. New York: Demos Medical Publishing; 2015: 17–31

[435] McAuliffe MJ, Ward EC, Murdoch BE et al. A nonspeech investigation of tongue function in Parkinson's disease. The Journals of Gerontology Series A: Biological Sciences and Medical Sciences 2005; 60: 667–674

[436] McAuliffe MJ, Ward EC. The use of electropalatography in the assessment and treatment of acquired motor speech disorders in adults: Current knowledge and future directions. Neurorehabilitation 2006; 21: 189–203

[437] McAuliffe MJ, Fletcher AR, Kerr SE et al. Effect of dysarthria type, speaking condition, and listener age on speech intelligibility. Am J Speech Lang Pathol 2017; 26(1): 113–123

[438] McClosky DG. General techniques and specific procedures for certain voice problems. In: Cooper M, Cooper MH, eds. Approaches to Vocal Rehabilitation. Springfield: Charles Thomas; 1977

[439] McColgan P, Tabrizi SJ. Huntington's disease: a clinical review. Eur J Neurol 2018; 25(1): 24–34. doi: 10.1111/ene.13413

[440] McDonald S, Togher L, Code C. Social and communication disorders following traumatic brain injury. Hove: Psychology Press; 2013

[441] McLeod S, Harrison LJ, McCormacka J. The Intelligibility in Context Scale: Validity and Reliability of a Subjective Rating Measure. J Speech Lang Hear Res 2012; 55: 648–656

[442] McWilliams BJ, Morris HL, Shelton RL. Cleft Palate Speech. Philadelphia, Toronto: BC Decker; 1990: 203–206

[443] Mei C, Reilly S, Reddihough D et al. Activities and participation of children with cerebral palsy: parent perspectives. Disabil Rehabil 2015; 37(23): 2164–2173. doi: 10.3109/09638288.2014999164

[444] Meier P. Clarification Models and Mode of Action of Functional Electrical Stimulation. Functional Electrical Stimulation in Neurorehabilitation: Synergy Effects of Technology and Therapy. Cham: Springer International Publishing; 2022: 19–28

[445] Melnyk BM, Fineout-Overholt E. Evidence-Based Practice in Nursing & Healthcare: A Guide to Best Practice. 5th ed. Philadelphia: Lippincott Williams & Wilkins; 2022

[446] Ménard L, Trudeau-Fisette P, Tiede MK. Intelligibility of speech produced by sighted and blind adults. PloS one 2022; 17(9): e0272127

[447] Merzenich MM, Van Vleet TM, Nahum M. Brain plasticity-based therapeutics. Front Hum Neurosci 2014; 8: 385. doi: 10.3389/fnhum.201400385

[448] Miall RC, Wolpert DM. Forward models for physiological motor control. Neural Networks 1996; 9(8): 1265–1279

[449] Michel F, Ketter G, Marcus O et al. Atmung, Atemunterstützung und Beatmung bei akuter und chronischer Querschnittlähmung. 2022. S 2k-Leitlinie (179–011)

[450] Middleton FA, Strick PL. Basal ganglia output and cognition: evidence from anatomical, behavioral and clinical studies. Brain and Cognition 2000; 42: 183–200

[451] Miller RM, Strand EA. Management of speech and swallowing in degenerative diseases. Communication Skill Builders; 1995

[452] Miller S, Jungheim M, Kühn D et al. Electrical stimulation in treatment of pharyngolaryngeal dysfunctions. Folia Phoniatr Logop 2013; 65(3): 154–168

[453] Mitchell C, Bowen A, Tyson S et al. Interventions for dysarthria due to stroke and other adult-acquired, non-progressive brain injury. Cochrane Database Syst Rev 2017; 1(1): CD02088. doi: 10.1002/14651858.CD002088.pub3

[454] Mitchell C, Woodward-Nutt K, Dancer A et al. Towards a core outcome set for dysarthria after stroke: What should we measure? Clin Rehabil 2024; 36(6): 802–810. doi: 10.1177/02692155241231929

[455] Möbes J, Joppich G, Stiebritz F et al. Emotional speech in Parkinson's disease. Mov Disord 2008; 23(6): 824–829. doi: 10.1002/mds.21940

[456] Monrad-Krohn GH. On the dissociation of voluntary and emotional innervation in facial paresis of central origin. Brain 1924; 47(1): 22–35

[457] Morasch H, v Cramon DY. Laryngoskopische Befunde bei Dysphonie nach traumatischem Mittelhirnsyndrom. HNO 1984; 32: 13–16

[458] Morgan A. Dysarthria in children and adults with TBI. In: McDonald S, Togher L, Code C, eds. Social and Communication Disorders Following Traumatic Brain Injury. 2nd ed. Hove: Psychology Press; 2013: 218–257

[459] Morgan AT, Vogel AP. Intervention for dysarthria associated with acquired brain injury in children and adolescents. Cochrane Database Syst Rev 2008; 2008(3): CD006279. doi: 10.1002/14651858.CD006279.pub2

[460] Morgan AT, Masterton R, Pigdon L et al. Functional magnetic resonance imaging of chronic dysarthric speech after childhood brain injury: reliance on a left-hemisphere compensatory network. Brain 2013; 136(2): 646–657

[461] Mörsdorf L, Beushausen U. Teletherapie und Telemedizin in Deutschland: Studienlage zur Wirksamkeit sprachtherapeutischer Teletherapie im neurologischen Bereich. Neurolog Rehab 2021; 27(2): 111–118

[462] Mu L, Sanders I. Human tongue neuroanatomy: nerve supply and motor endplates. Clinical Anatomy 2010; 23(7): 777–791

[463] Muellbacher W, Artner C, Mamoli B. The role of the intact hemisphere in recovery of midline muscles after recent monohemispheric stroke. J Neurol 1999; 246(4): 250–256

[464] Müller J, Wenning GK, Verny M et al. Progression of dysarthria and dysphagia in postmortem-confirmed parkinsonian disorders. Arch Neurol 2001; 58: 259–264

[465] Murdoch BE. Recent advances in the physiological assessment of articulation: Introducing 3D technology. In: Maassen B, Van Lieshout P, eds. Speech motor control: New developments in basic and applied research. New York: Oxford University Press; 2010: 317–330
[466] Murdoch BE. Physiological investigation of dysarthria: recent advances. Int J Speech Lang Pathol 2011; 13(1): 28–35
[467] Murdoch BE, Chenery HJ, Stokes PD et al. Respiratory kinematics in speakers with cerebellar disease. J Speech Hear Res 1991; 34: 768–780
[468] Murdoch BE, Pitt G, Theodoros DG et al. Real-time continuous visual biofeedback in the treatment of speech breathing disorders following childhood traumatic brain injury: report of one case. Pediatr Rehabil 1999; 3(1): 5–20
[469] Murdoch BE, Ward EC, Theodoros DG. Spastic dysarthria. In: McNeil MR, ed. Clinical management of sensorimotor speech disorders. 2nd ed. Stuttgart: Thieme; 2009: 187–203
[470] Murton O, Hillman R, Mehta D. Cepstral peak prominence values for clinical voice evaluation. Am J Speech Lang Pathol 2020; 29(3): 1596–1607
[471] Nagure P, Urunkar B, Nikam V et al. Unilateral trigeminal motor nerve neuropathy. Radiol Case Rep 2022; 17(9): 3111–3114. doi: 10.1016/j.radcr.2022.05.074
[472] Nambu A. Functional circuitry of the basal ganglia. In: Itakura T, Ed. Deep Brain Stimulation for Neurological Disorders: Theoretical Background and Clinical Application. Heidelberg: Springer; 2015: 1–11
[473] Nasir SM, Ostry DJ. Speech motor learning in profoundly deaf adults. Nat neurosci 2008; 11(10): 1217–1222
[474] Nawka T, Wiesmann U, Gonnermann U. Validierung des Voice Handicap Index (VHI) in der deutschen Fassung. HNO 2003; 51: 921–929
[475] Nebel A. Auswirkungen von Medikamenten und Tiefer Hirnstimulation (THS) auf die Dysarthrie. In: Nebel A, Deuschl G Hrsg. Dysarthrie und Dysphagie bei Morbus Parkinson. Stuttgart: Thieme; 2017: 92–100
[476] Neilson PD, O'Dwyer NJ. Pathophysiology of dysarthria in cerebral palsy. J Neurol Neurosurg Psychiatry 1981; 44: 1013–1019
[477] Nelles G, Platz T, Allert N et al. Rehabilitation sensomotorischer Störungen. 2023. S 2k-Leitlinie (030 – 123)
[478] Nelson M, Cooper DM, Lawson W. Laryngeal sensory receptors. In: Brin MF, Fahn S, Blitzer A, eds. Neurologic disorders of the larynx. New York: Thieme; 2009: 10–20
[479] Nemr NK, Simões-Zenari M, Soares Ferreira T et al. Dysphonia as the primary complaint in a case of myasthenia gravis: diagnosis and speech therapy. Codas 2013; 25(3): 297–300. doi: 10.1590/s2317-17822013000300017
[480] Nerius M, Fink A, Doblhammer G. Parkinson's disease in Germany: prevalence and incidence based on health claims data. Acta Neurol Scand 2017; 136(5): 386–392. doi: 10.1111/ane.12694
[481] Netsell R, Hixon TJ. Inspiratory checking in therapy for individuals with speech breathing dysfunction. ASHA 1992; 34: 152
[482] Netsell R, Rosenbek JC. Treating the dysarthrias. In: Darby JK, ed. Speech and language evaluation in Neurology: Adult disorders. London: Grune & Stratton; 1985
[483] Neumann K, Euler HA, Bosshardt H-G. Pathogenese, Diagnostik und Behandlung von Redeflussstörungen. 2016. S 3-Leitlinie (049–013)
[484] Neumann S, Rietz C, Stenneken P. The German Intelligibility in Context Scale (ICS-G): reliability and validity evidence. Int J Lang Commun Disord 2017; 52(5): 585–594
[485] Neumann S, Salm S, Robertson B et al. (2018). Fokus auf den Erfolg der Kommunikation für Kinder unter 6 Jahren (FOCUS©-G). Forum Logopäd 2018; 1(32): 14–19
[486] Nguyen DD, Madill C, Chacon A et al. Laryngoscopy and stroboscopy. In: Ball M, ed. Manual of clinical phonetics. London: Routledge; 2021: 282–305
[487] Nguyen HHP, Weydt P. Huntington-Erkrankung. Medizinische genetik 2018; 30(2), 246–251
[488] Ni Z, Chen R. Transcranial magnetic stimulation to understand pathophysiology and as potential treatment for neurodegenerative diseases. Transl Neurodegener 2015; 4: 22. doi: 10.1186/s40035-015-0045-x
[489] Nicola F, Ziegler W, Vogel M. Die Bogenhausener Dysarthrieskalen (BODYS): Ein Instrument für die klinische Dysarthriediagnostik. Forum Logopäd 2004; 2(18): 14–22
[490] Nightingale C, Swartz M, Ramig LO et al. Using crowdsourced listeners' ratings to measure speech changes in hypokinetic dysarthria: A proof-of-concept study. Am J Speech Lang Pathol 2020; 29(2): 873–882
[491] Nip ISB, Green JR. Increases in cognitive and linguistic processing primarily account for increases in speaking rate with age. Child development 2013; 84(4): 1324–1337
[492] Novak I, Hines M, Goldsmith S et al. Clinical prognostic messages from a systematic review on cerebral palsy. Pediatrics 2012; 130(5): 1285–1312. doi: 10.1542/peds.2012-0924
[493] Nowak DA, Bösl K, Hotinschenko I. Das Foix-Chavany-Marie-Syndrom. Neurologie & Rehabilitation 2023; 29(2): 115–116
[494] Nusser-Müller-Busch R. Die Therapie des Facio-Oralen Trakts: FOTT nach Kay Coombes. Berlin, Heidelberg: Springer; 2007
[495] Nusser-Müller-Busch R. F.O.T.T. Consensus Recommendations. In: Nusser-Müller-Busch R, Gampp Lehmann K, eds. Facial-Oral Tract Therapy (F.O.T.T.). Cham: Springer; 2021
[496] O'Connor L, Westerberg E, Punga AR. Myasthenia gravis and physical exercise: a novel paradigm. Frontiers Neurol 2020; 11: 675
[497] Olthoff A, Woywod C, Kruse E. Stroboscopy versus high-speed glottography: a comparative study. Laryngoscope 2007; 117(6): 1123–1126. doi: 10.1097/MLG.0b013e318041f70c
[498] Olver JH, Ponsford JL, Curran CA. Outcome following traumatic brain injury: a comparison between 2 and 5 years after injury. Brain Injury 1996; 10(11): 841–848
[499] Ono T, Hamamura M, Honda K et al. Collaboration of a dentist and speech-language pathologist in the rehabilitation of a stroke patient with dysarthria: a case study. Gerodontology 2005; 22(2): 116–119
[500] Orlikowski D, Prigent H, Sharshar T et al. Respiratory dysfunction in Guillain-Barré syndrome. Neurocrit Care 2004; 1: 415–422. doi: 10.1385/NCC:1:4:415
[501] Otto K, Wimmer B. Unterstützte Kommunikation. Ein Ratgeber für Eltern, Angehörige sowie Therapeuten und Pädagogen. 5. Aufl. Idstein: Schulz-Kirchner Verlag; 2017
[502] Ozimek A, Richter S, Hein-Kropp C et al. Cerebellar mutism. Report of four cases. J Neurol 2004; 251: 963–972
[503] Özsancak C, Auzou P, Hannequin D. Measurement of voice onset time in dysarthric patients: Methodological considerations. Folia Phoniatr Logop 2001; 53: 48–57
[504] Paeth Rohlfs B. Erfahrungen mit dem Bobath-Konzept: Grundlagen, Behandlung, Fallbeispiele. Stuttgart: Thieme; 1999
[505] Page AD, Yorkston KM. Communicative Participation in Dysarthria: Perspectives for Management. Brain Sciences 2022; 12(4): 420

[506] Page AD, Schroeder JR, Knowles T et al. A Comparison of Voice Amplifiers and Personal Communication Systems for Hypophonia: An Exploration of Communicative Participation. Am J Speech Lang Pathol. 2023; 32(4S): 1850–1865

[507] Palisano R, Rosenbaum P, Walter S et al. Development and reliability of a system to classify gross motor function in children with cerebral palsy. Dev Med Child Neurol 1997; 39(4): 214–223. doi: 10.1111/j.1469-87491997.tb07414.x

[508] Palmer R, Enderby P. Methods of speech therapy treatment for stable dysarthria: A review. Advances Speech Lang Pathol 2007; 9(2): 140–153

[509] Palmer R, Enderby P, Hawley M. Addressing the needs of speakers with longstanding dysarthria: computerized and traditional therapy compared. Int J Lang Commun Disord 2007; 42(S 1): 61–79

[510] Park D, Gyu Kwak S, Park JS et al. Can therapeutic exercise slow down progressive functional decline in patients with amyotrophic lateral sclerosis? A Meta-Analysis. Front Neurol 2020; 11: 853. doi: 10.3389/fneur.202000853

[511] Park S, Theodoros D, Finch E et al. Be clear: A new intensive speech treatment for adults with nonprogressive dysarthria. Am J Speech Lang Pathol 2016; 25(1): 97–110. doi: 10.1044/2015_AJSLP-14-0113

[512] Parkes J, Hill N, Platt MJ et al. Oromotor dysfunction and communication impairments in children with cerebral palsy: a register study. Dev Med Child Neurol 2010; 52(12): 1113–1119. doi: 10.1111/j.1469-87492010.03765.x

[513] Parrell B, Houde J. Modeling the role of sensory feedback in speech motor control and learning. J Speech Lang Hear Res 2019; 62(8S): 2963–2985

[514] Parrell B, Lammert AC, Ciccarelli G et al. Current models of speech motor control: a control-theoretic overview of architectures and properties. The J Acoust Soc Am 2019; 145(3): 1456–1481

[515] Parsa V, Jamieson DG. Acoustic discrimination of pathological voice: sustained vowels versus continuous speech. J Speech Lang Hear Res 2001; 44: 327–339

[516] Parvizi J, Anderson SW, Martin CO et al. Pathological laughter and crying: a link to the cerebellum. Brain 2001; 124(9): 1708–1719

[517] Pascuzzi RM, Bodkin CL. Myasthenia Gravis and Lambert-Eaton Myasthenic Syndrome: New Developments in Diagnosis and Treatment. Neuropsychiatr Dis Treat 2022; 18: 3001–3022

[518] Patel R, Campellone P. Acoustic and perceptual cues to contrastive stress in dysarthria. J Speech Lang Hear Res 2009; 52: 206–222

[519] Patel R, Connaghan K. Park Play: A picture description task for assessing childhood motor speech disorders. Int J Speech Lang Pathol 2014; 16(4): 337–343

[520] Patel RR, Awan SN, Barkmeier-Kraemer J et al. Recommended protocols for instrumental assessment of voice: American Speech-Language-Hearing Association expert panel to develop a protocol for instrumental assessment of vocal function. Am J Speech Lang Pathol 2018; 27(3): 887–905

[521] Patel RR, Dubrovskiy D, Döllinger M. Measurement of glottal cycle characteristics between children and adults: Physiological variations. J Voice 2014; 28(4): 476–486

[522] Paus T, Zijdenbos A, Worsley K et al. Structural maturation of neural pathways in children and adolescents: in vivo study. Science 1999; 283: 1908–1911

[523] Penner IK, Paul F. Fatigue as a symptom or comorbidity of neurological diseases. Nat Rev Neurol 2017; 13(11): 662–675

[524] Pennington L, Goldbart J, Marshall J. Speech and language therapy to improve the communication skills of children with cerebral palsy. Cochrane Database Syst Rev 2004; 2004 (2): CD003466. doi: 10.1002/14651858.CD003466.pub2

[525] Pennington L, Miller N, Robson S. Speech therapy for children with dysarthria acquired before three years of age. Cochrane Database Syst Rev 2016; 7(7): CD006937. doi: 10.1002/14651858.CD006937.pub3

[526] Pennington L, Miller N, Robson S et al. Intensive speech and language therapy for older children with cerebral palsy: a systems approach. Dev Med Child Neurol 2010; 52(4): 337–344. doi: 10.1111/j.1469-87492009.03366.x

[527] Pennington L, Parker NK, Kelly H et al. Speech therapy for children with dysarthria acquired before three years of age. Cochrane Database Syst Rev 2016; 7(7): CD006937. doi: 10.1002/14651858.CD006937.pub3

[528] Pennington L, Roelant E, Thompson V et al. Intensive dysarthria therapy for younger children with cerebral palsy. Dev Med Child Neurol 2013; 55(5): 464–471. doi: 10.1111/dmcn.12098

[529] Penttilä N, Korpijaakko-Huuhka A-M, Kent RD. Disfluency clusters in speakers with and without neurogenic stuttering following traumatic brain injury. J Fluency Disord 2019; 59: 33–51. doi: 10.1016/j.jfludis.2019.01.001

[530] Perez FJ, Nunez CT. Scanning dysarthria secondary to spontaneous midbrain hemorrhage. Eur Neurol 2008; 60: 89–91. doi: 10.1159/000138957

[531] Perez KS, Ramig LO, Smith ME et al. The Parkinson larynx: tremor and videostroboscopic findings. J Voice 1996; 10(4): 354–361. doi: 10.1016/s0892–1997(96)80027-0

[532] Perrier P, Fuchs S. Motor equivalence in speech production. In: Redford MA, Ed. The Handbook of Speech Production. Hoboken: Wiley Blackwell; 2015: 225–247

[533] Perry JL. Anatomy and physiology of the velopharyngeal mechanism. Semin Speech Lang 2011; 32(2): 83–92. doi: 10.1055/s-0031-1277712

[534] Perry SE, Troche M, Huber JE et al. Behavioral Management of Respiratory/Phonatory Dysfunction for Dysarthria Associated With Neurodegenerative Disease: A Systematic Review. Am J Speech Lang Pathol 2023; 33(2): 1069–1097. doi: 10.1044/2023_AJSLP-23-00274

[535] Phan D, Horne M, Pathirana PN et al. Measurement of axial rigidity and postural instability using wearable sensors. Sensors 2018; 18(2): 495

[536] Phokaewvarangkul O, Boonpang K, Bhidayasiri R. Subthalamic deep brain stimulation aggravates speech problems in Parkinson's disease: Objective and subjective analysis of the influence of stimulation frequency and electrode contact location. Parkinsonism Relat Disord 2019; 66: 110–116

[537] Pichler K, Mallien G. Spezielle Therapien: Sprechen, Schlucken, Musik. Spektrum der Atemstörungen bei Parkinson-Syndromen. In: Ceballos-Baumann A, Eberbach G. Aktivierende Therapien bei Parkinson-Syndromen. Stuttgart: Thieme; 2008: 29–31

[538] Pickering MJ, Garrod S. An integrated theory of language production and comprehension. Behav Brain Sci 2013; 36 (4): 329–347

[539] Platz T et al. Therapie des spastischen Syndroms. 2018. S2k-Leitlinie (030–078)

[540] Platz T, Quintern J. Methodik der Leitlinien-Entwicklung der Leitlinien-Kommission der Deutschen Gesellschaft für Neurorehabilitation (DGnR). NeurolRehabil 2009; 15: 75–80

[541] Plener PL, Spröber Kolb N. Selektiver Mutismus. In: Kölch M, Rassenhofer M, Fegert J. Klinikmanual Kinder- und Jugendpsychiatrie und-psychotherapie. Heidelberg: Springer; 2020: 109–120

[542] Plowman EK, Tabor-Gray L, Rosado KM et al. Impact of expiratory strength training in amyotrophic lateral sclerosis: Results of a randomized, sham-controlled trial. Muscle Nerve 2019; 59(1): 40–46. doi: 10.1002/mus.26292
[543] Pompino-Marschall B. Einführung in die Phonetik, Berlin, New York: Walter de Gruyter; 2009
[544] Portalete CR, de Oliveira Moraes DA, Pagliarin KC et al. Acoustic and physiological voice assessment and maximum phonation time in patients with different types of dysarthria. J Voice 2024; 38(2): 540.e1–540.e11. doi: 10.1016/j.jvoice.2021.09.034
[545] Pozzali I, Pizzorni N, Ruggeri A et al. Effectiveness of semi-occluded vocal tract exercises (SOVTEs) in patients with dysphonia: A systematic review and meta-analysis. J Voice 2024; 38(1): 245.e17–245.e35. doi: 10.1016/j.jvoice.2021.06.009
[546] Preston DC, Shapiro BE, Raynor EM et al. The relative value of facial, glossal, and masticatory muscles in the electrodiagnosis of amyotrophic lateral sclerosis. Muscle Nerve 1997; 20: 370–372
[547] Pringle CE, Hudson AJ, Munoz DG et al. Primary lateral sclerosis: clinical features, neuropathology and diagnostic criteria. Brain 1992; 115(2): 495–520
[548] Prudente CN, Chen M, Stipancic KL et al. Effects of low-frequency repetitive transcranial magnetic stimulation in adductor laryngeal dystonia: a safety, feasibility, and pilot study. Exp Brain Res 2022; 240(2): 561–574
[549] Pu T, Huang M, Kong X et al. Lee Silverman Voice Treatment to Improve Speech in Parkinson's Disease: A Systemic Review and Meta-Analysis. Parkinsons Dis 2021; 2021: 3366870. doi: 10.1155/2021/3366870
[550] Puyuelo M, Rondal JA. Speech rehabilitation in 10 Spanish-speaking children with severe cerebral palsy: A 4-year longitudinal study. Pediatr Rehabil 2005; 8(2): 113–116
[551] Querin G, Bede P, Marchand-Pauvert V et al. Biomarkers of spinal and bulbar muscle atrophy (SBMA): a comprehensive review. Front Neurol 2018; 9: 844. doi: 10.3389/fneur.201800844
[552] Rahbek MA, Mikkelsen EE, Overgaard K et al. Exercise in myasthenia gravis: a feasibility study of aerobic and resistance training. Muscle Nerve 2017; 56: 700–709
[553] Ramanarayanan V, Hagedorn C. Magnetic resonance imaging. In: Ball M, ed. Manual of clinical phonetics. London: Routledge; 2021: 375–386
[554] Ramig LO, Sapir S, Countryman S et al. IntensiveVoiceTreatment (LSVT®) for Individuals With Parkinson's Disease: A Two-Year Follow-Up. In: Titze I, Ed. NCVS Status and Progress Report. Vol. 14. 1999: 131–140
[555] Ramig LO, Halpern A, Spielman J et al. Speech treatment in Parkinson's disease: Randomized controlled trial (RCT). Mov Disord 2018; 33(11): 1777–1791. doi: 10.1002/mds.27460
[556] Ransmayr G. Dementia with Lewy bodies: prevalence, clinical spectrum and natural history. In: Riederer PEA, Ed. Advances in research on Neurodegeneration. Heidelberg: Springer; 2000: 303–314
[557] Rasmussen SA, Mazurek MF, Rosebush PI. Catatonia: our current understanding of its diagnosis, treatment and pathophysiology. World J Psychiatry 2016; 6(4): 391–398. doi: 10.5498/wjp.v6.i4.391
[558] Ray J. Functional outcomes of orofacial myofunctional therapy in children with cerebral palsy. Int J Orofacial Myology 2001; 27(1): 5–17
[559] Reiter R, Hoffmann TK, Pickhard A et al. Hoarseness – causes and treatments. Deutsch Ärztebl Int 2015; 112(19): 329–337. doi: 10.3238/arztebl.20150329
[560] Repitsch CA, Volk GF. Functional Electrical Stimulation in Facial Rehabilitation. Funct Electric Stimul Neurorehab: Synergy Effects of Technology and Therapy. Cham: Springer; 2022: 151–166
[561] Richardson WS, Wilson MC, Nishikawa J et al. The well-built clinical question: a key to evidence-based decisions. ACP J Club 1995; 123(3): 12–13
[562] Richter B. Bildgebende Diagnostik: Video-Laryngo-Stroboskopie, Hochgeschwindigkeitsglottografie, dynamische Kernspintomografie. Sprache Stimme Gehör 2016: 40(04): 168–172
[563] Richter S, Schoch B, Ozimek A et al. Incidence of dysarthria in children with cerebellar tumors: a prospective study. Brain Lang 2005; 92: 153–167
[564] Risch V, Staiger A, Ziegler W et al. How Does GPi-DBS Affect Speech in Primary Dystonia? Brain stimulation 2015; 8(5): 875–880
[565] Robbins JA, Logemann JA, Kirshner HS. Swallowing and speech production in Parkinson's disease. Annals of neurology 1986; 19: 283–287
[566] Robert-Koch-Institut. Schlaganfall. 2015; Kap. 2.3.2. Berlin; retrieved from https://www.gbe-bund.de/gbe/
[567] Robertson NP, Deans J, Compston DAS. Myasthenia gravis: a population based epidemiological study in Cambridgeshire, England. J Neurol Neurosurg Psychiatry 1998; 65(4): 492–496
[568] Robin DA, Solomon NP, Moon JB et al. Nonspeech assessment of the speech production mechanism. In: McNeil MR, ed. Clinical management of sensorimotor speech disorders. 2nd ed. Stuttgart: Thieme; 2009: 49–62
[569] Roch S, Hampel P. Modelle von Gesundheit und Krankheit. Gesundheitswissenschaften. Berlin, Heidelberg: Springer; 2022: 263–272
[570] Rong P, Green JR. Predicting speech intelligibility based on spatial tongue – jaw coupling in persons with amyotrophic lateral sclerosis: The impact of tongue weakness and jaw adaptation. J Speech Lang Hear Res 2019; 62(8S): 3085–3103
[571] Rosenbaum P, Paneth N, Leviton A et al. A report: the definition and classification of cerebral palsy April 2006. Dev Med Child Neurol Suppl 2007; 109: 8–14
[572] Rowe HP, Shellikeri S, Yunusova Y et al. Quantifying articulatory impairments in neurodegenerative motor diseases: A scoping review and meta-analysis of interpretable acoustic features. Int J Speech Lang Pathol 2023; 25(4): 486–499
[573] Rüb U, Seidel K, Heinsen H et al. Huntington's disease (HD): The Neuropathology of a Multisystem Neurodegenerative Disorder of the Human Brain. Brain Pathology 2016; 26(6): 726–740
[574] Ruscello DM. Nonspeech oral motor treatment issues related to children with developmental speech sound disorders. Lang Speech Hear Serv Sch 2008; 39(3): 380–391
[575] Rusz J, Cmejla R, Ruzickova H et al. Quantitative acoustic measurements for characterization of speech and voice disorders in early untreated Parkinson's disease. The J Acoust Soc Am 2011; 129(1): 350–367
[576] Rusz J, Cmejla R, Tykalova T et al. Imprecise vowel articulation as a potential early marker of Parkinson's disease: Effect of speaking task. The J Acoust Soc Am 2013; 134(3): 2171–2181
[577] Rusz J, Klempíř J, Tykalová T et al. Characteristics and occurrence of speech impairment in Huntington's disease: possible influence of antipsychotic medication. J Neural Transm (Vienna) 2014; 121: 1529–1539

[578] Rusz J, Tykalova T, Ramig LO et al. Guidelines for speech recording and acoustic analyses in dysarthrias of movement disorders. Mov Disord 2021; 36(4): 803–814

[579] Sackett DL, Rosenberg WM, Gray JA et al. Evidence based medicine: what it is and what it isn't. BMJ 1996; 312(7023): 71–72. doi: 10.1136/bmj.312.7023.71

[580] Sackley CM, Rick C, Au P et al. A multicentre, randomised controlled trial to compare the clinical and cost-effectiveness of Lee Silverman Voice Treatment versus standard NHS Speech and Language Therapy versus control in Parkinson's disease: a study protocol for a randomised controlled trial. Trials 2020; 21(1): 436. doi: 10.1186/s13063-020-04354-7

[581] Sader R. Velopharynx. In: Böhme G, Hrsg. Sprach-, Sprech-, Stimm- und Schluckstörungen. Band 2: Therapie 4. Aufl., München und Jena: Urban & Fischer; 2006: 431–439

[582] Saft C et al. Chorea/Morbus Huntington. 2022. S 2k-Leitlinie (030–028)

[583] Salmelin R, Sams M. Motor cortex involvement during verbal versus non-verbal lip and tongue movements. Hum Brain Mapp 2002; 16(2): 81–91. doi: 10.1002/hbm.10031

[584] Samar VJ, Metz DE. Criterion validity of speech intelligibility rating scale procedures for the hearing-impaired population. J Speech Hear Res 1988; 31(3): 307–316. doi: 10.1044/jshr.3103307

[585] Sanders I, Mu L. A three-dimensional atlas of human tongue muscles. Anat Rec (Hoboken) 2013; 296(7): 1102–1114. doi: 10.1002/ar.22711

[586] Sanes JN, Donoghue JP. Plasticity and primary motor cortex. Annu Rev Neurosci 2000; 23: 393–415. doi: 10.1146/annurev.neuro.23.1.393

[587] Sapienza C, Hoffman B. Voice disorders. San Diego: Plural Publishing; 2020

[588] Sapir S, Ramig LO, Fox CM. Intensive voice treatment in Parkinson's disease: Lee Silverman voice treatment. Expert Rev Neurother 2011; 11(6): 815–830. doi: 10.1586/ern.11.43

[589] Sarno MT, Buonaguro A, Levita E. Characteristics of verbal impairment in closed head injured patients. Arch Phys Med Rehabil 1986; 67(6): 400–405

[590] Sataloff RT. Neurolaryngology. San Diego: Plural Publishing; 2017

[591] Sato M, Schwartz JL, Perrier P. Phonemic auditory and somatosensory goals in speech production. Lang Cogn Neurosci 2014; 29(1): 41–43

[592] Sawczuk A, Mosier KM. Neural control of tongue movement with respect to respiration and swallowing. Crit Rev Oral Biol Med 2001; 12(1): 18–37. doi: 10.1177/10454411010120010101

[593] Schalling E, Hartelius L. Speech in spinocerebellar ataxia. Brain Lang 2013; 127(3): 317–322

[594] Schließmeyer K. Ein Vergleich von Gaumensegelprothese und Nasalanzventilen bei Patienten mit neurogener velopharyngealer Insuffizienz. Master Thesis, Katholische Hochschule Mainz; 2019

[595] Schmich J, Porsche J, Vogel M et al. Alltags- und kommunikationsbezogene Dysarthriediagnostik: Ein Fragebogen zur Selbsteinschätzung. Sprache Stimme Gehör 2010; 34(02): 73–79

[596] Schnitker R, Huber W, Pustelniak M et al. Die Aachener Materialien zur Diagnostik neurogener Sprechstörungen (AMDNS). Neurologie und Rehabilitation 2011; 17(5–6): 277

[597] Schölderle T, Haas E, Baumeister S et al. Intelligibility, Articulation Rate, Fluency, and Communicative Efficiency in Typically Developing Children. J Speech Lang Hear Res 2021; 64 (7): 2575–2585

[598] Schölderle T, Haas E, Kuschmann A. Die sprachtherapeutische Versorgung von Kindern mit Dysarthrien: Eine Online-Umfrage zum Status quo und Implikationen für Forschung und Praxis. Forum Logopäd 2024; 38(3)

[599] Schölderle T, Haas E, Ziegler W. Age norms for auditory-perceptual neurophonetic parameters: A prerequisite for the assessment of childhood dysarthria. J Speech Lang Hear Res 2020; 63(4): 1071–1082

[600] Schölderle T, Haas E, Ziegler W. Dysarthria syndromes in children with cerebral palsy. Dev Med Child Neurol 2021; 63(4): 444–449

[601] Schölderle T, Haas E, Ziegler W. Childhood Dysarthria: Auditory-Perceptual Profiles Against the Background of Typical Speech Motor Development. J Speech Lang Hear Res 2022; 65(6): 2114–2127

[602] Schölderle T, Staiger A, Hoffmann B et al. Akustische Sprachsignalanalysen in der klinischen Dysarthriediagnostik – Möglichkeiten und Grenzen. Sprache Stimme Gehör 2015; 39(4): 176–181

[603] Schölderle T, Staiger A, Lampe R et al. Dysarthria in Adults With Cerebral Palsy: Clinical Presentation and Impacts on Communication. J Speech Lang Hear Res 2016; 59(2): 216–229

[604] Schölderle T, Staiger A, Schumacher B et al. The impact of dysarthria on laypersons' attitudes towards adults with cerebral palsy. Folia Phoniatr Logop 2019; 71(5–6): 309–320

[605] Schölderle T, Staiger A, Strecker K et al. Dysarthria in adults with cerebral palsy: Clinical presentation and impacts on communication. J Speech Lang Hear Res 2016; 59(2): 216–229

[606] Schölderle T, Staiger A, Ziegler W. The feasibility of assessing speech and non-speech function of the speech apparatus in adults with cerebral palsy. Clin Linguist Phon 2018; 32(9): 876–887

[607] Schöls L, Amoiridis G, Przuntek H et al. Friedreich's ataxia. Revision of the phenotype according to molecular genetics. Brain 1997; 120: 2131–2140

[608] Schöls L, Bauer P, Schmidt T et al. Autosomal dominant cerebellar ataxias: clinical features, genetics, and pathogenesis. Lancet Neurol 2004; 3(5): 291–304. doi: 10.1016/S1474-4422(04)00737-9

[609] Schrag A, Ben-Shlomo Y, Quinn NP. Prevalence of progressive supranuclear palsy and multiple system atrophy: a cross-sectional study. Lancet 1999; 354(9192): 1771–1775

[610] Schreiber F, de Lima Froio N, Coll-Fernández R et al. Neuromuscular Electrical Stimulation for Dysphonia and Dysarthria: A Systematic Review. PPCR 2022; 8(4)

[611] Schünke M, Schulte E, Schumacher U et al. Prometheus: Kopf, Hals und Neuroanatomie. 6 ed. Stuttgart: Thieme; 2022

[612] Schwilling E, Krägeloh-Mann I, Konietzko A et al. Testing the language of German cerebral palsy patients with right hemispheric language organization after early left hemispheric damage. Clin Linguist Phon 2012; 26(2): 135–147

[613] Scorr LM, Factor SA, Parra SP et al. Oromandibular dystonia: A clinical examination of 2,020 cases. Frontiers in neurology 2021; 12: 700714

[614] Sessle BJ, Adachi K, Avivi-Arber L et al. Neuroplasticity of face primary motor cortex control of orofacial movements. Arch Oral Biol 2007; 52(4): 334–337. doi: 10.1016/j.archoralbio.2006.11.002

[615] Shea SA. Behavioural and arousal-related influences on breathing in humans. Exp Physiol 1996; 81: 1–26. doi: 10.1113/expphysiol.1996.sp003911

[616] Sheard C, Adams RD, Davis PJ. Reliability and agreement of ratings of ataxic dysarthric speech samples with varying intelligibility. J Speech Hear Res 1991; 34: 285–293

[617] Shellikeri S, Karthikeyan V, Martino R et al. The neuropathological signature of bulbar-onset ALS: a systematic review. Neurosci Biobehav Rev 2017; 75: 378–392. doi: 10.1016/j.neubiorev.2017.01.045

[618] Shelton RL, Harris KS, Scholes GM et al. Study of nonspeech palate movements by scaling and electromyographic techniques. In: Bosma JF, ed. Second Symposium on Oral Sensation and Perception. Springfield: Charles C. Thomas; 1970: 432–441

[619] Shimizu M, Watanabe Y, Hirose H. Use of the Accent Method in training for patients with motor speech disorders. Vortrag gehalten auf dem XXII. Weltkongress der Internationalen Gesellschaft für Logopädie und Phoniatrie, Hannover; 1992

[620] Simberg S, Laine A. The resonance tube method in voice therapy: description and practical implementations. Logoped Phoniatr Vocol 2007; 32(4): 165–170

[621] Similowski T, Attali V, Bensimon G et al. Diaphragmatic dysfunction and dyspnoea in amyotrophic lateral sclerosis. Eur Respir J 2000; 15(2): 332–337. doi: 10.1034/j.1399-30032000.15b19.x

[622] Similowski T, Straus C, Attali V et al. Assessment of the motor pathway to the diaphragm using cortical and cervical magnetic stimulation in the decision-making process of phrenic pacing. Chest 1996; 110: 1551–1557

[623] Simonyan K. Recent advances in understanding the role of the basal ganglia. F1000Research 2019; 8: F1000 Faculty Rev-122. doi: 10.12688/f1000research.16524.1

[624] Simonyan K, Horwitz B. Laryngeal motor cortex and control of speech in humans. Neuroscientist 2011; 17(2): 197–208. doi: 10.1177/1073858410386727

[625] Simonyan K, Ackermann H, Chang EF et al. New Developments in Understanding the Complexity of Human Speech Production. J Neurosci 2016; 36(45): 11440–11448

[626] Simonyan K, Barkmeier-Kraemer J, Blitzer A et al. Laryngeal dystonia: multidisciplinary update on terminology, pathophysiology, and research priorities. Neurology 2021; 96 (21): 989–1001

[627] Simpson CB, Lee CT, Hatcher JL et al. Botulinum toxin treatment of false vocal folds in adductor spasmodic dysphonia: Functional outcomes. Laryngoscope 2016; 126(1): 118–121. doi: 10.1002/lary.25515

[628] Simpson HD, Duffy JR, Stierwalt JAG et al. Speech-induced action myoclonus. Parkinsonism Relat Disord 2022; 98: 41–46. doi: 10.1016/j.parkreldis.2022.04.002

[629] Sinclair CF, Gurey LE, Brin MF et al. Surgical management of airway dysfunction in Parkinson's disease compared with Parkinson-plus syndromes. Ann Otol Rhinol Laryngol 2013; 122(5): 294–298. doi: 10.1177/000348941312200502

[630] Skodda S. Die Dysarthrie des Morbus Parkinson – klinische Präsentation, pathophysiologische und diagnostische Aspekte. Sprache Stimme Gehör 2015; 39(3): 182–186

[631] Skodda S, Schlegel U. Speech rate and rhythm in Parkinson's disease. Mov Disord 2008; 23(7): 985–992. doi: 10.1002/mds.21996

[632] Skodda S, Grönheit W, Schlegel U. Impairment of vowel articulation as a possible marker of disease progression in Parkinson's disease. PloS one 2012; 7(2): e32132

[633] Skodda S, Schlegel U, Hoffmann R et al. Impaired motor speech performance in Huntington's disease. J Neural Transm (Vienna) 2014; 121: 399–407

[634] Slee M, Parasivam S, Blessing B et al. Speech-activated myoclonus: An uncommon form of action myoclonus. Mov Disord 2005; 20(9): 1120–1126

[635] Smith A. Speech motor development: Integrating muscles, movements, and linguistic units. J Commun Disord 2006; 39 (5): 331–349. doi: 10.1016/j.jcomdis.2006.06.017

[636] Smitheran J, Hixon T. A clinical methode for estimating laryngeal airway resistance during vowel production. J Speech Hear Disord 1981; 46: 138–146

[637] Solomon NP, Hixon TJ. Speech breathing in Parkinsons disease. J Speech Hear Res 1993; 36: 294–310

[638] Solomon NP, Makashay MJ, Helou LB et al. Neurogenic Orofacial Weakness and Speech in Adults With Dysarthria. Am J Speech Lang Pathol 2017; 26(3): 951–960

[639] Späth M, Aichert I, Timmann D et al. The role of the basal ganglia and cerebellum in adaptation to others' speech rate and rhythm: A study of patients with Parkinson's disease and cerebellar degeneration. Cortex 2022; 157: 81–98. doi: 10.1016/j.cortex.2022.08.012

[640] Spencer K, Beukelman D. Evidence-based practice guidelines for dysarthria: Management of velopharyngeal function. J Med Speech Lang Pathol 2001; 9(4): 257–274

[641] Stadskleiv K. Cognitive functioning in children with cerebral palsy. Dev Med Child Neurol 2020; 62(3): 283–289

[642] Staiger A, Schölderle T, Brendel B et al. Dissociating Oral Motor Capabilities: Evidence from Patients with Movement Disorders. Neuropsychologia 2017; 95: 40–53

[643] Staiger A, Schroeter ML, Ziegler W et al. Motor speech disorders in the nonfluent, semantic and logopenic variants of primary progressive aphasia. Cortex 2021; 140: 66–79

[644] Staiger A, Schroeter ML, Ziegler W et al. Speech motor profiles in primary progressive aphasia. Am J Speech Lang Pathol 2023; 32(3): 1296–1321

[645] Staudt M, Grodd W, Niemann G et al. Early left periventricular brain lesions induce right hemispheric organization of speech. Neurology 2001; 57(1): 122–125

[646] Stelzig Y, Hochhaus W, Gall V et al. Kehlkopfbefunde bei Patienten mit Morbus Parkinson. Laryngo Rhino Otologie 1999; 78: 544–551

[647] Stepp CE. Surface electromyography for speech and swallowing systems: Measurement, analysis, and interpretation. J Speech Lang Hear Res 2012; 55(4): 1232–1246. doi: 10.1044/1092-4388(2011/11-0214)

[648] Stipancic KL, Palmer KM, Rowe HP et al. You say severe, I say mild: Toward an empirical classification of dysarthria severity. J Speech Lang Hear Res 2021; 64(12): 4718–4735

[649] Stone M. Laboratory techniques for investigating speech articulation. In: Hardcastle WJ, Laver J, Gibbon FE, eds. The Handbook of Phonetic Sciences. 2nd ed. Hoboken: Wiley-Blackwell; 2010: 7–38

[650] Stoodley CJ, Schmahmann JD. Evidence for topographic organization in the cerebellum of motor control versus cognitive and affective processing. Cortex 2010; 46(7): 831–844

[651] Strassnig M, Rosenfeld A, Harvey PD. Tardive dyskinesia: motor system impairments, cognition and everyday functioning. CNS spectrums 2018; 23(6): 370–377

[652] Stuke K, Flachenecker P, Zettl UK et al. Symptomatology of MS: results from the German MS Registry. J Neurol 2009; 256: 1932–1935

[653] Sullivan R, Yau WY, O'Connor E et al. Spinocerebellar ataxia: an update. J Neurol 2019; 266: 533–544

[654] Summaka M, Hannoun S, Harati H et al. Neuroanatomical regions associated with non-progressive dysarthria poststroke: a systematic review. BMC Neurol 2022; 22(1): 353. doi: 10.1186/s12883-022-02877-x

[655] Sunnerhagen KS, Opheim A, Murphy MA. Onset, time course and prediction of spasticity after stroke or traumatic brain injury. Ann Phys Rehabil Med 2019; 62(6): 431–434. doi: 10.1016/j.rehab.2018.04.004
[656] Sussman D, Leung RC, Chakravarty MM et al. The developing human brain: age-related changes in cortical, subcortical, and cerebellar anatomy. Brain Behav 2016; 6(4): e00457. doi: 10.1002/brb3.457
[657] Sussman JE, Tjaden K. (2012). Perceptual measures of speech from individuals with Parkinson's disease and multiple sclerosis: Intelligibility and beyond. J Speech Lang Hear Res 2012; 55(4): 1208–1219. doi: 10.1044/1092-4388 (2011/11-0048)
[658] Suwaki M, Nanba K, Ito E et al. Nasal speaking valve: a device for managing velopharyngeal incompetence. J Oral Rehabil 2008; 35(1): 73–78. doi: 10.1111/j.1365-28422007.01800.x
[659] Swallow DMA, Zheng CS, Counsell CE. Systematic review of prevalence studies of progressive supranuclear palsy and corticobasal syndrome. Mov Disord Clin Pract 2022; 9(5): 604–613
[660] Tagliaferri F, Compagnone C, Korsic M et al. A systematic review of brain injury epidemiology in Europe. Acta neurochirurgica 2006; 148: 255–268
[661] Tang CG, Mor N, Blitzer A. Phenomenological Classification of Laryngeal Hyperadduction Revisited. Ear Nose Throat J 2019; 98(7): 400–402. doi: 10.1177/0145561319837447
[662] Teasell RW, Kalra L. What's new in stroke rehabilitation. Stroke 2004; 35(2): 383–385
[663] Thaut MH, Abiru M. Rhythmic auditory stimulation in rehabilitation of movement disorders: a review of current research. Music perception 2010; 27(4): 263–269
[664] Theodoros D. Telerehabilitation for communication and swallowing disorders in Parkinson's disease. J Parkinson's Disease 2021; 11(s1): S65–S70
[665] Theodoros DG, Murdoch BE, Chenery HJ. Perceptual speech characteristics of dysarthric speakers following severe closed head injury. Brain Injury 1994; 8: 101–124
[666] Theodoros DG, Murdoch BE, Stokes PD et al. Hypernasality in dysarthric speakers following severe closed head injury: a perceptual and instrumental analysis. Brain Injury 1993; 7: 59–69
[667] Theys C, De Nil L, Thijs V et al. A crucial role for the cortico-striato-cortical loop in the pathogenesis of stroke-related neurogenic stuttering. Human brain mapping 2013; 34(9): 2103–2112
[668] Theys C, Jaakkola E, Melzer TR et al. Localization of stuttering based on causal brain lesions. Brain 2024; 147(6): 2203–2213
[669] Theys C, Van Wieringen A, Sunaert S et al. A one year prospective study of neurogenic stuttering following stroke: incidence and co-occurring disorders. J Commun Disord 2011; 44(6): 678–687. doi: 10.1016/j.jcomdis.2011.06.001
[670] Thijs Z, Watts CR. Perceptual characterization of voice quality in nonadvanced stages of Parkinson's disease. J Voice 2022; 36(2): 293.e211–293.e218. doi: 10.1016/j.jvoice.2020.05.007
[671] Thomas-Stonell NL, Oddson B, Robertson B et al. Development of the FOCUS (Focus on the Outcomes of Communication Under Six), a communication outcome measure for preschool children. Dev Med Child Neurol 2010; 52(1): 47–53
[672] Thompson A, Hirsch ME, Lansford KL et al. Vowel Acoustics as Predictors of Speech Intelligibility in Dysarthria. J Speech Lang Hear Res 2023; 66(8S): 3100–3114
[673] Thomsen IV. Late outcome of very severe blunt head trauma: a 10–15 year second follow-up. J Neurol Neurosurg Psychiatry 1984; 47(3): 260
[674] Tiemeier H, Lenroot RK, Greenstein DK et al. Cerebellum development during childhood and adolescence: a longitudinal morphometric MRI study. Neuroimage 2010; 49(1): 63–70
[675] Titze IR. Voice training and therapy with a semi-occluded vocal tract: rationale and scientific underpinnings. J Speech Lang Hear Res 2006; 49(2): 448–459
[676] Tjaden K. A preliminary study of factors influencing perception of articulatory rate in Parkinson disease. J Speech Lang Hear Res 2000; 43: 997–1010
[677] Tjaden K, Sussman JE, Wilding GE. Impact of clear, loud, and slow speech on scaled intelligibility and speech severity in Parkinson's disease and multiple sclerosis. J Speech Lang Hear Res 2014; 57(3): 779–792
[678] Toga AW, Thompson PM, Sowell ER. Mapping brain maturation. Trends Neurosci 2006; 29(3): 148–159. doi: 10.1016/j.tins.2006.01.007
[679] Torreira FJ, Bögels S, Levinson SC. Breathing for answering. The time course of response planning in conversation. Front Psychol 2015; 6: 284. doi: 10.3389/fpsyg.201500284
[680] Tourville JA, Reilly KJ, Guenther FH. Neural mechanisms underlying auditory feedback control of speech. Neuroimage 2008; 39(3): 1429–1443. doi: 10.1016/j.neuroimage.2007.09.054
[681] Tran TN, Vo TNN, Frei K et al. Levodopa-induced dyskinesia: clinical features, incidence, and risk factors. J Neural Transm (Vienna) 2018; 125: 1109–1117
[682] Tremblay S, Houle G, Ostry DJ. Specificity of speech motor learning. J Neurosci 2008; 28(10): 2426–2434
[683] Tremblay S, Shiller DM, Ostry DJ. Somatosensory basis of speech production. Nature 2003; 423: 866–869
[684] Trenque T, Morel A, Trenque A et al. Drug induced stuttering: pharmacovigilance data. Expert Opinion on Drug Safety 2021; 20(3): 373–378
[685] Trouillas P, Takayanagi T, Hallett M et al. International Cooperative Ataxia Rating Scale for pharmacological assessment of the cerebellar syndrome. J Neurol Sci 1997; 145(2): 205–211
[686] Trouth JA, Dabi A, Solieman N et al. Myasthenia gravis: a review. Autoimmune Dis 2012; 2010: 874680. doi: 10.1155/2012/874680
[687] Tsuboi T, Jabarkheel Z, Foote KD et al. Importance of the initial response to GPi deep brain stimulation in dystonia: a nine year quality of life study. Parkinsonism Relat Disord 2019; 64: 249–255
[688] Tsuboi T, Watanabe H, Tanaka Y et al. Clinical correlates of repetitive speech disorders in Parkinson's disease. J Neurol Sci 2019; 401: 67–71
[689] Turner RS, Desmurget M. Basal ganglia contributions to motor control: a vigorous tutor. Curr Opin Neurobiol 2010; 20 (6): 704–716
[690] Tykalova T, Rusz J, Klempir J et al. Distinct patterns of imprecise consonant articulation among Parkinson's disease, progressive supranuclear palsy and multiple system atrophy. Brain Lang 2017; 165: 1–9
[691] Tyrmi J, Radolf V, Horáček J et al. Resonance tube or lax vox. J Voice 2017; 31(4): 430–437. doi: 10.1016/j.jvoice.2016.10.024
[692] Tzelepis GE, McCool FD. Respiratory dysfunction in multiple sclerosis. Respiratory medicine 2015; 109(6): 671–679

[693] Ulugut H, Stek S, Wagemans LEE et al. The natural history of primary progressive aphasia: beyond aphasia. J Neurol 2022; 269(3): 1375–1385
[694] Umapathi T, Venketa-Subramanian N, Leck KJ et al. Tongue deviation in acute ischemic stroke: a study of supranuclear 12th cranial nerve palsy in 300 stroke patients. Cerebrovasc Dis 2000; 10(6): 462–465. doi: 10.1159/000016108
[695] Umemoto G, Tsuboi Y, Kitashima A et al. Impaired food transportation in Parkinson's disease related to lingual bradykinesia. Dysphagia 2011; 26: 250–255
[696] Ungerleider LG, Doyon J, Karni A. Imaging brain plasticity during motor skill learning. Neurobiol Learn Mem 2002; 78: 553–564
[697] Urban PP. N. glossopharyngeus (IX): Glossopharyngeusläsionen. In: Hopf HC, Kömpf D, Hrsg. Erkrankungen der Hirnnerven. Stuttgart: Thieme; 2006: 204–207
[698] Urban PP. N. hypoglossus (XII): Hypoglossusparese. In: Hopf HC, Kömpf D, Hrsg. Erkrankungen der Hirnnerven. Stuttgart: Thieme; 2006: 223–231
[699] Urban PP. N. vagus (X): Vagusläsionen. In: Hopf HC, Kömpf D, Hrsg. Erkrankungen der Hirnnerven. Stuttgart: Thieme; 2006: 208–217
[700] Urban PP. SOP Hirnnervenläsionen. Neurologie up2date 2018; 1(01): 8–16
[701] Urban PP, Thömke F. Untersuchung der Hirnnerven. In: Urban PP, Hrsg. Klinisch-neurologische Untersuchungstechniken. 3 Aufl. Stuttgart: Thieme; 2022: 45–85
[702] Urban PP, Marx J, Hunsche S et al. Cerebellar speech representation: lesion topography in dysarthria as derived from cerebellar ischemia and functional magnetic resonance imaging. Arch Neurol 2003; 60(7): 965–972
[703] Urban PP, Rolke R, Wicht S et al. Left-hemispheric dominance for articulation: a prospective study on acute ischaemic dysarthria at different localizations. Brain 2006; 129(3): 767–777
[704] Urban PP, Wicht S, Hopf HC et al. Isolated dysarthria due to extracerebellar lacunar stroke: a central monoparesis of the tongue. J Neurol Neurosurg Psychiatry 1999; 66: 495–501
[705] Urban PP, Wicht S, Vukurevic G et al. Dysarthria in acute ischemic stroke. Lesion topography, clinicoradiologic correlation, and etiology. Neurology 2001; 56: 1021–1027
[706] Van der Graaff MM, Grolman W, Westermann EJ et al. Vocal cord dysfunction in amyotrophic lateral sclerosis: four cases and a review of the literature. Arch Neurol 2009; 66(11): 1329–1333
[707] Van der Graaff M, Kuiper T, Zwinderman A et al. Clinical identification of dysarthria types among neurologists, residents in neurology and speech therapists. Eur Neurol 2009; 61(5): 295–300. doi: 10.1159/000206855
[708] Van Houtte E, Van Lierde K, D'Haeseleer E et al. The Treatment of Muscle Tension Dysphonia: A Comparison of Two Treatment Techniques by Means of an Objective Multiparameter Approach. J Voice 2013; 27(3): 293–301
[709] Van Lancker Sidtis D, Pachana N, Cummings JL et al. Dysprosodic speech following basal ganglia insult: Toward a conceptual framework for the study of the cerebral representation of prosody. Brain Lang 2006; 97(2): 135–153
[710] Van Lieshout PHHM. Jaw and lips. In: Redford MA, ed. The Handbook of Speech Production. Hoboken: Wiley Blackwell; 2015: 79–108
[711] Van Lieshout P. Electromagnetic Articulography. In: Ball M, ed. Manual of clinical phonetics. London: Routledge; 2021: 356–374
[712] Van Mourik M, Catsman-Berrevoets CE, Paquier PF et al. Acquired childhood dysarthria: Review of its clinical presentation. Pediatr Neurol 1997; 17(4): 299–307. doi: 10.1016/s0887-8994(97)00081-7
[713] Van Prooije T, Knuijt S, Oostveen J et al. Perceptual and Acoustic Analysis of Speech in Spinocerebellar ataxia Type 1. Cerebellum 2024; 23(1): 112–120. doi: 10.1007/s12311-023-01513-9
[714] Vercueil L, Linard JP, Wuyam B et al. Breathing pattern in patients with Parkinson's disease. Respir Physiol 1999; 118(2–3): 163–172
[715] Vidailhet M, Yelnik J, Lagrange C et al. Bilateral pallidal deep brain stimulation for the treatment of patients with dystonia-choreoathetosis cerebral palsy: a prospective pilot study. Lancet Neurol 2009; 8(8): 709–717. doi: 10.1016/S1474-4422(09)70151-6
[716] Vinceti G, Olney N, Mandelli ML et al. Primary progressive aphasia and the FTD-MND spectrum disorders: clinical, pathological, and neuroimaging correlates. Amyotroph Lateral Scler Frontotemporal Degener 2019; 20(3–4): 146–158
[717] Vogel AP, Folker J, Poole ML. Treatment for speech disorder in Friedreich ataxia and other hereditary ataxia syndromes. Cochrane Database Syst Rev 2014; (10): CD008953
[718] Vogel AP, Graf LH, Magee M et al. Home-based biofeedback speech treatment improves dysarthria in repeat-expansion SCAs. Ann Clin Transl Neurol 2022; 9(8): 1310–1315
[719] Vogel AP, Magee M, Torres-Vega R et al. Features of speech and swallowing dysfunction in pre-ataxic spinocerebellar ataxia type 2. Neurology 2020; 95(2): e194-e205
[720] Vogel M, Cramon DY v. Dysphonia after traumatic midbrain damage: a follow-up study. Folia Phoniatr 1982; 34: 150–159. doi: 10.1159/000265644
[721] Vogel M, Cramon DY v. Articulatory recovery after traumatic midbrain damage: A follow- up study. Folia Phoniatr 1983; 35: 294–309
[722] Vogel M, Sauermann H, Hartmann E et al. Einsatz der Gaumensegelprothese bei velopharyngealer Inkompetenz: Erfahrungen mit palatoflex. Neurol Rehabil 2018; 24(2): 155–169
[723] Vojtech JM, Stepp CE. Electromyography. In: Ball M, ed. Manual of clinical phonetics. London: Routledge; 2021: 248–263
[724] Volk GF, Steinerstauch A, Lorenz A et al. Facial motor and non-motor disabilities in patients with central facial paresis: a prospective cohort study. J Neurol 2019; 266(1): 46–56. doi: 10.1007/s00415-018-9099-x
[725] Wade DT. A general theory of rehabilitation: Rehabilitation catalyses and assists adaptation to illness. Clin Rehabil 2024; 38(4): 429–442
[726] Waldstein RS. Effects of postlingual deafness on speech production: Implications for the role of auditory feedback. J Acoust Soc Am 1990; 88(5): 2099–2114
[727] Walker WC, Pickett TC. Motor impairment after severe traumatic brain injury: A longitudinal multicenter study. J Rehabil Res Dev 2007; 44(7): 975–982. doi: 10.1682/jrrd.2006.12.0158
[728] Waln O, Jankovic J. An update on tardive dyskinesia: from phenomenology to treatment. Tremor Other Hyperkinet Mov 2013; 3: tre-03-161-4138-1. doi: 10.7916/D88P5Z71
[729] Walsh B, Smith A. Basic parameters of articulatory movements and acoustics in individuals with Parkinson's disease. Mov Disord 2012; 27(7): 843–850
[730] Walshe M, Peach RK, Miller N. Dysarthria impact profile: development of a scale to measure psychosocial effects. Int J Lang Commun Disord 2009; 44(5): 693–715.
[731] Wang BJ, Carter FL, Altman KW. Relationship between dysarthria and oral-oropharyngeal dysphagia: The present evidence. Ear Nose Throat J 2020; 145561320951647. doi: 10.1177/0145561320951647

[732] Wang YT, Kent RD, Kent JF et al. Acoustic analysis of voice in dysarthria following stroke. Clin Linguist Phon 2009; 23(5): 335–347

[733] Ward R, Leitão S, Strauss G. An evaluation of the effectiveness of PROMPT therapy in improving speech production accuracy in six children with cerebral palsy. Int J Speech Lang Pathol 2014; 16(4): 355–371

[734] Watkins KE, Jenkinson N. The anatomy of the basal ganglia. In: Hickok GS, Small SL, eds. Neurobiology of language. St. Louis: Elsevier; 2016: 85–94

[735] Watts CR. A retrospective study of long-term treatment outcomes for reduced vocal intensity in hypokinetic dysarthria. BMC Ear Nose Throat Disord 2016; 16: 1–7

[736] Weijnen FG, Kuks JBM, Van Der Bilt A et al. Tongue force in patients with myasthenia gravis. Acta Neurol Scand 2000; 102(5): 303–308. doi: 10.1034/j.1600--04042000102005303.x

[737] Weimar C, Kley C, Kraywinkel K et al. Klinische Präsentation und Prognose von Hirnstamminfarkten. Nervenarzt 2002; 73: 166–173

[738] Weir FW, Hatch JL, McRackan TR et al. Hearing loss in pediatric patients with cerebral palsy. Otol Neurotol 2018; 39(1), 59–64. doi: 10.1097/MAO.0000000000001610

[739] Weismer G. Oromotor Nonverbal Performance and Speech Motor Control: Theory and Review of Empirical Evidence. Brain Sci 2023; 13(5): 768. doi: 10.3390/brainsci13050768

[740] Wendler J, Seidner W, Eysholdt U. Lehrbuch der Phoniatrie und Pädaudiologie. 5. Aufl. In: Stuttgart: Thieme; 2015

[741] Wenke RJ, Goozee JV, Murdoch BE et al. Dynamic assessment of articulation during lingual fatigue in myasthenia gravis. J Med Speech Lang Pathol 2006; 14(1): 13–32

[742] Wenke RJ, Theodoros D, Cornwell P. The short-and long-term effectiveness of the LSVT® for dysarthria following TBI and stroke. Brain Inj 2008; 22(4): 339–352. doi: 10.1080/02699050801960987

[743] Wenke RJ, Theodoros D, Cornwell P. A comparison of the effects of the Lee Silverman Voice Treatment and traditional therapy on intelligibility, perceptual speech features, and everyday communication in nonprogressive dysarthria. J Med Speech Lang Pathol 2011; 19(4): 1–24

[744] Wenz C. Krankheitsverarbeitung. In: Götze R, Hrsg. AOT-alltagsorientierte Therapie bei Patienten nach erworbener Hirnschädigung: eine Aufgabe für das gesamte Reha-Team. Stuttgart: Thieme; 1999

[745] Wertz RT. Neuropathologies of speech and language: an introduction to patient management. In: Johns DF, ed. Clinical management of neurogenic communication disorders. Boston: Little, Brown; 1984

[746] Westbury J, Dembowski J. Articulatory kinematics of normal diadochokinetic performance. Annual Bulletin of the Research Institute of Logopedics and Phoniatrics 1993; 27: 13–36

[747] Whelan B-M, Theodoros DG, Mcmahon KL et al. Substrates of speech treatment-induced neuroplasticity in adults and children with motor speech disorders: A systematic scoping review of neuroimaging evidence. Int J Speech Lang Pathol 2021; 23(6): 579–592

[748] Whillans C, Lawrie M, Cardell EA et al. A systematic review of group intervention for acquired dysarthria in adults. Disabil Rehabil 2022; 44(13): 3002–3018. doi: 10.1080/09638288.20201859629

[749] White L, Liss J, Dellwo V. Assessment of rhythm. In: Lowit A, Kent RD, eds. Assessment of motor speech disorders. San Diego: Plural Publishing; 2011: 231–251

[750] Whiteside SP, Dyson L, Cowell PE et al. The Relationship Between Apraxia of Speech and Oral Apraxia: Association or Dissociation? Arch Clin Neuropsychol 2015; 30(7): 670–682. doi: 10.1093/arclin/acv051

[751] WHO. ICF-CY: Internationale Klassifikation der Funktionsfähigkeit, Behinderung und Gesundheit bei Kindern und Jugendlichen. 2nd ed. Göttingen: Hogrefe; 2017

[752] Wiendl H, Meisel A et al. Diagnostik und Therapie myasthener Syndrome. 2022. S 2k-Leitlinie (030–087)

[753] Wildgruber D, Ackermann H, Klose U et al. Functional lateralization of speech production at primary motor cortex: a fMRI study. Neuroreport 1996; 7(15–17): 2791–2796

[754] Wilson EM, Abbeduto L, Camarata SM et al. Estimates of the prevalence of speech and motor speech disorders in adolescents with Down syndrome. Clin Linguist Phon 2019; 33(8): 772–789

[755] Wilson L, Stewart W, Dams-O'Connor K et al. The chronic and evolving neurological consequences of traumatic brain injury. Lancet Neurol 2017; 16(10): 813–825

[756] Wirtz PW, Sotodeh M, Nijnuis M et al. Difference in distribution of muscles weakness between myasthenia gravis and the Lambert-Eaton myasthenic syndrome. J Neurol Neurosurg Psychiatr 2002; 73: 766–768

[757] Wolfrum V, Lehner K, Heim S et al. Clinical Assessment of Communication-Related Speech Parameters in Dysarthria: The Impact of Perceptual Adaptation. J Speech Lang Hear Res 2023; 66(8): 2622–2642

[758] Wolpert DM, Miall RC, Kawato M. Internal models in the cerebellum. Trends in cognitive sciences 1998; 2(9): 338–347

[759] Woo P. Simultaneous botox and augmentation injection laryngoplasty in patients with adductor spasmodic dysphonia (ASD) and tremor. J Voice 2025; 39(1): 274–278. doi: 10.1016/j.jvoice.2022.07.021

[760] Wu KH, Chen CY. Shen EY. The cerebellar development in Chinese children – a study by voxel-based volume measurement of reconstructed 3D MRI scan. Pediatric research 2011; 69(1), 80–83

[761] Yano J, Shirahige C, Oki k et al. Effect of visual biofeedback of posterior tongue movement on articulation rehabilitation in dysarthria patients. J Oral Rehab 2015; 42(8): 571–579. doi: 10.1111/joor.12293

[762] Yeargin-Allsopp M, Van Naarden Braun K, Doernberg NS et al. Prevalence of cerebral palsy in 8-year-old children in three areas of the United States in 2002: a multisite collaboration. Pediatrics 2008; 121(3): 547–554

[763] Ylvisaker M. Context-sensitive cognitive rehabilitation after brain injury: Theory and practice. Brain Impair 2003; 4(1): 1–16

[764] Yorkston KM, Beukelman DR. Communication efficiency of dysarthric speakers as measured by sentence intelligibility and speaking rate. J Speech Hear Disord 1981; 46(3): 296–301

[765] Yorkston KM, Beukelman DR, Strand EA et al. Management of motor speech disorders in children and adults. 3 rd ed. Austin: Pro-Ed; 2010

[766] Yorkston KM, Honsinger MJ, Mitsuda PM et al. (1989). The relationship between speech and swallowing disorders in head-injured patients. J Head Trauma Rehabil 1989; 4(4): 1–16

[767] Yorkston KM, Miller RM, Strand EA. Management of Speech and Swallowing in Degenerative Diseases. 2nd ed. Austin: Pro-Ed; 2004

[768] Yoshida J, Oñate M, Khatami L et al. Cerebellar contributions to the basal ganglia influence motor coordination, reward processing, and movement vigor. J Neurosci 2022; 42(45): 8406–8415

[769] Yoshida K. Behandlungsstrategien bei oromandibulärer Dystonie. Fortschr Neurol Psychiatr 2021; 89(11): 562–572

[770] Yunusova Y, Plowman EK, Green JR et al. Clinical measures of bulbar dysfunction in ALS. Front Neurol 2019; 10: 106. doi: 10.3389/fneur.201900106

[771] Zajac DJ. Speech Aerometry. In: Ball M, ed. Manual of clinical phonetics. London: Routledge; 2021: 264–281

[772] Zajac DJ, Warren DW, Hinton VA. Aerodynamic assessment of motor speech disorders. In: McNeil MR, ed. Clinical management of sensorimotor speech disorders. 2nd ed. Stuttgart: Thieme; 2009: 64–79

[773] Zaloshnja E, Miller T, Langlois JA et al. Prevalence of longterm disability from traumatic brain injury in the civilian population of the United States, 2005. J Head Trauma Rehabil 2008; 23(6): 394–400. doi: 10.1097/01.HTR.0000341435.52004.ac

[774] Zhang Z. Mechanics of human voice production and control. J Acoust Soc Am 2016; 140(4): 2614–2635

[775] Zhang Z, Shang X, Yang L-Z et al. Artificial Intelligence-Powered Acoustic Analysis System for Dysarthria Severity Assessment. Advanced Intelligent Systems 2023; 5(10): 2300097

[776] Zhong AJ, Baldo JV, Dronkers NF et al. The unique role of the frontal aslant tract in speech and language processing. NeuroImage: Clinical 2022; 34: 103020

[777] Ziegler W. Verständlichkeitsbewertung anhand von Spontansprache – ein zuverlässiges Verfahren in der Dysarthriediagnostik? Neurolinguistik 1992; 6: 35–51

[778] Ziegler W. Prüfung der Verständlichkeit dysarthrischer Patienten: I. Grundlagen. Sprache Stimme Gehör 1994; 18: 24–28

[779] Ziegler W. Auditive Methoden in der Neurophonetik. Neurolinguistik 2002; 16(1–2): 5–190

[780] Ziegler W. Task-related factors in oral motor control: speech and oral diadochokinesis in dysarthria and apraxia of speech. Brain Lang 2002; 80(3): 556–575

[781] Ziegler W. The phonetic cerebellum. In: Marien P, Manto M, eds. The Linguistic Cerebellum. St. Louis: Elsevier; 2016: 1–32

[782] Ziegler W, Ackermann H. Subcortical Contributions to Motor Speech: Phylogenetic, Developmental, Clinical. Trends Neurosci 2017; 40(8): 458–468. doi: 10.1016/j.tins.2017.06.005

[783] Ziegler W, Cramon DY v. Spastic dysarthria after acquired brain injury: an acoustic study. Br J Disord Commun 1986; 21(2): 173–187. doi: 10.3109/13682828609012275

[784] Ziegler W, Wessel K. Speech timing in ataxic disorders: Sentence production and rapid repetitive articulation. Neurology 1996; 47(1): 208–214

[785] Ziegler W, Zierdt A. Telediagnostic assessment of intelligibility in dysarthria: a pilot investigation of MVP-online. J Commun Disord 2008; 41(6): 553–577. doi: 10.1016/j.jcomdis.2008.05.001

[786] Ziegler W, Aichert I, Staiger A. Sprechapraxie. Grundlagen – Diagnostik - Therapie. Heidelberg: Springer; 2020

[787] Ziegler W, Schölderle T, Brendel B et al. Speech and nonspeech parameters in the clinical assessment of dysarthria: A dimensional analysis. Brain Sci 2023; 13(1): 113. doi: 10.3390/brainsci13010113

[788] Ziegler W, Schölderle T, Staiger A et al. BoDyS – Bogenhausener Dysarthrieskalen. Göttingen: Hogrefe; 2018

[789] Ziegler W, Schölderle T, Vogel M et al. Konzepte der Dysarthriediagnostik und die Bogenhausener Dysarthrieskalen. Neurologie und Rehabilitation 2018; 24(2): 143–154

[790] Ziegler W, Staiger A, Schölderle T et al. Gauging the auditory dimensions of dysarthric impairment: Reliability and construct validity of the Bogenhausen Dysarthria Scales (BoDyS). J Speech Lang Hear Res 2017; 60: 1516–1534

[791] Ziegler W, Vogel M, Brust D. Beeinträchtigungen der Kommunikation bei Dysarthrie. Ein Fragebogen EKN. 1996

[792] Zoccolella S, Beghi E, Palagano G et al. Signs and symptoms at diagnosis of amyotrophic lateral sclerosis: a population-based study in southern Italy. Eur J Neurol 2006; 13(7): 789–792. doi: 10.1111/j.1468-13312006.01384.x

[793] Zraick RI, Smith-Olinde L, Shotts LL. Adult normative data for the KayPENTAX phonatory aerodynamic system model 6600. J Voice 2012; 26(2): 164–176

[794] Zutt R, Van Egmond ME, Elting JW et al. A novel diagnostic approach to patients with myoclonus. Nat Rev Neurol 2015; 11(12): 687–697. doi: 10.1038/nrneurol.2015198

[795] Zyski BJ, Weisiger BE. Identification of dysarthria types based on perceptual analysis. J Commun Disord 1987; 20 (5): 367–378. doi: 10.1016/0021-9924(87)90025-6

Sachverzeichnis

A

B

C

D

T

U

V

W

Z